Handbuch der inneren Medizin

Begründet von L. Mohr und R. Staehelin
Fortgeführt von H. Schwiegk
Herausgegeben von E. Buchborn

SCHOCK

Bearbeitet von

W. Bleifeld · W.-D. Bussmann · H. Djonlagic · U. Geßler
U.F. Gruber · H. Herzog · W. Kupper · H.-G. Lasch · G. Müller-Esch
G. Oehler · G. Paumgartner · A. Perruchoud · G. Riecker
H.P. Schuster · P.C. Scriba · D. Seybold

Herausgegeben von

G. Riecker

Mit 120 Abbildungen und 47 Tabellen

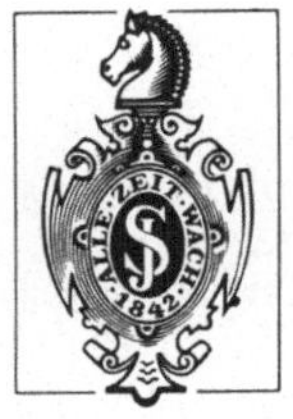

Springer-Verlag
Berlin Heidelberg NewYork Tokyo 1984

Handbuch der inneren Medizin

Band IX: Herz und Kreislauf
Fünfte, völlig neu bearbeitete und erweiterte Auflage
Teil 2: Schock

ISBN-13: 978-3-642-82077-9   e-ISBN-13: 978-3-642-82076-2
DOI: 10.1007/978-3-642-82076-2

CIP-Kurztitelaufnahme der Deutschen Bibliothek
Handbuch der inneren Medizin/begr. von L. Mohr u. R. Staehelin. Fortgef. von H. Schwiegk.
Hrsg. von E. Buchborn. – Berlin; Heidelberg; New York; Tokyo: Springer
Teilw. hrsg. von H. Schwiegk u. E. Buchborn. –
Teilw. mit d. Erscheinungsorten: Berlin, Heidelberg, New York
NE: Mohr, Leo [Begr.]; Buchborn, Eberhard [Hrsg.]; Schwiegk, Herbert [Hrsg.]
Bd. 9. Herz und Kreislauf.   Teil 2. → Schock
Schock/bearb. von W. Bleifeld ... Hrsg. von G. Riecker. –
5., völlig neu bearb. u. erw. Aufl. – Berlin; Heidelberg; New York; Tokyo: Springer, 1984.
(Handbuch der inneren Medizin; Bd. 9, Teil 2)

NE: Riecker, Gerhard [Hrsg.]; Bleifeld, Walter [Mitverf.]

Gesamtherstellung: Universitätsdruckerei H. Stürtz AG, Würzburg
2122/3130-543210

Mitarbeiterverzeichnis

RIECKER, GERHARD, Professor Dr., Klinikum Großhadern, Medizinische
Klinik I der Universität, Marchioninistr. 15, D-8000 München 70

BLEIFELD, W., Professor Dr., Universitäts-Krankenhaus Eppendorf,
II. Medizinische Klinik, Abteilung für Kardiologie, Martinistr. 52,
D-2000 Hamburg 20

BUSSMANN, W.-D., Professor Dr., Klinikum der Johann-Wolfgang-Goethe-
Universität, Zentrum der Inneren Medizin, Abteilung für Kardiologie,
Theodor-Stern-Kai 7, D-7000 Frankfurt 70

DJONLAGIC, H., Privatdozent Dr., Medizinische Hochschule Lübeck, Klinik
für Innere Medizin, Ratzeburger Allee 160, D-2400 Lübeck

GESSLER, U., Professor Dr., Institut für Nephrologie an der Universität
Erlangen-Nürnberg und 4. Medizinische Klinik des Klinikums Nürnberg,
Kontumazgarten 14–18, D-8500 Nürnberg 80

GRUBER, U.F., Professor Dr., Allgemeinchirurgische Klinik, Departement
Chirurgie, Universität Basel, Kantonsspital, Spitalstr. 21, CH-4031 Basel

HERZOG, H., Professor Dr., Abteilung für Atmungskrankheiten, Departement
Innere Medizin, Universitätsklinik Basel, Petersgraben 4, CH-4031 Basel

KUPPER, W., Privatdozent Dr., Universitäts-Krankenhaus Eppendorf,
II. Medizinische Klinik, Abteilung für Kardiologie, Martinistr. 52,
D-2000 Hamburg 20

LASCH, H.-G., Professor Dr. Dr. h.c., Zentrum für Innere Medizin der Justus-
Liebig-Universität, Klinikstr. 36, D-6300 Giessen

MÜLLER-ESCH, G., Dr., Medizinische Hochschule Lübeck, Klinik für Innere
Medizin, Ratzeburger Allee 160, D-2400 Lübeck

OEHLER, G., Privatdozent Dr., Zentrum für Innere Medizin der Justus-Liebig-
Universität, Klinikstr. 36, D-6300 Giessen

PAUMGARTNER, G., Professor Dr., Klinikum Großhadern, Medizinische
Klinik II der Universität, Marchioninistr. 15, D-8000 München 70

PERRUCHOUD, A., Dr., Abteilung für Atmungskrankheiten, Departement
Innere Medizin, Universitätsklinik Basel, Petersgraben 4, CH-4031 Basel

SCHUSTER, H.-P., Professor Dr., II. Medizinische Klinik und Poliklinik der Universität, Langenbeckstr. 1, D-6500 Mainz

SCRIBA, P.C., Professor Dr., Medizinische Hochschule Lübeck, Klinik für Innere Medizin, Ratzeburger Allee 160, D-2400 Lübeck

SEYBOLD, D., Privatdozent Dr., Innere Abteilung/Nephrologie, Krankenhaus Hohe Warte, Hohe Warte 8, D-8580 Bayreuth

Vorwort

„Schock und Kollaps" war der Titel des Beitrages von E. BUCHBORN im Band IX/1 der 4. Auflage dieses Handbuches der inneren Medizin, der 1960 erschienen ist. Damals wie heute geht man davon aus, daß in den meisten Fällen ein *zirkulatorisches* Versagen als die Ursache der im Schock zu beobachtenden metabolischen Organfunktionsstörungen anzusehen ist (Beispiele: der kardiogene und der hypovolämische Schock). Abweichend von dieser gängigen Vorstellung setzt sich neuerdings immer mehr das Konzept durch, daß es im Verlaufe von metabolischen Krisen und von endogenen wie exogenen Intoxikationen auch durch *direkte* Schädigung des Zellstoffwechsels zu dem Syndrom eines Multi-Organversagens kommen kann.

Bezüglich der Schockursachen, der Vorgänge der Kreislaufregulation und der Auswirkungen einer Plasmasubstitution im Schock sei auf die schon erwähnte Darstellung in der 4. Auflage verwiesen; dies gilt auch für die Entstehung und Auswirkung der Lactacidose. Im vorliegenden Band wurde deshalb auf eine inhaltliche Wiederholung dieser heute noch gültigen Deskription wie auch auf eine lehrbuchmäßig lückenlose Darstellung dieses Stoffgebietes bewußt verzichtet; die hier behandelten Themen befassen sich mit der aktuellen Thematik des kardiogenen Schocks, mit den Auswirkungen spezieller Schockformen auf die Mikrozirkulation und Blutgerinnung, auf Entstehung, Erkennung, Verlauf und Behandlung des akuten Nieren- und Lungenversagens, mit den endokrinen Faktoren der Schockpathogenese und mit den Problemen einer nosologisch ausgerichteten Differentialtherapie.

Herausgeber und Autoren danken dem Springer-Verlag für die bewährte Zusammenarbeit, für die sachkundige Beratung und Geduld bei der Herstellung dieses Bandes.

München   G. RIECKER

Inhaltsverzeichnis

Endokrines System und Schock: Therapeutische Perspektiven
Von P.C. Scriba, H. Djonlagic und G. Müller-Esch
Mit 9 Abbildungen und 6 Tabellen 165

A. Endokrin-metabolische Krisen als Schockursachen 165
    I. Endokrin-metabolische Krisen mit dominierender
       Schocksymptomatik 166

Die respiratorische Insuffizienz als Schockfolge (akutes Atemnotsyndrom des Erwachsenen/Adult Respiratory Distress Syndrome)
Von H. HERZOG und A. PERRUCHOUD

Der Einfluß von Herzinsuffizienz und kardiogenem Schock auf die Pharmakokinetik. Von G. PAUMGARTNER

Einleitung

G. Riecker

Mit 1 Abbildung und 1 Tabelle

1. Pathogenese des Schocks

Als Schock definieren wir eine akute unzureichende nutritive Durchblutung der lebenswichtigen Organe mit nachfolgender Gewebshypoxie. Die Symptomatologie ist durch ein *Multi-Organversagen* graduell verschiedener Ausprägung charakterisiert.

Für die Minderperfusion der kapillären Strombahn werden im wesentlichen vier Faktoren verantwortlich gemacht:

1. ein verminderter Herzauswurf,
2. ein vermindertes Blutvolumen,
3. eine arterioläre und postkapilläre Vasokonstriktion bzw. Öffnung arteriovenöser Shunts,
4. Störungen in der kapillären Strombahn selbst, und zwar durch eine erhöhte apparente Blutviskosität, durch eine gesteigerte Kapillarpermeabilität und durch die Vorgänge der intravasalen Koagulation (Riecker 1982) (Abb. 1).

Die Forschungsergebnisse des vergangenen Jahrzehnts haben zwar die Richtigkeit dieses Konzeptes im großen und ganzen bestätigt, aber den Horizont der kausalen Verknüpfungen und die Verfügbarkeit therapeutischer Methoden beträchtlich erweitert. Dieser Wandel der Perspektiven basiert zunächst einmal auf der Erkenntnis, daß sich sowohl die Ursachen als auch die Folgen des Schockgeschehens auf ein *Versagen von Zellfunktionen* lebenswichtiger Organe zurückführen lassen.

Biochemisch ist „Schock" als ein Prozeß charakterisiert, bei dem der zelluläre Stoffumsatz wie auch der Stoffaustausch zwischen Zellen und der sie umgebenden Extrazellulärflüssigkeit nach der Richtung, nach der Geschwindigkeit und nach der Bedarfssteuerung gestört ist, eingeschlossen der Fluß von Signalen, Reizen und Mediatoren (z.B. Complement, Prostazykline, Fibronectin (Róka 1982). Die häufigste Ursache ist ein kritisch verminderter Sauerstoffdruck am Ort der oxydativen Phosphorylierung mit verminderter Bereitstellung an energiereichen Phosphaten und mit konsekutiver Verminderung energieabhängiger Syntheseleistungen der Zellen (z.B. von Prostazyklin in der Endothelzelle der Gefäßwand), der energieabhängigen Stofftransporte durch Zellmembranen und mitochondriale Membranen und der Elimination zelltoxischer Metaboliten, von Säureäquivalenten und lysosomalen Enzymen (z.B. Elastase, Kathepsin u.a), ferner die Aktivierung des Gerinnungs- wie des Kininogen-Kininsystems durch Kallikrein.

Tabelle 1. Nosologie des Schocks (RIECKER 1981)

1. Hypovolämischer Schock
   Blutverluste (z.B. akute Gastrointestinalblutung)
   Plasmaverluste (z.B. nach Verbrennung)
   Wasserverluste (z.B. im Verlauf chronischer Diarrhöen)

2. Kardiovaskulärer Schock
   akutes Myokardversagen (z.B. Myokardinfarkt)
   bedrohliche Herzrhythmusstörungen (z.B. Kammertachykardie)
   mechanische Verlegung der Hauptstrombahn (z.B. Lungenembolie)
   mechanische Behinderung der Ventrikelaktion
   (z.B. Perikardtamponade)
   verminderter venöser Rückfluß (z.B. Orthostase)

3. Septischer Schock
   (z.B. Endotoxinschock)

4. Anaphylaktischer Schock
   (z.B. Bluttransfusionszwischenfall)

5. Vasal-peripherer Schock
   nerval-reflektorisch vermittelte Weit- oder Engstellung der Gefäßperipherie
    durch Schmerzreize
     hypersensitives Karotissinussyndrom
     sog. vagovasale Synkopen

   Zentralnervös bedingte Störungen der Blutdruckregulation und nach Ganglienblok-
   kade
    Hirntrauma
    zerebrale Blutungen
    Narkotika
    Neuroleptika
    Entfieberung
   Verminderung der adrenergen Impulsübertragung im postganglionären Abschnitt
    Reserpin
    α-Methyldopa
    Phentolamin
    Prostaglandin-E_1
    „postural hypotension"
   Störungen in der Funktionsstrecke zwischen dem Membranrezeptor und dem kontraktilen Myofilament der glatten Gefäßmuskelzelle
    allgemeiner Natriummangel
    Unterfunktion der NNR
    Hypoxie
    Histamin, Bradykinin
    Azidose
    Kalium
    Nitrate, Nitrite

6. Schock im Gefolge endokrin-metabolischer Krisen, bei exogenen und endogenen Intoxikationen, Toxinschocksyndrom

7. Kombinierte und seltene Schockformen (z.B. Hitzschlag)

Aus der Vielzahl global reduzierter spezifischer Zelleistungen wie der Stoff-
synthese, des Stofftransports, der Sekretion, der Erregbarkeit und der Kontraktion resultiert schließlich klinisch die *Symptomatologie eines Multi-Organversagens* graduell verschiedener Ausprägung. „The point of no return" kennzeichnet

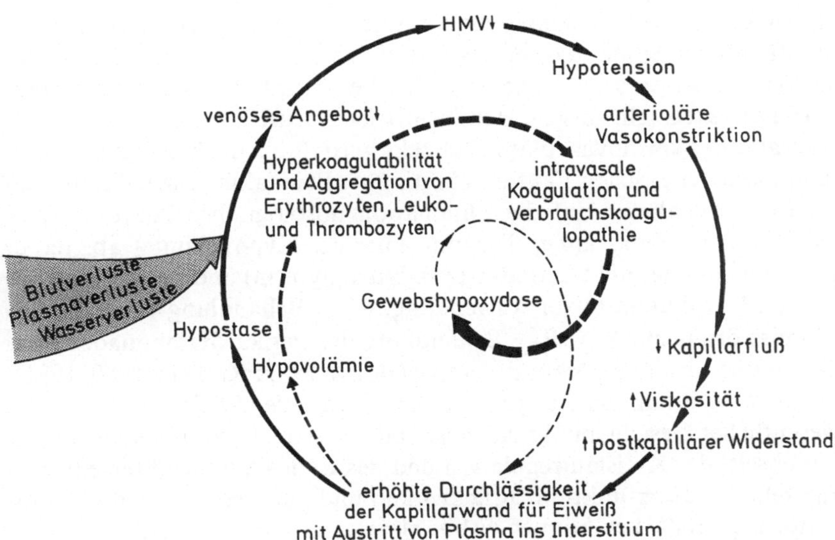

Abb. 1. Pathogenese des hypovolämischen Schocks mit besonderer Berücksichtigung der Störungen in der Mikrozirkulation; *gestrichelter Pfeil* Kausalgenese des Schocks bei metabolischen Krisen, endogenen und exogenen Intoxikationen. (Nach RIECKER 1983)

biochemisch den Übergang in den irreversiblen, therapeutisch also nicht mehr zu beeinflussenden Schockablauf.

Prototypen der primär durch eine Perfusionsminderung lebenswichtiger Organe entstandenen Gewebshypoxie sind der hypovolämische und der kardiogene Schock (Abb. 1). Prototyp der primär metabolischen Schockpathogenese sind endogene und exogene Intoxikationen und bestimmte endokrin-metabolische Krisen (Tabelle 1). Aber auch in dieser Gruppe folgen Störungen der Mikrozirkulation den primären Noxen nach und determinieren den weiteren Ablauf (Abb. 1).

2. Kardiovaskulärer Schock

Unabhängig von den nosologischen Faktoren verstehen wir unter dem Begriff „kardiovaskulärer Schock" eine binnen Minuten bis Stunden auftretende und die Funktion des Kreislaufs bedrohende Verminderung des Herzzeitvolumens im Sinne eines Pumpversagens. Vom Ausmaß und von der Dauer des Pumpversagens hängt es ab, ob die sekundäre Verminderung der nutritiven Durchblutung lebenswichtiger Organe zur Gewebshypoxie und damit zum lebensbedrohlichen Zustand einer allgemeinen Kreislaufinsuffizienz führt (Abb. 1).

Zu den häufigsten Ursachen eines akuten Herzversagens zählen
1. das akute Myokardversagen (z.B. akute Ischämie, akute Druckbelastung),
2. Herzrhythmusstörungen (extreme Bradykardie bzw. Tachykardie),
3. Perikardtamponade,
4. Lungenembolie.

Häufig wirken mehrere nosologische Faktoren gleichzeitig auf das Herz ein, und zwar oft in dem Sinne, daß eine akute Noxe (z.B. eine Hypoxämie oder eine Herzrhythmusstörung) auf eine schon vorbestehende Funktionseinschränkung des Herzmuskels (chronische Herzinsuffizienz) trifft.

Die Therapie des kardiovaskulären Schocks wird durch die beteiligten ätiologischen und pathogenetischen Faktoren bestimmt: Beim akuten Myokardversagen zielen die Maßnahmen auf die Elimination nosologischer Faktoren (z.B. Hypertonie, Noxen, Hypoxämie, Thromboembolie, Hypovolämie) ab, ferner kommen nachlastmindernde Pharmaka (z.B. Nitroglycerin) und positiv inotrope Substanzen (z.B. Dobutamin) zur Anwendung. – Zur Behandlung von extremen Herzrhythmusstörungen s.S. 15ff. – Behandlung der Perikardtamponade: Perikardpunktion und -drainage, Kausaltherapie (BOLTE 1977; RIECKER 1980, 1981). Zur Stufentherapie bei akuter Lungenembolie s. STRAUER (1982).

Ein wesentlicher Gesichtspunkt dabei ist, daß die schockbedingten Störungen des Stoffwechsels, der Kreislaufregulation und des Endokriniums ihrerseits wieder auf die zelluläre Herzfunktion zurückwirken und auf diese Weise die Pumpfunktionsstörung verstärken können (Abb. 1).

3. Hypovolämischer Schock

Blutverluste, Plasmaverluste und exogene Wasserverluste zählen zu den häufigsten Ursachen dessen, was sich in komplizierter Verkettung mit sekundären Reaktionen und Regulationen klinisch-symptomatologisch als hypovolämischer Schock manifestiert.

Blutverluste. Die akute Gastrointestinalblutung ist die häufigste internistische Ursache eines Entblutungsschocks; von Bedeutung sind Blutverluste im Verlaufe operativer Maßnahmen oft kombiniert mit Fettembolien nach Traumen, ferner im Gefolge einer Extrauteringravidität, im Verlauf akuter Hämolysen und bei hämorrhagischen Diathesen, selten Lungenblutungen aus Kavernen, Bronchiektasen und beim Lungeninfarkt, außerdem Nieren- und Darmblutungen als iatrogene Komplikation bei Überdosierung von Antikoagulantien und von Thrombolytika.

Plasmaverluste. Am häufigsten werden Plasmaverluste nach Verbrennungen, im Verlauf einer akuten exsudativen Pankreatitis, bei Exsudation in große Wundhöhlen, nach Entleerung großer Höhlenergüsse und nach Unterbindung von Gliedmaßen beobachtet.

Generell muß aber auch bei anderen Schockzuständen, selbst wenn diese nicht primär durch einen Volumenverlust entstanden sind (z.B. anaphylaktischer Schock, septischer Schock), sekundär – und zwar durch Austritt von Plasma ins Interstitium – mit einer Hypovolämie gerechnet werden.

Wasserverluste. Häufigste Ursachen einer allgemeinen Entwässerung sind renale Wasserverluste, meistens bei polyurischen Verlaufsformen von akuten und chronischen Nierenerkrankungen, die so gut wie immer mit einer ungenügenden exogenen Wasseraufnahme vergesellschaftet sind.

Der zentrale Diabetes insipidus ist das typische Beispiel für die Entstehung einer sekundär renal bedingten Entwässerung des Organismus in Form einer hypertonen Dehydratation. – Im Gegensatz zu diesem Krankheitsbild ist der familiäre wie der erworbene nephrogene Diabetes insipidus eine renale Erkrankung. Daneben gibt es eine ganze Reihe angeborener und erworbener Tubulusanomalien, die zu einer Polyurie führen und sekundär eine allgemeine Entwässerung hervorrufen können (Kaliummangel, Hyperkalziämie verschiedener Genese, Fanconi-Syndrom, Diuretika etc.).

Enterale Wasserverluste infolge Erbrechens oder Diarrhö können in verhältnismäßig kurzer Zeit eine klinisch bedrohliche Exsikkose mit allen Folgen eines hypovolämischen Schocks hervorrufen.

Nicht zu unterschätzen sind die durch profuse Schweißausbrüche (z.B. bei Entfieberung, unter Hitzeeinwirkung) und die auf dem Atemweg bei Tachypnoe bzw. Hyperpnoe im Verlauf hochfieberhafter Erkrankungen oft unmerklich auftretenden Wasserverluste.

Häufig treten mehrere ätiologische Momente zusammen und forcieren einen ohnehin bestehenden hypovolämischen Zustand mit allen seinen Auswirkungen. In diesem Zusammenhang muß auf die Notwendigkeit einer Substitution von vorausgegangenen Flüssigkeits- und Elektrolytverlusten vor operativen Eingriffen hingewiesen werden.

Volumenersatztherapie (s.S. 347 ff.). Es darf heute als gesichert gelten, daß mittels Dextran-60/70-Infusionen die Häufigkeit tödlicher Lungenembolien sowohl in der elektiven wie auch in der Notfallchirurgie, in der allgemeinen wie auch in der orthopädischen Chirurgie, in gleichem Ausmaß reduziert werden kann wie mit kleinen s.c. Heparin- oder Heparin-DHE-Applikationen. – Ferner hat die Einführung der i.v. Hapten-Prophylaxe (Promit = Dextran 1) bei über 50000 Patienten die schweren anaphylaktischen Reaktionen praktisch vollständig zum Verschwinden gebracht und die Häufigkeit der leichten Reaktionen massiv reduziert. Vor einer Infusion von Dextran 40 oder 60 werden beim Erwachsenen 20 ml Promit langsam i.v. injiziert. Liegt zwischen zwei Infusionen ein Intervall von 48 h oder mehr, dann ist Promit vor jeder dieser Infusionen zu injizieren. Soforttherapie von anaphylaktoiden Nebenreaktionen: Adrenalin, Kortikosteroide, Volumenersatz mit 5% Albuminlösung, ggf. weitere Basismaßnahmen der Intensivtherapie.

Fluorocarbon und stromafreie Hämoglobinlösungen befinden sich entgegen anderslautenden Berichten nach wie vor im Stadium der experimentellen Medizin (LUNDSGAARD-HANSEN 1980) (s.S. 363 f.).

Neuere *Tiefkühlkonservierungsverfahren* für Blut ermöglichen es, Frischplasma nach initialer Schockgefrierung bei −20° C bis −40° C als „Fresh Frozen Plasma" (FFP) aufzubewahren und Erythrozyten unter Zusatz von Schutzstoffen, im allgemeinen Glycerin, in flüssigem Stickstoff bei einer Temperatur von −196° C einzufrieren, in der Dampfphase des flüssigen Stickstoffs bei etwa −120° C bis −140° C über Jahre zu lagern und bei Bedarf wieder aufzutauen und zu transfundieren. Dieses Verfahren gestattet es, bei geplanten, nicht dringlichen Operationen die für den operativen Eingriff veranschlagte Anzahl an Blutkonserven dem Patienten Wochen bis Monate vor der Operation abzunehmen, dieses autologe Blut für die Operation verfügbar zu haben und damit die Vorteile der autologen Bluttransfusion gegenüber den nicht unerheblichen Risiken der homologen Bluttransfusion („Fremdbluttransfusion") auszunutzen (SCHRICKER et al. 1981).

Zum Hepatitisrisiko von Plasmaproteinpräparaten. Im Rahmen der Hämotherapie nach Maß, für die medizinische und ökonomische Gründe sprechen, wurde die Transfusion von Vollblut in den letzten Jahren immer mehr durch den differenzierten Einsatz von Blutkomponenten ersetzt. Einige der nicht zellhaltigen Blutderivate weisen jedoch ein so hohes Hepatitisrisiko für den Patienten auf, daß ihre weitere Verwendung in Frage gestellt werden muß.

Plasmaderivate, im besonderen die gerinnungsaktiven Präparate, werden wegen des hohen technischen Aufwands bei der Produktion in der Regel nicht aus Einzelspenderplasmen, sondern aus mehr oder minder großen Plasmapools gewonnen. Daß gepoolte Plasmaderivate Serumhepatitis übertragen können und daß die Hepatitisinzidenz nach Verabreichung der Produkte mit der Größe der Pools, aus denen sie präpariert wurden, ansteigt, wurde schon 1948, also kurz nach der ersten Verwendung von Plasmaderivaten in der Medizin, erkannt.

Ausgehend von dem empirisch festgestellten unterschiedlichen Hepatitisrisiko können die gepoolten Plasmaderivate in *„High-risk"- und „Low-risk"-Präparate* eingeteilt werden. Immunglobulin, Albumin und Plasma-Protein-Fraktion weisen trotz ihrer Herstellung aus Plasmapools ein geringeres Hepatitisrisiko auf als Einzelspenderplasma. Zu den Präparaten mit hohem Hepatitisrisiko zählen Fibrinogen und Fraktion I nach Cohn, antihämophiles Globulin A und der Prothrombinkomplex, also Faktor-II-, -VII-, -IX- und -X-Konzentrat (SUGG u. SCHNEIDER 1980).

4. Septischer Schock

Als Ursache des septischen Schocks wird die Einschwemmung von Endotoxinen in die Blutbahn im Gefolge einer Allgemeininfektion vornehmlich mit gramnegativen Bakterien angeschuldigt. In etwa einem Viertel der Fälle mit gramnegativer Bakteriämie muß mit der Komplikation eines Schocks gerechnet werden. Typische Vorerkrankungen einer Sepsis sind u.a. Infektionen des Urogenitaltrakts, der Gallenwege und der Lungen, entzündliche Veränderungen an den Herzklappen, die Agramulozytose, die eitrige Tonsillitis sowie Haut- und Schleimhautläsionen mit sekundärer Thrombophlebitis und Lymphangitis einschließlich operativer Eingriffe und unter immunsuppressiven Maßnahmen.

In jüngster Zeit haben experimentelle Studien neue Einblicke in die *Pathogenese des septischen Schocks* vermittelt. Spezifische Antikörper gegen Lipoid A, die toxische Komponente des Endotoxinkomplexes, unterdrücken die entzündlich-toxische Wirkung bei Infektionen mit gramnegativen Erregern. Außerdem schützen sie sehr wahrscheinlich vor systemischen Infektionen mit gramnegativen Erregern. Durch Immunisierung gegen eine bestimmte Rauhmutante von Escherichia coli gewonnene Serum-Antikörper wurden bereits bei Patienten mit gramnegativer Sepsis eingesetzt. Dieses J_5-Serum, das hohe Antikörpertiter gegen Lipoid A besitzt, verhindert die schweren Folgen der gramnegativen Sepsis, den Endotoxin-Schock mit diffuser intravasaler Gerinnung. Die neue Möglichkeit, ätiologisch in das Geschehen des septischen Schocks einzugreifen, dürfte ein wesentlicher Fortschritt sein (MARGET 1983). Der Verlauf eines Endotoxin-Schocks ist durch zwei Phasen charakterisiert: 1. Vasodilatation (hyperdyname Phase mit erhöhtem Herzzeitvolumen und niedrigem peripherem Gefäßwiderstand); 2. zunehmende Hypovolämie im Gefolge gesteigerter Gefäßpermeabilität mit Proteinverlusten in das Interstitium: rasche Progredienz zum irreversiblen Stadium. – Die frühe Phase mit Vasodilatation ist durch die Mitwirkung des Kallikrein-Kinin- und Endorphinsystems sowie durch Metabolite der Arachidonsäure (aus aktivierten segmentkernigen Leukozyten, Thrombozyten oder geschädigten Endothelzellen freigesetzt) charakterisiert. Dementsprechend senken Inhibitoren der Zyklooxygenase oder der Thromboxan-Synthetase die Letalität im experimentellen Endotoxinschock. – In der späteren hypovolämischen Phase tritt eine massive intravasale Komplementaktivierung (C3, C5 und C5a) ein, die eine weitere Vasodilatation und Aktivierung von Leukozyten mit Freisetzung von zytotoxischen lysosomalen Enzymen in Gang setzt. – Komplement-induzierte Leukozyten-Aggregation und Freisetzung von Endorphin werden durch Kortikosteroide gehemmt (SHEAGREN 1981).

5. Anaphylaktischer Schock

Neben den bisher genannten Schockursachen kommt dem anaphylaktischen Schock besondere klinische Bedeutung zu. Ätiologisch gehören hierher: die Allgemeinreaktion nach wiederholter Fremdeiweißinjektion (z.B. artfremdes Serum, bei passiver Immunisierung, Ovalbumin), die besondere Verlaufsform der kutanen Anaphylaxie am sensibilisierten Organismus (z.B. Insektengifte), Überempfindlichkeitsreaktionen auf Arzneimittel (z.B. Penicillin, Analgetika aus der Pyrazolreihe, Chinidin, jodhaltige Kontrastmittel), die Antigen-Antikörper-Reaktion bei Blutgruppeninkompatibilität, durch inkomplette Autoantikörper hervorgerufene akute Hämolysen (z.B. vom Typ Lederer-Brill) sowie sinngemäß die Kreislaufwirkungen von Histamin.

6. Das Toxinschocksyndrom (TSS)

Das „Toxinschocksyndrom" (TSS), eine unlängst erstmalig beschriebene akute fieberhafte Erkrankung ist durch Hypotonie, Erbrechen, Durchfall, eine diffuse, nicht-exsudative Entzündung der Schleimhäute, generalisierte Myalgien, Kopfschmerzen, ein polymorphes Exanthem, das in der Rekonvaleszenz eine Abschuppung zeigt, und durch Versagen verschiedener Organsysteme (z.B. Nierenversagen) (CHESNEY et al. 1981) charakterisiert. Obwohl keines dieser Merkmale für das TSS spezifisch ist und derzeit kein labordiagnostischer Test zur Verfügung steht, kann bei Patientinnen mit den klassischen klinischen und laborchemischen bzw. bakteriologischen Manifestationen, besonders in Verbindung mit der Menstruation, eine frühe klinische Vermutungsdiagnose gestellt werden.

Das Toxinschocksyndrom wurde ursprünglich von TODD et al. (1978) bei Kindern beschrieben. SCHROCK (1980) berichtete als erster über das TSS bei

Frauen während der Menstruation. Im Mai 1980 publizierten die Centers for Disease Control (CDC) ihre ersten Berichte mit den Kriterien für die kasuistische Definition und mit den klinischen Merkmalen anhand von 55 Fällen, von denen 52 (92%) Frauen waren. In der Folgezeit hat man erkannt, daß die meisten Frauen während der Menstruation erkrankten, und daß das Risiko eines TSS für Frauen, die Tampons benutzten, signifikant höher war als für solche, die andere Formen der Monatshygiene anwendeten, oder für Männer. Heute weiß man, daß die Besiedelung von Schleimhäuten, insbesondere eine vaginale oder zervikale Besiedelung, oder eine Infektion des interstitiellen Gewebes (Haut- und Wundinfektionen, tiefe Abszesse) (REINGOLD 1982) mit toxinproduzieren- den Stämmen von Staphylococcus aureus (Exotoxin, Typ C) für die Entwicklung des klinischen Syndroms notwendig ist (TOFTE u. WILLIAMS 1982).

7. Andere Schockformen

Zu den selteneren Schockformen zählen Intoxikationen mit Schockfolge (z.B. Barbituratvergiftung), die Kreislaufinsuffizienz im Gefolge zentralnervöser Lä- sionen (Hirntrauma, Sonnenstich) und im Verlauf endokriner Krisen (z.B. akute NNR-Insuffizienz, thyreotoxische Krise, Coma diabeticum) und des Fettembo- liesyndroms, die Miktionssynkope und der Hustenschlag; ferner Kollapszu- stände beim Dumpingsyndrom, beim Ménière-Syndrom, nach Bauchtraumen, nach Magensaftinhalation, unter Schmerzwirkung bei Wärmestau (Hitzschlag) und allgemeiner Unterkühlung sowie als psychogene Reaktion („Ohnmacht"). Mit dem Begriff „vasal-peripherer Schock" werden jene akuten Zustände von Kreislaufinsuffizienz bezeichnet, deren Ursachen direkt auf die Funktion der peripheren Widerstandsgefäße und auf die Gefäßkapazität einwirken.

8. Endokrinium und Schock

Die lebensbedrohlichen endokrin-metabolischen Krisen dienen uns als heuri- stisch außerordentlich wichtige Beispiele eines Multiorganversagens, und zwar oft ohne die obligate Vermittlung einer vorausgehenden Perfusionsminderung. Hierher gehören einmal die endokrin-metabolischen Krisen als Schockursachen (z.B. das ketoazidotische Coma diabeticum, die thyreotoxische Krise), zum zwei- ten: Auswirkungen eines Schocks auf vorbestehende endokrin-metabolische Krankheiten (z.B. Schock verschlechtert Diabetes mellitus) und schließlich die Auswirkungen eines Schocks auf das normale Endokrinium. In diesem Zusam- menhang gewinnt möglicherweise die Anwendung des Opiatantagonisten Nalo- xone therapeutische Bedeutung. – Die klinische Bedeutung des Low-T3-Syn- droms im Schock bleibt offen, das Low-T4-Syndrom dagegen gilt als ominöses Zeichen (s. S. 165ff.).

9. Pharmakokinetik und -dynamik im Schock

Wenn man davon ausgeht, daß dem Multi-Organversagen im Schock global *zelluläre* Funktionsstörungen zugrunde liegen, dann verwundert es nicht, daß

Schockzustände auch die Resorption, Verteilung, Bindung am Wirkort und Elimination von Pharmaka beeinflussen können.

Erst in jüngster Zeit ist man auf die Bedeutung dieser Zusammenhänge aufmerksam geworden (MEIER 1982), und ohne Zweifel werden die neuen Kenntnisse über die Eliminationskinetik im Schock unsere Dosierungsgewohnheiten in der Notfall- und Intensivmedizin künftig durchgreifend korrigieren.

Ob die Elimination eines Medikaments durch eine Minderperfusion der Leber oder der Niere beeinträchtigt wird, hängt von seinem Ausscheidungsweg ab. Die Erhöhung des Medikamentenspiegels renal eliminierter Medikamente (wie z.B. Digoxin) bei Nierenversagen infolge Schockniere, ist gut bekannt. Schwieriger ist die Voraussage der erforderlichen Dosisanpassung, wenn hepatisch eliminierte Medikamente bei Schockzuständen verabreicht werden. Vor allem Medikamente, deren intrinsische hepatische Clearance groß ist, wie z.B. Lidocain, werden bei einer Verminderung der Leberdurchblutung, z.B. im Rahmen eines kardiogenen Schocks, verlangsamt aus dem Plasma eliminiert. Die Elimination anderer Medikamente (z.B. Mexiletin) ist vor allem dann gestört, und es können toxische Plasmaspiegel bei üblicher Dosierung erzielt werden, wenn die Leber*zell*funktion (z.B. als Folge von Anoxie, Toxinen etc.) eingeschränkt ist. Das sicherste Vorgehen ist, die Dosierung dieser Medikamente, wann immer möglich, dem klinischen Effekt anzupassen. Darüber hinaus sollte die Messung der Medikamentenspiegel im Plasma angestrebt werden. Dies ist vor allem bei Medikamenten mit kleiner therapeutischer Breite von großer Bedeutung (s. S. 339 ff.).

10. Schockspezifische Störung der Mikrozirkulation

Ungeachtet der vorausgegangenen Bemerkungen zum Konzept einer minderperfusions-unabhängigen Schockpathogenese (z.B. bei endokrin-metabolischen Krisen, Intoxikationen), kommt der schockspezifischen Mikrozirkulationsstörung bei einer großen Zahl von Schockursachen Bedeutung zu. Ihr liegt nicht alleine eine Änderung der Gefäßgeometrie (Vasokonstriktion etc.) zugrunde.

Bei Verlangsamung der Blutströmung (Druckabfall, Vasokonstriktion, Stenose) verschlechtert sich die Blutfluidität (Fließfähigkeit) exponentiell und kann zum limitierenden Faktor für die Durchströmung in der Kapillarstrombahn werden, da durch Zellaggregation und Stase in den postkapillären Venolen der Ausstrom aus dem Kapillarbereich mehr und mehr blockiert wird. Folgen dieser Ausflußbehinderung sind Dissoziation der Kapillardurchströmung, Verminderung der transkapillären Austauschfläche, unzureichender O^2- und Substrattransport bei gleichzeitigem Metabolitaufstau infolge fehlender Gewebsdrainage (Abb. 1).

In Abhängigkeit vom Grad der resultierenden hypoxischen Gewebsazidose tritt die „schockspezifische Vasomotion" ein, d.h. eine präkapilläre Dilatation bei bestehendem Abflußhindernis mit konsekutivem Flüssigkeitsabstrom ins Interstitium. Hierdurch jedoch steigt der lokale intravasale Hämatokrit, wodurch sich die Fluidität des Blutes im Bereich der postkapillären Venolen exponentiell weiter verschlechtert. Es entsteht somit ein Circulus vitiosus auf dem Niveau der Mikrozirkulation.

Die Volumensubstitution und gleichzeitige Verdünnung des Bluts bewirkt nicht allein eine Verbesserung des treibenden Drucks, sondern wirkt besonders effektiv dadurch, daß für Blut bei niederem Hämatokrit wesentlich weniger treibende Kraft erforderlich ist, um die stagnierende Blutsäule wieder in Bewegung zu bringen. In dieser Situation sind isoonkotische Kolloidlösungen dem Vollblut oder Erythrozytenlösungen und Kristalloidlösungen absolut überlegen (Hauser et al. 1980; Zer u. Shoemaker 1978).

Während solche Störungen in der Mikrozirkulation in frühen Stadien des Schocks noch reversibel sind, treten in späteren Phasen mehr und mehr Fibrindepositionen als verfestigende humorale Faktoren dazu, die die Stase des Bluts in der peripheren Zirkulation fixieren.

Die Vorgänge der intravasalen Gerinnung können zu irreversiblen Funktionsstörungen führen: an der *Niere* infolge disseminierter Nierenrindennekrosen, an der *Lunge* infolge Verlegung des alveolokapillären Gasaustauschs bis zur irreversiblen respiratorischen Insuffizienz (Lasch et al. 1967).

Ursache dieser generalisiert einsetzenden *intravasalen Gerinnung* zu Fibrin ist eine kontinuierliche Aktivierung im System der Hämostase. Eine oft exzessive Hyperkoagulabilität mit Zunahme der Aktivität der Gerinnungsfaktoren V, VIII, IX und XII bei gleichzeitigem Aufbrauch und Verlust von Thrombozyten ist in diesem Stadium faßbar.

Die mehr und mehr nun auch in der Bilanz der Hämostase sich steigernde *Hyperkoagulabilität* mündet in einem Teil der Fälle mit Schock in einen generalisierten Gerinnungsprozeß in der Strombahn im Zusammenwirken mit quantitativen und qualitativen Plättchenstörungen. Durch die Thrombozytolyse werden vasoaktive und thromboplastische Faktoren (z.B. das lokal stark vasokonstriktiv wirkende Thromboxan TXA_2) frei, die ihrerseits nicht nur weitere Thrombozyten zur Aggregation veranlassen, sondern darüber hinaus eine *erhöhte lokale Gefäßpermeabilität* mit dem Übertritt von intravaskulärer Flüssigkeit in das umgebende Gewebe hervorrufen (Lasch et al. 1967): Das System der Hämostase wird im Rahmen des gesteigerten Umsatzes verbraucht (Verbrauchskoagulopathie nach Lasch). Diese Vorgänge müssen im Zusammenwirken mit einer gleichzeitig gesteigerten Fibrinolyse (sekundäre Hyperfibrinolyse) als Ursachen der dann eintretenden Hypokoagulabilität des Bluts von Schockpatienten angesehen werden.

Besondere Bedeutung gewinnen die Vorgänge der intravasalen Gerinnung mit sekundärer Verbrauchskoagulopathie beim Schock im Verlauf einer gramnegativen Sepsis (auch während massiver antibiotischer Sepsis (auch während massiver antibiotischer Behandlung), bei der Fruchtwasserembolie, beim Fettemboliesyndrom, bei vorzeitiger Lösung der Plazenta, beim Atemnotsyndrom des Frühgeborenen, auch bei Verlaufsformen eines anaphylaktischen Schocks und u.a. beim seltenen urämisch-hämolytischen Syndrom.

Abfall der Thrombozyten, des Prothrombinindex und der Plasmafibrinogenkonzentration sowie der Nachweis von Fibrinmonomeren sind diagnostische Hinweise auf eine Verbrauchskoagulopathie und können eine Indikation zur Einleitung einer Heparin- oder Streptokinasemedikation sein. – Gerinnungsstörungen nach Massivtransfusion s. Schramm (1980).

Gegen eine rein mechanische Gefäßblockade durch eine intravasale Fibrinierung und für die pathogene Bedeutung von Fibrinogenspaltprodukten und von Lipoxygenaseprodukten der Arachidonsäure auf die Gefäßpermeabilität sprechen allerdings eine Reihe von experimentellen Studien und die klinische Empirie (s.S. 203 ff.). Im Blut zirkulierende Fibrinmonomere schränken durch ihre Aufnahme ins RES auch dessen Phagozytosekapazität und Clearancefunktion für andere Stoffe, wie z.B. Endotoxine, ein, denen in letzter Zeit eine wieder zunehmende Bedeutung für die Schwere und Progredienz auch primär nicht septischer Schockformen zugesprochen wird (NEUHOF u. LASCH 1982).

11. Akutes Nierenversagen im Schock

Differentialdiagnostisch muß ein akutes Nierenversagen i.e.S. („Schockniere") von einer durch prärenale Minderperfusion bedingte Oligurie-Anurie („Niere im Schock") abgegrenzt werden (s.S. 261 ff.). Als Ausdruck der noch intakten Nierenfunktion ist die Urinosmolalität hoch (> 500 mosm/l), die Urin-Natriumkonzentration niedrig (< 20 mval/l); der Quotient aus Urin-/Plasma-Konzentration von Harnstoff beträgt > 20, der Urin/Plasma-Quotient von Kreatinin > 40. Werden die Ursachen der prärenalen Oligurie-Anurie (stündliche Urinausscheidung < 30 ml) nicht beseitigt, kann diese in ein zirkulatorisch-ischämisch bedingtes, manifestes akutes Nierenversagen (Schockniere) übergehen: Die Urinosmolalität sinkt ab (< 350 mosm/l), die Urin-Natriumkonzentration steigt an (> 40 mval/l), der Urin/Plasma-Quotient für Harnstoff beträgt < 10, derjenige für Kreatinin < 20 (DREIKORN u. RITZ 1981).

In Fällen, wo obige Kriterien widersprüchlich ausfallen oder im Niemandsland des jeweiligen intermediären Bereichs liegen, läßt sich die Situation anhand des Oligurie-Index („renal failure index" $I = U_{Na} \times P_{cr}/U_{cr}$, < 1 bei prärenaler Azotämie, > 1 bei akuter tubulärer Nekrose) oder der fraktionellen Ausscheidung des filtrierten Natriums („rejection fraction" $RF = U/P_{Na} : U/P_{cr}$, < 1 bei prärenaler Azotämie, 1 bei oligurischer akuter tubulärer Nekrose) verläßlich beurteilen (MILLER et al. 1978).

Man muß in diesem Zusammenhang allerdings berücksichtigen, daß die als charakteristisch bezeichnete Oligurie-Anurie keine Conditio sine qua non darstellt. Nach neueren Untersuchungen (ANDERSON et al. 1977; HELD u. EDMAIER 1979) ist das *nicht-oligurische* akute Nierenversagen kein seltenes Ereignis, was die Aussagefähigkeit der stündlichen Harnausscheidung einschränkt und die Notwendigkeit der Messung harnpflichtiger Substanzen im Serum betont.

Beim drohenden akuten Nierenversagen werden Dopamin (180–200 µg/min i.v.) oder 100–250 ml einer 20%igen Mannitlösung plus Kochsalz (Osmofundin 20%) innerhalb von 20–30 min zur Erzeugung einer osmotischen Diurese infundiert. Hohe Furosemiddosen (200–500 mg/h in 5% Glukoselösung) scheinen in dieser Situation ebenso zuverlässig wie Mannit zu wirken, ohne mit dem Risiko zu Mannitretention und der daraus resultierenden Hyperosmolarität, Hyponatriämie und Hypervolämie bei irreversibler Oligurie belastet zu sein. Liegt der Beginn der Oligurie länger als 24 h zurück, besteht bereits eine isosthenurische Oligurie oder komplette Anurie, ist eine osmotische Diuresewirkung nicht mehr zu erwarten. Hier kommen dann die Maßnahmen mit Überwachung der Elektrolyt- und Flüssigkeitsbilanz, die künstliche Niere, die Behandlung des Grundleidens etc. zum Einsatz (Blachley u. Henrich 1981; Dreikorn u. Ritz 1981) (s.S. 261 ff.).

12. Akute respiratorische Insuffizienz als Schockfolge

(Synonyma: Akutes Atemnotsyndrom des Erwachsenen; adult respiratory distress syndrome = ARDS). Das ARDS ist ein Syndrom mit einheitlicher klinischer Symptomatik, typischem Verlauf und charakteristischen radiologischen Veränderungen im Gefolge meist extrapulmonaler Krankheitszustände (z.B. hypovolämischer Schock, Sepsis, Fettembolie) (Wolff et al. 1980) (s.S. 323 ff.).

Hypoperfusion und Vasokonstriktion sind als erste funktionelle Manifestation, das interstitielle Lungenödem in den Alveolarsepten als erste morphologisch faßbare Veränderung beim Schockgeschehen zu betrachten. Es kommt durch die gestörte Membranfunktion der geschädigten Epithelien und Endothelien in der Alveolenwand zustande und erschwert den Gasaustausch. Als mögliche Induktoren dieser initialen Störung der *kapillar-alveolären Schrankenfunktion* kommt den in der Lunge gebildeten Zyklooxygenaseprodukten der Arachidonsäure (Vasokonstriktion) und Lipooxygenaseprodukten der Arachidonsäure (permeabilitätssteigernde Wirkung) eine besondere Bedeutung zu (s.S. 203 ff.). Schon länger bekannt ist die Freisetzung von Lysosomen (Schädigung von Endothelzellen und Basalmembranen) und der Elastase (Aktivierung von Bradykinin, C_3 und C_5, Degradation von Elastin in den Gefäßwänden) aus aggregierten Leukozyten (Lee et al. 1981).

Diesem Ereignis nachgestaffelt ist eine Zellschädigung sowohl der Alveolarepithelien als auch der alveolären Kapillarendothelien. Beide Prozesse können jetzt noch rückläufig sein und sich ad integrum restituieren. Die Irreversibilitätsschwelle scheint zeitlich am Ende der ersten Woche zu liegen. Bleibt hier die zellschädigende Noxe weiterhin wirksam, so wird der für den Gasaustausch spezialisierte dünne Alveolarwandabschnitt von dickleibigen Alveozyten Typ II überwuchert, und die Fibroblasten im alveolären Interstitium drängen die Blutkapillaren von der gasaustauschenden Alveolenoberfläche ab. Dieser Prozeß geht in den meisten späten Schockfällen so weit, bis ein Schwellenwert der *Alveolenwandverdickung* (Lungenfibrose) und damit der Gasaustauscherschwerung erreicht ist, welcher eine ausreichende Lungenfunktion unmöglich macht (Riede et al. 1977; Mittermayer et al. 1977).

Folgezustand ist eine *respiratorische Insuffizienz,* die gekennzeichnet ist durch eine Gasaustauschstörung für O_2 und CO_2, und zwar infolge

1. einer Reduktion aller Lungenvolumina (speziell der funktionellen Residualkapazität),

2. eines wachsenden Mißverhältnisses der Ventilation zur Perfusion (V_A/Q) und

3. einer Erhöhung des pulmonal-vaskulären Widerstandes, pulmonaler Hypertonie und konsekutiver Rechtsherzinsuffizienz (Ayres et al. 1970; Perruchoud et al. 1977; Laver u. Scheidegger 1981) (s.S. 323 ff.).

Therapeutisch verspricht vor allem die *Überdruckbeatmung* mit positiv end-exspiratorischem Druck (PEEP), kombiniert mit der definitiven Sanierung des Sepsisherdes, von Traumafolgen oder einer Hypovolämie den erwünschten Erfolg. Entscheidend für die Prognose ist der frühzeitige Einsatz dieser Maßnahmen (WOLFF et al. 1980). Hingegen ist der Einsatz von Proteasenhemmern, von lysosomen-stabilisierenden Pharmaka, von Kortikosteroiden (SHEAGREN 1981) wie auch von Zykooxygenasehemmstoffen (Indomethacin) erst im Stadium experimenteller Forschung (s.S. 323 ff.).

13. Kausaltherapie

Die Intensivmedizin hat den frühzeitigen Einsatz einer *ätiologisch* orientierten Schocktherapie ermöglicht. Hierzu zählen beim hämorrhagischen Schock die Stillung gastrointestinaler Blutungen durch notendoskopische Eingriffe, bei den kardiogenen Schockformen die intrakoronare Streptolyse und Bypass-Frühoperation bei akutem Myokardinfarkt, die Wiedereröffnung der Lungenstrombahn bei massiver Lungenarterienembolie durch medikamentöse Thrombolyse, Absaugen von embolischem Material oder operative Embolektomie, die Drainage des Perikards bei Herztamponade, bei Schock infolge akuter exogener Intoxikationen, die Verfahren der extrakorporalen Giftelimination und beim septischen Schock der frühzeitige chirurgische Eingriff oder Wiedereingriff (z.B. bei der bakteriellen Endokarditis). – Eine Reihe vorwiegend *metabolisch* orientierter Behandlungsmaßnahmen (z.B. von Insulin-Kalium-Glukose-Gemischen, oder des Proteaseninhibitors Aprotinin oder des Fibronectins als opsonisierender Faktor), deren therapeutischer Wert bisher nicht erwiesen ist, sollte vor dem Hintergrund der jüngsten Ergebnisse der Schockpathophysiologie weiter untersucht werden. Die Frage nach dem Nutzen der Steroide im Schock ist nach wie vor ungeklärt (s.S. 377 ff.) (SHEAGREN 1981).

Literatur

Anderson RJ, Linas SL, Berns AS (1977) Non-oliguric acute renal failure. N Engl J Med 296:1134

Ayres SM, Mueller H, Gianelli S, Fleming P, Grace WJ (1970) The lung in shock. Alveolar-capillary gas exchange in the shock syndrom. Am J Cardiol 26:588

Blachley JD, Henrich WL (1981) The diagnosis and management of acute renal failure. Seminars in nephrology, vol 1. Grune & Stratton, New York, p 11

Bolte HD (1977) Therapie bei kardiogenem Schock-Syndrom. Med Welt 28:1710

Chesney RW, Chesney PJ, Davis JP, Segar WE (1981) Renal manifestations of the staphylococcal toxic-shock syndrome. Am J Med 71:583

Czer LSC, Shoemaker WC (1978) Optimal hematocrit value in critically ill postoperative patients. Surg Gynecol Obstet 147:363

Dreikorn K, Ritz E (1981) Pathogenese und Klinik des akuten Nierenversagens. In: Ziegler M, Konrad G (Hrsg) Urologische nephrologische Probleme. Schnetzler, Konstanz

Hauser CJ, Shoemaker WC, Turpin I, Goldberg SJ (1980) Oxygen transport responses to colloids and crystalloids in critically ill surgical patients. Surg Gynecol Obstet 150:811

Held E, Edmaier MA (1979) Therapie des akuten Nierenversagens. Pathophysiologische und klinische Aspekte. In: Akutes Nierenversagen. Thieme, Stuttgart

Lasch HF, Heene DL, Hutz K, Sandritter W (1967) Pathophysiology, clinical manifestations and therapy of consumption-coagulopathy („Verbrauchskoagulopathie"). Am J Cardiol 20:381

Laver MB, Scheidegger D (1981) Hämodynamische Veränderung bei akuter respiratorischer Insuffizienz: die Rolle des rechten Ventrikels. Schweiz Med Wochenschr 111:1804

Lee CT, Fein AM, Lippmann M, Holtzman H, Kimbel Ph, Weinbaum G (1981) Elastolytic Activity in pulmonary lavage fluid from patients with adult respiratory-distress syndrome. N Engl J Med 304:192

Lundsgaard-Hansen P (1980) Synthetisches Blut. Dtsch Med Wochenschr 105:1197

Meier PJ (1982) Arzneimitteltherapie bei Leberkrankheiten. Schweiz Med Wochenschr 112:258

Miller RT, Anderson RJ, Linas StL, Heinrich WL, Berns AS, Gabow PA, Schrier RW (1978) Urinary diagnostic indices in acute renal failure. A prospective study. Ann Intern Med 89:47

Mittermayer Ch, Ostendorf P, Riede UN (1977) Pathologisch-anatomische Untersuchungen bei der respiratorischen Insuffizienz durch Schock. I. Lichtmikroskopische und biochemische Analyse. Intensivmed 14:252

Neuhof H, Lasch HG (1982) Hämostase und Mikrozirkulation im Schock. Hämostaseologie 2:3

Perruchoud A, Kopp C, Herzog H (1977) Klinik und Therapie der Schocklunge. Intensivmed 14:274

Reingold LA, Hargrett NT, Dan BB (1982) Nonmenstrual toxic shock syndrome. A review of 130 cases. Ann Intern Med 96:871

Riecker G (1980) Herzrhythmusstörungen und kardiogener Schock. Langenbecks Arch Chir 352:485

Riecker G (1981) Schock, Kollaps, akute Kreislaufinsuffizienz. In: Riecker G et al. (Hrsg) Therapie innerer Krankheiten, 4. Aufl. Springer, Berlin Heidelberg New York

Riecker G (1982) Klinische Kardiologie, 2. Aufl. Springer, Berlin Heidelberg New York

Riede UN, Mittermayer Ch, Hassenstein J, Bensing K, Sandritter W (1977) Pathologisch-anatomische Untersuchungen bei der respiratorischen Insuffizienz durch Schock. II. Ultrastrukturell-morphologische Befunde. Intensivmed 14:263

Schramm W (1980) Multitransfusion. Pathophysiologie und praktische Konsequenzen. Dtsch Med Wochenschr 105:1105

Schricker KTh, Neidhardt B, Emde J vd (1981) Die autologe Bluttransfusion tiefkühlkonservierten Blutes in der Herzchirurgie. Dtsch Med Wochenschr 106:1333

Schrock CG (1980) Disease alert. JAMA 243:1231

Sheagren JN (1981) Septic shock and corticosteroids. N Engl J Med 305:456

Strauer BE (1982) Cor pulmonale. In: Riecker G (Hrsg) Klinische Kardiologie, 2. Aufl. Springer, Berlin Heidelberg New York

Sugg U, Schneider W (1980) Hepatitisrisiko von Plasmaproteinpräparaten. Dtsch Ärzteblatt 43:2545

Todd J, Fishaut M, Kapral F (1978) Toxic-shock-syndrome associated with phage-group I staphylococci. Lancet 2:1116

Tofte RW, Williams DN (1982) Das Toxinschocksyndrom. JAMA-DI (3):134

Toxic shock syndrome (1980). United States Morbidity Mortality Weekly Rep 29:229

Wolff G, Keller R, Suter PM (1980) Akutes Atemnotsyndrom des Erwachsenen. Springer, Berlin Heidelberg New York

Nosologie, Klinik und Therapie
des kardiogenen Schocks

W. Bleifeld und W. Kupper

Mit 30 Abbildungen und 5 Tabellen

A. Einleitung

Der Begriff *Schock* beschreibt das klinische Syndrom einer kritisch verminderten
Gewebsperfusion. Als Folge werden die beiden Vitalfunktionen – der Transport
von Sauerstoff und Substraten in das Gewebe und der Abtransport von Gewebs-
metaboliten – erheblich gestört (Messmer 1974).

I. Historische Entwicklung

In einem umfassenden Beitrag zum Schockproblem im Handbuch der inneren
Medizin gab Buchborn (1960) eine prägnante Darstellung des Wissensstandes
der damaligen Zeit. Anhand eines historischen Überblicks wies er auf die unterschiedliche Bedeutung hin, die dem Begriff Schock zu verschiedenen Zeiten
beigemessen wurde. Ursprünglich aus dem französischen „Le Choque" (Le
Dran 1743) abgeleitet, wurde er anfänglich auf den Stoß und Schlag oder die
Erschütterung des Organismus durch ein aufprallendes Geschoß bezogen, die
zur Bewußtlosigkeit führt. Während des 1. Weltkriegs erkannte man den Blut-
mangel als pathogenetisch führenden Faktor bei vielen verletzungsbedingten
Schockformen. Damit wurde das klinische Krankheitsbild erstmals durch einen
hämodynamischen Parameter untermauert. Vor und nach dem 2. Weltkrieg
wurden dann zahlreiche Befunde über das Auftreten von Stoffwechselstörungen
im Gefolge der schockbedingten peripheren Mangeldurchblutung erarbeitet, wie
z.B. das Absinken der Alkalireserve infolge einer Übersäuerung der Gewebe
(Cannon 1917) verbunden mit dem Auftreten einer Laktatazidose. Damals bereits charakterisierte man den vollausgebildeten Schock durch das gleichzeitige
Vorliegen einer peripheren Minderdurchblutung zusammen mit ischämisch bedingten Stoffwechselstörungen. Der Kollaps, als eine kurzfristige Blutdruckerniedrigung, und die einfache periphere Hypotonie waren damit vom kardiogenen
Schock abgegrenzt (Buchborn 1960).
    1967 konnten Lasch et al. in grundlegenden Untersuchungen Störungen der
Mikrozirkulation auf dem Boden von Gerinnungsveränderungen nachweisen
(Lasch et al. 1971). Sie treten bei allen Schockformen regelhaft in unterschiedlicher Ausprägung auf und sind heute unter dem Begriff der „Verbrauchskoagulopathie" in die medizinische Terminologie eingeführt (s.S. 203 ff.). Wenig später
beschrieb Sandritter (1973) das einheitliche morphologische Substrat des
Schocks – die intravaskulären Thromben, hyalinen Körperchen, akuten Tubu-

lusnekrosen der Nieren und die Schocklunge. Aufgrund der pathologisch-anatomischen Veränderungen läßt sich damit die Diagnose in vielen Fällen im nachhinein auch ohne Kenntnis des klinischen Bildes stellen.

Wie Mittermayer et al. (1973) berichteten, hat die Erweiterung unserer pathophysiologischen Erkenntnisse zu entscheidenden Verbesserungen der Therapie in den letzten 20 Jahren geführt. Dafür sei als Beispiel das akute Nierenversagen genannt: Bevor die Möglichkeit bestand, durch extrakorporale Dialyse die Folgen eines akuten Nierenversagens im Schock zu überwinden, betrug die durchschnittliche Krankheitsdauer bis zum Tod 4 Tage. Heute stellt nicht mehr das Nierenversagen das Hauptproblem dar, sondern die respiratorische Insuffizienz unter dem Bild der Schocklunge (Mittermayer et al. 1973).

Dieser kurze historische Überblick spiegelt den großen Zuwachs unserer pathophysiologischen Kenntnisse über den Schock wider, die sich in einer eingehenden Beschreibung des klinischen Krankheitsbildes, der typischen hämodynamischen Parameter und der metabolischen Veränderungen manifestieren.

II. Definition des kardiogenen Schocks

Der kardiogene Schock wird durch eine primäre Einschränkung des vom Herzen ausgeworfenen Blutvolumens hervorgerufen. Es handelt sich um ein Syndrom mit folgenden *klinischen Kriterien* (Swan et al. 1972):
1. Ein systolischer arterieller Druck unter 90 mm Hg; bei Hypertonikern Blutdruckwerte um 30 mm Hg unter den vorbestehenden Werten.
2. Zeichen der verminderten Organperfusion:
   - stündliche Urinausscheidung unter 20 ml mit einem niedrigen Natriumgehalt,
   - Bewußtseinstrübung, Verwirrtheit,
   - periphere Vasokonstriktion mit kalter, feuchter Haut.

Der kardiogene Schock ist gegen eine Blutdruckerniedrigung aus anderer Ursache abzugrenzen. Bei einer vasovagalen Reaktion weist beispielsweise die erniedrigte Herzfrequenz auf einen erhöhten Vagotonus als Ursache hin. Für eine Hypovolämie (Loeb et al. 1969) sprechen trockene Haut, erhöhter Hämatokritwert und erhöhte Albuminkonzentration im Serum. Eine warme, gut durchblutete Haut und eine normale Urinausscheidung finden sich bei einer durch periphere Vasodilatation bedingten sog. einfachen Hypotonie.

Im Einzelfall kann die Abgrenzung solcher hypotoner Zustände vom kardiogenen Schock schwierig sein, weil auch bei ihnen eine Verminderung des Herzzeitvolumens auftreten kann, die aber sekundär bedingt ist. Daher ist zusätzlich eine hämodynamische Charakterisierung des kardiogenen Schocks notwendig. Sie kann heute durch die Bestimmung des Herzindex und Pulmonalarteriendrucks auf relativ einfache Weise vorgenommen werden, seitdem mit der Einführung des Ballon-Einschwemmkatheters (Swan et al. 1970) hämodynamische Messungen auf Intensivstationen am Krankenbett möglich sind. Werte des Herzindex zwischen 1,8 und 2,2 l/min/m^2 werden als Grenze angesehen, bei deren Unterschreiten sich ein kardiogener Schock entwickeln kann (Ratshin et al. 1972; Bleifeld u. Hanrath 1975; Forrester et al. 1977). Ein Lungenkapillardruck über 10 mm Hg oder enddiastolische Druckwerte in der Pulmonalarterie über 12 mm Hg sind pathologisch erhöht.

In Verbindung mit den klinischen Schocksymptomen ist dementsprechend der kardiogene Schock *hämodynamisch* aufgrund folgender Kriterien definiert:
1. Ein blutig gemessener systolischer, arterieller Druck unter 80 mm Hg;
2. ein Herzindex unter 2 l/min/m^2;
3. ein Pulmonalkapillardruck über 15 mm Hg (MATLOFF 1973).

Wenn der kardiogene Schock nach diesen Kriterien definiert wird, beträgt die Letalität des Krankheitsbildes 95%. Das zeigt einerseits die Bedeutung dieser hämodynamischen Parameter, auf der anderen Seite läßt die Festlegung willkürlicher und starrer hämodynamischer Grenzen sowohl den momentanen Bedarf der Körperperipherie als auch die Ausprägung und Geschwindigkeit von Adaptationsvorgängen außer acht. So werden in der täglichen Praxis eines Herzkatheterlabors häufig bei Patienten mit langjährig bestehender schwerer Mitralstenose Werte des Herzindex von weniger als 1,8 l/min/m^2 gemessen, ohne daß diese Patienten irgendwelche Hinweise auf einen kardiogenen Schock bieten ((ROSKAMM et al. 1977). Andererseits kann ein abrupter Abfall des Herzindex von 5 auf nur 2,5 l/min/m^2 schon zu schweren Störungen in der Gewebsperfusion führen und die Symptome des kardiogenen Schocks hervorrufen. Damit wird ersichtlich, daß auch hämodynamische Kriterien allein einen kardiogenen Schock nicht immer ausreichend definieren können. Zum gleichen Ergebnis kam bereits CANNON (1917), der als ein Zeichen für die im Schock entstehende Gewebshypoxie den Nachweis zusätzlicher metabolischer Veränderungen forderte, z.B. das Absinken der Alkalireserve des Blutes infolge der eintretenden Laktatazidose. Außerdem können eine arterielle Hypoxämie, Hypokapnie, metabolische Azidose und Erhöhung des Laktatspiegels im Serum beobachtet werden. Nach JAHRMÄRKER et al. (1977) ist die Sterblichkeit von Patienten mit kardiogenem Schock bei arteriellen Blutlaktatspiegeln über 3,0 mMol/l sehr hoch. Auf die oben angesprochenen Veränderungen des Gerinnungssystems wird im Kapitel über die Verbrauchskoagulopathie näher eingegangen.

In der klinischen Praxis kann die Diagnose des voll entwickelten kardiogenen Schocks am Krankenbett relativ einfach aus der Anamnese und den Symptomen der peripheren Minderperfusion gestellt werden. Der latente oder beginnende Schock läßt sich anhand der klinischen Symptome und durch zusätzliche hämodynamische Meßwerte in der Regel frühzeitig erkennen. Da die Übergänge fließend sein können und wesentlich von der Dauer und dem Schweregrad der bestehenden Minderperfusion abhängen, ist für eine sichere Diagnose zusätzlich der Nachweis einer der oben erwähnten metabolischen Störungen erforderlich.

B. Ätiologie

Dem kardiogenen Schock können eine Reihe von Ursachen zugrunde liegen, die in der Tabelle 1 zusammengestellt sind. Verschiedene Autoren bevorzugen wegen der Vielzahl der möglichen Ursachen den weitergefaßten Begriff „Schock bei Herzkrankheit" (KAINDL u. ZILCHER 1979) oder falls er im Laufe eines

Tabelle 1. Ätiologie des kardiogenen Schocks unter herzmuskelmechanischen Gesichtspunkten

---

I. *Akute Beeinträchtigung der Förderleistung des Herzens*
  1. Einschränkung der Kontraktionskraft
     - akuter Myokardinfarkt
     - Herzmuskelentzündung (Viren, Rickettsien, Bakterien, Pilze, Protozoen, Metazoen)
     - toxische Schädigungen (Alkohol, Kobalt, Nickel, Thallium, Cyanid, Anthracycline, CO, Blei, Phosphor, Quecksilber, Pharmaka wie Narkotika, Antiarrhythmika, Zytostatika, Betablocker, Glykoside, Lithium, Kalzium-Antagonisten, Schlangengifte, Diphtherietoxin, Urämietoxine, Sapponine, ionisierende Strahlen)
     - metabolische Schädigungen
       Azidose, endokrin: Thyreotoxikose, Hypothyreose, Phäochromozytom, myocardial depressant factor?, nutritiv: Kwashiorkor, Beriberi, familiäre Speicherkrankheiten
     - Systemerkrankungen (Lupus erythematodus, Periarteriitis nodosa, Sklerodermie, Dermatomyositis, Sarkoidose, Muskeldystrophie, Hämochromatose)
     - primäre Kardiomyopathien

  2. Mechanische Ursachen
     - Regurgitation (akute Mitral- oder Aorteninsuffizienz, akute Ventrikelseptumruptur, akutes ausgedehntes LV-Aneurysma)
     - Obstruktion (Ausflußtraktobstruktion: Aortenklappenstenose, sub- und supravalvuläre Aortenstenosen, idiopathisch-hypertrophe Subaortenstenose)

  3. Herzrhythmusstörungen (brady- und tachykarde Formen)

II. *Akute Behinderung der Füllung des Herzens*
  1. Äußere Einflüsse
     - Herzbeuteltamponade
     - Perikarditis
     - Spannungspheumothorax

  2. Relaxationsstörungen (restriktive und infiltrative Kardiomyopathien)
     - Amyloidose, Sarkoidose u.a.
     - idiopathisch-hypertrophe Subaortenstenose
     - Hyperparathyreoidismus (hyperkalzämische Krise)

  3. Einflußtraktobstruktion: Mitralstenose, Kugelthrombus, Myxom

  4. Akute Rechtsherzinsuffizienz
     - Lungenembolie
     - primär pulmonale Hypertonie
     - Eisenmenger-Reaktion
     - Rechtsherzinfarkt
     - Pulmonalstenose

III. *Schock nach Herzoperationen oder Herztraumen*

Infarkts auftritt, „Schock bei Herzinfarkt" (Gunnar et al. 1966; Cohn u. Franciosa 1973; Amsterdam et al. 1976b) und begrenzen den Begriff kardiogener Schock auf das primäre Pumpversagen des linken Ventrikels nach ausgedehntem Myokardinfarkt. Bei der Unterscheidung spielen hauptsächlich prognostische Gesichtspunkte eine Rolle, weil bei den heutigen therapeutischen Möglichkeiten

Tabelle 2. Ätiologie des kardiogenen Schocks unter zellphysiologischen Gesichtspunkten. (Nach RIECKER et al. 1978)

1. Veränderung der Zellmembranpermeabilität für Ionen (z.B. Lidocain, Anticholinergika, Kalzium-Antagonisten, Urämietoxine, Nickel, Sapponine, Schlangengifte)

2. Beeinflussung des aktiven Ionen-Transports (z.B. Glykoside, Lithium, Kalium)

3. Aktivierung oder Hemmung zellmembranständiger Rezeptoren
   - Hormone (Schilddrüsenhormon STH)
   - Pharmaka (Betablocker, Glykoside)

4. Lysosomen-Schädigung mit Freisetzung lysosomaler Enzyme (Blei, Schlangengifte, Viren)

5. Hemmung der kalziumabhängigen ATP-ase-Aktivität (Azidose, Kobalt, Nickel, Halothan, Chlorpromazin)

6. Störungen der oxydativen Phosphorylierung (O_2-Mangel, Oligomycin, Kobalt, Blei, Thallium, CN, CO, Halothan u.a.)

7. Veränderungen regulatorischer und kontraktiler Proteine (Sarkomerendehnung, abnormes Myofibrillen-Wachstum – hypertrophisch obstruktive Kardiomyopathie)

8. Veränderungen bei der Proteinsynthese (hohes Lebensalter, Viren, Alkohol, Diphtherietoxin, ionisierende Strahlen, Zytostatika, Antiarrhythmika u.a.).

beispielsweise ein Schock im Verlauf eines akuten Klappenfehlers eine bessere Prognose hat als ein Schock durch einen Myokardinfarkt.

Die häufigste *Ursache* eines kardiogenen Schocks ist eine Störung der Pumpfunktion des Herzens, die infolge des Verlustes an kontraktionsfähigen Herzmuskelfasern, z.B. im Verlauf eines Myokardinfarkts oder einer akuten Myokarditis auftritt. Eine akute Verringerung der Herzleistung kann jedoch auch mechanisch (z.B. akute Aorteninsuffizienz) oder elektrisch (z.B. ventrikuläre Tachykardie) bedingt sein, ferner infolge extrakardialer Ursachen auftreten. Alle diese Formen werden im folgenden als kardiogener Schock bezeichnet.

Generell kann sich ein Schock im Endstadium jeder chronischen Herzerkrankung entwickeln. Die dabei eintretende progressive Verminderung des Herzzeitvolumens ist dann als terminales Ereignis vorhersehbar und medikamentös im allgemeinen nicht mehr zu beeinflussen.

Ein Schock als unerwartete Komplikation einer Herzerkrankung kann nach BUCHBORN (1960), vom *herzmuskelmechanischen Gesichtspunkt* aus betrachtet, entweder infolge einer verringerten Förderleistung des linken Ventrikels oder aufgrund einer Behinderung bei der Herzfüllung entstehen. Der Schock nach Herzoperationen oder Herztraumen nimmt insofern eine Sonderstellung ein, als diese Beeinträchtigungen der Herzleistung in vielen Fällen prinzipiell reversibel sind (Tabelle 1).

Von RIECKER et al. (1978) wurde daneben auch eine ätiologische Klassifizierung des akuten Myokardversagens, das bei entsprechender Dauer im kardiogenen Schock endet, unter *zellphysiologischen Gesichtspunkten* beschrieben (Tabelle 2). Sie geht nicht von den physiologischen Determinanten der Myokardfunktion wie Vorlast, Nachlast, Kontraktilität oder Herzfrequenz aus, sondern berücksichtigt die Beeinflussung subzellulärer Strukturen und Funktionen.

I. Verminderung der Förderleistung des Herzens

1. Akuter Myokardinfarkt

Bei etwa 10–15% der Infarktpatienten, die lebend das Krankenhaus erreichen, tritt ein kardiogener Schock ein (Shubin u. Weil 1967; Lown et al. 1969; Haddy 1970; Effert 1971; Riecker 1971; Cohn u. Franciosa 1973; Loeb et al. 1974; Rackley et al. 1975; Amsterdam et al. 1978b).

Bei der pathologisch-anatomischen Untersuchung im Schock verstorbener Infarktpatienten ergab sich, daß mindestens 40% der linksventrikulären Muskelmasse zerstört war (Harnarayan et al. 1970; Page et al. 1971; Alonso et al. 1973). Die meisten der Patienten wiesen eine schwere 3-Gefäßerkrankung mit Beteiligung des Ramus interventricularis anterior der linken Koronararterie auf (Wackers et al. 1976).

2. Entzündliche, toxische und metabolische Schockursachen

Nach der Häufigkeit spielen neben dem akuten Infarkt die übrigen, in Tabelle 1 und 2 aufgeführten Faktoren, die zu einer akuten Verminderung der Kontraktion des linken Ventrikels führen und damit einen kardiogenen Schock auslösen können, eine untergeordnete Rolle. Alle entzündlichen, toxischen oder metabolischen Faktoren (Taylor 1975), die eine kongestive Kardiomyopathie verursachen, können auch zu einem akut auftretenden kardiogenen Schock führen. Dabei ist die Alkoholkardiomyopathie in den westlichen Ländern die häufigste Ursache für eine kongestive Kardiomyopathie (Rubin 1979; Übersicht bei Kaelber u. Barboriak 1981). Mehr als 50% der Patienten mit gesicherter kongestiver Kardiomyopathie verstarben nach der Diagnosestellung in den folgenden 4 Jahren im kardiogenen Schock (Goodwin 1970).

Über die Häufigkeit der Schockentwicklung infolge einer akuten Myokarditis unterschiedlicher Ätiologie liegen keine genauen Zahlenangaben vor, insgesamt ist es offensichtlich ein sehr seltenes Ereignis. Die Letalität der Diphtheriemyokarditis wird mit über 50% angegeben (Gersmeyer u. Yasargil 1977). Ähnlich selten tritt ein kardiogener Schock beim Phäochromozytom auf (Sierra-Callejas 1974), der pathologisch-anatomisch eine catecholamininduzierte Myokarditis zugrunde liegt.

3. Mechanische Ursachen

Verschiedene mechanische Komplikationen, die im Verlauf eines akuten Myokardinfarkts auftreten, können eine akute Verringerung der Herzauswurfleistung und damit einen kardiogenen Schock bedingen. Hierzu zählen in erster Linie der akute Ventrikelseptumdefekt oder die akute Mitralinsuffizienz infolge eines Papillarmuskelabrisses. Eine Ruptur des interventrikulären Septums findet sich praktisch ausschließlich bei transmuralen Infarkten, vorwiegend bei Vorderwandinfarkten (Vlodaver u. Edwards 1977), selten einmal nach Thoraxtraumen. Sie wird bei 0,5–1% aller Myokardinfarkte gefunden (Kitamura et al. 1971; Giuliani et al. 1974; Miller et al. 1978) und tritt am häufigsten um den 2.–3. (1.–7.) Tag nach Infarkt ein. Nach Radford et al. (1981) tritt bei

55% der Patienten mit akuter Ventrikelseptumruptur ein kardiogener Schock auf.

Eine Papillarmuskelruptur kann auch bei subendokardialen Infarkten vorkommen und wird bei 1% aller Infarktpatienten festgestellt (MILLER et al. 1978). Unter 260 verstorbenen und obduzierten Infarktpatienten wurde die Papillarmuskelruptur in einer Häufigkeit von 5% gefunden. Sie trat im Mittel am 4. Tag (2.–7. Tag) nach Infarkteintritt auf (WEI et al. 1979). Man findet sie vorwiegend bei Hinterseitenwandinfarkten (SANDERS et al. 1957), sie betrifft dementsprechend häufiger den posteromedialen Papillarmuskel.

Prinzipiell kann auch jede schwere Klappenendokarditis nach Zerstörung der Mitral- oder Aortenklappen infolge des erheblichen, akuten Regurgitationsvolumens zum Schock führen. Eine akute Erhöhung der Nachbelastung des linken Ventrikels, z.B. bei schwerer körperlicher Belastung oder bei einer idiopathisch-hypertrophen Subaortenstenose (MORGAN et al. 1972) oder einer subvalvulären, valvulären und supravalvulären Aortenklappenstenose im Rahmen einer hypertonen Krise, kann die linksventrikuläre Pumpleistung so weit beeinträchtigen, daß ein Schockbild entsteht, auch wenn der Herzfehler selbst nicht so schwerwiegend ist. Dies tritt vor allem dann ein, wenn bereits vorher eine Einschränkung der Kontraktionsfähigkeit bestand, wie sie durch Pharmaka [Betarezeptorenblocker, Narkotika wie Halothan (HAMILTON 1966), Antiarrhythmika (LIEBERMANN et al. 1968), Zytostatika wie Adriamycin (BUJA u. FERRANS 1975; HERRMANN 1977; MIR 1978; BRISTOW et al. 1978)] oder aus metabolischer Ursache (WILDENTHAL et al. 1968; DARBY 1959) hervorgerufen werden kann.

4. Herzrhythmusstörungen

Tachykarde Rhythmusstörungen wirken sich hämodynamisch ungünstig aus, weil infolge der verkürzten Diastolendauer die Ventrikelfüllung und damit das Schlagvolumen absinken und die Koronararteriendurchblutung, die überwiegend in der Diastole erfolgt, vermindert wird (Abb. 1). Diese hämodynamischen Auswirkungen sind besonders stark, wenn die Pumpleistung des Herzens durch einen Infarkt oder eine andere myokardiale Schädigung schon eingeschränkt war.

Bradykarde Rhythmusstörungen können das Herzzeitvolumen ebenfalls erheblich verringern, weil die Veränderungen des Herzzeitvolumens der Herzfrequenz linear korreliert sind. Beim gesunden Herzen steigt mit sinkender Herzfrequenz unterhalb einer Frequenz von etwa 50/min kompensatorisch das Schlagvolumen an und kann damit den Abfall des Herzzeitvolumens bis zu Frequenzen von 15–20 Schlägen/min ausgleichen (Abb. 2). Mit zunehmender Einschränkung der Kontraktionsfähigkeit des linken Ventrikels versagt dieser Kompensationsmechanismus allerdings und das Herzzeitvolumen fällt proportional zur Herzfrequenz ab (ROTMAN et al. 1972).

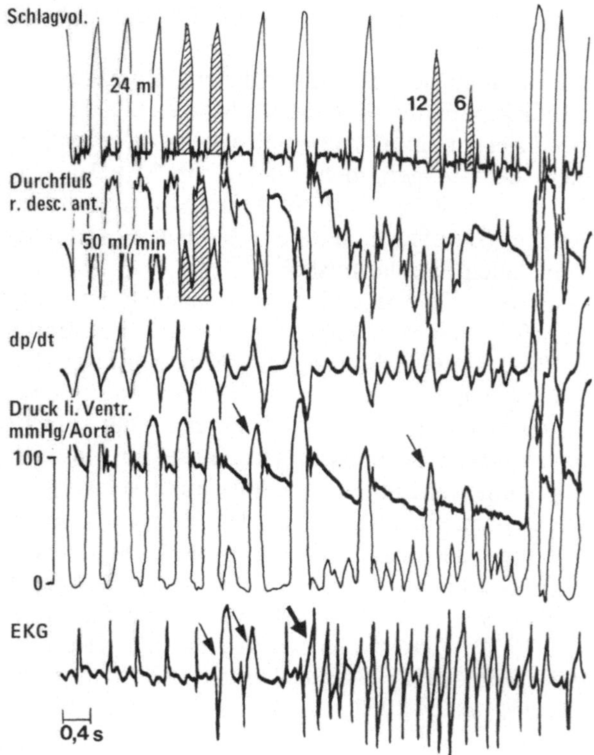

Abb. 1. Beispiel der hämodynamischen Auswirkungen einer ventrikulären Tachykardie (→) am Hundeherzen. Auf zwei ventrikuläre Extrasystolen (*Mitte*) folgt eine kurze ventrikuläre Tachykardie (*rechts*). Der linke Ventrikel entwickelt während dieser Phase nur vereinzelt einen genügend hohen Druck, um Blut in die Aorta auswerfen zu können. Der elektromagnetisch gemessene Blutfluß im Ramus descendens anterior der linken Herzkranzarterie fällt stark ab

II. Akute Behinderung der Ventrikelfüllung

1. Perikardtamponade

Nach Ruptur der freien Wand des linken Ventrikels tritt in der Regel sehr rasch der Tod infolge einer Perikardtamponade ein (Spodick 1980). Sie kommt 8- bis 10mal häufiger vor als eine Ruptur des interventrikulären Septums oder eines Papillarmuskels (van Tassel et al. 1972). Beim akuten Infarkt wird die Ruptur durch ein dissezierendes Hämatom verursacht, das das nekrotische Gewebe perforiert (Lunseth u. Runwaldt 1956; Maher et al. 1956; Lautsch u. Lanks 1967). Abhängig von der Größe des entstehenden Defekts und der Geschwindigkeit, mit der das Perikard gefüllt wird, kann es zum akuten Herztod ohne Prodromi kommen. Verhältnismäßig selten entwickelt sich die Ruptur aber auch schleichend (O'Rourke 1973; Limbourg 1979), so daß Zeit für den Einsatz von Diagnostik und Therapie (Cobbs et al. 1973; Calick et al. 1974) zur Verfügung steht. Rasmussen et al. (1979) diagnostizierten die Herzruptur nach klinischen Gesichtspunkten in einer Sammelstatistik von 2241 Infarktpa-

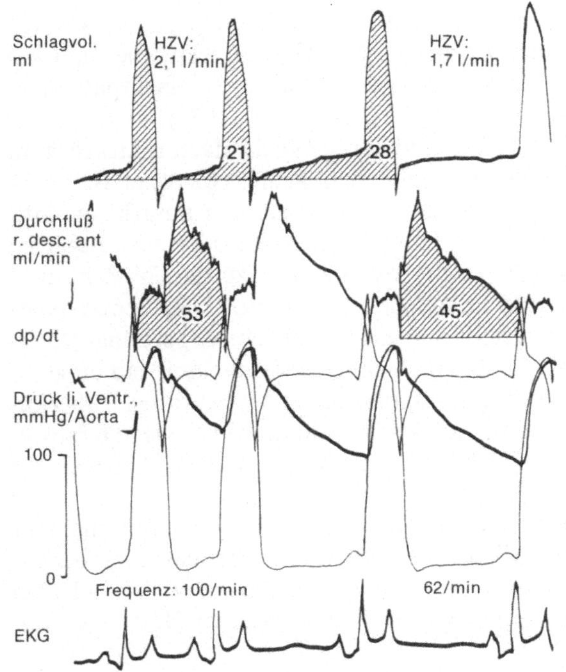

Abb. 2. Beispiel der hämodynamischen Auswirkungen eines Abfalls der Herzfrequenz auf Schlagvolumen, Koronardurchblutung und Druckentwicklung im linken Ventrikel sowie der Aorta am normalen Hundeherzen. Bei einem Frequenzabfall von 100 auf 62/min infolge einer 2:1-SA-Blockierung sinkt das Herzzeitvolumen (*HZV*) ab, demgegenüber steigt das Schlagvolumen sogar an. Auch die Koronardurchblutung ist vermindert

_tienten in einer Häufigkeit von 3,2%. Autoptisch wird eine Ruptur in 8–20% aller Infarkttodesfälle gefunden (Björk et al. 1972; Schüren et al. 1974; Bates et al. 1977). Sie stellt nach den Rhythmusstörungen und dem Pumpversagen die dritthäufigste Todesursache beim akuten Herzinfarkt dar (von Essen u. Effert 1980). Für die Bundesrepublik wird geschätzt, daß pro Jahr etwa 5000–7500 Patienten dieser Komplikation des akuten Infarkts erliegen (Kaiser 1979). Es handelt sich dabei ausnahmslos um transmurale Infarkte, die mehr als 20% des linken Ventrikels erfaßten (Oblath et al. 1952; Sugiura et al. 1968; Lewis et al. 1969; Bates et al. 1977; Müller 1979). Eine Ruptur wird häufiger bei älteren Patienten beobachtet, das Durchschnittsalter von 69 Jahren liegt über dem Altersgipfel für den Herzinfarkt (von Essen u. Effert 1980). Edmondson u. Hoxie (1942) und Naeim et al. (1972) fanden zwar hypertone Blutdruckwerte, aber nur eine geringe Myokardhypertrophie bei rupturierten Herzen, so daß wohl vor allem die Hypertonie in der Akutphase des Infarkts das Auftreten einer Ruptur begünstigt (Wessler et al. 1952; Ross u. Young 1963; Naeim et al. 1972). Frauen sind von einer Ruptur 4mal häufiger betroffen (Alpert u. Braunwald 1980).

Pathologisch-anatomische Untersuchungen der Koronargefäße von Patienten, die an einer Ruptur verstorben waren, haben gezeigt, daß im Mittel eine signifikant geringere Koronarsklerose vorlag (Frenzel u. Kalbfleisch 1979).

Eine Ruptur tritt häufiger nach einem ersten Infarkt auf, entsprechend werden bei der pathologisch-anatomischen Untersuchung alte, abgelaufene Infarkte oder Myokardschwielen signifikant seltener gesehen als bei Infarktpatienten, die infolge anderer Ursachen verstorben sind (HELPAP et al. 1980).

Die Ruptur kann zwischen dem 1. Tag und der 3. Woche nach Infarktbeginn auftreten. Am häufigsten wird sie am 3.–5. Tag beobachtet (BATES et al. 1977). Bei einer Ruptur, die später als 14 Tage nach einem Myokardinfarkt auftritt, liegt im allgemeinen ein Reinfarkt vor (MEURS et al. 1970) oder eine zunächst gedeckte Ruptur mit einem falschen Aneurysma, das erst zu diesem Zeitpunkt endgültig rupturiert ist (SIGLER 1969; CHESLER et al. 1969). Die Ruptur eines echten linksventrikulären Aneurysmas ist demgegenüber sehr viel seltener (DUB-NOW et al. 1965; VAN TASSEL et al. 1972). Auch ein Myokardabszeß, ein dissezierendes Aneurysma des Sinus valsalvae, eine syphilitische Myokarditis, Tuberkulose, Echinokokkenzysten, Malignome, infektiöse Endokarditis oder Herztraumen (Übersicht bei BATES et al. 1977) können in seltenen Fällen Ursachen für eine Myokardruptur sein.

Infektiöse, autoimmunologisch bedingte (BLAU et al. 1977), urämische oder karzinomatöse (BRUNTSCH 1979) Perikarditiden vermögen über eine Herzbeuteltamponade einen kardiogenen Schock auszulösen (HIRSCHMANN 1978). Dabei genügen 150–200 ml Flüssigkeit, wenn sich der Erguß akut im Herzbeutel ansammelt.

2. Abnahme der Dehnbarkeit des linken Ventrikels

Die Dehnbarkeit (Compliance) des linken Ventrikels ist bei Krankheiten, die mit Infiltrationen oder Fibrosierungen im Myokard einhergehen, in unterschiedlichem Ausmaß vermindert (MIRSKY et al. 1974; restriktive bzw. infiltrative Kardiomyopathien, WYNNE u. BRAUNWALD 1980). Diese Formen der Kardiomyopathien sind zwar nach OAKLEY (1974) in der westlichen Hemisphäre außerordentlich selten, jedoch kann die im Einzelfall erhebliche Abnahme der diastolischen Ventrikelfüllung gelegentlich zum kardiogenen Schock führen (s. Bd. IX/4, Beitrag BOLTE).

3. Einflußtraktobstruktionen

Als Ursachen für eine Behinderung der Ventrikelfüllung durch Obstruktionen im Bereich der linksventrikulären Einstrombahn kommen eine Mitralstenose, ein Kugelthrombus im linken Vorhof oder ein Tumor in Frage. Bei den Tumoren kommen die Vorhofmyxome mit 30–50% am häufigsten vor (BULKLEY u. HUTCHINS 1979).

4. Rechtsherzinsuffizienz

COHN et al. beschrieben 1974b erstmals ein klinisches Bild beim akuten Hinterwandinfarkt, das hämodynamisch einer Perikarditis constrictiva bzw. einer Perikardtamponade entsprach, ohne daß ein Perikarderguß nachweisbar war. Sie erklärten das Bild durch eine Rechtsherzinsuffizienz im Rahmen eines Rechtsherzinfarkts. Heute wird die Häufigkeit einer klinisch erfaßbaren Rechtsherzbeteiligung beim akuten Infarkt auf 3–8% veranschlagt (COHN 1979; GEWIRTZ et al. 1979; LORELL et al. 1979).

Eine akute Rechtsherzinsuffizienz kann außerdem infolge einer akuten oder chronischen Druckbelastung wie z.B. nach massiver Lungenembolie oder pulmonaler Hypertonie beobachtet werden. Pathophysiologisch führt der verminderte Auswurf des rechten Ventrikels zu einer Abnahme der Füllung des linken Ventrikels und damit zu einem Absinken des Herzzeitvolumens.

III. Schock nach Herzoperationen oder Herztraumen

Eine Sonderstellung unter den Ursachen, die zu einem kardiogenen Schock führen können, nimmt der Schock nach einer Herzoperation ein. Die zum Schock führende Ursache, nämlich die Kontraktionsinsuffizienz des Myokards infolge einer im Rahmen der Operation aufgetretenen kritischen Verarmung der Myokardzellen an energiereichen Phosphaten, ist nämlich prinzipiell reversibel, wenn sich die Energiespeicher der Myokardzellen wieder erholen (KÜBLER et al. 1977; KATZ 1981). In diesem Zusammenhang berichteten MCGEE et al. (1980) in einer retrospektiven Analyse über 14000 Herzoperierte. 10,6% dieser Patienten benötigten eine Katecholamintherapie, um von der Herz-Lungenmaschine frei zu kommen. Von ihnen reagierten 2,3% ungenügend und wurden mit zusätzlichen mechanischen Assistsystemen versorgt. Nur 0,7% der Patienten verstarben im therapieresistenten kardiogenen Schock. Besonders ungünstig ist die Prognose, wenn perioperativ ein ausgedehnter Myokardinfarkt eingetreten ist.

Penetrierende und nicht penetrierende Herztraumen können in Form einer Ruptur der Herzwand, von intrakardialen Strukturen und über Koronararterienverletzungen oder Thrombosierungen zu einem kardiogenen Schock führen. Nach einem stumpfen Thoraxtrauma wird die Häufigkeit einer Herzschädigung zwischen 0,4 und 12% angegeben, bei penetrierenden Thoraxverletzungen wird das Herz in 2,1–13,7% mitbetroffen (Übersicht bei BANTEA u. RODEWALD 1975). Eine elektrische Defibrillation oder Kardioversionen führen im allgemeinen auch bei wiederholter Applikation in kürzeren Abständen nicht zu einer Herzschädigung. Bei Starkstromunfällen kann es im Rahmen schwerer allgemeiner Verbrennungen in sehr seltenen Fällen zur Verkochung von Herzmuskulatur kommen (BLEIFELD et al. 1972; HILGER u. CARSTENS 1981).

C. Pathophysiologie

I. Hämodynamik

Das Herz ist in seiner Eigenschaft als Pumpe von zentraler Bedeutung für die Versorgung des Körpers mit sauerstoffreichem Blut. Bei einem Verbrauch von 5–10% des Herzzeitvolumens ist es gleichzeitig aber auch ein Hauptabnehmer. Das bedeutet, daß ein Absinken des Herzminutenvolumens auch eine verminderte Koronardurchblutung zur Folge hat. Bei verringerter Koronardurchblu-

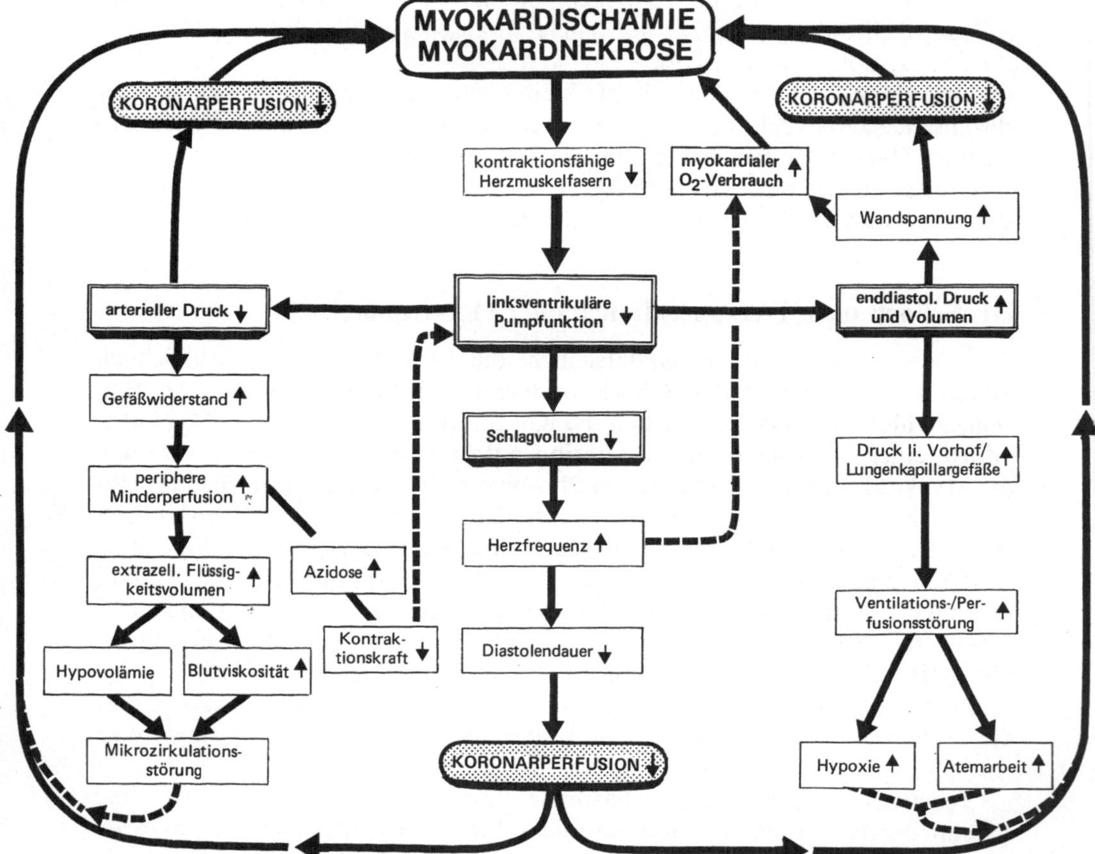

Abb. 3. Schematische Darstellung der pathophysiologischen Reaktionen, die nach einer Myokardischämie oder Myokardnekrose mit entsprechender Beeinträchtigung der linksventrikulären Pumpfunktion zu einer weiteren Verminderung der Koronarperfusion führen und einen Circulus vitiosus auslösen können, der zum Zusammenbruch der Herzkreislauffunktion im kardiogenen Schock führt

tung nimmt die Kontraktionskraft der Herzmuskelfasern ab. Infolgedessen steigt der Füllungsdruck im linken Ventrikel an und das Herzzeitvolumen sinkt weiter ab (Sugimoto et al. 1968). Der resultierende Circulus vitiosus (positiver Feedback) bis zur Entstehung eines kardiogenen Schocks (Guyton u. Crowell 1964) ist schematisch in Abb. 3 dargestellt.

Hämodynamisch stellt der kardiogene Schock eine besonders schwere Form der Linksherzinsuffizienz dar. Er ist demgemäß durch einen hohen Füllungsdruck im linken Ventrikel und ein erniedrigtes Herzzeitvolumen infolge eines verringerten Schlagvolumens und eine verminderte Schlagarbeit gekennzeichnet (Abb. 4). Der periphere Gesamtwiderstand verhält sich je nach dem Ausmaß der sympathischen Stimulation unterschiedlich und ist bei 50% (Gunnar et al. 1966; Hughes et al. 1971) bis 80% (Cohn u. Luria 1965) der Patienten erhöht.

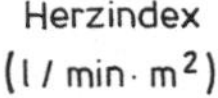

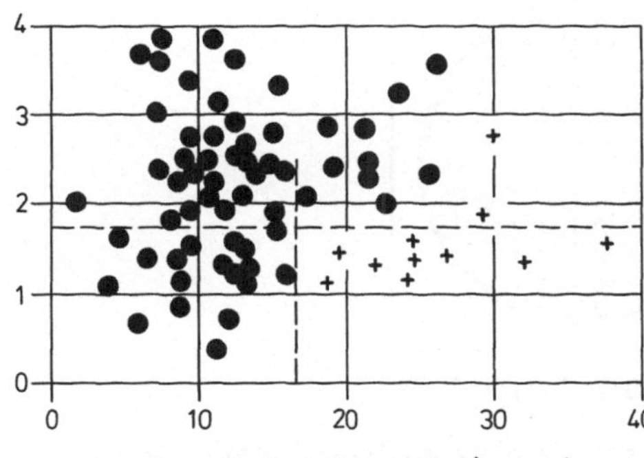

Abb. 4. Das Verhalten von Herzindex (*Ordinate*) und Füllungsdruck im linken Ventrikel (*Abszisse*) bei Patienten mit einem akuten Myokardinfarkt. Alle Patienten mit einem Herzindex unter 1,8 l/min·m^2 und einem Füllungsdruck über 18 mm Hg(+) verstarben im weiteren Verlauf im kardiogenen Schock. (Der Füllungsdruck im linken Ventrikel wurde indirekt aus dem enddiastolischen Druck in der Pulmonalarterie bestimmt)

Vor allem bei älteren Patienten oder Diabetikern sowie bei Patienten, die mit Betarezeptorenblockern vorbehandelt wurden, kann die reflektorisch infolge des Herzzeitvolumenabfalls einsetzende periphere Vasokonstriktion aber auch ausbleiben (COHN u. LURIA 1966).

Die unterschiedlich schwere Ausprägung der Koronarsklerose in den einzelnen Koronararterien bedingt eine verschieden starke Beeinträchtigung der Myokarddurchblutung in den entsprechenden Ventrikelanteilen. Als Folge treten unterschiedlich schwere Wandbewegungsstörungen auf, die im linksventrikulären Angiogramm in der akuten Infarktphase sichtbar sind. Neben Gebieten mit ausgefallener Kontraktion lassen sich auch Myokardbezirke mit normaler oder verstärkter Wandbewegung erkennen (RENTROP et al. 1979; RIGAUD et al. 1979; DEWOOD et al. 1980b; BUJA u. WILLERSON 1981). Aufgrund dieser tierexperimentell lange bekannten und jetzt auch in der Klinik erhobenen Befunde haben SWAN et al. (1972) in einer theoretischen Betrachtung ein mathematisches Modell zur Analyse der Funktion des linken Ventrikels mit zwei verschiedenen Anteilen entworfen (Abb. 5). Sie errechneten, daß die Austreibungsfraktion des linken Ventrikels proportional zur Größe des nicht kontrahierenden Infarktareals abnimmt (Abb. 6a). Es ergab sich, daß ein Infarkt, bei dem über 40% des linken Ventrikels ausfällt, zu einer so starken Verringerung des Schlagvolumens führt, daß ein kardiogener Schock eintritt (Abb. 6b).

Allerdings ist diese Funktionsanalyse nur zulässig, wenn vereinfachend angenommen wird, daß

1. das Infarktsegment und das nicht infarzierte Myokardgewebe sich während einer Ventrikelkontraktion unabhängig voneinander verhalten und getrennt betrachtet werden dürfen.
2. das nicht kontrahierende Infarktsegment steif und nicht dehnbar ist.

Diese Voraussetzungen sind im akuten Infarktstadium jedoch nicht erfüllt. Die Bewegung jedes Ventrikelanteils wird nämlich auch von der Kontraktion der angrenzenden Areale mitbestimmt (Abb. 7). Außerdem kann sich in den ersten Stunden nach Infarktbeginn der infarzierte Myokardbezirk dehnen, wenn sich das nicht infarzierte Myokardgewebe kontrahiert. Mit Beginn der infiltrati-

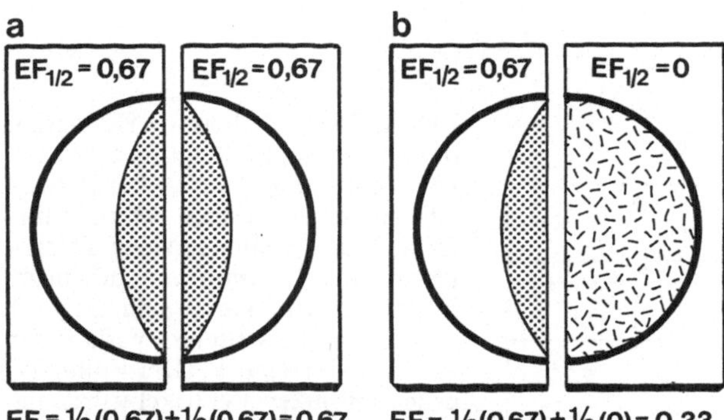

Abb. 5a, b. Beziehung zwischen Infarktgröße und Austreibungsfraktion (*EF*) des linken Ventrikels. Der linke Ventrikel (vereinfachend als Kugel betrachtet) ist in zwei gleich große Halbkugeln unterteilt. Bei **a** kontrahieren sich beide Halbkugen während der Systole gleich stark (punktierte Flächen), entsprechend verringert sich ihr Volumen um den gleichen Betrag, die Austreibungsfraktionen beider Hälften sind entsprechend gleich hoch. Normalerweise wirft der linke Ventrikel etwa $^2/_3$ seines enddiastolischen Volumens aus. Bei **b** wird die theoretische Situation angenommen, daß sich 50% des linken Ventrikels nicht mehr kontrahieren und dementsprechend während der Systole auch kein Blut mehr auswerfen. Die Austreibungsfraktion des gesamten Ventrikels vermindert sich dementsprechend um die Hälfte. Wenn nur noch $^1/_3$ des enddiastolischen Volumens ausgeworfen wird, resultiert eine schwere Herzinsuffizienz. (Modifziert nach Swan 1974)

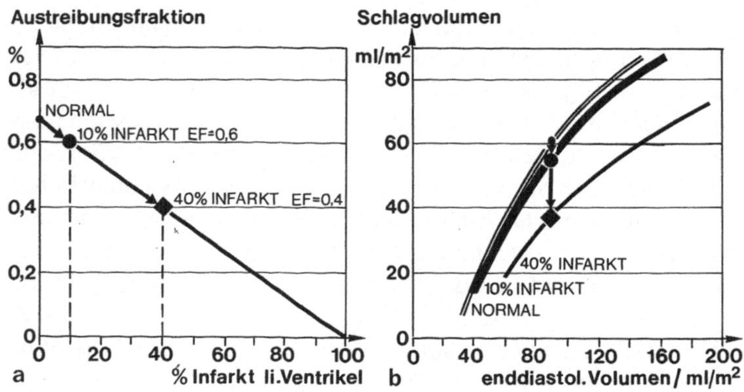

Abb. 6a, b. Der Einfluß der Infarktgröße auf die Austreibungsfraktion und die Funktion des linken Ventrikels. Wenn der Infarktbezirk nicht mehr kontrahiert und auch nicht dehnbar ist, kommt es zu einer linearen Abnahme der Austreibungsfraktion des linken Ventrikels mit zunehmender Infarktgröße. Das bedeutet, daß bei einem Infarkt, der 10% des linken Ventrikels betrifft, die Austreibungsfraktion von normal 0,67 auf 0,60 abfällt. Bei einem Infarkt, der 40% des linken Ventrikels ausmacht, sinkt die Austreibungsfraktion entsprechend auf 0,40 (**a**). Bei **b** sind die Funktionskurven des normalen linken Ventrikels (*offene Linien*) sowie eines linken Ventrikels mit einem 10%igen (*dicke schwarze Linie*) und eines 40%igen (*dünne schwarze Linie*) nicht dehnbaren Myokardinfarkts dargestellt. Das Schlagvolumen (*Ordinate*) nimmt bei einem gegebenen, konstanten enddiastolischen Volumen von 90 ml/m² ab, entsprechend verlagern sich die Funktionskurven nach kaudal. (Modifiziert nach Swan 1972)

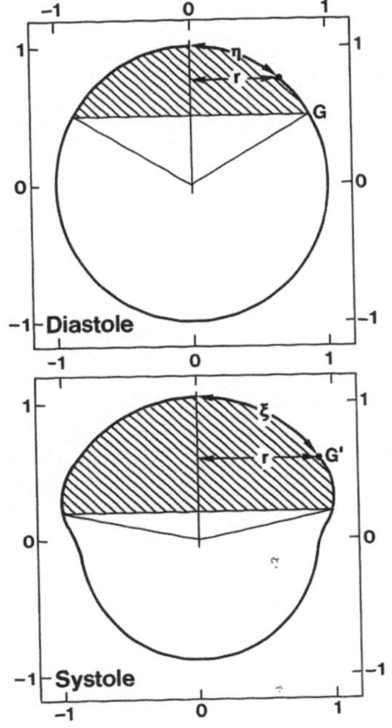

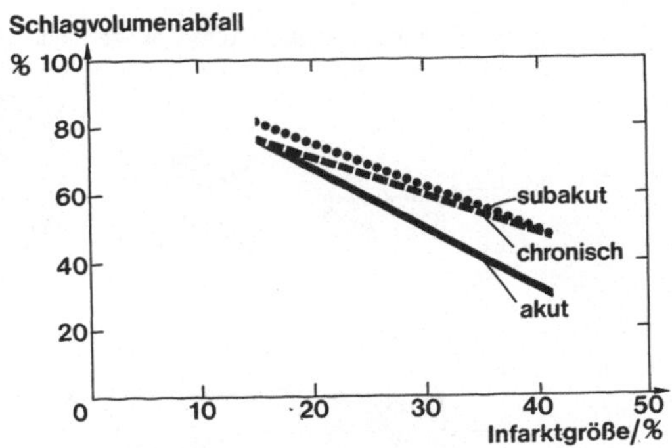

Abb. 8. Beziehung zwischen Ventrikelfunktion und Infarktgröße bei einem konstanten enddiastolischen Druck im linken Ventrikel von 12 mm Hg in den verschiedenen Infarktstadien. Auf der Ordinate ist der Abfall des Schlagvolumens gegenüber einem normalen, nichtinfarzierten linken Ventrikel aufgetragen. (Modifiziert nach BOGEN et al. 1980)

Abb. 7. Schematische Darstellung des Kugelmodells eines linken Ventrikels mit einem dehnbaren Infarkt in Diastole (*oben*) und Systole (*unten*). Der gestrichelte Bezirk stellt das Infarktgebiet dar. Wenn der nichtinfarzierte Ventrikelanteil sich kontrahiert, bewegt sich der willkürlich gewählte Punkt G in die Position G', der Abstand zur Kreismitte vergrößert sich, ebenfalls die Oberfläche des Infarktgebietes. (Modifiziert nach BOGEN et al. 1980)

ven und reparativen Prozesse im Verlauf der Infarktheilung nimmt die Dehnbarkeit (Compliance) ab und der Infarktbezirk versteift. Damit ergeben sich je nach der Dehnbarkeit des nicht kontrahierenden Infarktsegments unterschiedliche Arbeitsbedingungen für den linken Ventrikel, die BOGEN et al. (1980) an einem Membranmodell mitberücksichtigt haben. In Abb. 8 ist die Änderung des Schlagvolumens in Abhängigkeit von der Infarktgröße dargestellt. Man erkennt, daß bei einem noch dehnbaren Infarkt des Akutstadiums, der 40% des linken Ventrikels betrifft, das Schlagvolumen gegenüber der Norm auf 28% absinkt, während bei einem nicht mehr dehnbaren, steifen Infarkt – in der Regel im chronischen Stadium nach einigen Wochen – noch etwa die Hälfte (48%) des normalen Schlagvolumens ausgeworfen werden können.

Diese theoretischen Überlegungen und Berechnungen basieren auf experimentellen Untersuchungen von TENNANT u. WIGGERS (1935), die beobachteten, daß bereits wenige Sekunden nach Koronararterienligatur beim Hund die Kontraktionen im minderdurchbluteten Myokardbezirk aufhören und sich das entsprechende Gebiet systolisch nach außen bewegt. MATTHES (1962) wies aufgrund ähnlicher tierexperimenteller Befunde nach Koronarligatur beim Hund darauf hin, daß die Verminderung des Herzminutenvolumens als die eigentliche Ursa-

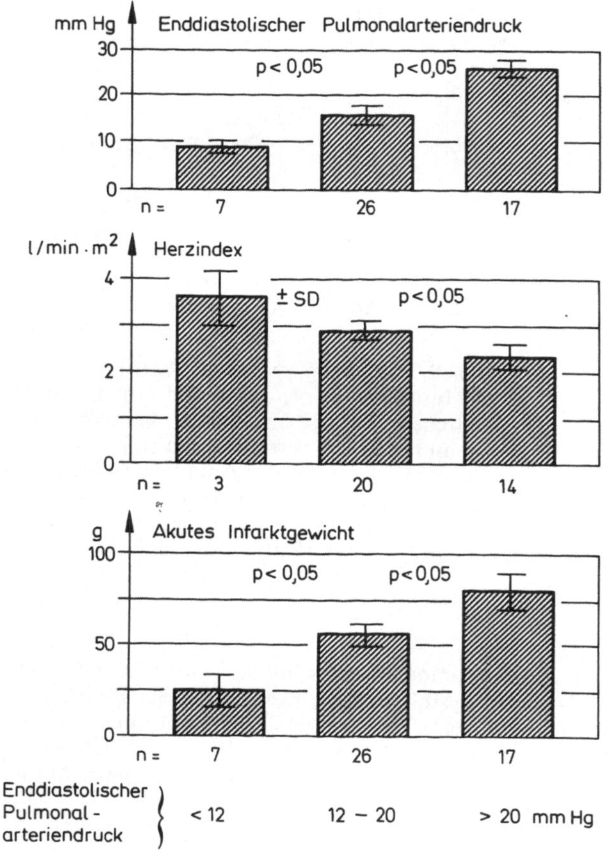

Abb. 9. 50 Patienten mit einem akuten Myokardinfarkt wurden nach der Höhe ihres Füllungsdrucks im linken Ventrikel in drei Gruppen unterteilt (normaler enddiastolischer Pulmonalarteriendruck < 12 mm Hg, mäßig erhöhter enddiastolischer Pulmonalarteriendruck 13–20 mm Hg und stark erhöhter enddiastolischer Pulmonalarteriendruck > 20 mm Hg). Je größer der Ausfall an kontraktionsfähigem Myokardgewebe, d.h. je höher das akute Infarktgewicht ist, desto stärker nimmt der Füllungsdruck zu und die Pumpfunktion in Form des Herzindex ab

che des kardiogenen Schocks anzusehen ist und eine reflektorisch bedingte „Kreislaufinsuffizienz" oder eine sog. „primäre Gefäßinsuffizienz" diese Vorgänge pathophysiologisch nicht erklären können. In der Zwischenzeit liegen genügend zuverlässige hämodynamische Befunde vor, die diese theoretischen und experimentellen Untersuchungen bei Patienten im kardiogenen Schock bestätigen (Forrester et al. 1971; Parmley et al. 1972; Bleifeld et al. 1974b; Bleifeld 1979) (s. Abb. 4).

Die Erkenntnis, daß bei der koronaren Herzerkrankung die Einschränkung in der Pumpfunktion nicht den gesamten linken Ventrikel betrifft, sondern daß Bezirke mit aufgehobener Kontraktionsfähigkeit neben weitgehend normal kontrahierenden Muskelarealen bestehen können, hat therapeutische Konsequen-

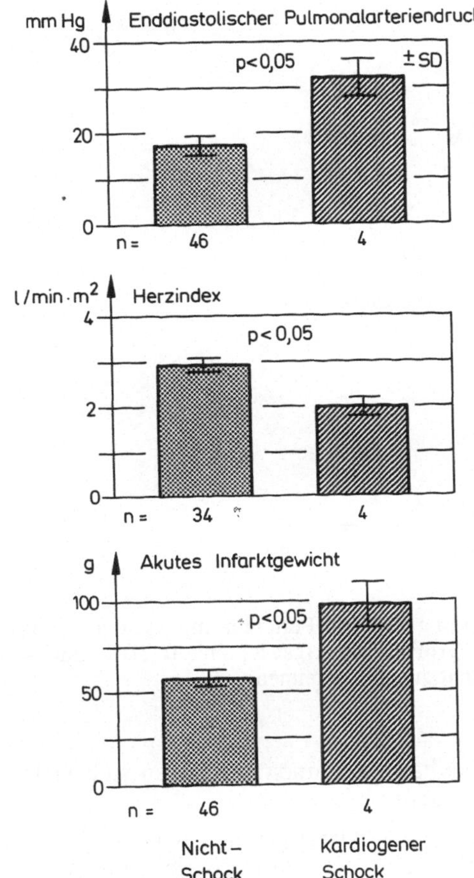

Abb. 10. Hämodynamik und akutes Infarktgewicht bei Patienten mit kardiogenem Schock *(rechte Säulen)* im Vergleich zu Patienten ohne einen kardiogenen Schock *(linke Säulen)*

zen. Sie erklärt beispielsweise, warum eine positiv-inotrope Stimulation mit Digitalis in den Fällen mit global eingeschränkter linksventrikulärer Funktion so erfolgreich angewandt wird, beim kardiogenen Schock jedoch im allgemeinen versagt.

Seitdem aus Serienbestimmungen der Kreatinkinase (SOBEL et al. 1972; BLEIFELD et al. 1976) oder des CKMB-Isoenzyms (ROBERTS et al. 1975; KUPPER et al. 1978) die akute Infarktgröße auch in vivo abgeschätzt werden konnte, ist die Vorstellung, daß die Beeinträchtigung der Pumpfunktion des linken Ventrikels nach einem akuten Infarkt von der Größe des zugrunde gegangenen Myokardbezirks abhängt, bestätigt worden. Im allgemeinen besteht mit zunehmender Infarktgröße eine Tendenz zur Erhöhung des Füllungsdrucks im linken Ventrikel und zur Verminderung des Herzminutenvolumens (Abb. 9). Entsprechend wiesen Patienten mit einem kardiogenen Schock neben ihrer starken hämodynamischen Beeinträchtigung ein signifikant höheres Infarktgewicht auf als Patienten ohne Schocksymptome (Abb. 10). Das trifft allerdings nur für die Mittelwerte von größeren Patientengruppen zu. Versucht man beim einzelnen Patienten, die Infarktgröße mit den hämodynamischen Veränderungen zu korre-

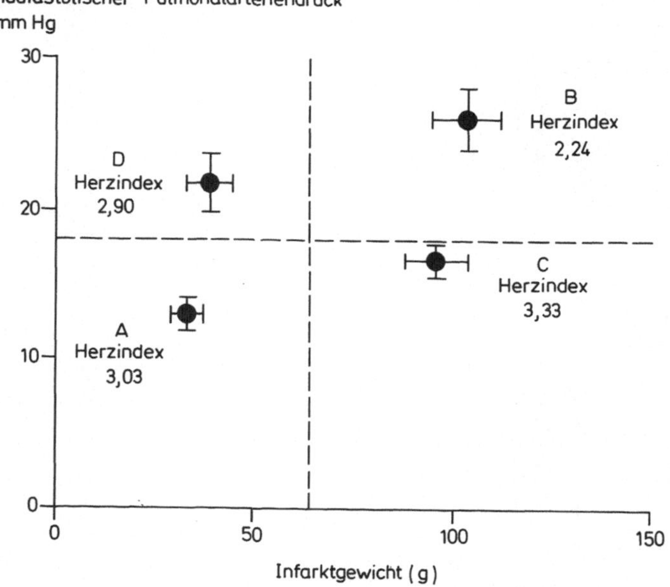

Abb. 11. Bei der hämodynamischen Überwachung von 100 Patienten mit akutem Myokardinfarkt ließen sich auch bei nahezu gleich großen Infarktgewichten (*Abszisse*) unterschiedlich schwere hämodynamische Beeinträchtigungen erkennen

lieren, kann man häufig keinen Zusammenhang erkennen. Es lassen sich vielmehr verschiedene Gruppen unterscheiden (Abb. 11):
Es gibt kleine Infarkte, die eine normale Förderleistung und einen normalen Füllungsdruck haben, ferne große Infarkte, bei denen die Förderleistung stark eingeschränkt und der Füllungsdruck erhöht ist; beide Gruppen passen in das Konzept. Erstaunlich ist aber, daß eine Reihe von Patienten mit großen Infarkten – die Gruppe C in Abb. 11 – eine gute Förderleistung haben und nur einen mäßig erhöhten Füllungsdruck aufweisen. Außerdem gibt es Patienten, die relativ kleine Infarkte haben, in ihrer Hämodynamik aber erheblich eingeschränkt sind. Die genaue Analyse dieser Fälle zeigte, daß 60% bereits einen Vorinfarkt hatten. Aus den beiden Gruppen C und D der Abb. 11 muß man den Schluß ziehen, daß nicht nur die akute Infarktgröße, sondern auch die Funktion und der Zustand des restlichen Myokards für die Pumpfunktion des linken Ventrikels eine Rolle spielen. Die *hämodynamischen Folgen* eines Infarkts ergeben sich demgemäß aus der Summe von akuter Infarktgröße, vorangegangenen Schädigungen des Myokards und den Kompensationsmechanismen durch das Herz und den peripheren Kreislauf. Ein kardiogener Schock kann sich dementsprechend nicht nur nach einem ausgedehnten Infarkt entwickeln, der mehr als 40% des linken Ventrikels betrifft, sondern auch nach einem kleineren Infarkt, wenn eine erhebliche Vorschädigung des restlichen Myokards bestand (Bleifeld et al. 1976). Die Analyse der akuten Infarktgröße in Kombination mit hämodynamischen Daten ermöglicht Aussagen über die Funktion des verbliebenen Myokards und die Bestimmung des Arbeitspunktes des Herzens auf

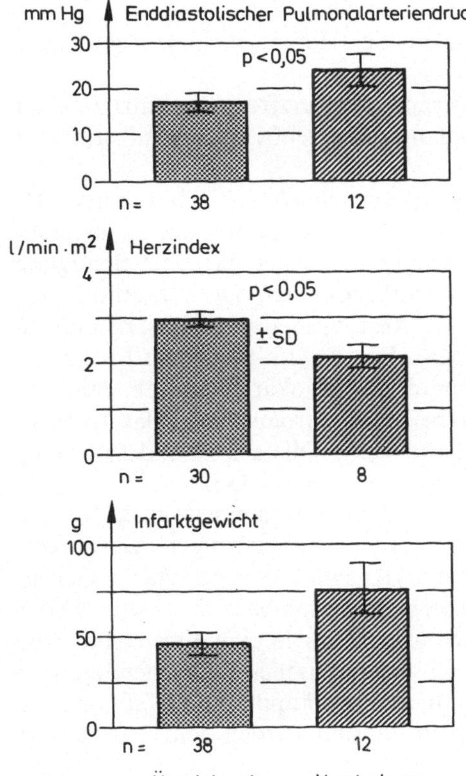

Abb. 12. Mittelwerte der Infarktgröße und der Hämodynamik bei überlebenden und verstorbenen Infarktpatienten

der Frank-Starling-Funktionskurve. Das hat nicht nur therapeutische Konsequenzen, sondern gibt auch Hinweise auf die Prognose (Abb. 12).

Die Frage, ob die Lokalisation des Infarkts für die Schockentwicklung von Bedeutung ist, wird unterschiedlich beantwortet. SCHEIDT et al. (1970), WATSON et al. (1970) und PAGE et al. (1971) beobachteten die Schockentwicklung bei Vorder- und Hinterwandinfarkten gleich häufig und betonen, daß lediglich das Ausmaß der Gesamtschädigung des linken Ventrikels entscheidend sei. Demgegenüber stellten HUGHES et al. (1971), RATSHIN et al. (1972) und AMSTERDAM et al. (1976b) fest, daß sich nach Vorderwandinfarkten häufiger ein kardiogener Schock entwickelte. Als Erklärung führen sie an, daß Vorderwandinfarkte – beispielsweise bei proximalem Verschluß des Ramus interventricularis anterior der linken Koronararterie – zur Zerstörung größerer Anteile des linken Ventrikels führen als der Verschluß der rechten Koronararterie beim Hinterwandinfarkt.

II. Kompensationsmechanismen

1. Kardiale Kompensationsmechanismen

Das normale Herz verfügt über 3 Reservemechanismen, die Veränderungen seiner Funktion innerhalb weiter Grenzen erlauben (Ross 1981):

1. *Die Kontraktilitätsreserve*. Durch einen erhöhten Sympathikotonus oder durch Pharmaka kann die Kontraktionskraft der Herzmuskelfasern gesteigert werden.

2. *Die chronotrope Reserve*. Eine Steigerung der Herzfrequenz führt zu einer Erhöhung des Herzminutenvolumens, solange der venöse Rückfluß aufrecht erhalten bleibt.

3. *Die Vorbelastungs-(Preload-)Reserve (Frank-Starling-Mechanismus)*. Der Frank-Starling-Mechanismus bewirkt eine akute Steigerung des Schlagvolumens infolge einer größeren Faservordehnung. Bei einer akuten Schädigung des linken Ventrikels vermindert sich das Schlagvolumen, dadurch erhöht sich bei unverändertem venösen Rückstrom die Restblutmenge und es kommt zu einer stärkeren Dehnung der Myokardfasern. Der Frank-Starling-Mechanismus ist unabhängig vom inotropen Zustand des Myokards und abzugrenzen von der Steigerung des Schlagvolumens bei einer chronischen Dilatation des Herzens, der ein geänderter Faserverlauf (myogene Dilatation) und nicht eine Erhöhung der Sarkomerenlänge zugrunde liegt (Linzbach 1952).

Wenn das vom Herzen geförderte Schlagvolumen nach einem ausgedehnten Myokardinfarkt absinkt (s. Abb. 6b), wird über eine Aktivierung der Barorezeptoren des Aortenbogens und des Karotissinus (Brown 1980) eine starke Gegenregulation ausgelöst, die als *sympathoadrenerge* Reaktion bezeichnet wird. Dabei tritt eine maximale Stimulation der Nebennieren sowie eine Freisetzung von Katecholaminen an den postganglionären sympathischen Nervenendigungen ein, und zwar sowohl in den prä- als auch in den postkapillären Gefäßabschnitten (Messmer 1974; Da Luz et al. 1976). Im Plasma werden dementsprechend erhöhte Katecholaminspiegel gemessen, wobei die Noradrenalinkonzentrationen bei Patienten im kardiogenen Schock signifikant höher lagen als beim unkomplizierten Infarkt. Nach Untersuchungen von Benedict u. Grahame-Smith (1979) normalisieren sich diese erhöhten Plasma-Katecholaminspiegel nach dem 3. Tag wieder, während sie bei Patienten mit einem kardiogenen Schock erhöht bleiben.

Die sympathoadrenerge Reaktion steigert über die erhöhten Katecholaminkonzentrationen die Kontraktionskraft der noch kontraktilen Herzmuskelfasern (*Kontraktilitätsreserve*). Außerdem steigt infolge des positiv-chronotropen Effekts die Herzfrequenz an (*chronotrope Reserve*). Während beide Mechanismen bei gesundem Myokard einen Abfall des Herzzeitvolumens z.B. im Rahmen einer Blutung oder einer akuten Klappeninsuffizienz weitgehend zu kompensieren vermögen, können das Schlag- und Herzminutenvolumen nach einem ausgedehnten Myokardinfarkt nur noch begrenzt erhöht werden. Darüber hinaus steigern sowohl die positiv-inotrope Stimulation (Krebs 1970) als auch die Tachykardie den myokardialen Sauerstoffverbrauch (Braunwald 1971; Kones 1974), so daß sich im Rahmen eines Infarkts die Myokardischämie verstärken und die Infarktzone vergrößern kann (s. Abb. 3).

Die sympathoadrenerge Reaktion nach einem akuten Abfall des Schlagvolumens ruft aber neben kompensatorischen Effekten am Herzen auch über die Stimulierung der Alpharezeptoren der Gefäße eine periphere Vasokonstriktion hervor, die zunächst einen ausreichenden arteriellen Blutdruck und damit einen genügenden koronaren Perfusionsdruck aufrecht erhält (Abb. 13). Das hat entscheidende pathophysiologische und therapeutische Bedeutung, denn die Koro-

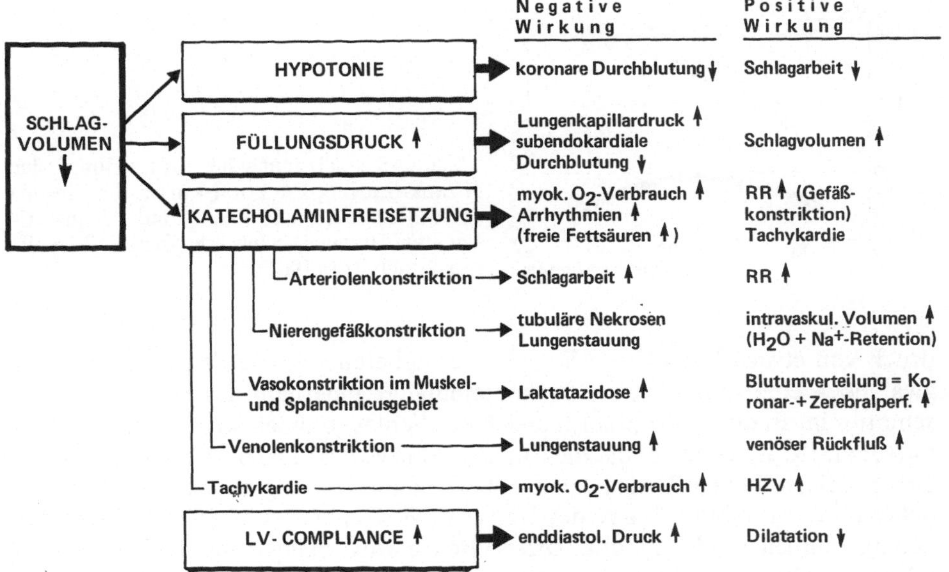

Abb. 13. Schematische Darstellung negativer und positiver Rückkopplungsmechanismen im kardiogenen Schock. (Modifiziert nach COHN 1980)

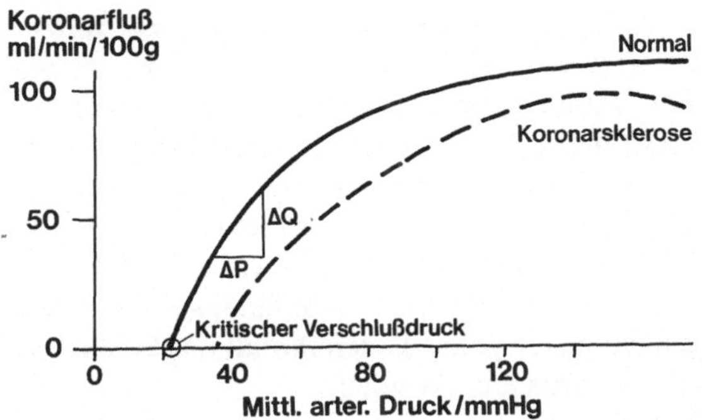

Abb. 14. Abhängigkeit der Koronardurchblutung vom mittleren arteriellen Druck bei normalen Koronararterien (*durchgehende Linie*) und bei Vorliegen von Koronararterienstenosen (*gestrichelte Linie*).

nardurchblutung fällt in Bereichen unterhalb eines Perfusionsdrucks von etwa 70 mm Hg überproportional ab (Abb. 14) und, wenn zusätzlich Koronararterienstenosen vorliegen, vermindert sie sich bereits bei höheren Druckwerten. Infolge der verminderten Koronardurchblutung steigt der Füllungsdruck im linken Ventrikel an und das Herzzeitvolumen verringert sich. Deshalb ist es notwendig, einen erniedrigten koronaren Perfusionsdruck möglichst schnell anzuheben (BRADLEY et al. 1970).

Auch über den *Frank-Starling-Mechanismus* (*Vorbelastungsreserve*) kann das Herz sein Schlagvolumen durch eine größere Vordehnung seiner Fasern und Sarkomeren steigern. Nach Untersuchungen von Ross (1981) steigt das Schlagvolumen proportional bis zu einem linksventrikulären, transmuralen Füllungs-

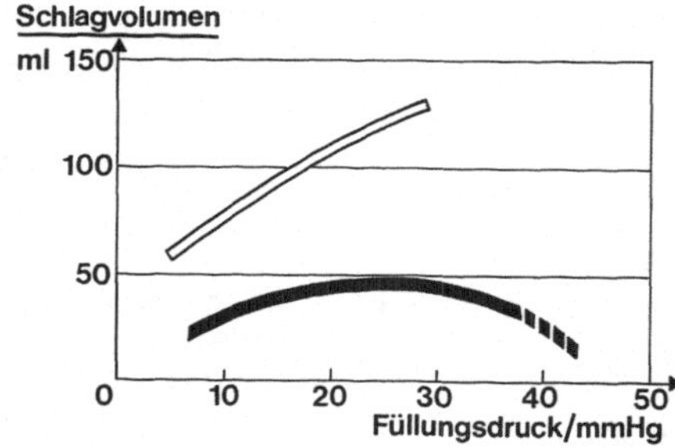

Abb. 15. Schematische Darstellung der Frank-Starling-Funktionskurve des gesunden Herzens (*offene Kurve*) und des insuffizienten Herzens (*schwarze Kurve*). (Modifiziert nach Ross 1981)

druck von etwa 20 mm Hg (Abb. 15). Bei höheren Füllungsdruckwerten kann zwar noch eine Zunahme der Sarkomerenlänge innerhalb des Herzwandquerschnittes im Endo- und Epikardbereich das Schlagvolumen weiter steigern (Yoran et al. 1973), jedoch bildet die Funktionskurve des Herzens dann ein Plateau. Bei enddiastolischen Druckwerten über 30 mm Hg beginnt der absteigende Schenkel der Funktionskurve des Herzens (McGregor et al. 1974), so daß das Schlagvolumen wieder abfällt. Diese Grenze wird beim menschlichen Herzen selten erreicht, da bei Pulmonalkapillardruckwerten über 25 mm Hg ein Lungenödem auftritt (McHugh et al. 1972).

Nach Untersuchungen von Da Luz et al. (1975b) kann sich ein Lungenödem bereits bei einem onkotisch-hydrostatischen Gradienten zwischen Lungenkapillardruck und kolloidosmotischem Druck unter 4 mm Hg ausbilden. Er wird in der Regel schon bei einem Lungenkapillardruck über 17–18 mm Hg unterschritten (Forrester et al. 1971; Neuhoff u. Lasch 1980). Außerdem beeinträchtigen das akut nicht dehnbare Perikard und die zunehmende Versteifung des Infarktbezirks eine stärkere diastolische Ventrikeldehnung und damit -füllung, so daß auch die Steigerung des Schlagvolumens durch eine Dilatation des Herzens nur begrenzt möglich ist (Shirato et al. 1978; Tyberg et al. 1978).

Damit wird ersichtlich, daß die 3 beim gesunden Herzen wirksamen Kompensationsmechanismen nach einem akuten Infarkt in Abhängigkeit von der Infarktgröße und den Vorschädigungen des Myokards den Abfall des Schlagvolumens nur in begrenztem Ausmaß kompensieren können.

Nur eine rasch einsetzende Therapie, die den irreversiblen Verlust an kontraktionsfähigen Herzmuskelfasern beim akuten Infarkt möglichst klein hält und eine Infarktausdehnung verhindert, kann die Prognose verbessern (Geddes et al. 1980).

2. Periphere Zirkulation

Im Rahmen der sympathoadrenergen Reaktion kommt es durch Vasokonstriktion zu einer Drosselung der Organdurchblutung, die in ihrem Ausmaß vom jeweiligen Gehalt an Alpharezeptoren abhängt und dementsprechend im Splanchnikus-, Nieren- und Hautgebiet am größten ist (Messmer 1974). Daraus kann sich in den viszerokutanen Gebieten und in der Lunge die von Lillehei (1972a) beschriebene ischämische Mikrozirkulationsstörung entwickeln. Die Mikrozirkulationsstörung wird verstärkt, weil Blut sich nicht wie eine Newton-

Flüssigkeit verhält und dementsprechend bei einer Verringerung der Blutflußgeschwindigkeit seine Viskosität erhöht (GERSMEYER u. YASARGIL 1977). Die verlangsamte Blutströmung begünstigt vor allem im prä- und postkapillären Bereich die Bildung von Erythrozyten- und Thrombozyten-Aggregaten (LASCH et al. 1971). Außerdem werden durch freigesetztes Thrombin, das infolge eines verminderten Abbaus im retikuloendothelialen System nicht mehr eliminiert wird (ROBERTS u. SOBEL 1979) zirkulierende Fibrinpolymere frei, die als Mikrothromben zu Verlegungen in der peripheren Strombahn und zu einer weiteren Steigerung des peripheren Gesamtwiderstands führen. Schließlich wird die Fibrinolyse aktiviert und es entsteht das Bild einer Verbrauchskoagulopathie im Schock (s. S. 203ff.). Tritt unter der Katecholaminwirkung eine zusätzliche Venolenkonstriktion auf, so liegt das vollständige Bild der von LILLEHEI (1972) beschriebenen Stagnations-Hypoxie vor. Infolge des verringerten venösen Rückstroms zum Herzen sinkt das Schlagvolumen weiter ab, so daß mit Schluß des Circulus vitiosus der Schock dann irreversibel wird. Die hypoxische Schädigung der Gefäßmuskulatur führt im Endstadium zur Gefäßparalyse (atonische Anoxie).

III. Schockwirkung auf Stoffwechsel und Organe

Durch den Sauerstoffmangel der Gewebe kann Energie nur noch über die anaerobe Glykolyse gewonnen werden (KÜBLER 1970) (Abb. 16). Vor allem aus Skelettmuskel und Leber werden dabei erhebliche Mengen an Laktat freigesetzt,

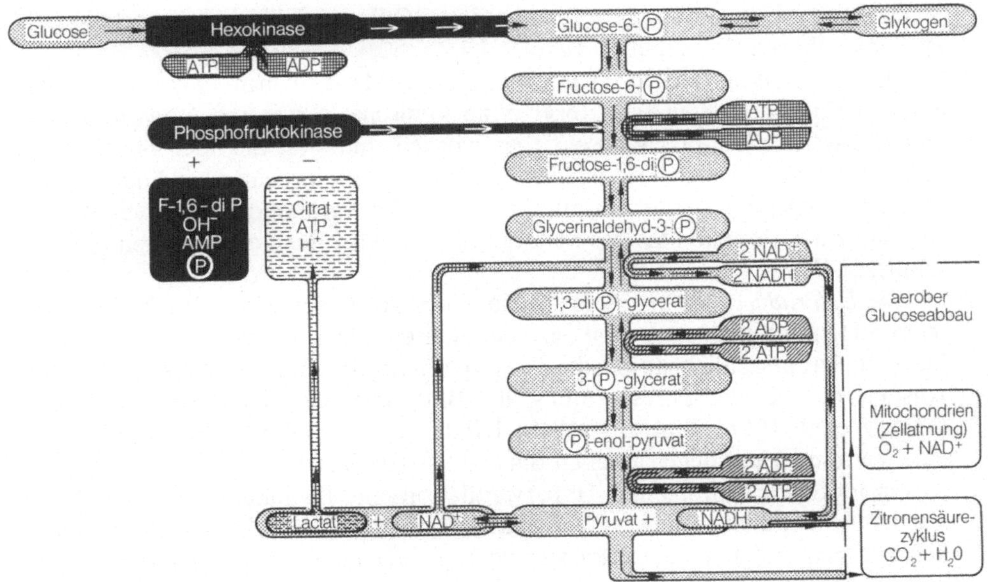

Abb. 16. Schematische Darstellung des anaeroben Glukoseabbaus. Mit + bezeichnete Parameter aktivieren das Schlüsselenzym Phosphofruktokinase, mit − gekennzeichnete hemmen es. Die Ausbeute an energiereichem ATP ist gegenüber der aeroben Glykolyse erheblich vermindert

wodurch eine zunehmende *Laktazidose* entsteht. Sie verstärkt sich durch die Leber- und Nierenfunktionsstörungen, die einen verminderten Abbau und eine geringere Ausscheidung von Laktat zur Folge haben. Die intrazelluläre Azidose hemmt gleichzeitig die Schlüsselenzyme der Glykolyse und begrenzt damit auch die Energiegewinnung durch diese Prozesse.

Erhöhte Katecholaminspiegel stimulieren die Glykogenolyse. Die eintretende *Hyperglykämie* wird durch eine katecholamininduzierte Hemmung der Insulinfreisetzung noch verstärkt. Die Aktivierung der Lipolyse durch Katecholamine erhöht den Spiegel der zirkulierenden freien Fettsäuren im Serum, jedoch werden – je nach dem Ausmaß der Durchblutungsverminderung des Fettgewebes – auch normale oder erniedrigte Fettsäurespiegel im Schock beobachtet. Bei längerem Bestehen des Schocks über 24–72 Stunden, entwickelt sich das Bild der *Schocklunge* (Ayres et al. 1970) mit einem interstitiellen und alveolären Lungenödem und Hypokapnie (s.S. 323ff.). Dabei wird die entstehende respiratorische Alkalose durch eine metabolische Azidose überlagert.

Eine verminderte glomeruläre Filtrationsrate mit Oligurie bis zur Anurie kennzeichnet die Ausbildung einer *Schockniere* (s.S. 261ff.), bei der histologisch akute tubuläre Nekrosen gefunden werden.

Birgens et al. (1978) beschrieben die Entwicklung einer *Schockleber* bei 0,5% ihrer Patienten mit einem kardiogenen Schock, der länger als 24 Stunden bestand. Histologisch war sie durch zentrilobuläre Nekrosen und Einblutungen gekennzeichnet, die infolge der Hypoxie bei verminderter Durchblutung auftraten. Durch den sich entwickelnden Ikterus können differentialdiagnostische Probleme entstehen (Killip u. Payne 1960; Cohen u. Kaplan 1976). Eine akute Leberstauung bei Rechtsherzinsuffizienz kann ebenso wie eine hypoxische Schädigung zu einem starken Anstieg der GOT und GPT bis über 2000 U/l im Serum führen (Bloth et al. 1976).

Hämorrhagische Nekrosen im Bereich des Magen-Darm-Trakts (Lillehei et al. 1972b) bleiben in der Regel ohne klinische Symptome, obwohl selten einmal Mesenterialinfarkte beschrieben worden sind. Auf die noch umstrittene Rolle des Magen-Darm-Trakts, der über die Produktion eines kardiodepressorischen Polypeptids bei der Induktion humoraler Veränderungen beteiligt sein soll, die zur Irreversibilität des Schocks führen, wird noch eingegangen (s. Abschnitt C.IV).

Die *Gehirndurchblutung* bleibt bis zu einem arteriellen Mitteldruck von etwa 60 mm Hg relativ konstant, erst bei einem weiteren Druckabfall sinkt sie abrupt. Sie wird hauptsächlich durch die CO_2-Spannung im Blut reguliert, wobei ein Anstieg der Kohlensäurespannung im Blut eine Vasodilatation hervorruft (Meyer et al. 1967). Eine zusätzliche Dilatation der Gehirngefäße wird durch eine Verminderung der arteriellen Sauerstoffspannung hervorrufen. Da jedoch häufig im Schock infolge der Hyperventilation eine Hypokapnie besteht, konkurrieren vasodilatierende und vasokonstringierende Mechanismen. Solange keine höhergradige Zerebralsklerose vorliegt, die bereits frühzeitig im Verlauf eines Schocks zu ischämischen zerebralen Insulten führen kann, bleibt das Gehirn vor irreversiblen Schäden lange Zeit relativ gut geschützt, da ein arterieller Mitteldruck von 50–60 mm Hg, außer im Endstadium des Schocks, seltener unterschritten wird (Sobel 1981).

IV. Humorale Veränderungen

Die Ergebnisse verschiedener Arbeitsgruppen belegen, daß nach Ausbildung eines kardiogenen Schocks humorale Veränderungen stattfinden, die den Schock unterhalten und bis zum Tod verstärken können (GLENN et al. 1971; CRAMPTON et al. 1972; LEFER 1974; OKUDA u. FUKUI 1974; VAISRUB 1974; HOSONO u. OKUDA 1976; LUNDGREN et al. 1976; SENGES et al. 1978; HENNIG et al. 1978).

So wurde von LEFER (1973) aus dem Plasma von Schockpatienten ein Polypeptid mit einem Molekulargewicht zwischen 500 und 1000 isoliert, das er wegen seiner ausgeprägt negativ-inotropen Wirkung am isolierten Papillarmuskel des Rattenherzens als „myocardial depressant factor" (MDF) bezeichnete. Es konnte 5 Stunden nach Auslösung eines experimentellen kardiogenen Schocks im Plasma nachgewiesen werden. OKUDA u. FUKI (1974) isolierten zwei verschiedene Formen eines Polypeptids, die bis 56° C hitzestabil waren. Der negativ-inotrope Effekt beider Substanzen auf den isolierten Papillarmuskel war durch Erhöhung der extrazellulären Kalzium-Ionen-Konzentration im Medium reversibel. Ob allerdings tatsächlich – wie von LEFER (1973) postuliert – nur eine im ischämischen Splanchnikus- und Pankreasgebiet produzierte Substanz für die negativ-inotrope Wirkung im Schock verantwortlich ist, erscheint zumindest noch fraglich. SENGES et al. (1978) konnten zwar die negativ-inotrope Wirkung von Schock-Plasma bestätigen, die maximale Kraftentwicklung des isolierten Rattenpapillarmuskels nahm um 42% ab. Trotz eingehender Analysen und elektrophysiologischer Untersuchungen war es ihnen aber nicht möglich, einen einzigen Faktor für diese Eigenschaft des Schock-Plasma verantwortlich zu machen. Die beobachteten Effekte ließen sich weder auf pH-Änderungen, noch auf Änderungen der Osmolarität, der Natrium-, Kalium- und Kalziumkonzentrationen oder elektrische Veränderungen der Zellmembran zurückführen. Ein Polypeptid in der von LEFER (1973) beschriebenen Größenordnung wurde nicht isoliert. Ähnliche Befunde wurden auch von HINSHAW et al. (1974) mitgeteilt, die eine einzelne, im ischämischen Splanchnikusgebiet gebildete Substanz mit negativ-inotroper Wirkung im Schock-Plasma nicht finden konnten.

Am Beispiel des Blutungsschocks überprüften ARANGO et al. (1976) den Mechanismus, der für den Übergang eines reversiblen in einen irreversiblen Schock verantwortlich ist. Ihre Ergebnisse sprechen dafür, daß der Schock durch eine zunehmende Zellmembrandepolarisation schließlich irreversibel wird. Für die fortschreitende Zellmembrandepolarisation seien aktive Faktoren und nicht nur die bestehende Ischämie verantwortlich zu machen. Wenn nämlich im experimentellen Blutungsschock die Extremität eines Versuchstieres abgebunden wurde, waren an der Extremität mit unterbrochener Zirkulation im Gegensatz zur anderen Seite lediglich Zeichen der Ischämie, aber keine Zellmembrandepolarisationen mehr nachweisbar.

D. Klinik

I. Untersuchungsbefunde

Das klinische Bild der Patienten im kardiogenen Schock wird von den Zeichen der Minderperfusion vitaler Organe geprägt. Unruhe und Verwirrung oder schwere Benommenheit sind Ausdruck der erniedrigten Gehirndurchblutung. Eine kalte und feuchte Haut ist die Folge der Vasokonstriktion der Hautgefäße. Die dabei nicht selten vorhandene periphere Zyanose resultiert aus dem erniedrigten Herzzeitvolumen. Auch der dünne, fadenförmige, oft schwer oder nicht palpable, schnelle Radialispuls spiegelt das niedrige Herzzeitvolumen und die verstärkte Vasokonstriktion wider. Entsprechend findet sich ein unter 90 mm Hg erniedrigter systolischer Manschettenblutdruck mit kleiner Amplitude. In den Anfangsphasen des Schocks kann allerdings der Blutdruck infolge der reflektorischen Gefäßverengung trotz deutlicher Zeichen der Minderperfusion anderer Organe noch normal sein. Nach den Untersuchungen von Cohn (1967) korreliert der auskultatorisch gemessene Blutdruck im Schock häufig schlecht mit der blutigen Druckmessung in A. radialis oder femoralis. Die Korotkoff-Töne nehmen bei der arteriellen Vasokonstriktion an Lautstärke ab, weshalb sich häufig zu niedrige oder nicht meßbare Werte ergeben, obwohl der blutig gemessene Aortendruck noch normal ist oder sogar hypertone Werte bis 180 mm Hg aufweist.

Auf eine Minderperfusion der Niere weist eine stündliche Urinausscheidung unter 20 ml in Verbindung mit einer erniedrigten Natriumkonzentration, einem hohen spezifischen Gewicht und hoher Osmolarität hin.

Störungen im Ventilations/Perfusionsverhältnis der Lungen und die nicht selten vorhandene Lungenstauung führen zur arteriellen Hypoxämie und Tachypnoe (Nachtwey 1971). Bei Durchblutungsstörungen des Atemzentrums nach Sedativa- und Narkotikagabe findet sich mitunter eine periodische Cheyne-Stokes-Atmung. Infolge des erhöhten Lungenkapillardrucks bestehen auskultatorisch häufig die klinischen Zeichen der Lungenstauung bis hin zum Lungenödem.

Anamnestisch bieten Patienten mit einem kardiogenen Schock in der überwiegenden Mehrzahl Hinweise auf einen frischen Myokardinfarkt mit entsprechendem Infarktschmerz oder auf eine akute Klappenendokarditis. Anhaltende oder rezidivierende Herzschmerzen und Herzrhythmusstörungen wie supraventrikuläre oder ventrikuläre Tachykardien, Extrasystolen und AV-Blockierungen, sprechen für eine Ischämie nicht infarzierter Myokardbezirke infolge der schockbedingten Beeinträchtigung der Koronarperfusion (s. Abb. 3).

Auskultatorisch sind über dem Herzen die Zeichen der verminderten Kontraktionskraft des linken Ventrikels festzustellen, wie ein leiser erster Herzton und häufig ein dritter Herzton als Zeichen der Linksherzinsuffizienz.

Wird der kardiogene Schock durch einen akuten Ventrikelseptumdefekt oder eine Mitralinsuffizienz infolge einer Papillarmuskelruptur verursacht, so ist ein neu aufgetretenes lautes systolisches Geräusch links parasternal oder über der Herzspitzenregion zu hören (Dugall et al. 1974). Der Nachweis von Schwirren links parasternal spricht für einen akuten Ventrikelseptumdefekt. Das EKG kann bei der Differentialdiagnose hilfreich sein, denn nach Vlodaver u. Edwards (1977) geht der akute Ventrikelseptumdefekt in 36% mit AV-Blockierungen einher, was bei Papillarmuskelrupturen nicht beobachtet wurde. Die Diagnose des Ventrikelseptumdefekts wird durch den Nachweis eines Links-Rechts-Shunts auf Ventrikelebene bei der stufenweisen Sauerstoffsättigungsanalyse auf der rechten Seite des Herzens mittels Einschwemmkatheter gesichert. Für eine

Mitralinsuffizienz infolge einer Papillarmuskelruptur sprechen demgegenüber das Fehlen eines Sauerstoffsättigungssprungs und die typische, stark erhöhte „V"-Welle in der Druckkurve im Pulmonalkapillarbereich.

Werden neben den klinischen Schocksymptomen in der Blutgasanalyse eine metabolische Azidose, Hypoxie und Hypokapnie sowie erhöhte Blutlaktatspiegel festgestellt, ist der Nachweis einer inadäquaten Gewebsperfusion infolge des Schocks erbracht.

II. Differentialdiagnose

Die Unterscheidung des kardiogenen Schocks gegenüber einem hypovolämisch, septisch, anaphylaktisch, endokrin oder neurogen bedingten Schock stellt bei Beachtung von Anamnese und Untersuchungsbefund im allgemeinen keine Schwierigkeiten dar. Differentialdiagnostisch bedeutsam ist die Abgrenzung derjenigen Krankheitsbilder vom kardiogenen Schock, die mit einer Hypotonie und einem erniedrigten Herzzeitvolumen einhergehen können, ohne daß schon die hämodynamischen und metabolischen Kriterien eines Schocks erfüllt sind. Dazu gehören im wesentlichen brady- oder tachykarde Rhythmusstörungen, eine Hypovolämie, eine metabolische Azidose, Sauerstoffmangel oder eine Lungenembolie. Bei entsprechender Dauer oder rezidivierendem Auftreten können auch diese Störungen im irreversiblen kardiogenen Schock enden (s. Abschnitt B.I.4).

Im Gegensatz zum prognostisch ungünstigen kardiogenen Schock reagiert die erst kurze Zeit bestehende Hypovolämie im allgemeinen rasch auf eine Volumenzufuhr und ist hierdurch leicht zu beheben. Bei bradykarden Rhythmusstörungen vermag eine Elektrostimulation, bei tachykarden Rhythmusstörungen die elektrische Defibrillation des Herzens oder eine entsprechende antiarrhythmische Therapie durch die Normalisierung des Rhythmus das verminderte Herz-zeitvolumen zu verbessern.

Die Tatsache, daß einige Autoren diese prognostisch günstigeren Formen, die die hämodynamischen und metabolischen Kriterien (s. Abschnitt A.II) des kardiogenen Schocks nicht voll erfüllen, allein aufgrund des klinischen Bildes dennoch zum kardiogenen Schock zählten, erklären die diskrepanten Letalitätszahlen des medikamentös-konservativ behandelten kardiogenen Schocks, die zwischen 60% und 95–100% angegeben worden sind (NAGER et al. 1969; SCHEIDT et al. 1970; SCHUSTER u. SCHÖLMERICH 1970; EFFERT 1971; BATSHIN et al. 1972; SCHEIDT et al. 1973a; WEBER u. JANICKI 1974; RAMDOHR et al. 1975; ENENKEL 1976; SABIN et al. 1976; WUJANZ 1976; KIKIS et al. 1977; BOLTE 1977a; BAEDEKER 1978).

III. Schockverlauf

Während sich ein kardiogener Schock nach einem akuten Herzinfarkt in der Regel frühzeitig entwickelt, hängt die Geschwindigkeit der Schockentwicklung bei einem akut aufgetretenen Herzklappenfehler, z.B. einer Aorten- oder Mitralinsuffizienz, vom Ausmaß der Zerstörung des Klappenapparats und von der Myokardfunktion ab.

Scheidt et al. (1970) und Amsterdam et al. (1976) beobachteten beim akuten Herzinfarkt, daß sich der Schock bei 50% der Patienten innerhalb der ersten 24 Stunden und bei zwei Drittel ihrer Patienten in den ersten 36 Stunden entwikkelt hatte. Bei den restlichen Patienten waren Komplikationen, wie eine Infarktausdehnung im weiteren Krankheitsverlauf, für das spätere Auftreten des Schocks verantwortlich. Im Krankengut von Weber u. Janicki (1974) trat der Schock bei 75% der Patienten innerhalb der ersten 28 Stunden, bei Wackers et al. (1976) in 84% innerhalb der ersten 24 Stunden auf. Die mittlere Überlebenszeit nach der Diagnosestellung wird bei medikamentös-konservativer Therapie von Scheidt et al. (1970) mit nur 10,2 Stunden angegeben. Die Mortalität dieser Patienten betrug in den ersten 24 Stunden 65%.

Verschiedene Untersuchungen weisen darauf hin, daß die Entwicklung des kardiogenen Schocks ein dynamischer Prozeß ist, der unterschiedlich schnell abläuft. Das Myokardgewebe ist bei Schockbeginn noch nicht in dem Ausmaß zerstört, wie es später bei der Autopsie gefunden wird (Alonso et al. 1973; Leroy et al. 1975; Gutowitz et al. 1978). Häufig finden sich bei der pathologisch-anatomischen Untersuchung in den Randbezirken des akuten Infarkts frischere Nekrosezonen, die auf eine Infarktausdehnung während der Schockentstehung hinweisen (Page et al. 1971; Ratshin et al. 1972; Caulfield et al. 1972; Alonso et al. 1973; Baroldi 1973, 1975; Fraker et al. 1979). Außerdem werden auch fokale Nekrosen in rechtem und linkem Ventrikel beobachtet, die nicht in Zusammenhang mit dem eigentlichen Infarktgebiet stehen. Da ähnliche Veränderungen auch bei Patienten gefunden wurden, die infolge eines nicht primär kardiogen bedingten Schocks verstarben, sind sie wahrscheinlich erst während des Schocks entstanden und haben so dazu beigetragen, den Circulus vitiosus einer weiteren Verschlechterung der Pumpfunktion des Herzens in Gang zu setzen (s. Abb. 3).

Wenn z.B. nach einem akuten Hinterwandinfarkt mit Verschluß der rechten Koronararterie weitere, hochgradige Stenosen im Bereich der linken Koronararterie vorliegen (Abb. 17a, b), kann es auch im Vorderwandbereich zu einer Myokardischämie kommen (Abb. 18).

Neben der Summe aus alten Myokardschäden und der im Rahmen des Infarkts eingetretenen akuten Nekrose können also folgende 3 Mechanismen bei der Schockentwicklung oder Schockverstärkung eine Rolle spielen:
1. eine spätere Infarktausdehnung,
2. die Entstehúng weiterer, disseminierter Myokardnekrosen während des Schocks in vorher nicht betroffenen Gebieten und schließlich
3. das Auftreten von Wandbewegungsstörungen des linken Ventrikels in Myokardarealen, die von stenosierten, bis zum Infarkt hämodynamisch nicht wirksamen Koronararterien mit Blut versorgt werden (Schuster u. Bulkley 1981).

Mit dieser Vorstellung stimmt die klinische Beobachtung von Swan et al. (1972) überein, der zwei Gruppen von Schockpatienten unterscheiden konnte:

Eine Gruppe von häufig jüngeren Patienten, die ihren ersten Infarkt erlitten hatten und bereits bei der Klinikaufnahme das Bild eines schweren Schocksyndroms mit ausgeprägter Hypotonie boten. Sie verstarben trotz aller Maßnahmen nach wenigen Minuten oder Stunden. Autoptisch fand sich bei ihnen ein proximaler Verschluß des Ramus interventricularis anterior der linken Koronararterie oder eine hochgradige Hauptstammstenose. Sie führte zur ischämisch bedingten Akinesie der gesamten Vorderwand und des Septums und damit zur ischämischen Paralyse eines so großen Ventrikelanteils, daß infolge des stark erniedrigten Herzminutenvolumens ein Überleben nur für einen kurzen Zeitraum möglich war. Sie entsprechen den Patienten mit rasch einsetzendem Schock, bei denen CAULFIELD et al. (1976) histologisch Infarkte feststellten, die durchschnittlich 48% des linken Ventrikels betrafen und bei denen praktisch keine Kollateralzirkulation zum verschlossenen Gefäß nachzuweisen war.

Bei der zweiten Patientengruppe entwickelte sich der Schock erst in der Klinik. Die Verschlechterung erfolgte nicht so dramatisch. Es handelte sich dabei häufig um ältere Patienten mit Vorinfarkten in der Anamnese. Pathologisch-anatomisch überwog eine diffuse Koronarsklerose und die Schockentwicklung erfolgte im Rahmen einer Infarktausdehnung.

In einer retrospektiven Studie analysierten MATLOFF et al. (1973) diesbezüglich den Krankheitsverlauf von 100 Patienten, bei denen die klinischen und hämodynamischen Kriterien des kardiogenen Schocks erfüllt waren und von denen 95 während des Klinikaufenthaltes verstarben. 29% der Patienten gehörten der Gruppe mit diffuser, schwerer 3-Gefäßerkrankung an. Aus der Vorgeschichte waren eine Herzinsuffizienz und Vorinfarkte bekannt. Röntgenologisch bestand eine Herzvergrößerung und der kardiogene Schock war als terminales Ereignis nach einem erneuten Reinfarkt aufgetreten. Ihr mittleres Herzgewicht lag über 500 g; bei der Autopsie erschienen die untersuchten Koronargefäße für einen aortokoronaren Venen-Bypass nicht geeignet.

56% der Patienten hatten keine Hinweise auf Vorinfarkte, eine Herzinsuffizienz oder eine röntgenologische Herzvergrößerung. Ihr mittleres Herzgewicht lag unter 400 g, autoptisch fand sich bei ihnen eine hochgradige Stenose oder ein Verschluß des linken Hauptstamms oder Ramus interventricularis anterior. Je zur Hälfte waren auch Ramus circumflexus oder rechte Kranzarterie mit betroffen. 71% der Veränderungen an den Koronargefäßen erschienen retrospektiv als operationsfähig.

Bei einer dritten Patientengruppe (15%) bestanden mechanische Infarktkomplikationen, davon bei zwei Drittel der Fälle eine akute Mitralinsuffizienz infolge einer Papillarmuskelruptur. Bei den restlichen Patienten fand sich ein akuter Ventrikelseptumdefekt oder eine Ruptur der freien Wand des linken Ventrikels. Bei 50% dieser Patienten erschien das Koronargefäßsystem nach den postmortalen Befunden für einen aortokoronaren Venen-Bypass geeignet. Bei den Patienten der beiden zuletzt genannten Gruppen wäre demgemäß prinzipiell eine akute aortokoronare Bypass-Operation möglich gewesen.

IV. Prognose

Die Prognose des kardiogenen Schocks ist zeitabhängig (LUNDE et al. 1971). Bei einem niedrigen arteriellen Druck und damit einem verminderten koronaren Perfusionsdruck entwickelt oder verstärkt sich die Myokardischämie (s. Abb. 3, Pathophysiologie), die ihrerseits die Pumpfunktion des Herzens weiter vermin-

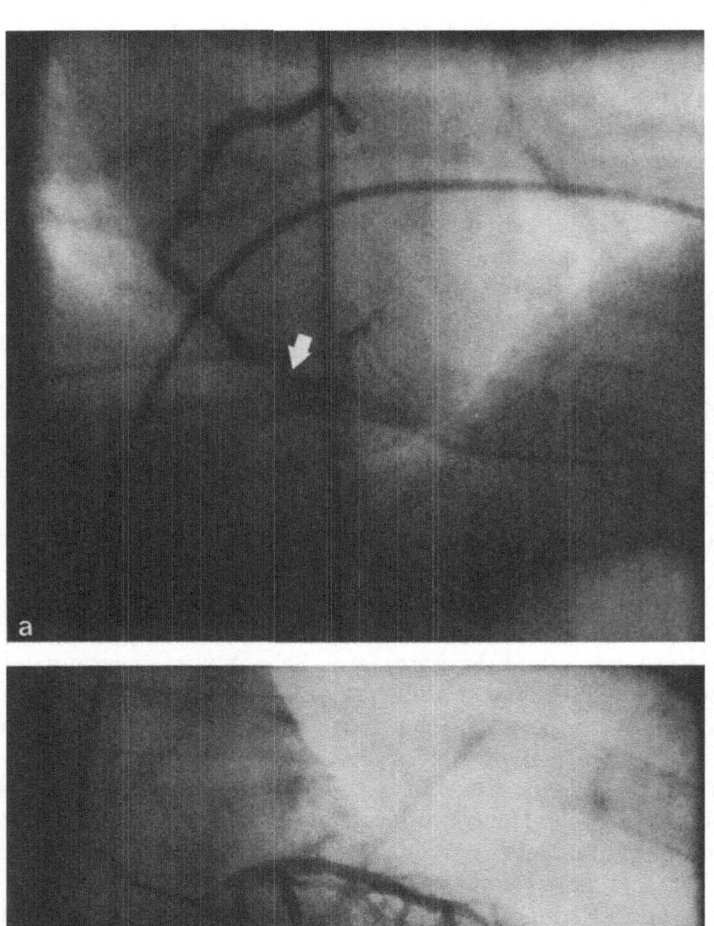

Abb. 17a–d. Beispiel eines Patienten mit akutem Hinterwandinfarkt. **a** Es zeigt sich koronarangiographisch ein subtotaler Verschluß der rechten Koronararterie (*Pfeil*). **b** Auch im Bereich des proximalen Ramus circumflexus erkennt man eine streckige, hochgradige Stenose (*Pfeil*)

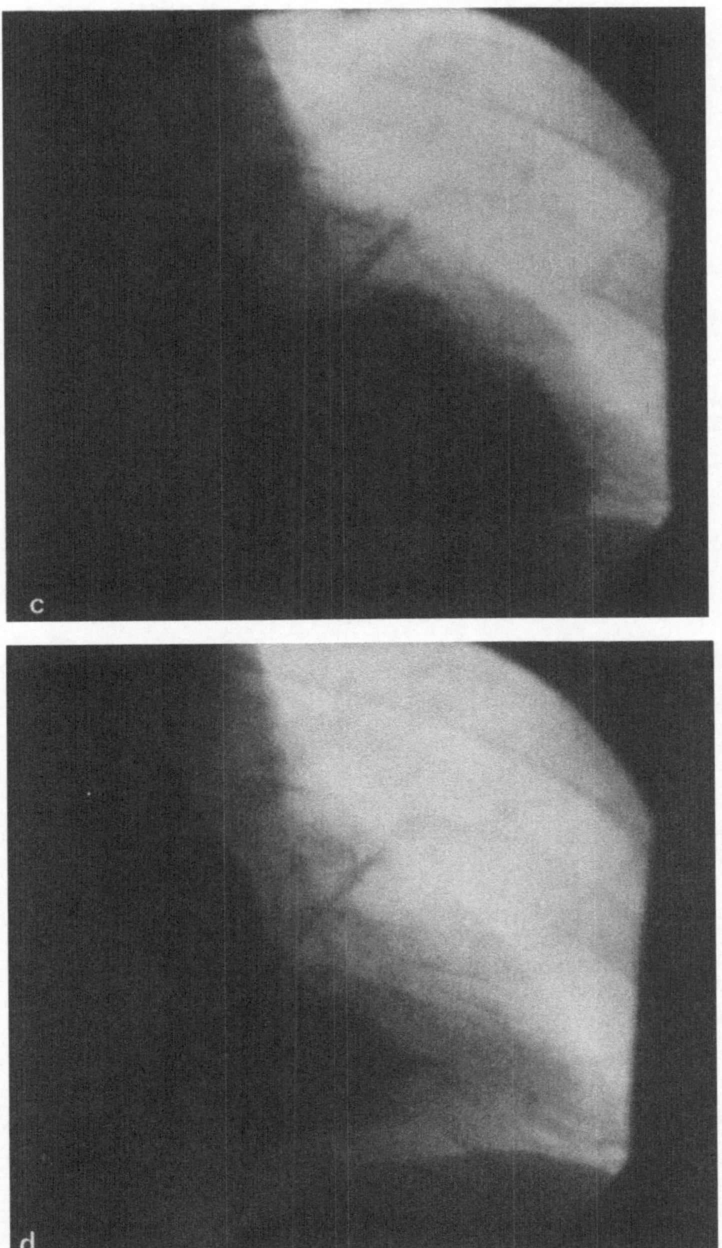

Abb. 17c, d. Im linksventrikulären Angiogramm ist lediglich eine Akinesie der basisnahen Hinterwand festzustellen

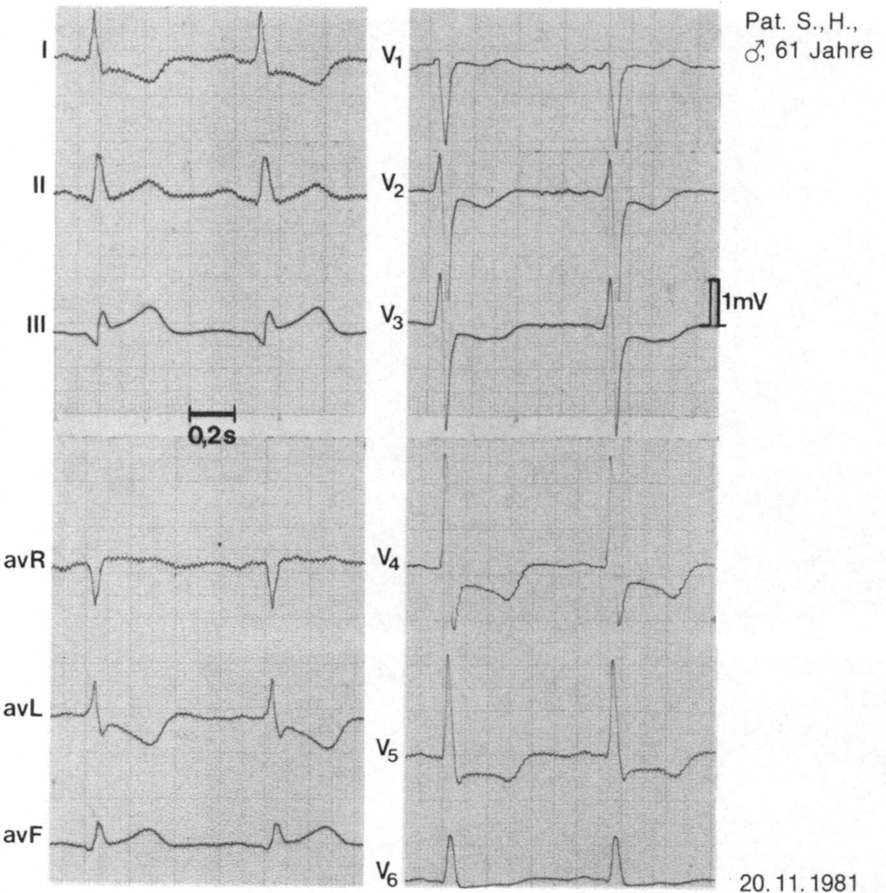

Abb. 18. Typisches elektrokardiographisches Bild eines akuten Hinterwandinfarkts (*links*). Einige Tage später zeigen sich bei persistierenden pektanginösen Beschwerden auch Ischämiezeichen in den Brustwandableitungen V_3–V_6 (*rechts*) als Hinweis auf eine Myokardischämie in Myokardbezirken, die nicht primär vom Infarkt betroffen waren („Ischemia at a distance")

dert. Auch wenn dieser positive Rückkoppelungsmechanismus z.B. durch die assistierte Zirkulation unterbrochen wird, kann die schwere Beeinträchtigung der Pumpfunktion zum Tode führen, weil sie infolge der langen Dauer irreversibel geworden ist.

So berichteten Geddes et al. (1980), daß sich bei einer innerhalb der ersten drei Stunden begonnenen Therapie mit dem Ziel einer Infarktgrößenbegrenzung nur bei 4% ihrer Patienten ein kardiogener Schock entwickelte. Konnte die Behandlung erst später begonnen werden, trat ein Schock bei 13% der Patienten auf.

Für das weitere therapeutische Vorgehen sind möglichst frühzeitig objektive Aussagen über die Prognose des einzelnen Patienten wünschenswert. Hierfür entwickelte man sowohl eine Reihe von nicht invasiven sog. „Schockindizes", die sich auf anamnestische und klinische Daten stützen (Tabelle 3), als auch

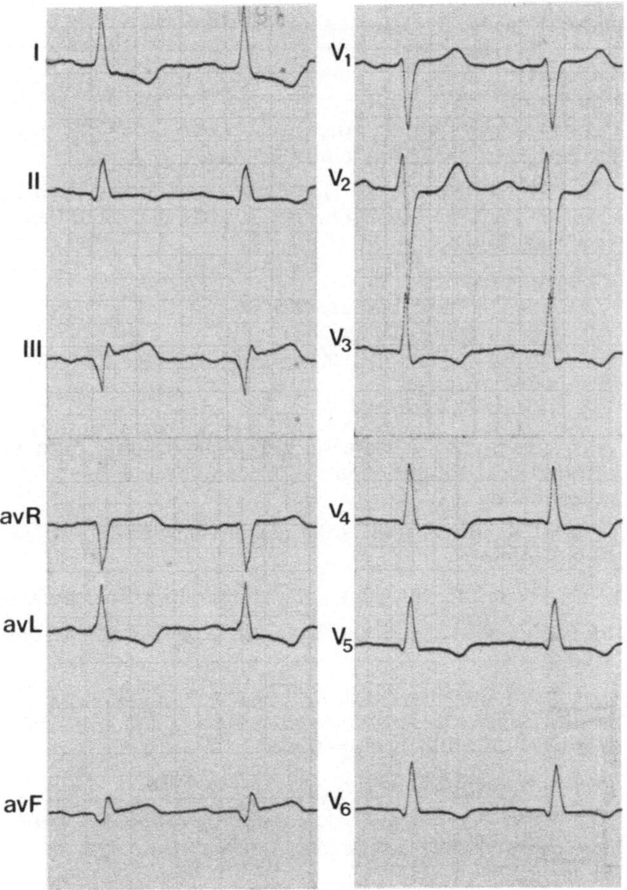

einige invasive, die hämodynamische und metabolische Parameter benutzen.
Sie sagen aus, mit welcher Wahrscheinlichkeit ein Patient überlebt oder verstirbt
(*Letalitätsprognose*).

So versuchten PEEL et al. (1962) aus den leicht zugänglichen klinischen Daten, wie Anamnese, Alter, Geschlecht, Zeichen des kardiogenen Schocks oder
einer Herzinsuffizienz sowie dem EKG-Befund, einen Prognose-Index aufzustel-
len. Auch der später von NORRIS et al. (1969) unternommene Versuch, diesen
Index durch eine unterschiedliche Bewertung der einzelnen Parameter und durch
das Einbeziehen des systolischen Blutdrucks sowie des Thorax-Röntgenbildes
zu verbessern, erhöhte den praktischen Nutzen für den Einzelfall nicht. Die
Werte von Überlebenden und Nichtüberlebenden überlappten sich in einem
weiten Bereich (HILGER u. TAUCHERT 1979). Das gilt auch für die anderen,
nicht invasiv gewonnenen Prognoseindizes (BOLTE 1980). Die klinischen Daten,
wie Alter, Geschlecht, Infarktlokalisation, Risikofaktoren und Begleiterkran-
kungen, die in diesen Prognoseindizes verwendet wurden, sind zudem keine
variablen Größen. Eine Therapie kann die Prognose aber durchaus verändern.
Das kommt in den aus konstanten, anamnestischen oder klinischen Größen

Tabelle 3. Nicht-invasive Prognoseparameter nach akutem Myokardinfarkt

Autoren	Parameter
PEEL et al. (1962)	Anamnese, Geschlecht, Alter, Schockzeichen, Herzinsuffizienzzeichen, EKG, Rhythmusstörungen
HUGHES et al. (1963)	Alter, Körpertemperatur, Herzinsuffizienzzeichen, Schockzeichen, Leukozytose, Höhe des systolischen Blutdrucks, Leitungsstörungen im EKG
KILLIP u. KIMBALL (1967)	4 klinische Klassen: I: ohne Herzinsuffizienzzeichen II: mit Herzinsuffizienzzeichen III: schwere Herzinsuffizienzzeichen mit Rasselgeräuschen über der Lunge IV: kardiogener Schock
NORRIS et al. (1969)	Alter, Geschlecht, Anamnese, Infarktlokalisation, Aufnahmeblutdruck, röntgenologische Herzgröße und Lungengefäßzeichnung
SOBEL et al. (1972)	Serum-CK-Spiegel und Höhe des errechneten akuten Infarktgewichtes
CHAPMAN u. GRAY (1973)	Höhe der SGOT-Spiegel, Oligurie, klinische Schockzeichen
HELMERS et al. (1973)	Blutgasanalyse (arterieller Sauerstoff- und Kohlensäuredruck)
HUTTER et al. (1973)	Anamnese (Vorinfarkte in den letzten 6 Monaten), Herzinsuffizienz, rezidivierende Angina, ventrikuläre Rhythmusstörungen, AV-Block, Hypotonie
MARX u. YU (1973)	Peel-Index und CK-Werte
GALLITZ et al. (1975)	Anamnese (Hypertonie), Alter, Infarktlokalisation, röntgenologische Lungenzeichnung, Leukozytose, systolischer Blutdruck

gebildeten Indizes nicht zum Ausdruck. Daher sind sie unter den erwähnten Einschränkungen allenfalls vor Beginn von therapeutischen Maßnahmen richtungweisend (HABIB et al. 1979).

Hämodynamische Parameter charakterisieren demgegenüber die Pumpfunktion des linken Ventrikels (DA LUZ et al. 1972). Ihre Veränderungen durch die Therapie können Hinweise auf den Funktionszustand des restlichen Myokardgewebes geben. Nach Untersuchungen von BLEIFELD et al. (1974b) lag die Letalität von Patienten mit einem linksventrikulären Füllungsdruck über 17 mm Hg und einem Herzindex unter 1,8/min/m^2 über 70%, bei einem Quotienten von linksventrikulärer Schlagarbeit und Füllungsdruck unter 1,2 g·m/m^2 bei 80%. Nach PARMLEY et al. (1975) können die Parameter der linksventrikulären Pumpfunktion wie der Schlagarbeitsindex und der Füllungsdruck besser zwischen Tod oder Überleben von Infarktpatienten unterscheiden, als die sog. Kontraktilitätsparameter, wie z.B. die Faserverkürzungsgeschwindigkeit.

AMSTERDAM et al. (1976b) ermittelten, daß 90% der Patienten mit akutem Infarkt und einem Schlagarbeitsindex über 11,0 g·m/m^2 oder einem Quotienten von Schlagarbeitsindex und linksventrikulärem Füllungsdruck über 0,5, wäh-

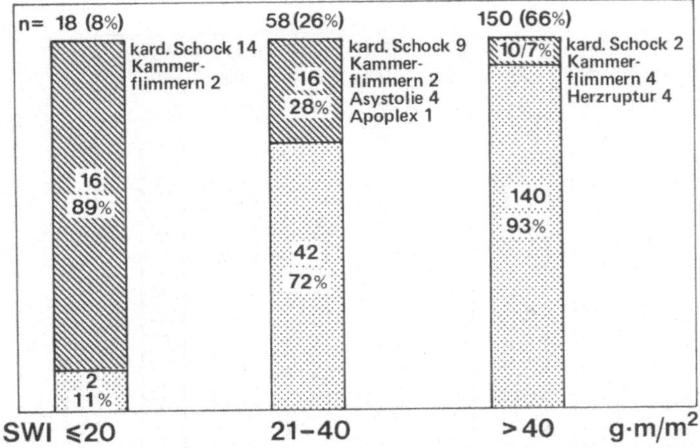

Abb. 19. Prognose von Patienten mit akutem Myokardinfarkt, aufgeteilt nach der Höhe ihres Schlagarbeitsindex. Die Patienten mit einem Schlagarbeitsindex unter 20 g·m/m² wiesen eine Letalität von 89% auf, 14 der 16 Patienten starben im kardiogenen Schock. (Modifiziert nach MEYER et al. 1981)

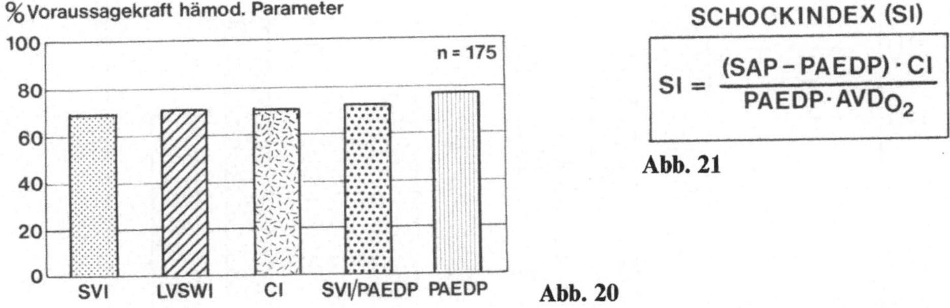

Abb. 20

Abb. 20. Voraussagekraft hämodynamischer Parameter, die während der akuten Phase eines Infarkts gemessen wurden, für die Wahrscheinlichkeit des Überlebens oder späteren Todes. Dem enddiastolischen Pulmonalarteriendruck (*PAEDP*) kommt als einzelnem Parameter die größte Bedeutung zu. (*SVI* Schlagvolumenindex, *LVSWI* Schlagarbeitsindex des linken Ventrikels, *CI* Herzindex)

Abb. 21. Berechnung des Schockindex (*SI*). 84% der Patienten mit Werten unter 0,3 während der ersten hämodynamischen Messung verstarben im weiteren Verlauf. (*SAP* systolischer arterieller Blutdruck, *PAEDP* enddiastolischer Pulmonalarteriendruck, *CI* Herzindex, $AVDO_2$ arteriell-zentralvenöse Sauerstoffsättigungsdifferenz)

rend der ersten hämodynamischen Messung im Krankenhaus, den Infarkt überlebten. Demgegenüber verstarben 85% der Patienten im weiteren Verlauf, wenn ihre hämodynamischen Meßwerte niedriger lagen. Über gleichgerichtete Befunde berichteten auch MEYER et al. (1979), die bei einem Schlagarbeitsindex unter 20 g·m/m² eine Letalität von 89% angaben (Abb. 19).

Dem enddiastolischen Pulmonalarteriendruck, der in 95% der Fälle mit einer Abweichung von ±3 mm Hg mit dem enddiastolischen Druck im linken Ventri-

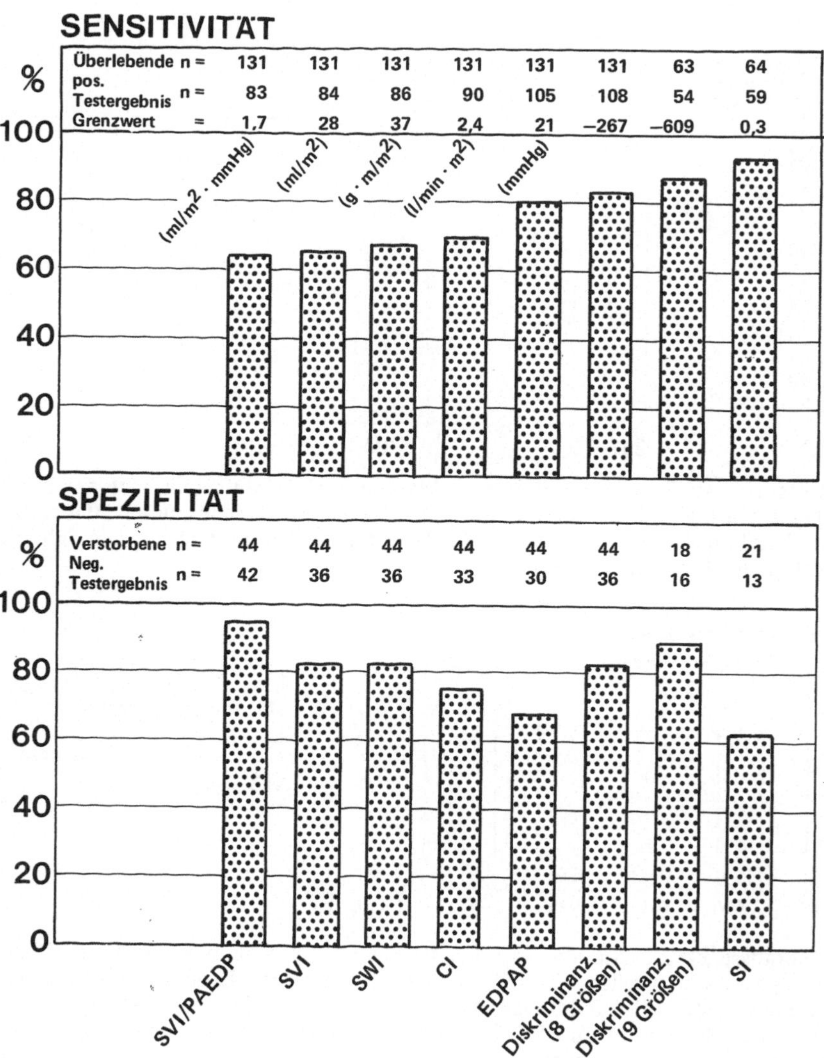

SENSITIVITÄT

Überlebende n =	131	131	131	131	131	131	63	64
pos. Testergebnis n =	83	84	86	90	105	108	54	59
Grenzwert =	1,7	28	37	2,4	21	−267	−609	0,3

SPEZIFITÄT

Verstorbene n =	44	44	44	44	44	44	18	21
Neg. Testergebnis n =	42	36	36	33	30	36	16	13

Abb. 22. Analyse von Sensitivität und Spezifität verschiedener hämodynamischer Parameter im Hinblick auf die Prognose sowie einer Diskriminanzanalyse dieser hämodynamischen Parameter in Verbindung mit zusätzlich Alter, Geschlecht und Herzfrequenz (acht Größen) sowie den Maximalwerten der Serum-Kreatinkinase (neun Größen) bei 175 Patienten mit akutem Myokardinfarkt. (Abkürzungen wie in den Abb. 20 und 21)

kel übereinstimmt – sofern keine Mitralstenose oder eine Widerstandserhöhung im kleinen Kreislauf vorliegen (Merx et al. 1973), – kommt als einzelnem und relativ einfach bestimmbarem hämodynamischen Parameter offensichtlich die größte Bedeutung zu. Von 175 untersuchten Patienten (Abb. 20) wurden 77% bezüglich der Vorhersage Tod oder Überleben richtig klassifiziert, wobei die Grenze bei 21 mm Hg lag (Schmitz 1978). Rackley et al. (1972) berichteten, daß alle Patienten mit einem initialen enddiastolischen Druck in der Pulmonalar-

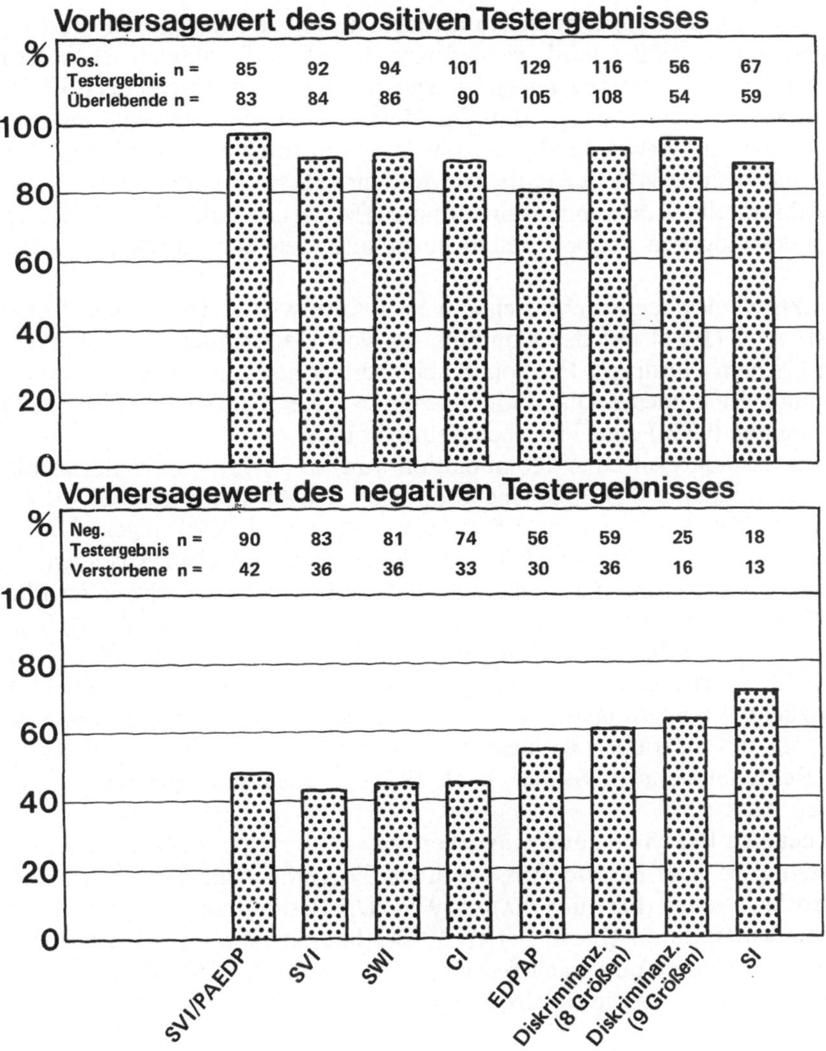

Abb. 23. Vorhersagewert eines positiven bzw. negativen Testergebnisses der gleichen Größen wie in Abb. 22

terie über 29 mm Hg in der Folgezeit verstarben. Bei Patienten mit einem initialen enddiastolischen Druck in der Pulmonalarterie über 15 mm Hg und einem Herzindex unter 2 l/min/m² betrug die Sterblichkeit demgegenüber 92%.

Verschiedene Autoren (BLEIFELD et al. 1974b; PARMLEY et al. 1975; AMSTERDAM et al. 1978a; FORRESTER et al. 1977; CHAPELLE et al. 1981) wiesen jedoch auf eine z.T. erhebliche Überlappung der Bereiche zwischen Überleben und Nichtüberleben auch bei diesen invasiv gewonnenen Indizes hin.

Eine schärfere Trennung und bessere Voraussagekraft ließ sich durch die Bildung eines Schockindex erzielen, der verschiedene hämodynamische und metabolische Parameter berücksichtigt (Abb. 21). Dieser geht davon aus, daß die

Sauerstoffsättigungsdifferenz zwischen arteriellem und zentralvenösem Blut im allgemeinen um so größer wird, je niedriger das Herzzeitvolumen ist, sofern keine arteriovenösen Shunts bestehen. Eine normale zentralvenöse Sauerstoffsättigung von etwa 70–80% besagt, daß das Herzzeitvolumen im Verhältnis zum Sauerstoffbedarf der Gewebe adäquat ist, während niedrigere Werte als pathologisch anzusehen sind. 84% der Patienten mit einem Schockindex unter 0,3 verstarben während des Krankenhausaufenthaltes (Bleifeld et al. 1973). Patienten mit einem kardiogenen Schock hatten einen mittleren Schockindex von nur 0,12.

Zu praktisch gleichen Ergebnissen kamen Verdouw et al. (1975) und Wolffenbuttel et al. (1981) mit der Kombination von Herzfrequenz, systolischem und diastolischem Blutdruck, Pulmonalkapillardruck und zentralvenöser Sauerstoffsättigung. Eine lineare Diskriminanzanalyse dieser Parameter sagte bei 96 von 99 Patienten (97%) das Überleben richtig voraus.

Multivarianzanalysen einer Kombination von bis zu 25 verschiedenen klinischen, hämodynamischen und metabolischen Daten (Chang et al. 1977; Shubin et al. 1978; Madsen et al. 1979; Jahrmärker et al. 1981; eigene Untersuchungen; Abb. 22, 23) ergaben keine genaueren prognostischen Aussagen.

Von den metabolischen Parametern besitzt die Laktatkonzentration im Blut offensichtlich die größte prognostische Bedeutung. Wenn der Blutlaktatspiegel über 3–4 mMol/l erhöht war, betrug die Krankenhausletalität über 70% (Weil u. Afifi 1970; Afifi et al. 1974; Gallitz et al. 1975; Jahrmärker et al. 1977). Die zusätzliche Verwertung der Höhe des Serum-CK-Spiegels (Chapman u. Gray 1973), des arteriellen Kohlensäure- oder pH-Wertes (Afifi et al. 1974) oder der Rektaltemperatur (Shubin et al. 1974) ergaben keine genaueren prognostischen Aussagen.

Nach neueren Berichten kann möglicherweise zukünftig mit der Herzbinnenraumszintigraphie eine bessere Aussage über die verbliebene Herzauswurfleistung getroffen werden (Pitt u. Strauss 1977). Die Bestimmung der linksventrikulären Auswurffraktion (Shah et al. 1980), besonders während des ersten Drittels der Systole, erlaubte nach Battler et al. (1980) bei 76% der Patienten die richtige Aussage über die weitere Prognose.

E. Therapie

Das Ziel der Therapie des kardiogenen Schocks ist es, ein Herzminutenvolumen zu erreichen, das den Anforderungen der Peripherie genügt (Kuhn 1967; Johnson u. Gunnar 1977). Es sollte möglichst durch eine kausale Therapie erreicht werden. Hierfür kommt beispielsweise bei einer akuten Klappenendokarditis, die zu einer schweren Linksherzinsuffizienz mit drohendem kardiogenen Schock führte, der notfallmäßige, operative Klappenersatz in Betracht. Eine weitere Möglichkeit für eine Kausaltherapie ist, eine bessere Blutversorgung des ischämischen Myokardgewebes herbeizuführen oder die mechanischen Komplikationen eines akuten Myokardinfarkts zu beheben.

Falls keine kausale Therapie möglich ist oder für den Zeitraum bis zu ihrem Einsatz, ist es von entscheidender Bedeutung, die Vitalfunktion aufrechtzuerhalten, um eine weitere Myokardschädigung (WATANABE et al. 1972) oder die Entwicklung einer Schockniere zu verhindern. Damit beginnt die Behandlung des kardiogenen Schocks im allgemeinen mit einer symptomatischen Therapie, die medikamentös und mechanisch mittels assistierter Zirkulation und Beatmung durchgeführt werden kann.

I. Allgemeine Maßnahmen

Voraussetzungen für den Einsatz und die Überwachung einer Differentialtherapie sind hämodynamische Messungen (BLEIFELD u. HANRATH 1975; EFFERT u. MEYER 1981).

Für die direkte Messung des Blutdrucks in der Arteria radialis oder der Arteria dorsalis pedis hat sich die Einführung einer Plastikkanüle als zweckmäßig erwiesen, über die auch die wiederholt notwendigen, arteriellen Blutgasanalysen technisch einfach durchführbar sind (EFFERT 1971). Da für die parenterale Gabe vieler Medikamente ein zentraler Zugang notwendig ist, sollte hierfür ein Mikrokatheter oder ein Swan-Ganz-Katheter benutzt werden, der ohne Röntgensicht am Krankenbett in die Pulmonalarterie vorgeführt werden kann, um aus Messungen des Pulmonalkapillar- oder des enddiastolischen Pulmonalarteriendrucks Aufschluß über die Höhe des linksventrikulären Füllungsdrucks zu erhalten. Damit kann der Arbeitspunkt des Herzens auf der Frank-Starling-Funktionskurve festgelegt werden. Über einen Blasenkatheter muß die stündliche Kontrolle der Urinausscheidung erfolgen.

Die ausreichende Schmerzbekämpfung durch intravenöse Morphiumgaben hat neben analgetischen auch zentral-sedierende Effekte, die die adrenerge Stimulation vermindern und damit nicht nur den myokardialen Sauerstoffverbrauch, sondern auch den Sauerstoffverbrach des gesamten Organismus reduzieren. Morphium verringert auch den Druck im Lungenkreislauf und wirkt sich dadurch günstig beim Lungenödem aus (LEE et al. 1976), außerdem werden mögliche vasovagale Reflexe unterbrochen.

Bei ausgeprägter Bradykardie sollte zunächst Atropin 0,5–1,0 mg i.v. gegeben werden. Bei ungenügendem Anstieg der Herzfrequenz hat die elektrische Stimulation über einen transvenösen Herzschrittmacher zu erfolgen.

Wenn eine arterielle Hypoxämie besteht, muß versucht werden, durch Sauerstoffzufuhr über eine Venturi-Maske den Sauerstoffpartialdruck über 100 mm Hg anzuheben (GUNNAR u. LOEB 1972). Wenn trotz Zugabe von 8 l/min reinem Sauerstoff zur Atemluft die arterielle Sauerstoffsättigung nicht über 90% angehoben werden kann, der PCO_2 über 50 mm Hg angestiegen ist und eine Azidose besteht, sollte frühzeitig intubiert und assistiert beatmet werden (DA LUZ et al. 1976), möglichst mit einem volumengesteuerten Respirator (VINSANT u. LEMBERG 1977). Bei stärkerer Lungenstauung kann die Beatmung mit einem positiven endexspiratorischen Druck (PEEP) von 4–6 cm H_2O ohne Gefahr einer Herzzeitvolumenreduktion infolge eines verminderten venösen Rückstroms durchgeführt werden (CYRAN 1980). Allerdings muß unter diesen Bedingungen der Füllungsdruck des linken Ventrikels besonders sorgfältig kontrolliert werden. Allein durch die assistierte Beatmung wird außerdem die äußere Herzarbeit um 25–30% gesenkt (LUCKMANN et al. 1973).

Die metabolische Azidose verlagert über den Bohr-Effekt die HbO_2-Dissoziationskurve nach rechts, so daß mehr Sauerstoff von den Geweben extrahiert werden kann, da sich der Gehalt an 2,3-Diphosphoglycerat in den Erythrozyten erhöht (Chillar et al. 1971; Da Luz et al. 1976; Stephen 1976). Deshalb können sich bei sehr raschem Azidoseausgleich die Bedingungen für die Sauerstoffentladung in den Geweben verschlechtern. Wenn allerdings gleichzeitig eine arterielle Hypoxämie bestand, verbesserte sich die arterio-venöse Sauerstoffdifferenz nach Azidoseausgleich (Agostoni et al. 1975). Bei pH-Werten von 7,2 oder weniger muß Bikarbonatpuffer gegeben werden, wobei die benötigte Menge sich in etwa nach der Formel

$$\text{Menge } (HCO_3^-) \text{ m val} = \text{Basendefizit (m val/l)} \cdot 0,3 \cdot \text{kg Körpergewicht}$$

richtet. Eine Überkorrektur würde infolge der eintretenden Alkalose die Sauerstofffreisetzung im Gewebe verschlechtern. Außerdem kommt es wegen des erheblichen Na-Ionengehalts der Lösung zu einer Hyperosmolarität, die eine Herzinsuffizienz verstärken kann (Mattar et al. 1974). Wenn eine ausreichende Gewebsperfusion wiederhergestellt werden kann, gleicht sich die metabolische Azidose von allein aus.

Eine Antikoagulantienbehandlung mit 15000–40000 E Heparin pro 24 Stunden (Bolte 1977a) verfolgt die Ziele, die Entwicklung einer Verbrauchskoagulopathie zu verhindern, das Risiko thrombotischer und thromboembolischer Komplikationen zu senken, die Ablagerung muraler Thromben im Lumen des linken Ventrikels an der Stelle eines transmuralen Infarkts und ein appositionelles Thrombuswachstum im Koronargefäß mit Verschluß weiterer Koronararterienäste zu vermeiden. Wenn die Therapie frühzeitig einsetzt, kann zunächst der Versuch einer Thrombolyse mit 250000 E Streptokinase, über 30 Minuten intravenös infundiert, unternommen werden.

Außerdem muß auch für eine ausreichende, hochkalorische parenterale Ernährung gesorgt werden, um die Energiebereitstellung für das Myokard zu verbessern (Rackwitz et al. 1974; Haider et al. 1975; Enenkel 1976). Hierfür haben sich besonders polarisierende Lösungen (Sodipallares et al. 1962) bewährt, beispielsweise 2mal 500 ml 40%ige Glukose mit einem Zusatz von 100–120 E Alt-Insulin, da im kardiogenen Schock die Insulinsekretion stark vermindert ist (Taylor et al. 1969; Sharma et al. 1970) und 100–300 m val Kaliumchlorid. Die Lösung soll langfristig mit einer Geschwindigkeit von 50 ml/h infundiert werden (Barrett 1973). Unter dieser Therapie ist ein Anstieg des Herzzeitvolumens und des mittleren arteriellen Drucks bei Patienten im kardiogenen Schock beobachtet worden (Bolte et al. 1973; Autenrieth et al. 1976) sowie eine positive Beeinflussung der Proteinsynthese (Bolte 1977b).

Folgende *Ziele* sind nach Einleitung der allgemeinen Maßnahmen bei der symptomatischen Therapie des kardiogenen Schocks anzustreben:

1. Aufrechterhaltung eines mittleren arteriellen Drucks von etwa 80 mm Hg. Da die Koronardurchblutung im Bereich niedriger arterieller Druckwerte lediglich vom Perfusionsdruck reguliert wird (Arnold et al. 1968), muß ein mittlerer arterieller Druck von dieser Größenordnung erreicht werden, um die Entstehung oder die weitere Ausdehnung von Myokardnekrosen zu verhindern, auch wenn dabei der myokardiale Sauerstoffverbrauch einmal ansteigt.

2. Durch Volumenzufuhr oder Diuretikagaben sollte die Vorbelastung des linken Ventrikels so reguliert werden, daß der sog. „optimale Füllungsdruck" erreicht wird (WYATT et al. 1977). Nach Untersuchungen von CREXELLS et al. (1973) und HANRATH et al. (1975) liegt er bei einem diastolischen Pulmonalarteriendruck um 20 mm Hg und gewährleistet bei einem gegebenen Funktionszustand des Myokards das größtmögliche Herzzeitvolumen.

3. Das Erreichen einer Herzfrequenz, bei der das höchste Herzzeitvolumen gefördert wird. Sie liegt bei 90–100 Schlägen/min, wobei die physiologische Sequenz von Vorhof- und Ventrikelkontraktionen vorhanden sein sollte, da die Vorhofkontraktion beim insuffizienten Herzen das Herzzeitvolumen um 25–40% steigert. Wenn das medikamentös nicht gelingt, sollte die sequentielle elektrische Stimulation von Vorhof und Ventrikel versucht werden.

4. Verringerung der Herzarbeit durch Modifikation des peripheren Gesamtwiderstands und Korrektur metabolischer Störungen.

II. Symptomatische Therapie

1. Medikamentöse Therapie des Pumpversagens

a) Katecholamine

Wenn der systolische arterielle Blutdruck nicht innerhalb kurzer Zeit auf Werte zwischen 80 und 100 mm Hg angehoben werden kann, überleben Patienten den kardiogenen Schock im allgemeinen nicht (KUHN 1978). Nach Untersuchungen von MÄURER et al. (1979) bleibt das Herz im Schock trotz erhöhter im Blut zirkulierender endogener Katecholaminspiegel für exogen zugeführte Katecholamine empfindlich.

Als Mittel der Wahl erwies sich unter den Katecholaminen zur Anhebung des Blutdrucks im kardiogenen Schock das *Noradrenalin* in einer möglichst niedrigen Dosierung (im allgemeinen 0,03–0,15 µg/kg/min; Tabelle 4) (WEIL et al. 1975; GROSSE-BROCKHOFF u. GRABENSEE 1976). Obgleich alle alpha-adrenergen Substanzen den myokardialen Sauerstoffverbrauch des gesunden Herzens steigern, konnte tierexperimentell (PURI 1974; MÄURER et al. 1979) eine verbesserte Koronardurchblutung und klinisch eine verbesserte Sauerstoffversorgung des Myokards infolge einer Steigerung der Myokarddurchblutung bei Patienten im kardiogenen Schock festgestellt werden, die sich auch in einer verbesserten myokardialen Laktatextraktion ausdrückte (MUELLER et al. 1972). Das Herzminutenvolumen wurde allerdings von der Noradrenalingabe nicht beeinflußt.

Tabelle 4. Katecholamindosierung im kardiogenen Schock

Noradrenalin (Arterenol):	0,03–0,15 µg/kg/min
Adrenalin (Suprarenin):	1 Amp. auf 50 ml, davon 0,5–2,5 ml/min
Dopamin:	2–8 µg/kg/min (bis 30 µg/kg/min)
Dobutamin (Dobutrex):	2,5–7,5 µg/kg/min (bis 15 µg/kg/min)

Beim kardiogenen Schock, der im Rahmen einer koronaren Herzerkrankung nach einem Myokardinfarkt eintritt, ist *Adrenalin* nach allen klinischen Erfahrungen weniger geeignet. Die Stimulation der β_2-Rezeptoren der Koronargefäße durch Adrenalin führt zwar bei Gesunden zum Anstieg der Koronardurchblutung, bei Koronarkranken kommt es aber in poststenotischen Gefäßbereichen zu einem relativen Abfall der Koronardurchblutung (Dixon et al. 1979).

Auch der reine β_2-Rezeptorenstimulator *Isoproterenol* hat sich nicht bewährt, da er zwar das Herzzeitvolumen steigerte, jedoch sank der Blutdruck infolge der vasodilatierenden Wirkung noch ab und die Sauerstoffversorgung des Myokards verschlechterte sich. Dadurch vergrößerte sich die Ischämie- und Nekrosezone (Maroko et al. 1970), die myokardiale Laktatextraktion sank ab (Mueller et al. 1972) und außerdem wurden auch verstärkt Arrhythmien beobachtet (Harrison 1973).

Ähnliche Wirkungen wurden auch vom *Angiotensin* (Udhoji u. Weil 1964; Cohn 1965) und den reinen α-Rezeptoren-Stimulatoren Methoxamin und Phenylephrin mitgeteilt (Weil et al. 1975; Amsterdam et al. 1978b). Demgegenüber werden Adrenalin und Isoproterenol bei Schock nach Herzoperationen oder infolge einer akuten Mitral- bzw. Aorteninsuffizienz mit günstigeren Ergebnissen eingesetzt (Gunnar et al. 1967; Beregovich et al. 1971).

Talley et al. (1969) verglichen die Wirkung von *Dopamin,* der biologischen Vorstufe des Noradrenalins, mit der von Isoproterenol bei Patienten im kardiogenen Schock und beobachteten einen Anstieg des Herzzeitvolumens unter Dopamin, ohne daß negative Auswirkungen auf die myokardiale Laktatextraktion eintraten. Dopamin bewirkt eine direkte Stimulation der β_1-Rezeptoren mit einem positiv-inotropen Effekt (Karliner 1973). Da ischämisches Myokardgewebe zwar in seiner Kontraktionskraft gemindert ist, aber dennoch die Fähigkeit behalten hat, diese verringerte Kontraktionskraft zu steigern (Sarnoff et al. 1964; Spann 1969), erscheint der Einsatz positiv-inotroper Medikamente zur Steigerung des Herzzeitvolumens bei Patienten mit Pumpversagen des linken Ventrikels zumindest vom theoretischen Standpunkt aus gerechtfertigt (Parmley 1973). Dopamin wirkt aber auch teilweise indirekt über eine Freisetzung myokardial gespeicherten Noradrenalins (Mäurer et al. 1979). Bei chronischer Herzinsuffizienz oder im Schock kann die myokardiale Noradrenalinkonzentration vermindert sein. In diesen Fällen ist dann auch ein geringerer positiv-inotroper Effekt zu beobachten.

Die Wirkung auf die verschiedenen Gefäßareale ist dosisabhängig. In einer Konzentration zwischen 2–8 µg/kg/min werden über spezielle Dopamin-Rezeptoren die Nieren und Splanchnikusgefäße dilatiert, so daß u.a. die Urinproduktion ansteigt. Bei höherer Dosierung werden auch β_2- und α-Rezeptoren stimuliert und es kommt zur peripheren Vasokonstriktion mit Blutdruckanstieg (Loeb et al. 1971; Holzer et al. 1973; Reid u. Thompson 1975; Karliner 1975; Goldberg et al. 1977; Goldberg u. Hsieh 1978).

Positive Effekte bezüglich der Hämodynamik und Überlebensrate bei Patienten mit kardiogenem Schock nach einem Myokardinfarkt wurden von Wujanz (1976) und Kikis et al. (1977) beobachtet, demgegenüber stellten Dixon et al. (1979) trotz der günstigen hämodynamischen Wirkungen keine Verbesserung der Überlebensrate ihrer Patienten fest.

Unter den zahlreichen klinischen Berichten über die Wirkung des Dopamins gibt es nur eine Mitteilung von WELSCH et al. (1978), die eine atemdepressorische Wirkung während Hypoxie beobachteten und als mögliche Ursache dafür eine Beeinflussung von arteriellen Chemorezeptoren diskutierten.

Das synthetische Katecholamin *Dobutamin* hat eine dem Dopamin vergleichbare positiv-inotrope Wirkung, infolge einer stärkeren β_1-Rezeptorprävalenz aber geringere positiv-chronotrope und vasokonstringierende Eigenschaften (TUTTLE u. MILLS 1975). Es senkt den erhöhten Füllungsdruck stärker als Dopamin. Dobutamin verlängert die Diastolendauer, weil es die Systolendauer verkürzt, so daß mehr Zeit für die diastolische Koronararteriendurchblutung zur Verfügung steht. Dementsprechend verbessert es bei Patienten mit akutem Myokardinfarkt die linksventrikuläre Pumpfunktion, ohne den Infarkt zu vergrößern (GILLESPIE et al. 1977). Auf eine zentralvenöse Infusion ist zu achten, weil bei Infusion in eine periphere Vene Hautnekrosen aufgetreten sind (HOFF et al. 1979). Die Dosierung liegt zwischen 2,5 und 7,5 µg/kg/min, bei höheren Konzentrationen muß bei Koronarkranken mit einer unerwünschten Frequenzsteigerung gerechnet werden (KUPPER et al. 1982).

Wenn das kontraktionsfähige Restmyokard nach einem akuten Infarkt durch die schockbedingte Adrenalin-Stimulation bereits hyperkontraktil ist, wird verständlich, daß auch positiv-inotrope Medikamente im kardiogenen Schock im allgemeinen nur begrenzt wirken. Nach SWAN et al. (1972) können sie aber die kleine Gruppe von Patienten erkennen helfen, bei denen eine reversible, intrinsisch bedingte Depression der Kontraktilität besteht. So erklärt sich der von vielen Klinikern zuweilen beobachtete erstaunlich gute Effekt der Katecholamingabe bei einzelnen Patienten mit kardiogenem Schock. DIXON et al. (1979) diskutieren bei Patienten im kardiogenen Schock, die einen niedrigen peripheren Gesamtwiderstand aufweisen, eine Reflexinhibierung sympathischer Vasokonstriktoren durch Rezeptoren im linken Ventrikel, die infolge Dehnung oder Ischämie erregt wurden. Auch bei diesen Patienten sei die Katecholamingabe günstig und häufig ausreichend, den Schock zu beheben.

b) Glykoside

Die Anwendung von Digitalis im kardiogenen Schock hat dessen Prognose nicht positiv beeinflussen können (COHN et al. 1969; KARLINER u. BRAUNWALD 1972; STRAUER 1975; RAHIMTOOLA u. GUNNAR 1975). Es steigert zwar die Kontraktionskraft des Myokards, veränderte aber das Herzminutenvolumen von Patienten im kardiogenen Schock nicht (COHN et al. 1969). Bei akuter intravenöser Gabe erhöhte sich der periphere Gesamtwiderstand (ROSS et al. 1960), wodurch die Beobachtung erklärt wird, daß das Schlagvolumen im kardiogenen Schock sogar abfallen kann (COHN 1980).

Experimentell stieg auch der Koronargefäßwiderstand an (MARANO et al. 1966; VATNER et al. 1971), so daß sich die Koronarperfusion weiter verschlechterte. Durch Azidose, Hypoxämie und Elektrolytstörungen bedingt kann sich die therapeutische Breite der Glykoside im kardiogenen Schock weiter verringern und es besteht die Gefahr, daß digitalisinduzierte Arrhythmien ausgelöst werden (WILLIAMS et al. 1968; KUMAR et al. 1970). LOWN et al. (1972) beobachteten bei den meisten ihrer Patienten mit einer Linksherzinsuffizienz nach einem akuten Myokardinfarkt allerdings keine stärkere Digitalisempfindlichkeit. Eine Indikation zum Einsatz von Digitalis besteht bei der schnellen Form einer absoluten Arrhythmie, wobei zunächst nur die Hälfte der üblichen Dosis empfohlen wird (Harrison 1973).

c) Glukagon, Kortikosteroide

Glukagon besitzt eine positiv-inotrope Wirkung, die durch Aktivierung des strukturgebundenen Adenylatzyklasesystems bei der gesunden Herzmuskelzelle die Bildung von zyklischem $3'-5'$-Adenosinmonophosphat stimuliert und über einen Anstieg der intrazellulären Kalziumionenkonzentration vermittelt wird (Riecker 1974). Strauer (1971) konnte diesen Effekt auch am isolierten Papillarmuskel herzinsuffizienter Patienten bestätigen.

Da die Glukagonwirkung unabhängig von beta-adrenergen Rezeptoren vermittelt wird (Parmley et al. 1968; Lindsey et al. 1975), ist es vor allem bei Überdosierung von Betarezeptorenblockern wirksam. Es beeinflußt die glykosidempfindliche Na-K-ATP-ase der Zellmembran nicht und kann deshalb additiv zu einer Digitalisbehandlung eingesetzt werden (Lvoff u. Wilcken 1972). Nach ersten positiven Ergebnissen im experimentell erzeugten kardiogenen Schock (Puri u. Bing 1969; Sivarajan u. Amory 1979) war es naheliegend, Glukagon auch bei Patienten im kardiogenen Schock einzusetzen (Vander u. Reynolds 1970; Avenhaus et al. 1971; Diamond et al. 1971; Kones et al. 1972; Vaisrub 1975). Etwa die Hälfte der so behandelten Patienten verbesserte sich klinisch und hämodynamisch. Das Herzzeitvolumen stieg um 25% an, der Füllungsdruck blieb unverändert. Die schlechte Prognose des kardiogenen Schocks ist trotz dieser Befunde nicht entscheidend verändert worden. Darüber hinaus sind teilweise beträchtliche Nebenwirkungen wie Übelkeit und Erbrechen sowie eine Neigung zur Hypokaliämie, Hyperglykämie und Potenzierung der Dicoumalorwirkung nach Gabe von Glukagon beobachtet worden. Glukagon ist deshalb nur alternativ einzusetzen, wenn durch die natürlichen oder synthetischen Katecholamine erhebliche ventrikuläre Arrhythmien ausgelöst werden (Lvoff u. Wilcken 1972).

Günstige Ergebnisse mit einer hochdosierten *Kortikosteroidtherapie* (30 mg Methylprednisolon/kg Körpergewicht i.v.) beim anaphylaktischen und hämorrhagischen Schock (Motsay et al. 1970; Lillehei et al. 1972a) führten dazu, Kortikoide auch beim kardiogenen Schock einzusetzen. Sie sollen die lysosomalen Membranen stabilisieren, die HbO_2-Dissoziationskurve nach rechts verschieben und damit die Sauerstoffabgabe im Gewebe erleichtern (Promisloff u. Wilbur 1978).

Der manchmal hervorgerufene klinische Eindruck einer besseren Hautdurchblutung bei Schockpatienten nach Gabe von 1 oder 2 g Methylprednisolon i.v. beruht auf einer vasodilatierenden Wirkung, positiv-inotrope Effekte sind dagegen nicht vorhanden (Vyden et al. 1973; Kones 1975). Auch für die Kortikoide gilt, daß ein Durchbruch in der Therapie des kardiogenen Schocks nicht erreicht wurde. Die bisherigen positiven Berichte stammen aus unkontrollierten Studien mit Schockfällen ganz unterschiedlicher Ätiologie (Dietzmann u. Lillehei 1968; Augustin et al. 1974; Motsay et al. 1974).

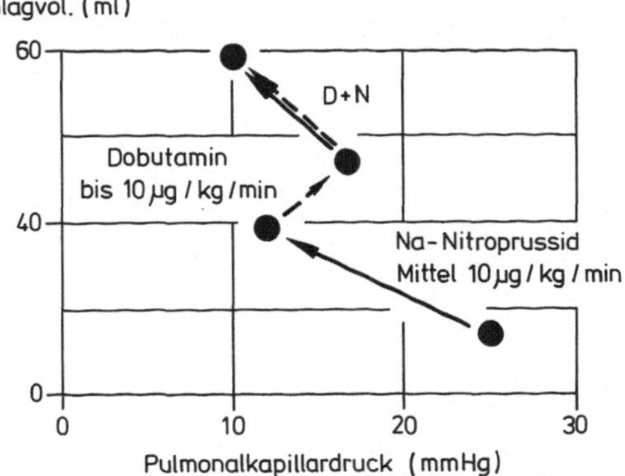

Abb. 24. Hämodynamische Effekte der Kombination eines Vasodilatators (Natrium-Nitroprussid 10 µg/kg/min) mit einer positiv-inotrop wirkenden Substanz (Dobutamin 10 µg/kg/min). Allein unter Natrium-Nitroprussid sinkt der Pulmonalkapillardruck ab, das Schlagvolumen steigt an, die zusätzliche Gabe von Dobutamin führt zu einer weiteren Steigerung des Schlagvolumens, dabei steigt der mit 12 mm Hg normale Pulmonalkapillardruck geringfügig an. Werden beide Substanzen gleichzeitig verabreicht, addieren sich die Effekte bezüglich des Schlagvolumens, der Pulmonalkapillardruck wird in normale Bereiche gesenkt. (Modifiziert nach MIKULIC et al. 1977)

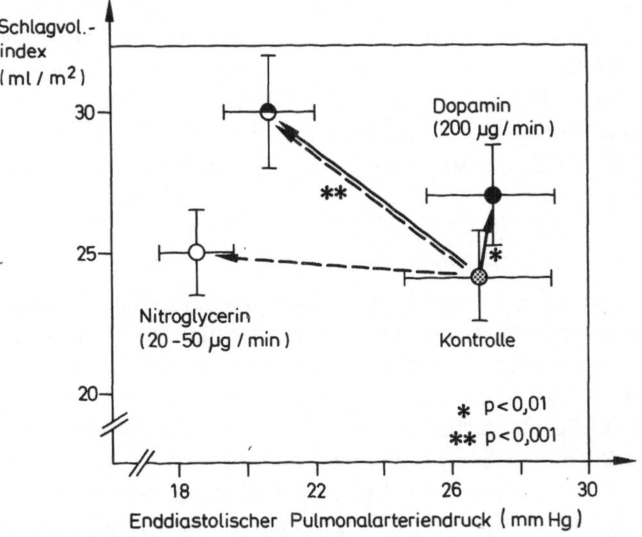

Abb. 25. Hämodynamische Effekte der Gabe von Nitroglycerin oder Dopamin und der Kombination beider Substanzen bei Patienten mit schwer Linksherzinsuffizienz. (Modifiziert nach CYRAN et al. 1978)

d) Kombinationsbehandlung

Vasodilatatoren wie Natriumnitroprussid, Nitroglyzerin oder Phentolamin senken den arteriellen Druck und steigern dadurch das Herzzeitvolumen. Durch den Anstieg des Herzzeitvolumens kann sich der arterielle Druck dann wieder normalisieren. Aufgrund der initialen Blutdrucksenkung kann aber auch der

Tabelle 5. Techniken zur temporären Unterstützung des Herzens. (Modifiziert nach BLEIFELD 1975)

1. Druckentlastung
   1.1. Arterioarterielle Gegenpulsation
   1.2. Intraaortale Ballonpulsation
   1.3. Phasische Körperbeschleunigung
   1.4. Externe Gegenpulsation
2. Volumenentlastung
   2.1. Venoartieller Bypass
   2.2. Partieller Linksherzbypass
   2.3. Retrograder transarterieller partieller Bypass
3. Kombinierte Druck- und Volumenentlastung
   3.1. Venoartieller, pulsierender partieller Bypass

koronare Perfusionsdruck sinken und eine Myokardischämie verstärkt werden. Deshalb erschien eine Kombinationstherapie von Vasodilatatoren mit Katecholaminen wie Dopamin und Dobutamin sinnvoll (Abb. 24, 25). Dabei können Vor- und Nachbelastung sowie positiv-inotrope Effekte unabhängig voneinander beeinflußt werden (SABIN et al. 1976; WIRTZFELD et al. 1979; CYRAN u. BOLTE 1979). Die besten Ergebnisse wurden bei der Kombination der intraaortalen Ballonpulsation mit Natriumnitroprussid bei den Patienten erzielt, bei denen der periphere Gesamtwiderstand über $1\,800\ \mathrm{dyn \cdot s \cdot cm^{-5}}$ erhöht war (PARMLEY et al. 1974; STURM et al. 1980). Auch eine Kombination mit Isosorbiddinitrat zeigte ähnlich günstige Effekte (RUDOLPH et al. 1977). Vorläufige Berichte einer ebenfalls günstigen Wirkung des β_2-Agonisten Salbutamol bei Patienten im kardiogenen Schock (LAL et al. 1972; TIMMIS et al. 1979; DAWSON et al. 1980) bedürfen noch der Überprüfung.

2. Assistierte Zirkulation

Als Mitte der 50er Jahre extrakorporale Pump-Oxygenatorsysteme während Operationen am offenen Herzen zum ersten Mal erfolgreich angewendet wurden, lag es nahe, diese Techniken auch bei Patienten mit Pumpversagen des Herzens einzusetzen (STUCKEY et al. 1958).

Das Hauptziel ist dabei, die Herzarbeit zu verringern und die Pumpe Herz zu entlasten, um den myokardialen Sauerstoffverbrauch zu senken. Das kann auf zwei Wegen erreicht werden (Tabelle 5): Einmal durch eine *Volumenentlastung,* indem die notwendige Förderleistung des Herzens vermindert wird, zum anderen durch eine *Druckentlastung* des Herzens. Der myokardiale Sauerstoffverbrauch nimmt bei einer Verringerung des arteriellen Drucks linear ab, während das Schlagvolumen um fast 90% vermindert werden muß, ehe der myokardiale Sauerstoffverbrauch deutlich absinkt (BLEIFELD 1975; GUNNAR et al. 1976).

a) Druckentlastung

α) Arterioarterielle Gegenpulsation

Eine Senkung des systolischen Drucks und eine Anhebung des diastolischen Drucks mit Steigerung der Koronardurchblutung wird über eine von CLAUS et al. (1961) entwickelte Pumpe erreicht, die über Kanülen in den Femoralarterien systolisch Blut absaugt und phasengesteuert diastolisch wieder injiziert. Die auf diesem Prinzip beruhende Simas-Pumpe wurde in der Folgezeit von BOSTROEM et al. (1967), JACOBEY et al. (1961) sowie SOROFF et al. (1963) u.a. angewandt.

Im klinischen Einsatz erzielten ROSENZWEIG et al. (1970) bei neun Patienten mit einem kardiogenen Schock nach akutem Myokardinfarkt und JACOBEY et al. (1971) bei drei von neun Patienten ermutigende Ergebnisse. Weil der Einsatz der arterioarteriellen Gegenpulsation infolge der eintretenden Hämolyse auf etwa 6–8 Stunden begrenzt ist, die Synchronisation mit der Herzfrequenz wegen der relativ langen Pulswellenlaufzeit vom linken Ventrikel bis zur A. femoralis schwierig ist und der koronare Perfusionsdruck im Vergleich mit anderen Methoden wesentlich weniger erhöht wird, hat sie jedoch keine weitere Verbreitung gefunden.

β) Intraaortale Ballonpulsation

Bereits 1953 konnten KANTROWITZ u. KANTROWITZ zeigen, daß durch Phasenumkehr des arteriellen Drucks der diastolische Druck in der Aorta angehoben und die koronare Durchblutung gesteigert werden kann. HARKEN (1964) führte nach tierexperimentellen Vorarbeiten das Prinzip der diastolischen Augmentation in die Klinik ein. Nachdem MOULOPOULOS et al. (1962) einen Ballonkatheter entwickelt hatten, der in die Aorta vorgeschoben und diastolisch aufgeblasen entsprechend zu einem diastolischen Druckanstieg führte, war ein klinischer Einsatz in größerem Maßstab möglich. Auch hierbei erfolgt eine phasengesteuerte Verschiebung des zentralen Aortenvolumens nach dem in Abb. 26 dargestellten Prinzip.

Der Katheter mit einem proximal gelegenen, 30–50 ml fassenden Ballon, wird über die A. femoralis – in jüngster Zeit perkutan (BREGMAN et al. 1980; SUBRAMANIAN et al. 1980) – in der Aorta descendens unterhalb des Abgangs der linken A. subclavia plaziert. Der Ballon sollte in aufgeblasenem Zustand die Aorta nicht völlig okkludieren, aber mindestens 85% ihres Lumens ausfüllen (RESNEKOV 1978). Durch EKG-gesteuertes rasches Füllen des Ballons nach dem Schluß der Aortenklappen zu Beginn der Diastole und Entleeren kurz vor Beginn der Systole wird der diastolische Aortendruck erhöht und der systolische Aortendruck gesenkt (diastolische Augmentation, Abb. 27).

Der koronare Perfusionsdruck wird um so stärker gesteigert, je näher am Koronarostium gepumpt wird (BLEIFELD et al. 1973). Um aber die seltenen zerebralen Komplikationen bei Katheterlage in der Aorta ascendens oder dem Aortenbogen zu vermeiden, wird heute überwiegend der Ballonkatheter in der Aorta thoracalis plaziert.

Nach Untersuchungen von BLEIFELD et al. (1974a) ist die beschriebene Wirkung der Ballonpulsation nur beim insuffizienten Herzen und bei einer Hypotonie zu beobachten, da sich durch die Gegenregulation der Barorezeptoren (NORMAN u. KENNEDY 1971) beim gesunden Herzen und Normotonie mittlerer Aortendruck, Schlagvolumen und die Koronardurchblutung im Durchschnitt nicht verändern. In Druckbereichen um 50 mm Hg wird der Blutdruck durch Druckimpulse, die den Karotissinus treffen, nicht mehr autoregulatorisch gesenkt.

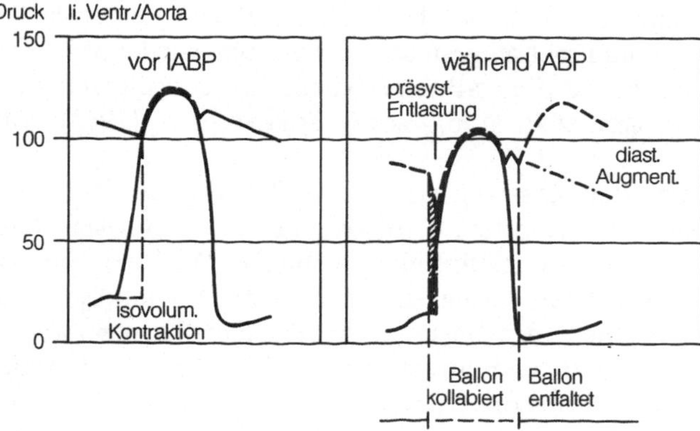

Abb. 26. Prinzip der intraaortalen Ballonpulsation (IABP). Von der R-Zacke des EKG getriggert wird der Ballon in der Diastole aufgeblasen, wodurch ein diastolischer Druckanstieg erzeugt wird (diastolische Augmentation). Die Entleerung in der Systole ist begleitet von einer systolischen Druckabsenkung (präsystolische Entlastung). Alle Verfahren der Druckentlastung arbeiten nach diesem Prinzip. Die isovolumetrische Kontraktionszeit wird dabei verkürzt

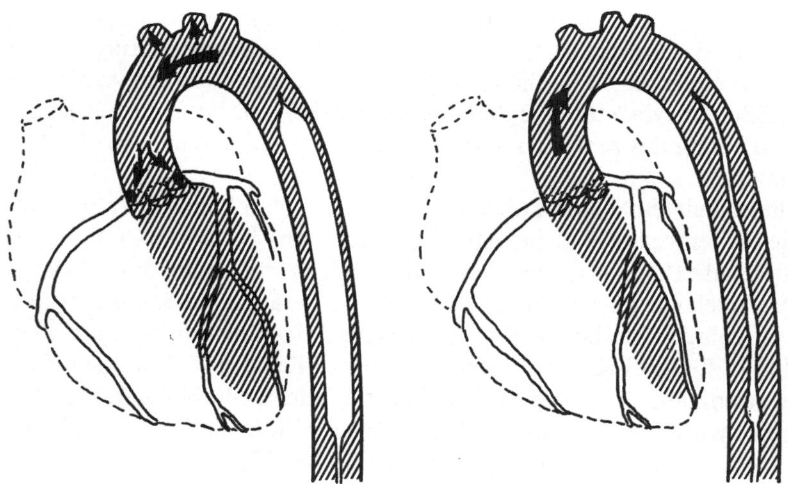

Abb. 27. Wenn der Ballon in der Aorta thoracalis während der Diastole entfaltet ist, erhöht sich der Druck im proximal davon gelegenen Aortenanteil und damit der koronare und zerebrale Perfusionsdruck (*links*). Bei systolischer Entleerung des Ballons sinkt der Aortendruck ab, die Ventrikelentleerung wird erleichtert (*rechts*)

In diesen Bereichen geht die diastolische Augmentation nicht mit einer Gegenregulation über den Karotissinus – also einer Blutdrucksenkung – einher. Der mittlere arterielle Druck und damit der koronare Perfusionsdruck steigen vielmehr an, die Koronardurchblutung nimmt tierexperimentell um etwa 30% zu, das Herzzeitvolumen steigt um 35% und der enddiastolische Druck im linken

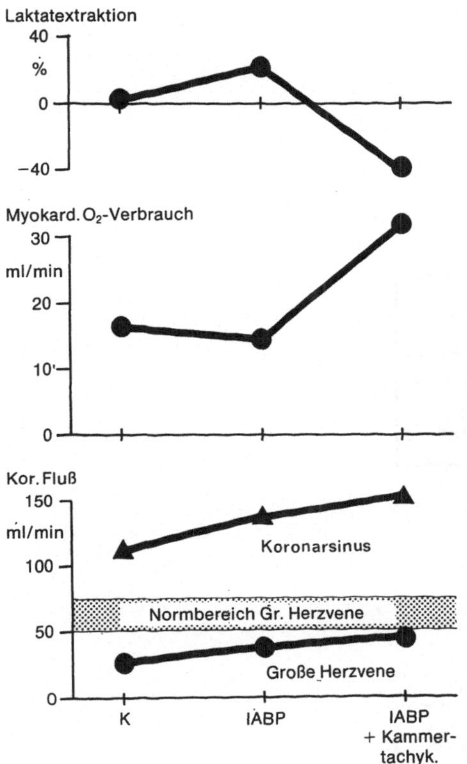

Abb. 28. Wirkung der intraaortalen Ballonpulsation auf myokardiale Laktatextraktion, myokardialen Sauerstoffverbrauch und Koronarsinusfluß bzw. Blutfluß in der großen Herzvene als Maß für die Koronarperfusion bei einem 73jährigen Patienten mit akutem Vorderwandinfarkt und kardiogenem Schock. Während der Ballonpulsation verbessert sich die myokardiale Laktatextraktion, der myokardiale Sauerstoffverbrauch fällt ab, die Koronardurchblutung steigt an. Während einer Kammertachykardie steigt der myokardiale Sauerstoffverbrauch erheblich an, trotz einer weiteren geringfügigen Steigerung der Myokarddurchblutung fällt die myokardiale Laktatextraktion als Ausdruck der entstehenden Myokardischämie deutlich ab

Ventrikel fällt um 30% ab (BLEIFELD et al. 1970; SUGG et al. 1969; POWELL et al. 1970; NAVRATIL et al. 1970; MAROKO et al. 1972; SHAW et al. 1974; WATSON et al. 1974; McDONNELL et al. 1979). Diese Effekte haben sich auch klinisch dadurch bestätigen lassen, daß infolge der verbesserten Koronardurchblutung die myokardiale Laktatextraktionsrate ansteigt (Abb. 28) (BLEIFELD et al. 1971; ENENKEL et al.; DILLEY et al. 1973; KUHN 1974; EHRICH et al. 1977; SCHEIDT 1978; JUHLIN-DANNFELT et al. 1979; LORENTE et al. 1980). Der linke Ventrikel kann systolisch ein größeres Blutvolumen gegen eine geringere Drucklast auswerfen, d.h. das Schlagvolumen pro Einheit geleisteter Herzarbeit wird erhöht (BIRTWELL et al. 1976). Die durchschnittliche Zunahme des Herzzeitvolumens beträgt 15–20%. Außerdem sinkt die erhöhte Herzfrequenz und die Urinsekretion kommt wieder in Gang (MUELLER et al. 1972; SCHEIDT et al. 1973b; MUNDTH et al. 1975; BARDET et al. 1977).

Inzwischen liegen so umfangreiche klinische Erfahrungen im Einsatz beim kardiogenen Schock nach einem Herzinfarkt oder nach Herzoperationen vor (SPILLER et al. 1975; JACKSON et al. 1977; REICHART et al. 1978; Übersicht bei McENANY et al. 1978), daß die intraaortale Ballonpulsation als das zur Zeit geeignetste Herzunterstützungssystem für die Klinik gelten darf. Die bisher mitgeteilten Ergebnisse über die Wirkung der intraaortalen Ballonpulsation im kardiogenen Schock differieren allerdings bezüglich der Überlebensrate der Patien-

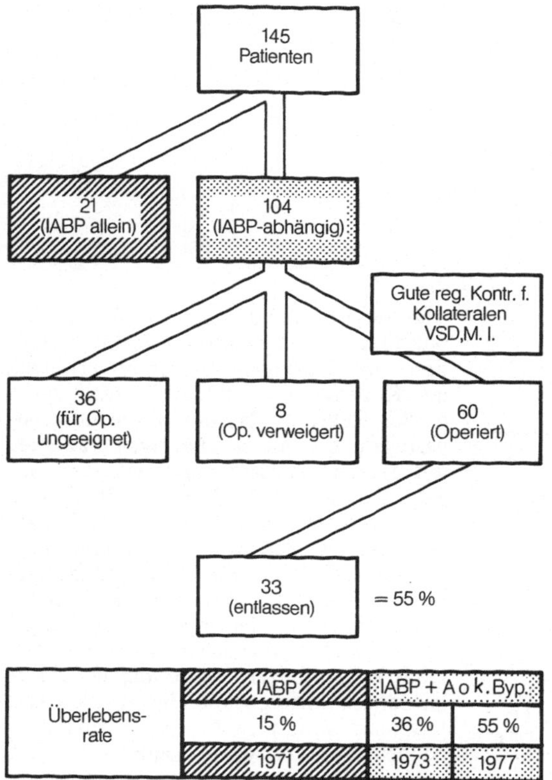

Abb. 29. Ergebnisse der intraaortalen Ballonpulsation und einer bei geeigneten Patienten anschließend durchgeführten aortokoronaren Bypassoperation. Die alleinige Ballonpulsation verbesserte die Prognose nur geringfügig. Die Überlebensrate bei frühzeitigem Einsatz der Ballonpulsation lag bei Patienten, die im Anschluß operiert werden konnten, zuletzt bei 55%. (Modifiziert nach McEnany et al. 1978)

ten zwischen 11% (Willerson et al. 1975) und 71% (Lefemine et al. 1977). Die verschiedenen klinischen Untersuchungen in der Anfangsphase ihrer Anwendung unterschieden sich in der Indikationsstellung, im Pumpbeginn nach Schockeintritt, der Pumpdauer und zusätzlichen medikamentösen oder chirurgischen Maßnahmen (Buckley et al. 1971; Leinbach et al. 1971; Sanders et al. 1972; Mueller et al. 1972; Enenkel et al. 1972; Kalmar et al. 1972; Dilley et al. 1973; Gold et al. 1973; Scheidt et al. 1973; Soroff u. Birtwell 1974; Grosser et al. 1974, 1976; Heller u. Grosser 1977, Rudolph et al. 1977). Bei ausschließlicher Anwendung der intraaortalen Ballonpulsation blieb die Patientenletalität im Vergleich zur medikamentös-konservativen Therapie jedoch unverändert hoch (Corday et al. 1972; O'Rourke et al. 1975) (Abb. 29).

Solange der Patient mechanisch unterstützt wurde, ließ sich der Zustand meist stabilisieren. Oft entwickelte sich aber eine Abhängigkeit vom Pumpsystem (Bernsmeier u. Schaefer 1974). Kuhn (1978) empfiehlt den Einsatz der intraaortalen Ballonpumpe im kardiogenen Schock nur für Patienten, die nicht älter als 70 Jahre sind, und nur dort, wo auch die Möglichkeit zu einer akuten Herzoperation gegeben ist. Der Entschluß zur Anwendung der Ballonpulsation sollte möglichst schon vor Ausbildung der hämodynamischen und metabolischen Kriterien des kardiogenen Schocks getroffen werden. Sie sollte bei Patienten mit schwer beeinträchtigter Pumpfunktion des linken Ventrikels frühzeitig eingesetzt werden. Außerdem, wenn aufgrund der Klinik, den ausgedehnten elektrokardiographischen Veränderungen, hoher Serumenzymwerte und einer erheblich beeinträchtigten Hämodynamik eine ungünstige Prognose gestellt werden muß (s. Abschnitt D.IV) und ein kurzzeitiger Versuch, medikamentös die Herzinsuffizienz zu bessern und einen ausreichenden Blutdruck zu erreichen, erfolglos war.

BUCKLEY et al. (1976) verzichten heute auf den Einsatz der Ballonpumpe, wenn der kardiogene Schock länger als 12 Stunden bestand. In einer retrospektiven Analyse stellten MCENANY et al. (1978) fest, daß sich die Häufigkeit, mit der die Ballonpumpe bei Infarktpatienten eingesetzt wurde, seit 1970 nicht wesentlich geändert hat und an ihrem kardiologischen Zentrum bei 19–23 Patienten pro Jahr lag.

AMSTERDAM et al. (1978a) empfehlen eine initiale Pumpdauer von zunächst 12–24 Stunden. Wenn sich der Zustand des Patienten verbessert und auch nach Abschalten der Pumpe fortbesteht, kann ein weiterer Versuch angeschlossen werden, durch erneutes 24stündiges Pumpen eine noch stärkere Verbesserung zu erreichen.

BUCKLEY et al. (1976) beobachteten allerdings, daß nur 16% ihrer Patienten allein infolge des Einsatzes der Ballonpumpe überlebten; andere Untersuchungen berichten über eine Senkung der Letalität des kardiogenen Schocks nach Infarkt auf etwa 70% allein durch die frühzeitige Anwendung der intraaortalen Gegenpulsation (BARON u. O'ROURKE 1976; HAGEMEIJER et al. 1977; EHRICH et al. 1977; O'ROURKE et al. 1979; FORSSELL et al. 1979). Bei vielen Patienten ist die Beeinträchtigung der Pumpfunktion des Herzens aber so schwerwiegend, daß sie nach Beendigung der Gegenpulsation wieder ein Schockbild entwickeln (Herzindex < 2 l/min/m^2, mittlerer Blutdruck < 60 mm Hg, Pulmonalkapillardruck > 20 mm Hg).

STURM et al. (1980) unterschieden je nach den hämodynamischen Befunden während der Gegenpulsation verschiedene Patientengruppen mit unterschiedlicher Prognose. Bei allen Patienten mit einem Herzindex über 2,1 l/min/m^2 und einem peripheren Gesamtwiderstand unter 2100 dyn·s·cm^{-5} konnte die Pumpe im weiteren Verlauf wieder entfernt werden, sie überlebten alle. Eine zweite Gruppe mit einem Herzindex zwischen 1,2–2,1 l/min/m^2 und einem peripheren Gesamtwiderstand unter 2100 dyn·s·cm^{-5} blieb für 7–14 Tage pumpenabhängig, die Patienten verstarben, wenn keine Operation möglich war. Patienten mit einem Herzindex unter 1,2 l/min/m^2 und einem peripheren Gesamtwiderstand über 2100 dyn·s·cm^{-5} während der Gegenpulsation verstarben im weiteren Verlauf relativ rasch.

Vor allem bei Patienten der zweiten Gruppe, aber auch bei den Patienten der ersten Gruppe, die die Gegenpulsation länger als 50 Stunden benötigten, sollte eine rasche Herzkatheteruntersuchung durchgeführt werden, die unter dem Einsatz der Gegenpulsation trotz des schweren Krankheitsbildes relativ gefahrlos möglich ist (Leinbach et al. 1972), um die Patienten zu erkennen, bei denen eine akute Bypass-Operation, Aneurysmektomie oder die Beseitigung einer mechanischen Komplikation angeschlossen werden kann. Durch den kombinierten Einsatz von intraaortaler Ballongegenpulsation und Herzchirurgie wird eine Langzeitüberlebensrate beim kardiogenen Schock von über 40% erreicht (s. Abb. 29) (Mueller et al. 1974; Weber u. Janicki 1974; Bregman 1975; Michels et al. 1979).

Absolute *Kontraindikationen* gegen den Einsatz der intraaortalen Ballonpulsation sind eine Aortenklappeninsuffizienz und ein Aortenaneurysma. Relative Kontraindikation kann eine stärker ausgeprägte Arteriosklerose in Bein- und Beckenbereich sein, die eine Einführung des Ballonkatheters verhindern kann.

Schwere *Komplikationen* sind relativ selten, unabhängig von der Pumpdauer und treten meist beim Einführen des Katheters auf (McCabe et al. 1978). Es handelt sich in erster Linie um eine Perforation oder Dissektion der Aorta, die vor allem bei schwerkranken Patienten dann beobachtet wurde, wenn der Katheter notfallmäßig eingeführt werden mußte (Beckman et al. 1978; McEnany et al. 1978; Sutorius et al. 1979). Häufiger sind Durchblutungsstörungen distal der Kathetereintrittsstelle in der Femoralarterie. Außerdem wurden eine Thrombozytopenie, Hämolyse, Nierenarterienembolie, Wundinfektion, Hämatome oder eine Ballonruptur beobachtet. McEnany et al. (1978) berichteten über eine Komplikationsrate von 21,9% bei einem gemischten Krankengut von 747 Patienten. Bei intraaortaler Ballonpulsation wegen eines kardiogenen Schocks sind Komplikationsraten zwischen 17 und 50% angegeben worden (Alpert et al. 1976; Lefemine et al 1977; Kuhn et al. 1978; McCabe et al. 1978; Isner et al. 1980b). Diese erheblichen Schwankungen sind einerseits auf die unterschiedlich große Erfahrung der Untersucher zurückzuführen, zum anderen sind in einigen Studien die Patienten, bei denen die Kathetereinführung nicht gelang, unberücksichtigt geblieben.

Wenn man die ungünstige Prognose des ausschließlich medikamentös behandelten kardiogenen Schocks in Betracht zieht, ist die Anwendung der intraaortalen Ballonpulsation trotz der angegebenen möglichen Komplikationen angezeigt.

γ) *Externe Methoden zur assistierten Zirkulation*

Am bekanntesten ist die externe Gegenpulsation, bei der die untere Körperhälfte (Soroff u. Birtwell 1974) oder alle vier Extremitäten (Cohn 1980) diastolisch mit Hilfe von Manschetten pneumatisch komprimiert werden. Die ursprünglich von Dennis et al. (1963) tierexperimentell erhobenen hämodynamischen Befunde über die Wirkung der externen Gegenpulsation (Wright 1975; Hoetzel et al. 1976) waren denen der intraaortalen Ballonpulsation ähnlich. Der Vorteil der nichtinvasiven Anwendungsform schien offensichtlich (Soroff et al. 1974), die theoretisch mögliche Lösung von Thromben aus dem Beckenbereich durch die externe Kompression wurde bei der klinischen Anwendung nicht beobachtet (Amsterdam et al. 1978a). Resnekov (1977) konnte beim Einsatz im kardiogenen Schock zwar eine Steigerung des Herzzeitvolumens um 25% beobachten, sah aber keine Senkung des erhöhten Füllungsdrucks oder des systolischen Spitzendrucks, so daß die Herzzeitvolumensteigerung auf den erhöhten venösen

Rückstrom zurückzuführen war. Infolgedessen wird der myokardiale Sauerstoffverbrauch oder die externe Herzarbeit aber nicht gesenkt, sondern möglicherweise erhöht. Entsprechend werden günstige Ergebnisse des Einsatzes der externen Gegenpulsation bisher auch nur von weniger stark beeinträchtigten Infarktpatienten der Killip-Klasse II berichtet (AMSTERDAM et al. 1980), während die Prognose von Patienten im kardiogenen Schock nicht beeinflußt wurde (KUHN 1980).

Auch ein weiteres System zur externen assistierten Zirkulation, daß mit einer herzschlagsynchronen abrupten Körperverlagerung arbeitet, hat sich nicht bewährt. Dabei wird die Ventrikelentleerung erleichtert und das Schlagvolumen vergrößert (body acceleration syndronons with the heart beat, BASH) (ARNITZENIUS et al. 1970).

Alle wegen ihres nichtinvasiven Charakters attraktiven Methoden haben sich klinisch zur Behandlung des kardiogenen Schocks bisher jedoch nicht durchgesetzt.

b) Volumenentlastung

Die bisher entwickelten Methoden (s. Tabelle 5) zur Entlastung des linken Ventrikels durch Implantation einer Linksherzbypasspumpe haben ebenfalls keine klinische Bedeutung erlangt.

Die von DE BAKEY (1971) und Mitarbeitern entwickelte Membranpumpe, die an den linken Vorhof angeschlossen wird und von dort Blut in die Aorta pumpt, bot technische Probleme, weil sich Thromben in dem implantierten Hilfsventrikel und an dessen Klappen bildeten. Auch die später von BERNHARD et al. (1979), BERGER et al. (1980), STELLWAG (1979) und PIERCE et al. (1981) verbesserten Systeme bieten noch erhebliche technische Schwierigkeiten.

Der Versuch von DENNIS et al. (1962), ohne Eröffnung des Thorax durch transseptale Kanülierung des linken Vorhofs Blut abzusaugen und arteriell wieder zu infundieren, fand wegen der erheblichen technischen Schwierigkeiten keine weitere Verbreitung.

Eine Sondierung des linken Ventrikels auf transseptalem Weg von der A. subclavia oder A. axillaris aus ist von ZWART et al. (1969) vorgeschlagen worden. Über einen entsprechend dicken Katheter wird dann Blut abgesaugt, das über eine Roller-Pumpe dem arteriellen System nichtpulsierend zugeführt wird. Klinische Resultate mit diesem System sind nicht bekannt geworden.

Ein prinzipieller Nachteil aller Systeme, die auf der Volumenentlastung des linken Ventrikels beruhen, ist die im Vergleich zur Druckentlastung relativ geringe Senkung des myokardialen Sauerstoffverbrauchs.

III. Kausaltherapie

Eine ideale Therapie sollte die Sauerstoffzufuhr zum Myokard, d.h. die Koronardurchblutung, verbessern und gleichzeitig die mechanische Herzarbeit verringern, d.h. den Sauerstoffbedarf des Myokardgewebes senken. Hierfür stehen pharmakologische (intrakoronare oder systemische Thrombolyse) und chirurgische Möglichkeiten (akute Bypass-Operation, akuter Klappenersatz oder Defektverschluß) zur Verfügung. Da 50% der Patienten innerhalb von 10 Stunden nach Schockbeginn versterben, ist ein rascher Therapieeinsatz unbedingt notwendig (Da Luz et al. 1976).

1. Intrakoronare oder systemische Thrombolyse

Bei einem proximalen Verschluß eines größeren Koronararterienastes wird – wenn keine Kollateralzirkulation vorhanden ist – die Blutzufuhr zu einem ausgedehnten Gebiet des linken Ventrikels plötzlich unterbrochen. Da hierdurch sofort die Kontraktionsfähigkeit des ischämischen Myokardgewebes verlorengeht und die mechanische Aktivität in einem großen Bezirk des linken Ventrikels sistiert, kann es zum Linksherzversagen und kardiogenen Schock kommen.

Sinapius (1972) fand im eigenen Obduktionsgut und aus pathologisch-anatomischen Untersuchungen anderer Autoren, bei 88–97% der verstorbenen Infarktpatienten einen okkludierenden Thrombus in der Koronararterie. Eine Koronarangiographie, die max. 6 Stunden nach Schmerzbeginn durchgeführt wurde, bestätigte in fast allen Fällen, daß ein Thrombus das „Infarktgefäß" verschloß (Dewood et al. 1980b). Auch in einer Serie notfalloperierter Infarktpatienten konnte bei den meisten ein frischer Thrombus aus dem betroffenen Gefäß entfernt werden (Phillips et al. 1979).

Da die Ausbildung der endgültigen Myokardnekrose nach einem Koronararterienverschluß zeitabhängig ist, kann besonders in der frühen Infarktphase neben nekrotischem auch ischämisches, mechanisch inaktives Myokardgewebe gefunden werden. Gelingt es innerhalb eines Zeitraums, der nach den bisherigen Kenntnissen unter 3 Stunden liegen muß, die Blutzufuhr zum ischämischen Myokardgewebe wiederherzustellen, ist die Rettung – zumindest eines Teils – der ischämischen Myokardzellen vor der endgültigen Nekrose möglich (Maddahi et al. 1981).

Von mehreren Arbeitsgruppen ist inzwischen angiographisch dokumentiert worden, daß durch eine intrakoronare Streptokinaseinfusion in das akut verschlossene Koronargefäß bei $^2/_3$ bis $^3/_4$ der Patienten die Auflösung eines frischen Thrombus möglich ist (Abb. 30a, b) (Blumenthal et al. 1975; Rentrop et al. 1979; Ganz et al. 1981; Mathey et al. 1981a; Merx et al. 1981; Rentrop et al. 1981; Rutsch et al. 1981). Erste, vorläufige Berichte weisen darauf hin, daß sich nach erfolgreicher intrakoronarer Thrombolyse mit Wiederherstellung der Durchblutung zum ischämischen Myokardgewebe auch die Ventrikelfunktion verbessern und ein kardiogener Schock beheben läßt (Mathey et al. 1980). Voraussetzung für den Einsatz dieser Methode ist eine akute Koronarangiographie innerhalb einer möglichst kurzen Zeitspanne nach Symptombeginn.

Auch die frühzeitige intravenöse Gabe von Streptokinase führt nach ersten, vorläufigen Berichten von Schröder et al. (1981) und Lee et al. (1981) zur angiographisch nachweisbaren Auflösung eines intrakoronaren Thrombus. Die Bedeutung dieser Maßnahmen für die Therapie des infarktbedingten kardiogenen Schocks läßt sich derzeit noch nicht endgültig abschätzen.

2. Chirurgische Therapie

Bei jeder akuten Klappenendokarditis, die zu einer schweren Linksherzinsuffizienz mit drohendem kardiogenen Schock führt, ist notfallmäßig der Klappener-

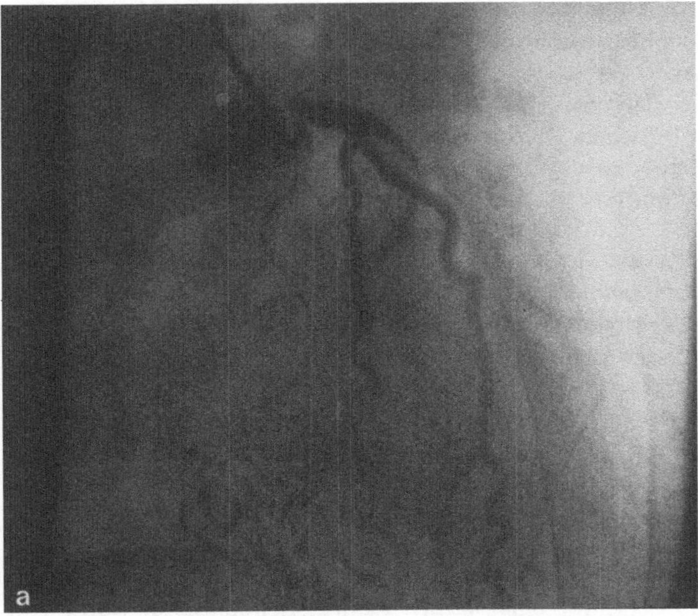

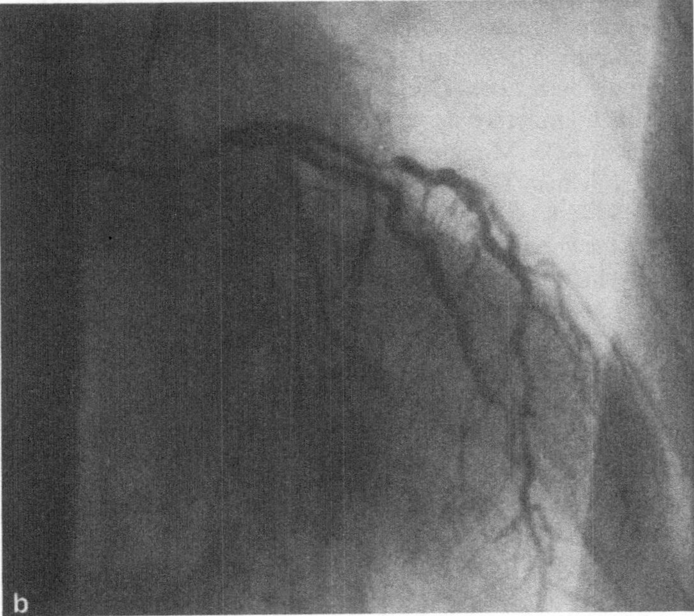

Abb. 30. 67jähriger Patient mit akutem, proximalem Verschluß des Ramus interventricularis anterior der linken Herzkranzarterie **(a).** 20 Minuten nach intrakoronarer Streptokinaseinfusion Auflösung des Thrombus, Darstellung des gesamten Ramus interventricularis anterior, an der früheren Verschlußstelle bleibt eine hochgradige, streckige Stenosierung zurück **(b)**

satz durchzuführen. Die Operation kann nach neueren Untersuchungen von SUTTON et al. (1981) ohne vorherige Herzkatheteruntersuchung durchgeführt werden, da sich in der Regel neben den typischen klinischen Befunden echokardiographisch Vegetationen an den Klappen nachweisen lassen.

Das Ziel der chirurgischen Therapie des Pumpversagens nach einem akuten Myokardinfarkt ist, eine bessere Blutversorgung des ischämischen Myokardgewebes herbeizuführen und die mechanischen Komplikationen eines akuten Infarkts zu beheben.

Dazu gehört die akute aortokoronare Bypass-Operation von Patienten im kardiogenen Schock, die mit der intraaortalen Ballonpulsation behandelt werden müssen, sofern ein operativer Eingriff technisch möglich ist; ferner zählt dazu der Verschluß eines akuten Ventrikelseptumdefekts, der Ersatz der Mitralklappe bei Papillarmuskelabriß oder eine Infarkt- oder Aneurysmektomie (MONTEGUT 1972; MILLER et al. 1974; WELLONS et al. 1977; KENDALL u. DE WOOD 1978). Die operative Versorgung der beschriebenen mechanischen Defekte wird fast immer mit einer aortokoronaren Bypass-Operation kombiniert.

a) Verschluß eines akuten Ventrikelseptumdefekts

Der erste erfolgreiche Verschluß einer *akuten Ventrikelseptumruptur* wurde von COOLEY et al. (1957) mitgeteilt. In einer retrospektiven Analyse berichteten RADFORD et al. (1981) über 41 Infarktpatienten mit einer akuten Ventrikelseptumruptur. Bei 77% war die Ruptur innerhalb der ersten Woche aufgetreten, 55% entwickelten einen kardiogenen Schock. Die Operationsletalität bei den Schockpatienten war mit 73% hoch, andererseits waren alle Patienten, bei denen keine Operation durchgeführt wurde, 3 Monate später verstorben.

Wenn möglich, sollte mit dem Defektverschluß etwa 3–6 Wochen gewartet werden (GIULIANI et al. 1974; KRONE et al. 1976; AUSTEN u. MCENANY 1978), bis das nekrotische Infarktgewebe vernarbt ist und eine Nahtverankerung leichter gelingt. Dann ist mit einer Überlebensrate von mehr als 80% zu rechnen. Das zu diesem Zeitpunkt günstigere Ergebnis ist aber sicher auch auf die weniger stark ausgeprägte hämodynamische Beeinträchtigung dieser Patienten zurückzuführen, die es erlaubte, den Operationstermin bis zu diesem Zeitpunkt aufzuschieben.

DAGGETT et al. (1974), FOX et al. (1979) und KREBBER et al. (1980) wiesen demgegenüber darauf hin, daß 75% der nichtoperierten Patienten mit einem akuten Ventrikelseptumdefekt innerhalb der ersten beiden Wochen verstarben. Deshalb empfehlen sie sowie HILL et al. (1975), LOISANCE et al. (1980) und MONTOYA et al. (1980) den frühzeitigen Defektverschluß. Sie berichteten über ähnlich günstige Resultate wie beim späten Defektverschluß mit Überlebensraten zwischen 70 und 80%, solange sich noch kein kardiogener Schock entwickelt hatte. In den meisten Fällen kann dies durch frühzeitigen Einsatz der intraaortalen Gegenpulsation verhindert werden, die den Links-Rechts-Shunt vermindert und das in die Aorta ausgeworfene Blutvolumen erhöht (GOLD et al. 1973). Einen ähnlichen Effekt besitzt auch die akute Senkung der Nachbelastung des linken Ventrikels durch Natrium-Nitroprussid (TECHLENBERG et al. 1976; RUDOLPH et al. 1977).

b) Akuter Mitralklappenersatz

Die Ruptur eines Papillarmuskels ruft eine schwere, akute Mitralinsuffizienz mit einem häufig rasch eintretenden Lungenödem und kardiogenem Schock hervor. 70% der konservativ behandelten Patienten versterben innerhalb der folgenden 24 Stunden, während der ersten beiden Wochen steigt die Letalität auf 90% an (SANDERS et al. 1957). Bei pathologisch-anatomischen Untersuchungen stellte sich heraus, daß das Myokardgewebe um den Mitralansatzring häufig von einer Infarzierung ausgespart geblieben war. Damit ist die Verankerung einer künstlichen Mitralklappe auch im akuten Infarktstadium weitgehend komplikationslos durchführbar (WEI et al. 1979; KREBBER u. GERBODE 1980).

Über die erste erfolgreiche Operation einer akuten Papillarmuskelruptur berichteten AUSTEN et al. (1965). Heute besteht auch bei einer akuten Papillarmuskelruptur die Möglichkeit, eine zumindest vorübergehende, hämodynamische Stabilisierung durch die intraaortale Ballongegenpulsation oder durch eine akute, pharmakologische Senkung der Nachbelastung des linken Ventrikels mit Natrium-Nitroprussid oder Nitroglyzerin zu erreichen. Sie verringert das Ausmaß der Mitralinsuffizienz und erhöht das in die Aorta ausgeworfene Blutvolumen. Wenn unter diesen Maßnahmen der akute Mitralklappenersatz mit oder ohne zusätzliche Revaskularisation des Myokards oder Infarktektomie vorgenommen wurde, ist nach AUSTEN u. MCENANY (1979) mit einer Überlebensrate von etwa 60% zu rechnen.

c) Akute Bypass-Operation

Die Bypass-Operation eines akuten Koronargefäßverschlusses, wie er auch gelegentlich als Komplikation bei einer Herzkatheteruntersuchung vorkommen kann, mit dem Ziel, einen Infarkt zu verhüten, wurde erst später durchgeführt.

MUNDTH et al. (1970) berichteten über die erste erfolgreiche Bypass-Operation eines Patienten im kardiogenen Schock, dessen Zustand sich trotz der Ballonpulsation zunehmend verschlechtert hatte. CHEAUVECHAI et al. (1973) teilten gute postoperative Ergebnisse in einer Serie von Patienten mit, bei denen innerhalb von 12 Stunden nach Schmerzbeginn eine aortokoronare Bypass-Operation durchgeführt werden konnte. Bei 4 Patienten, die innerhalb der ersten zwei Stunden nach Schmerzbeginn operiert wurden, bildeten sich postoperativ die elektrokardiographischen akuten Infarktzeichen völlig zurück.

Zu ähnlichen Ergebnissen kamen auch LOOP et al. (1974), PHILIPPS et al. (1979) und DEWOOD et al. (1979). In ihren Serien betrug die Operationsletalität 1,3 bzw. 2%, wenn eine Bypass-Operation innerhalb von 6 Stunden nach Schmerzbeginn möglich war, die Langzeitüberlebensrate lag mit 97% signifikant höher, als in einer medikamentös behandelten vergleichbaren Patientengruppe. Patienten im kardiogenen Schock, die zunächst mit der intraaortalen Ballonpulsation stabilisiert und dann innerhalb von 12 Stunden operiert werden konnten, wiesen eine signifikant niedrigere Spätletalität (25%) gegenüber den Schockpatienten auf, die nur mit der Ballongegenpulsation und konservativen Maßnahmen behandelt worden waren (71%) (DEWOOD et al. 1980a).

In jedem Fall ist zunächst eine akute Koronarangiographie erforderlich und selbst unter günstigen technischen Voraussetzungen kann eine akute Bypass-

Operation erst nach einer zusätzlichen Verzögerung von 1–2 Stunden durchgeführt werden (MANTLE et al. 1979; MCINTOSH u. BUCCINO 1979). Deshalb ist es nach dem derzeitigen Kenntnisstand am sinnvollsten, während der Koronarangiographie zunächst den Versuch der medikamentösen Wiedereröffnung des verschlossenen Koronargefäßes mit einer intrakoronaren Streptokinaseinfusion durchzuführen. Besteht danach weiterhin eine Myokardischämie, weil eine hochgradige organische Stenose an der früheren Verschlußstelle bestehenblieb, sich das Koronargefäß nach Infusionsende wieder verschließt oder therapierefraktäre Koronargefäßspasmen bestehen, kann dann die akute Bypass-Operation angeschlossen werden (LEITZ u. RENTROP 1981; MATHEY et al. 1981b; KREBBER et al. 1982).

d) Akute Infarktektomie und Aneurysmaresektion

Wenn angiographisch ein ausgedehnter dyskinetischer Ventrikelbezirk mit paradoxer Pulsation nachweisbar ist, wird systolisch ein mehr oder weniger großer Anteil des Schlagvolumens zur Füllung des Aneurysmas benötigt, so daß die Verminderung des Herzzeitvolumens noch weiter gesteigert wird; außerdem steigt infolge des erhöhten enddiastolischen Ventrikelvolumens die Wandspannung im linken Ventrikel und damit der myokardiale Sauerstoffverbrauch an, so daß die Myokardischämie verstärkt wird. In diesen Fällen kann eine *Infarktektomie* oder *Aneurysmaresektion* die hämodynamische Beeinträchtigung ähnlich günstig beeinflussen, wie nach der Resektion eines chronischen linksventrikulären Aneurysmas (JEHLE et al. 1981).

Nach einem experimentell erzeugten Myokardinfarkt verbesserte sich nach Resektion von bis zu 25–30% des linksventrikulären Myokards die Pumpleistung des linken Ventrikels und die Überlebensrate der Tiere erhöhte sich (HEIMBECKER 1969). Wenn die Infarktektomie mehr als 35% des linken Ventrikels überstieg, wurde das diastolische Ventrikelvolumen allerdings so stark verringert, daß nur noch ein sehr kleines Schlagvolumen ausgeworfen werden konnte und ein Überleben der Tiere nicht mehr möglich war (STEIN u. CORDELL 1969).

Die ausschließliche Infarktektomie ohne zusätzliche Revaskularisation ist bei Patienten im kardiogenen Schock, bei denen nach den pathologisch-anatomischen Untersuchungen in der Regel über 40% des linken Ventrikels betroffen sind, zumindest in den ersten Wochen nach einem Infarkt nicht zu empfehlen. Zu diesem Zeitpunkt ist das Infarktgebiet nämlich noch nicht vernarbt. Durch die notwendige Nahtverankerung im gesunden Myokardgewebe müßte ein weiterer Verlust an Muskelmasse in Kauf genommen werden.

AUSTEN u. MCENANY (1979) berichteten, daß sie bei 40–50% ihrer Schockpatienten die Infarktektomie zusätzlich zu einer Bypass-Versorgung vornahmen. Indikationen waren ein dünnwandiges Aneurysma, bei dem eine Ruptur drohte, ein großer Infarktbezirk mit paradoxer Pulsation, der eine erhebliche Beeinträchtigung für das Herzzeitvolumen bedeutet hätte, oder therapierefraktäre, maligne Arrhythmien, die in dem elektrisch instabilen Infarktbezirk oder seinem Randgebiet entstanden (MUNDTH 1977).

e) Schlußfolgerung

Zusammenfassend wird derzeit für größere Zentren, in denen die technischen und personellen Voraussetzungen für den Einsatz der intraaortalen Ballongegenpulsation und die Möglichkeit einer akuten Herzoperation bestehen, folgendes *Vorgehen bei Infarktpatienten mit einem kardiogenen Schock* empfohlen:

Innerhalb der ersten drei Stunden nach Infarktbeginn Versuch einer intrakoronaren Thrombolyse zur Reperfusion des akut-ischämischen Myokardgewebes, um damit eine Verbesserung der linksventrikulären Pumpfunktion zu erreichen. Wenn schon 3–4 Stunden seit Infarkteintritt vergangen sind, ist der Versuch einer akuten Wiedereröffnung des verschlossenen Koronargefäßes in der Regel nicht mehr sinnvoll, zumal die Gefahr einer ausgedehnten hämorrhagischen Infarzierung besteht. Zu diesem Zeitpunkt ist bereits – sofern keine ausgedehnte Kollateralzirkulation vorhanden ist – der größte Teil des gefährdeten Gebietes nekrotisch (SCHAPER 1980). Bei diesen Patienten sollte zunächst versucht werden, mit medikamentös-konservativen Maßnahmen den Schockzustand zu beheben (s. unten). Gelingt das nicht innerhalb von 1–2 Stunden, muß mit der intraaortalen Ballongegenpulsation begonnen werden, die zu einer hämodynamischen Stabilisierung führt, so daß eine Koronarangiographie möglich ist. Finden sich bypassfähige Koronargefäße, sollte möglichst frühzeitig eine Bypass-Operation und eventuell Infarktektomie angeschlossen werden (SWAN et al. 1973; JOHNSON et al. 1977; HILTGREN 1978). SANDERS et al. berichteten 1972 über die ersten sieben Patienten mit einem infarktbedingten, kardiogenen Schock, die nach diesem Vorgehen behandelt wurden. Von ihnen konnten zwei das Krankenhaus verlassen. AUSTEN u. MCENANY (1979) hatten eine 50%ige, AMSTERDAM et al. (1976a) eine 60%ige Langzeitüberlebensrate.

Literatur

Afifi AA, Chang PC, Liu VY, Luz PL da, Weil MH, Shubin HC (1974) Prognostic indexes in acute myocardial infarction complicated by shock. Am J Cardiol 33:826–832

Agostoni A, Lotto A, Stabilini R, Bernasconi C, Gerli G, Gattinoni L, Lapichino G, Sslvad'e P (1975) Hemoglobin oxygen affinity in patients with low-output heart failure and cardiogenic shock after acute myocardial infarction. Eur J Cardiol 3:53–58

Alonso DR, Scheidt S, Post M, Killip T (1973) Pathophysiology of cardiogenic shock. Quantification of myocardial necrosis, clinical, pathologic and electrocardiographic correlations. Circulation 48:588–596

Alpert J, Ezhuthachan BK, Gielchinsky J, Gilbert L, Bresser BJ, Brief DK, Parsonnet V (1976) Vascular complications of intraaortic balloon pumping. Arch Surg III:1190–1198

Alpert JS, Braunwald E (1980) Pathological and clinical manifestations of acute myocardial infarction. In: Braunwald E (ed) Heart disease. A textbook of cardiovascular medicine. Saunders, Philadelphia London Toronto, pp 1309–1352

Amsterdam EA, Massumi RA, Zelis R, Mason DT (1973) Evaluation and management of Cardiogenic shock. III. The roles of cardiac surgery and mechanical assist. Heart Lung 2:122–126

Amsterdam EA, Miller RR, Hughes JL, Bogren HG, Hurley EJ, Mason DT (1976a) Emergency surgical therapy of complicated acute myocardial infarction. Indications and results in cardiogenic shock, intractable ventricular tachycardia, and extending infarction. In: Russek HJ (ed) Cardiovascular problems. Perspectives and progress. University Park Press, Baltimore, pp 445–451

Amsterdam EA, Maria AN de, Hughes JL, Hurley EJ, Lurie AJ, Williams DO, Miller RR, Mason DT (1976b) Myocardial infarction shock. Mechanisms and management. In: Mason DT (ed) Congestive heart failure: Mechanisms evaluations and treatment. Dun-Donelly, New York, pp 365–396

Amsterdam EA, Maria AN de, Lee G, Miller RR, Mason DT (1978a) Mechanical circulatory assist in acute ischemic heart disease. Adv Cardiol 23:142–162

Amsterdam EA, Maria AN de, Hughes JL, Hurley EJ, Luric AJ, Williams DO, Miller RR, Mason DT (1978b) Myocardial infarction shock. In: Hurst JW (ed) The heart. McGraw Hill, New York, pp 365–396

Arango A, Illner H, Shires GT (1976) Role of ischemia in the induction of changes in cell membrans during hemorrhagic shock. J Surg Res 20:473–476

Ark CR van der, Reynolds EW Jr (1970) Clinical evaluation of glucagon by continuous infusion in the treatment of low cardiac output states. Am Heart J 79:481–487

Arnim T von, Schreiber MA, Bolte HD (1978) Computergestützte Verlaufsbeobachtungen am Krankengut einer internistischen Intensivstation – unter besonderer Berücksichtigung des Myokardinfarktes. Intensivmed 15:14–21

Arnitzenius AC, Koops J, Rodrigo FA, Elsbach H, Drummelen AGE (1970) Circulatory effects of body acceleration given synchronously with the heart beat (BASH). Ballistocardiography and cardiovascular therapy. Bibl Cardiol 26:180

Arnold G, Kosche F, Miessner E, Neitzert A, Lochner W (1968) Die Bedeutung des koronaren Perfusionsdruckes für Kontraktilität und Sauerstoffverbrauch des Herzens. Pflügers Arch Ges Physiol 299:339–351

Augustin HJ, Dörner V, Runge M (1974) Hochdosierte Glukokortikoidtherapie beim kardiogenen Schock. Intensivmed 11:79–85

Austen WG, McEnany MT (1979) The role of surgery in the treatment of patients with complications of acute myocardial infarction. World J Surg 2:709–716

Austen WG, Sanders CA, Averill JH, Friedrich AL (1965) Ruptured papillary muscle: report of a case with successful mitral valve replacement. Circulation 32:597–601

Austen WG, Buckley MJ, Mundth ED, Dagett WM, Gold HK, Leinbach RC (1976) Counterpulsation with an intraaortic balloon: present-day use in the patient with left ventricular ischemia. Transplant Proc 8:75–78

Autenrieth G, Arnim T von, Bolte HD, Krüger R, Erdmann E (1976) Steigerung des Harnzeitvolumens durch Glukose-Insulin beim kardiogenen Schock. Verh Dtsch Ges Inn Med 82:1973–1976

Avenhaus H, Lüderitz B, Strauer BE, Bolte HD, Riecker G (1971) Kardiale Wirkungen von Glucagon. Dtsch Med Wochenschr 96:702–708

Ayres SM, Mueller H, Giannelli S Jr, Fleming P, Grace WZ (1970) The lung in shock. Alveolar capillary gas exchange in the shock syndrome. Am J Cardiol 26:588–596

Baedeker W (1978) Therapie des kardiogenen Schocks. Dtsch Med Wochenschr 103:848–849

Bakey ME de (1971) Left ventricular bypass pump for cardiac assistance. Clinical experience. Am J Cardiol 27:3–21

Bantea C, Rodewald G (1975) Verletzungen des Herzens. In: Baumgarth F, Kramer K, Schreiber HW (Hrsg) Spezielle Chirurgie für die Praxis I. Thieme, Stuttgart, S 207–222

Bardet J, Masquet C, Kahn JC, Gourgon R, Bourdarias JP, Mathivat A, Bouvrain Y (1977) Clinical and hemodynamic results of intraaortic balloon counterpulsation and surgery for cardiogenic shock. Am Heart J 93:280–288

Baroldi G (1973) Coronary heart disease: significance of the morphologic lesions. Am Heart J 85:1–5

Baroldi G (1975) Different types of myocardial necrosis in coronary heart disease: A pathophysiologic review of their functional significance. Am Heart J 89:742–752

Baron DW, O'Rourke MF (1976) Long-term results of arterial counterpulsation in acute severe cardiac failure complicating myocardial infarction. Br Heart J 38:285–288

Barrett AM (1973) Drug therapy of cardiogenic shock. Int J Clin Pharmacol 7:105–108

Bates RJ, Bentler S, Resnekov L, Anagnostopoulos CE (1977) Cardiac rupture-challenge in diagnosis and management. Am J Cardiol 40:429–437

Battler A, Slutsky R, Karliner J, Froehlicher V, Ashburn W, Ross J Jr (1980) Left ventricular ejection fraction and first-third ejection fraction early after acute myocardial infarction: Predictive value for mortality and survival. Am J Cardiol 45:197–202

Beckman CB, Romero LH, Shatney CH, Nicoloff DM, Lillehei RC, Dietzman RH (1973) Clinical comparison of the intra-aortic balloon pump and external counterpulsation for cardiogenic shock. Trans Am Soc Artif Intern Organs 19:414–418

Beckman CB, Geha AS, Hammond GL, Baue AE (1978) Results and complications of intraaortic balloon counterpulsation. Ann Thorac Surg 24:550–559

Benedict CR, Grahame-Smith DG (1979) Plasma adrenalin and noradrenalin concentrations and dopamine-beta-hydroxylase activity in myocardial infarction with and without cardiogenic shock. Br Heart J 42:214–220

Beregovich J, Reicher-Reiss H, Kunstadt D, Grishman A (1971) Hemodynamic effects of isoproterenol in cardiac surgery. J Thorac Cardiovasc Surg 62:957–964

Berger RL, Saini VK, Ryan TJ, Sokol DM, Keefe JF (1974) Intra-aortic balloon assist for postcardiotomy cardiogenic shock. J Thorac Cardiovasc Surg 66:906–915

Berger RL, Merin G, Carr J, Sossman HA, Bernhard WF (1980) Successful use of a left ventricular assist device in cardiogenic shock from massive postoperative myocardial infarction. J Thorac Cardiovasc Surg 78:226–632

Bernhard WF, Berger RL, Stetz JP, Carr JG, Colo NA, McCormick Jr, Fishbein MC (1979) Temporary left ventricular bypass: Factors affecting patient survival. Circulation 60 (I):131–141

Bernsmeier A, Schaefer J (1974) Die mechanische Unterstützung des versagenden Herzens durch die arterielle Gegenpulsation. Rev Med Suisse Romande 94:97–100

Birgens HS, Henriksen J, Matzen P, Poulsen L (1978) The shock liver. Clinical and biochemical findings in patients with centrilobular liver necrosis following cardiogenic shock. Acta Med Scand 204:417–421

Birtwell WC, Clauss RH, Dennis C, Harken DE, Soroff HS (1976) The evolution of counterpulsation techniques. Med Instrum 10:217–223

Björk G, Morgensen C, Nyquist O, Drinius E, Sjogren A (1972) Studies of myocardial rupture with cardiac tamponade in acute myocardial infarction. Chest 61:4–12

Blau N, Shen BA, Pittman ED, Joyner LE (1977) Massive hemopericardium in a patient with post-myocardial infarction syndrome. Chest 71:548–549

Bleifeld W (1970) Assistierte Zirkulation. Dtsch Med Wochenschr 95:775–779

Bleifeld W (1975) Assistierte Zirkulation. Med Klin 70:77–89

Bleifeld W (1979) Pathophysiologie des Infarktes – Hämodynamik. Intensivmed 16:68–75

Bleifeld W, Hanrath P (1975) Die haemodynamische Basis der Therapie des akuten Myokardinfarktes. Dtsch Med Wochenschr 100:1345–1350

Bleifeld W, Merx W (1970) Primäre und sekundäre Arrhythmien bei Herzinfarkt. Verh Dtsch Ges Inn Med 76:611–615

Bleifeld W, Bussmann WD, Meyer J, Irnich W, Effert S (1970) Der Einfluß der intraaortalen Ballonpulsation auf Hämodynamik und Koronardurchblutung im experimentellen kardiogenen Schock. Verh Dtsch Ges Kreislaufforsch 36:299–302

Bleifeld W, Meyer J, Bussmann WD (1971) Möglichkeiten der assistierten Zirkulation im kardiogenen Schock. (Possibilities of assisted circulation in cardiogenic shock.) Verh Dtsch Ges Inn Med 77:906–910

Bleifeld W, Effert S, Heinrich KW, Merx W, Meyer J (1972) Elektrokardiographische Befunde nach Starkstromunfällen. Auswertung von 1 126 Fällen. Berufsgen Feinmech und Elektrotechn Köln, Med Bericht, S 5–32

Bleifeld W, Bussmann WD, Meyer J, Effert S (1973) Improved cardiac assistance with an aortic arch balloon. Cardiovasc Res 7:115–124

Bleifeld W, Franken G, Meyer J, Bussmann WD (1974a) The response of mechanical performance, coronary blood flow and myocardial oxygen consumption of the normal and failing dog heart to intraaortic balloon pulsation. Basic Res Cardiol 69:379–401

Bleifeld W, Hanrath P, Mathey D, Merx W (1974b) Acute myocardial infarction. V: Left and right ventricular haemodynamics in cardiogenic shock. Br Heart J 39:822–834

Bleifeld W, Hanrath P, Mathey D, Buss H, Effert S (1976) Die Bedeutung der akuten Infarktgröße für die Hämodynamik des linken Ventrikels. Dtsch Med Wochenschr 101:1677–1684

Bleifeld W, Mathey D, Hanrath P, Buss H, Effert S (1977) Infarct size estimated from serial serum creatine phosphokinase in relation to left ventricular hemodynamics. Circulation 53:303–309

Bloth B, Faire U de, Edhag O (1976) Extreme elevation of transaminase levels in acute heart disease – a problem in differential diagnosis? Acta Med Scand 200:281–286

Blumenthal MR, Wang HH, Lin LPM (1975) Experimental coronary arterial occlusion and release. Effects on enzyms, electrocardiograms, myocardial contractility and reactive hyperemia. Am J Cardiol 36:225–233

Bogen KD, Rabinowitz SA, Needleman A, McMahon TA, Abelmann WA (1980) An analysis of the mechanical disadvantage of myocardial infarction in the canine left ventricle. Circ Res 47:728–741

Bolte HD (1977a) Therapie bei kardiogenem Schock-Syndrom. Med Welt 28:1710–1716

Bolte HD (1977b) Zur Therapie mit Glukose und Insulin beim akuten Herzinfarkt. Intensivmed [Suppl II] 14:84–91

Bolte HD (1980) Die Prognose des Myokardinfarktes. Internist 21:685–690

Bolte HD, Buckesfeld R, Lankisch PG, Lüderitz B, Autenrieth G (1973) Messungen therapeutischer Wirkungen von Glucose-Insulin-Infusionen (G.I.) beim kardiogenen Schock. Verh Dtsch Ges Kreislaufforsch 39:276–281

Bostroem B, Gleichmann U, Kreuzer H, Loogen F (1967) Änderungen der Hämodynamik durch einen extrakorporalen Hilfsventrikel (arterielle Gegenpulsation). Z Kreislaufforsch 56:209–215

Bradley RD, Jenkins BS, Branthwaite MA (1970) The influence of atrial pressure on cardiac performance following myocardial infarction complicated by shock. Circulation 42:827–837

Braunwald E (1971) Control of myocardial oxygen consumption: physiologic and clinical considerations. Am J Cardiol 27:416–427

Braunwald E, Maroko PR (1972) Intra-aortic balloon counterpulsation: An assessment. Ann Intern Med 76:659–661

Bregman D (1975) Assessment of intra-aortic balloon counterpulsation in cardiogenic shock. Crit Care Med 3:90–93

Bregman D, Nichols AB, Weiss MB, Powers ER, Martin EC, Casarella WJ (1980) Percutaneous intraaortic balloon insertion. Am J Cardiol 46:261–264

Bristow MR, Thomson PD, Martin RP, Mason JW, Billingham ME, Harrison DC (1978) Early anthracycline cardiotoxicity. Am J Med 65:823–832

Brown AM (1980) Receptors under pressure. An update on baroreceptors. Circ Res 46:1–10

Bruntsch U (1979) Onkologischer Notfall. Herztamponade. MMW 121:936–938

Buchborn E (1960) Schock und Kollaps. In: Bergmann G, Frey W, Schwiegk H (Hrsg) Handbuch der inneren Medizin, Bd IX/1. Springer, Berlin Göttingen Heidelberg, S 952–1184

Buckesfeld RP, Lankiech PG, Bolte HD (1973) Insulin and glucose in treatment of cardiogenic shock. Br Med J 2:365

Buckley MJ, Mundth ED, Daggett WM, Sanctis RW De (1971) Surgical therapy for early complications of myocardial infarction. Surgery 70:814–821

Buckley MJ, Austen WG, Gold HK, Leinbach RC (1976) Intra-aortic balloon assist for cardiogenic shock and ischemic states at Massachusetts General Hospital. Med Instrum 10:253–255

Buja LM, Ferrans VJC (1975) Myocardial injury produced by antineoplastic drugs. In: Fleckenstein A, Rona G (eds) Pathophysiology and morphology of myocardial cell alteration. University Park Press, Baltimore, pp 487–497

Buja LM, Willerson JT (1981) Clinicopathologic correlates of acute ischemic heart disease syndromes. Am J Cardiol 47:343–356

Bulkley BH, Hutchins GM (1979) Atrial myxomas: A fifty year review. Am Heart J 97:639–652

Calick A, Kerth W, Barbour D, Cohn K (1974) Successful surgical therapy of ruptured myocardium. Chest 66:188–190

Cannon WBC (1917) Acidosis in shock. Med Bull I:424–428

Caulfield JB, Dunkman WB, Leinbach RC (1972) Cardiogenic shock. Myocardial morphology with and without artificial left ventricular counterpulsation. Arch Pathol 93:532–536

Caulfield JB, Leinbach RC, Gold H (1976) The relationship of myocardial infarct size and prognosis. Circulation 53:141–144

Chang PC, Weil MH, Portigal LD, Shoemaker W (1977) Prognostic indices and predictors for patients in circulatory shock. In: Ledingham DM (ed) Recent advances in intensive therapy. Churchill Livingstone, Edinburgh London New York, pp 19–31

Chapelle JP, Albert A, Smeets JP, Demoulin JC, Foidart G, Boland J, Hensghem C, Kulbertus HE (1981) Early assessment of risk in patients with acute myocardial infarction. Eur Heart J 2:187–196

Chapman BZ, Gray CH (1973) Prognostic index for myocardial infarction treated in a coronary care unit. Br Heart J 35:135–141

Chatterjee K, Parmley WW, Ganz W, Forrester J, Walinski P, Crexells C, Swan HJC (1973) Hemodynamic and metabolic responses to vasodilatator therapy in acute myocardial infarction. Circulation 48:1183–1189

Cheauvechai C, Effler DB, Loop FD, Groves LK, Sheldon WC, Razavi U, Sones FM Jr (1973) Emergence myocardial revascularization. Am J Cardiol 32:901–908

Chesler E, Korns ME, Semba T (1969) False aneurysms of the left ventricle following myocardial infarction. Am J Cardiol 23:76–82

Chillar RK, Slawsky P, Desforges JF (1971) Red cell 2,3-diphosphoglycerate and adenosine triphosphate in patients with shock. Br J Haematol 21:183–188

Clauss RH, Birtwell WC, Albertal G, Lunzer S, Taylor WJ, Fosberg AF, Herken DE (1961) Assisted circulation I. Arterial counterpulsation. J Thorac Cardiovasc Surg 41:447–462

Clermont HG, Williams JS, Adams JT (1974) Steroid effect on the release of the lysosomal enzyme acid phosphatase in shock. Ann Surg 179:917–921

Cobbs BW, Hatcher CR, Robenson PH (1973) Cardiac rupture-three operations with two long term survivors. JAMA 223:232–235

Cohen JA, Kaplan MM (1976) Left-sided heart failure presenting as hepatitis. Gastroenterology 70:993–999

Cohen LS, Mullins CB, Mitchell JH (1970) Sequenced external counterpulsation and intra-aortic balloon pumping in cardiogenic shock. Circulation 42(III):1

Cohn JN (1965) Comparative cardiovascular effects of tyramine, ephedrine and norepinephrine in man. Circ Res 16:174–179

Cohn JN (1967) Blood pressure measurement in shock. Mechanisms of inaccuracy in auscultatory and palpatory methods. JAMA 199:972–976

Cohn JN (1970) Monitoring techniques in shock. Am J Cardiol 26:565–569

Cohn JN (1979) Right ventricular infarction revisited. Am J Cardiol 43:666–668

Cohn JN (1980) Cardiogenic shock. In: Chung EK (ed) Cardiac emergency care. Lea & Febiger, Philadelphia, pp 39–57

Cohn JN, Franciosa JA (1973) Pathophysiology of shock in acute myocardial infarction. In: Yu PN (ed) Progress in cardiology. Lea & Febiger, Philadelphia, pp 207–234

Cohn JN, Luria MH (1965) Studies in clinical shock and hypotension: II. Hemodynamic effects of norepinephrine and angiotensin. J Clin Invest 44:1494–1504

Cohn JN, Luria M (1966) Studies in clinical shock and hypotension. IV. Variations in reflex vasoconstriction and cardiac stimulation. Circulation 34:823–832

Cohn JN, Tristani FE, Khatri JM (1969) Cardiac and peripheral vascular effects of digitalis in clinical cardiogenic shock. Am Heart J 78:318–330

Cohn JN, Mathew KJ, Franciosa JA (1974a) Chronic vasodilator therapy in the management of cardiogenic shock and intractable left ventricular failure. Ann Intern Med 81:777–780

Cohn JN, Guiha NH, Broder MI (1974b) Right ventricular infarction – clinical and hemodynamic features. Am J Cardiol 33:209–216

Cooley DA, Belmonte BA, Zeis LB, Scherzer S (1957) Surgical repair of ruptured interventricular septum following acute myocardial infarction. Surgery 41:930–934

Corday E, Swan HJC, Lang TW, Goldman A, Matloff JM, Gold H, Meerbaum S

(1970) Physiologic principles in the application of circulary assist for the failing heart. Intraaortic balloon circulatory assist and venoarterial phased partial bypass. Am J Cardiol 26:595–602

Corday E, Meerbaum S, Lang TW (1972) Treatment of cardiogenic shock with mechanical circulatory. Fact of fiction? Am J Cardiol 30:575–578

Crampton RS, Wangensteen SL, Covett WL, Morris JN, Harris RH, Weitzmann R, Glenn TM, Lefer AM (1972) Production of a myocardial depressant factor in shock following acute myocardial infarction: preliminary evaluation of treatment with methylprednisolone. Am J Cardiol 29:257–258

Crexells C, Chatterjee K, Forrester JS, Dikshit K, Swan HJC (1973) Optimal level of filling pressure in the left side of the heart in acute myocardial infarction. N Engl J Med 289:1263–1266

Cyran J (1980) Die Therapie des akuten Myokardinfarktes. Internist 21:675–684

Cyran J, Bolte HD (1979) Kombinierte Infusion von Nitroprussid-Natrium und Dobutamin zur Behandlung der hochgradigen Linksherzinsuffizienz bei koronarer Herzkrankheit. Klin Wochenschr 57:883–891

Cyran J, Kühnl C, Zähringer J, Bolte HD, Lüderitz B (1978) Die Änderung der Hämodynamik des Herzens unter dem kombinierten Einfluß von Nitroglycerin und Dopamin bei hochgradiger Linksherzinsuffizienz. Z Kardiol 67:759–765

Daggett WM, Mundth ED, Gold HK, Leinbach RC, Buckley MJ, Austen WG (1974) Early repair of ventricular septal defect complicating inferior myocardial infarction. Circulation [Suppl III] 50:111–112

Darby TD (1959) Effects of metabolic acidosis on ventricular isometric systolic tension and the response to epinephrine and levarterenol. Circ Res 8:1242–1249

Dawson JR, Poole-Wilson PA, Sutton GC (1980) Salbutamol in cardiogenic shock complicating acute myocardial infarction. Br Heart J 43:523–526

Dennis C, Carlens E, Senning A, Hall DP, Moreno JR, Cappeletti RR, Wesolowski SA (1962) Clinical use of a cannula for left heart bypass without thoracotomy. Am Surg 156:623–632

Dennis C, Moreno JR, Hall DP, Grosz C, Ross SM, Wesolowski SA, Senning A (1963) Studies on external counterpulsation as a potential measure for acute left heart failure. Trans Am Soc Artif Intern Organs 9:186–191

Deraney MF (1971) Glucagon? One answer to cardiogenic shock. Am J Med Sci 261:149–154

Deutsch M, Benzer H, Medricky O, Reimer E, Thoma H, Wolner E, Navratil J (1972) Koronarchirurgie im kardiogenen Schock. Wien Z Inn Med 53:360–367

Dewood MA, Spores J, Notske RN, Lang HT, Shields JP, Simpson CS, Rudy LW, Grundwald R (1979) Medical and surgical management of myocardial infarction. Am J Cardiol 44:1356–1364

Dewood MA, Notske RN, Hensley GR, Shields JP, O'Grady WP, Spores J, Goldman M, Ganji JH (1980a) Intraaortic balloon counterpulsation with and without reperfusion for myocardial infarction shock. Circulation 61:1105–1112

Dewood MA, Spores J, Notske RN (1980b) Prevalence of total coronary occlusion during the early hours of transmural myocardial infarction. N Engl J Med 303:897–902

Diamond G, Forrester J, Danzig R, Parmley WW, Swan HJC (1971) Haemodynamic effects of glucagon during acute myocardial infarction with left ventricular failure in man. Br Heart J 33:290–295

Dietzmann RH, Lillehei RC (1968) The treatment of cardiogenic shock. V. The use of steroids. Am Heart J 75:274–281

Dietzmann RH, Motsay GJ, Lillehei RC (1971) Die Anwendung von Arzneimitteln bei der Schock-Behandlung. Internist (Berlin) 12:103–107

Dilley RB, Ross J Jr, Bernstein EF (1973) Serial hemodynamics during intra-aortic balloon counterpulsation for cardiogenic shock. Circulation [Suppl 3] 48:99–104

Dixon DW, Loeb HS, Gunnar RM (1979) Use of catecholamines in acute myocardial infarction. Herz 4:385–396

Donahoo JS, Brawley RK, Taylor D, Gott VL (1975) Factors influencing survival following postinfarction ventricular septal defects. Am Thorac Surg 19:648–653

Dran HF Le (1743) A treatise, or reflections drawn from practice on gunshot wounds. Clarke, London

Dubnow MH, Burchell HB, Titus JL (1965) Post infarction ventricular aneurysm. Am Heart J 70:753–760

Dugall JC, Pryor R, Blunt SF Jr (1974) Systolic murmur following myocardial infarction. Am Heart J 87:577–583

Edmondson HA, Hoxie HJ (1942) Hypertension and cardiac rupture. Am Heart J 24:719–733

Effert S (1971) „Kardiogener Schock – Diagnostik und Therapie." Verh Dtsch Ges Inn Med 77:1229–1235

Effert S, Meyer J (1981) Herzinfarkt. In: Krayenbühl HP, Kübler W (Hrsg) Kardiologie in Klinik und Praxis II. Thieme, Stuttgart New York, S 44

Ehrich DA, Biddle TL, Kronenberg MW, Yu PN (1977) The hemodynamic response to intra-aortic balloon counterpulsation in patients with cardiogenic shock complicating acute myocardial infarction. Am Heart J 93:274–279

Eisenmann B, Bareiss P, Pacifico AD, Jeanblaue B, Kretz JG, Baetrel G, Warter J, Kieny R (1978) Anatomic, clinical, and therapeutic features of acute cardiac rupture. J Thorac Cardiovasc Surg 76:78–82

Enenkel W (1976) Fortschritte in der Therapie des kardiogenen Schocks. Wien Klin Wochenschr 88:631–636

Enenkel W, Wolner E, Deutsch M, Fasching W, Leodolter S, Thoma H (1972) Klinische Erfahrungen mit der assistierten Zirkulation. Intensivmed 9:363–369

Essen R von, Effert S (1980) Herzruptur. Dtsch Med Wochenschr 105:495–496

Forrester JS, Diamond F, McHugh T, Swan HJC (1971) Filling pressures in the right and left sides of the heart in acute myocardial infarction. N Engl J Med 283:190–195

Forrester JS, Diamond GA, Swan HJC (1977) Correlative classification of clinical and hemodynamic function after acute myocardial infarction. Am J Cardiol 39:137–145

Forssell G, Nordlander R, Nyquist O, Schenk-Gustavsson K (1979) Intraaortic balloon pumping in the treatment of cardiogenic shock complicating acute myocardial infarction. Acta Med Scand 206:189–192

Fox AC, Glassman E, Isom OW (1979) Surgically remediable complications of myocardial infarction. Prog Cardiovasc Dis 21:461–484

Fraker TD, Wagner GS, Rosati RA (1979) Extension of myocardial infarction: Incidence and prognosis. Circulation 60:1126–1129

Frenzel HH, Kalbfleisch H (1979) Ruptur bei Herzinfarkt – Koronarbefunde. Herz/Kreislauf 11:417

Gallitz T, Sandel P, Jahrmärker H, Rackwitz R, Haider M (1975) Ein prognostischer Index bei akutem Myokardinfarkt. Dtsch Med Wochenschr 100:2517–2523

Ganz W, Buchbinder N, Marcus H, Mondkar A, Maddahi J, Charuzi Y, O'Connor L, Shell W, Fischbein MC, Kass R, Miyamoto A, Swan HJC (1981) Intracoronary thrombolysis in evolving myocardial infarction. Am Heart J 101:4–13

Geddes JS, Adgey AA, Pantridge JF (1980) Prevention of cardiogenic shock. Am Heart J 99:243–254

Gersmeyer EF, Yasargil EC (1977) Schock und hypotone Kreislaufstörungen. Thieme, Stuttgart

Gewirtz H, Gold HK, Fallon JT, Pasternak RC, Leinbach RC (1979) Role of right ventricular infarction in cardiogenic shock associated with inferior myocardial infarction. Br Heart J 42:719–725

Gillespie TA, Ambos HD, Sobel BE, Roberts R (1977) Effects of dobutamine in patients with acute myocardial infarction. Am J Cardiol 39:588–593

Giuliani ER, Danielson GK, Pluth JR, Odyniec NA, Wallace RB (1974) Postinfarction ventricular septal rupture. Circulation 49:455–459

Glenn TM, Lefer AM, Martin JB, Lovett WL, Morris JN, Wangensteen SL (1971) Production of a myocardial depressant factor in cardiogenic shock. Am Heart J 82:78–85

Glick G (1972) Glucagon. A perspective. Circulation 45:513–515

Gold HK, Leinbach RC, Sanders CA, Buckley MJ, Mundth ED, Austen WG (1973)

Intraaortic balloon pumping for ventricular septal defect or mitral regurgitation complicating acute myocardial infarction. Circulation 47:1191–1196

Goldberg LI, Hsieh YY (1978) Klinische Anwendung von Dopamin. Internist (Berlin) 19:427–430

Goldberg LI, Hsieh YY, Resnekov L (1977) Newer catecholamines for treatment of heart failure and shock: An update on dopamine and a first look at dobutamine. Prog Cardiovasc Dis 19:327–340

Goodwin FJ (1970) Congestive and hypertrophic cardiomyopathies. A decade of study. Lancet 1:731–735

Grosse-Brockhoff F, Grabensee B (1976) Therapeutische Beeinflussung der Kontraktilität in der Klinik. Verh Dtsch Ges Kreislaufforsch 42:93–105

Grosser KD, Heller A (1977) Pathophysiologie und Klinik des kardiogenen Schocks bei Herzinfarkt. In: Schettler G, Horsch A, Mörl H, Orth H, Weizel A (Hrsg) Der Herzinfarkt. Schattauer, Stuttgart New York, S 443–457

Grosser KD, Heller A, Imig W (1974) Erfahrungen mit der intraaortalen Ballonpulsation bei der Behandlung des kardiogenen Schocks. Verh Dtsch Ges Kreislaufforsch 40:467–471

Grosser KD, Heller A, Asbeck F, Hübner W, Krüger H, Vogel W, Imig W, Lennartz KJ (1976) Die Behandlung des kardiogenen Schocks bei akutem Herzinfarkt mit der intraaortalen Ballon-Pulsation. Dtsch Med Wochenschr 101:877–882

Guiliani ER, Danielson GK, Pluth JR, Odyniec NA, Wallace RB (1974) Postinfarction ventricular septal rupture: Surgical considerations and results. Circulation 49:455–459

Gunnar RM, Loeb HS (1972) Use of drugs in cardiogenic shock due to acute myocardial infarction. Circulation 45(5):1111–1124

Gunnar RM, Cruz A, Boswell J, Co BS, Pietras RJ, Tobin JR Jr (1966) Myocardial infarction with shock: hemodynamic studies and results of therapy. Circulation 33:753–762

Gunnar RM, Loeb HS, Pietras RJ, Tobin RJ (1967) Ineffectiveness of isoproterenol in shock due to acute myocardial infarction. JAMA 202:64–68

Gunnar RM, Loeb HS, Johnson SA, Scanlon PJ (1976) Cardiovascular assist devices in cardiogenic shock. JAMA 236:1619–1621

Gutovitz AL, Sobel BE, Roberts R (1978) Progressive nature of myocardial injury in selected patients with cardiogenic shock. Am J Cardiol 41:469–475

Guyton AC, Crowell JW (1964) Cardiac deterioration in shock. I. Its progressive nature. Int Anesthesiol Clin 2:159–167

Habib T, Taylor DJ, Dalton R (1979) Comparison of two coronary prognostic indices. Postgrad Med J 55(643):255–259

Haddy FJ (1970) Pathophysiology and therapy of the shock of myocardial infarction. Ann Intern Med 73:809–821

Hagemeijer F, Laird JD, Haalebos MM, Hugenholtz PG (1977) Effectiveness of intraaortic balloon pumping without cardiac surgery for patients with severe heart failure secondary to a recent myocardial infarction. Am J Cardiol 40(6):951–956

Haider W, Lackner R, Tonczar L (1975) Verabreichung hochprozentiger Glukose mit großen Insulindosen im Rahmen einer frühzeitigen totalen parenteralen Ernährung bei Patienten mit schockbedingtem übersteigertem Kalorienbedarf. Anaesthesist 24:289–297

Hamilton WK (1966) Effect of cyclopropane and halothane on ventricular mechanics: a change in ventricular diastolic pressure volume relationships. J Pharmacol Exp Ther 154:566–574

Hanrath P, Bleifeld W, Mathey D (1975) Assessment of left ventricular function and hemodynamic reserve by volume loading in acute myocardial infarction. Eur J Cardiol 3:99–104

Harken DE (1964) Assisted circulation by counterpulsation. Fed Am Soc Exp Biol 1:643–652

Harnarayan C, Bennett UA, Pentecost BL, Brewer DB (1970) Quantitative study of infarcted myocardium in cardiogenic shock. Br Heart J 32:728–732

Harrison DC (1973) Management of power failure: Pharmacologic principles. In: Corday E, Swan HJC (eds) Myocardial infarction. Williams & Wilkins, Baltimore, pp 236–243

Heimbecker RO (1969) Surgery for massive myocardial infarction. Prog Cardiovasc Dis 11:338–351

Heller A, Grosser KD (1977) Die Behandlung des kardiogenen Schocks beim Herzinfarkt mit der intraaortalen Ballonpulsation (IABP). In: Schettler G, Horsch A, Mörl H, Orth H, Weizel A (Hrsg) Der Herzinfarkt. Schattauer, Suttgart New York, S 488–508

Helmers C, Hofvendahl S, Lundman T, Mogensen L, Nyquist O, Sawe U, Wester P (1973) Arterial oxygen and carbon dioxide tension in patients with acute myocardial infarction. Cardiology 58:335–346

Helpap B, Feaux de Lacroix W, Langewitz W (1980) Die Herzruptur. Dtsch Med Wochenschr 105:515–519

Hennig E, Senges J, Brachmann J, Pelzer D, Wieland H, Mehmel HC, Mäurer W, Kübler W (1978) Negativ inotrope Wirkung von humoralen Plasmafaktoren beim kardiogenen Schock. Verh Dtsch Ges Inn Med 84:1521–1523

Herrmann R (1977) Die Adriamycin-Kardiomyopathie. Dtsch Med Wochenschr 102:1820–1822

Hilger HH, Carstens V (1981) Verletzung des Herzens. In: Krayenbühl HP, Kübler W (Hrsg) Kardiologie in Klinik und Praxis. Thieme, Stuttgart New York, S 56–56.8

Hilger HH, Tauchert M (1979) Die Prognose des frischen Herzmuskelinfarktes. Verh Dtsch Ges Kreislaufforsch 45:126–131

Hill JD, Lary D, Kerth WJ, Gerbode F (1975) Acquired ventricular septal defects: evolution of an operation, surgical technique and results. J Thorac Cardiovasc Surg 70:440–445

Hiltgren HN (1978) Coronary bypass surgery for cardiogenic shock (letter). JAMA 240:2631

Hinshaw LB, Archer LT, Black MR, Elkins RC, Brown PP, Greenfield LJ (1974) Myocardial function in shock. Am J Physiol 226(2):357–366

Hirschmann JV (1978) Pericardial constriction. Am Heart J 96:110–118

Hoetzel J, Tauchert M, Behrenbeck DW, Niehues B, Hilger HH (1976) Hämodynamische Wirkungen der externen Gegenpulsation. Verh Dtsch Ges Inn Med 82:1967–1969

Hoff JV, Beatty PA, Wade JL (1979) Dermal necrosis from dobutamine. N Engl J Med 300:1280

Holzer J, Karliner JS, O'Rourke RA, Pitt W, Ross J Jr (1973) Effectiveness of dopamine in patients with cardiogenic shock. Am J Cardiol 32:79–84

Hosono K, Okuda M (1976) Myocardial depressant factor in cardiogenic shock. Am Heart J 91(1):126–128

Hughes JL, Amsterdam EA, Mason DT, Mansour E, Zelis R (1971) Abnormal peripheral vascular dynamics in patients with acute myocardial infarction: diminished reflex arteriolar constriction. Clin Res 19:321

Hughes WL, Kalbfleisch JM, Brandt EN, Cortiloe JP (1963) Myocardial infarction prognosis by discriminant analysis. Arch Intern Med 111:338–344

Hutter AM, Sidel VW, Shine KJ, Sanctis RW de (1973) Early hospital discharge after myocardial infarction. N Engl J Med 288:1141–1144

Irnich W, Bleifeld W, Meyer-Hartwig K, Bisping HJ (1972) Die physiologischen und technischen Grundlagen der Ballonpulsationsmethode. Z Kreislaufforsch 61:339–352

Isner JM, Cohen SR, Virmani R, Lawrinson W, Roberts WC (1980a) Complications of the intra-aortic balloon counterpulsation device: clinical and morphologic observations in 45 necropsy patients. Am J Cardiol 45:260–268

Isner JM, Virmani R, Lawrinson W, Roberts WC (1980b) Complications of intra-aortic balloon counterpulsation. Am J Cardiol 46:904

Jackson G, Cullum P, Pastellopoulos A, Macarthur A, Jewitt D (1977) Intra-aortic balloon assistance in cardiogenic shock after myocardial infarction or cardiac surgery. Br Heart J 39:598–604

Jacobey JA (1971) Results of counterpulsation in patients with coronary artery disease. Am J Cardiol 27:137–143

Jacobey JA, Taylor WJ, Smith GT, Gorlin R, Harken DE (1961) A new therapeutic approach for acute coronary occlusion. Surg Forum 12:225–231

Jahrmärker H, Rackwitz R, Haider M (1977) Blutlaktat als Parameter zur Überwachung bei akutem Myokardinfarkt. In: Kaindl F, Pachinger O, Probst P (Hrsg) Die ersten 24 Stunden des Herzinfarktes. Witzstrock, Baden-Baden Köln New York, S 51

Jahrmärker H, Halbritter R, Haider M, Rackwitz R (1981) Prognostik und prognostische Parameter als Grundlage therapeutischer Entscheidungen in der Intensivmedizin. Internist 22:131–144

Jehle J, Heerdt M, Spiller P, Loogen F, Krian A, Schulte HJ (1981) Klinische und hämodynamische Befunde bei linksventrikulärem Aneurysma vor und nach chirurgischer Therapie. Z Kardiol 70:870–883

Johnson SA, Gunnar RM (1977) Treatment of shock in myocardial infarction. JAMA 237(19):2106–2108

Johnson SA, Scanlon PJ, Loeb HS, Pifarre R, Gunnar RM (1977) Treatment of cardiogenic shock, in myocardial infarction by intra-aortic balloon counterpulsation and surgery. Am J Med 62:687–692

Juhlin-Dannfelt A, Nordlander R, Nyquist O (1979) Peripheral hemodynamics in assisted circulation with intraaortic balloon pumping in patients with cardiogenic shock. Acta Med Scand 205:505–508

Kaelber CT, Barboriak J (1981) Symposium on alcohol and cardiovascular diseases. Circulation [Suppl III] 64:1–84

Kaindl F, Zilcher H (1979) Schock bei Herzkrankheiten. Perimed, Erlangen

Kalmar P, Schaldach M, Bleese N, Luckmann E (1972) Klinische Erfahrungen mit der intraaortalen Ballonpulsation. Arch Chir Suppl Chir Forum

Kantrowitz Á, Kantrowitz A (1953) Experimental augmentation of coronary flow by retardation of the arterial pressure pulse. Surgery 34:678–684

Kantrowitz A, Krakaner J, Sherman JL (1968) A permanent mechanical auxiliary ventricle: experimental and clinical experience. J Cardiovasc Surg 9:1–7

Karliner JS (1973) Dopamine for cardiogenic shock. JAMA 226 (10):1217–1218

Karliner JS (1975) Usefulness and limitations of dopamine in the therapy of cardiogenic shock. In: Schröder R (ed) Dopamin. Schattauer, Stuttgart New York

Karliner JS, Braunwald E (1972) Present status of digitalis treatment of acute myocardial infarction. Circulation 45(97):891–902

Katz AM (1981) Funktion des Herzens unter den Bedingungen der Ischämie. In: Krayenbühl HP, Kübler W (Hrsg) Kardiologie in Klinik und Praxis. Thieme, Stuttgart New York, S 32–32.10

Kayser K (1979) Ruptur bei Herzmuskelinfarkt – Epidemiologie. Herz/Kreislauf 11:415

Kendall RW, Wood MA De (1978) Postinfarction cardiac rupture. Surgical success and review of the literature. Ann Thorac Surg 25:311–315

Kikis D, Esser H, Trübestein G (1977) Dopamin beim kardiogenen Schock. Med Klin 72:1212–1217

Killip T, Kimball TJ (1967) Treatment of myocardial infarction in a coronary care unit: A two year experience with 250 patients. Am J Cardiol 20:457–464

Killip T, Payne MA (1960) High serum transaminase activity in heart disease. Circulatory failure and hepatic necrosis. Circulation 21:646–650

Kitamura S, Mendez A, Kay JH (1971) Ventricular septal defect following myocardial infarction: Experience with surgical repair through a left ventriculotomy and review of the literature. J Thorac Cardiovasc Surg 61:186–195

Klein AJ, Palmer LA (1963) Plasma cortisol in myocardial infarction. A correlation with shock and survival. Am J Cardiol 11:332–336

Koch-Weser J (1970) Potentiation by glucagon of the hypoprothrombinemic action of warfarin. Ann Intern Med 72:331–334

Kones RJ (1974) Cardiogenic shock: Therapeutic implications of altered myocardial energy balance. Angiology 25(25):317–333

Kones RJ (1975) Glucocorticoid therapy for acute myocardial infarction. Acta Cardiol 30:353–374

Kones RJ, Dombeck DH, Phillips JH (1972) Glucagon in cardiogenic shock. Angiology 23(9):525–535

Kouchoukos NT, Doty DB, Buettner LE, Kirklin JW (1972) Treatment of postinfarction cardiac failure by myocardial excision and revascularization. Circulation 45(I):72–78

Krebber HJ, Gerbode F (1980) Mitralinsuffizienz nach Herzinfarkt. Klin Wochenschr 57:1259–1264

Krebber HJ, Bantea C, Hill JD, Gerbode F (1980) Die Perforation des Ventrikelseptums nach Herzinfarkt. Klin Wochenschr 58:387–397

Krebber HJ, Mathey D, Kuck KH, Kalmar P, Rodewald G (1982) Management of evolving myocardial infarction by intracoronary lysis and subsequent aorto-coronary bypass surgery. J Thorac Cardiovasc Surg 83:125–129

Krebs R (1970) Zur Beeinflussung des myokardialen Sauerstoffverbrauches durch positiv inotrop wirkende Substanzen. Dtsch Med Wochenschr 40:2037–2043

Krone RJ, Geha AS, Avioli LV (1976) Surgical correction of cardiogenic shock. Arch Intern Med 136:1186–1192

Kübler W (1970) Zur Wechselwirkung zwischen Herzstoffwechsel und Koronardurchblutung im Angina-pectoris-Anfall und beim Herzinfarkt. For Cardiol 13:96–129

Kübler W, Spieckermann PG (1970) Regulation of glykolysis in the ischemic and the anoxic myocardium. J Molec Cell Cardiol 1:351–377

Kübler W, Mäurer W, Mehmel HC (1977) Zur Pathophysiologie der ischämischen Herzerkrankung: Metabolische Aspekte. In: Schettler G, Horsch A, Mörl H, Orth H, Weizel A (Hrsg) Der Herzinfarkt. Schattauer, Stuttgart New York, S 170–182

Kuhn LA (1967) Changing treatment of shock following myocardial infarction. A critical evaluation. Am J Cardiol 20:757–768

Kuhn LA (1974) Salvage with assisted circulation in acute myocardial infarction and shock. Am J Cardiol 34(7):873–874

Kuhn LA (1978) Management of shock following acute myocardial infarction. Part I. Drug therapy. Am Heart J 95:529–534

Kuhn LA (1980) External pressure circulatory assistance: No light on the shadow. Am J Cardiol 46:1069–1972

Kumar R, Hood WB, Joison J, Gilmour DP, Norman JC, Abelmann WH (1970) Experimental myocardial infarction V. Efficacy and toxicity of digitalis in acute and healing phase in intact conscious dogs. J Clin Invest 49:358–369

Kupper W, Bleifeld W, Hanrath P, Effert S (1978) Berechnung der akuten Infarktgröße aus den Serumkonzentrationen des CK-MB-Isoenzyms. Dtsch Med Wochenschr 103:550–556

Kupper W, Waller D, Hanrath P, Bleifeld W (1982) Hemodynamic and cardiac metabolic effects of inotropic stimulation with dobutamine in patients with coronary artery disease. Eur Heart J 3:1–5

Lal S, Savidge RS, Davies DM, Ali MM, Soni V (1972) Intravenous salbutamol and cardiogenic shock. Lancet 1(755):853–854

Lasch HG, Heene DL, Huth K, Sandritter W (1967) Pathophysiology, clinical manifestations and therapy of consumption coagulopathy („Verbrauchs-Koagulopathie"). Am J Cardiol 20:381–391

Lasch HG, Huth K, Heene DL, Mueller-Berghaus G, Hoerder MH, Janzarik H, Mittermayer C, Sandritter W (1971) Die Klinik der Verbrauchskoagulopathie. Dtsch Med Wochenschr 96(17):715–727

Lautsch EV, Lanks KW (1967) Pathogenesis of cardiac rupture. Arch Pathol 84:264–271

Lee G, Maria AN de, Amsterdam EA (1976) Comparative effects of morphine, meperidine and pentazocine on circulatory dynamics in patients with acute myocardial infarction. Am J Med 60:949–958

Lee G, Amsterdam EA, Low RJ, Maria AN de, Mason DT (1981) Coronary thrombolysis by intravenous streptokinase in clinical acute myocardial infarction. Am Heart J 102:783–786

Lefemine AA, Kosowsky B, Madoff I, Black H, Lewis M (1977) Results and complications of intraaortic balloon pumping in surgical and medical patients. Am J Cardiol 40:416–420

Lefer AM (1973) Blood-borne humoral factors in the pathophysiology of circulatory shock. Circ Res 32:129–139

Lefer AM (1974) Myocardial depressant factor and circulatory shock. Klin Wochenschr 52:358–370

Leinbach RC, Buckley MJ, Austen WG, Petschek HE, Kantrowitz AR, Sanders CA (1971) Effects of intra-aortic balloon pumping on coronary flow and metabolism in man. Circulation [Suppl 1] 43:77–81

Leinbach RC, Dinsmore RE, Mundth ED, Buckley MJ, Dunkman WB, Austen WG, Sanders CA (1972) Selective coronary and left ventricular cineangiography during intraaortic balloon pumping for cardiogenic shock. Circulation 45:845–852

Leinbach RC, Gold HK, Dinsmore RE, Mundth ED, Buckley MJ, Austen WG, Sanders CA (1973) The role of angiography in cardiogenic shock. Circulation [Suppl 3] 48:95–98

Leitz KH, Rentrop P (1981) Medikamentös-chirurgische Kombinationstherapie bei akutem Myokardinfarkt. Dtsch Ärzteblatt 1285–1289

Leroy JP, Schollhammer L, Balonet G, Penther P (1975) Influence de la durée d'evolution et de la taille sur l'aspect histologique de l'infarctus du myocarde. Arch Mal Cœur 68:479–484

Lewis JL, Burchell HB, Titus JC (1969) Clinical and pathologic features of postinfarction cardiac rupture. Am J Cardiol 23:43–53

Liebermann NA, Harris RS, Katz RJ, Lipschutz HM, Dolgin M, Fisher VJ (1968) The effects of lidocaine on the electrical and mechanical activity of the heart. Am J Cardiol 22:375–380

Lillehei RC, Motsay GJ, Dietzman RH (1972a) The use of corticosteroids in the treatment of shock. Int Z Klin Pharmakol Ther Toxikol 5(4):423–433

Lillehei RC, Dietzman RH, Motsay GJ, Schultz LS, Romero LH, Beckman CB (1972b) The pharmacologic approach to the treatment of shock. Geriatrics 27(7):73–83

Lillehei RC, Dietzman RH, Motsay GJ, Schultz LS, Romero LH, Beckman CB (1972c) The pharmacologic approach to the treatment of shock. II. Diagnosis of shock and the plan of treatment. Geriatrics 27(8):81–94

Limbourg P (1979) Klinische Aspekte der Herzruptur nach akutem Infarkt. Herz/Kreislauf 11:433

Lindsey CA, Faloona GR, Unger RH (1975) Plasma glucagon levels during rapid exsanguination with and without adrenergic blockade. Diabetes 24:313–316

Linzbach AJ (1952) Die pathologische Anatomie der röntgenologisch feststellbaren Form – und Größenveränderungen des menschlichen Herzens. Fortschr Röntgenstr 77:1–12

Loeb HS, Pietras RJ, Tobin JR, Gunnar RM (1969) Hypovolemia in shock due to acute myocardial infarction. Circulation 40:653–659

Loeb HS, Winslow EB, Rahimtoola SH, Rosen KM, Gunnar RM (1971) Acute hemodynamic effects of dopamine in patients with shock. Circulation 44(2):163–173

Loeb HS, Johnson SA, Gunnar RM (1974) Cardiogenic shock. Triangle 13(34):121–127

Loisance DY, Cachera JP, Poulain H, Aubry P, Zuvin AM, Galey JJ (1980) Ventricular septal defect after acute myocardial infarction. J Thorac Cardiovasc Surg 80:61–69

Loop FD, Cheauvechai C, Sheldon WC, Taylor PC, Effler EB (1974) Early myocardial revascularization during acute myocardial infarction. Chest 66(6):478–482

Lorell B, Leinbach RC, Pohost GM, Gold HK, Dinsmore RE, Hulter AM, Rastore JO, Desanctis RW (1979) Right ventricular infarction. Clinical diagnosis and differentiation from cardiac tamponade and pericardial constriction. Am J Cardiol 43:465–474

Lorente P, Gourgon R, Beaufils P, Masquet C, Rosengarten M, Azancot I, Slamar (1980) Multivariate statistical evaluation of intraaortic counterpulsation in pump failure complicating acute myocardial infarction. Am J Cardiol 46:124–134

Lown B, Klein MD, Herber PJ (1969) Coronary and precoronary care. Am J Med 46:705–719

Lown B, Klein MD, Barr I, Hagemeijer F, Kosowsky BD, Garrison H (1972) Sensitivity to digitalis drugs in acute myocardial infarction. Am J Cardiol 30:388–395

Luckmann E, Heinz N, Hossmann V (1973) Künstliche Beatmung bei akuter schwerer Linksherzinsuffizienz. Intensivmed 10:276–287

Lunde M, Nordenstam H, Nyquist O, Orinius E (1971) Survival time in cardiogenic shock. Acta Med Scand 189(6):537–539

Lundgren O, Haglung U, Isaksson O, Abe J (1976) Effects on myocardial contractility of blood-borne material released from the feline small intestine in simulated shock. Circ Res 38:307–315

Lunseth JH, Runwaldt M (1956) Pathogenesis of cardiac rupture due to myocardial infarction – study of 26 cases –. Dis Chest 30:499–507

Luz PI da, Afifi AA, Lin VJ, Shubin SH, Weil MH (1972) Objective index of hemodynamic status for quantitation of severity and prognosis of shock complicating myocardial infarction. Am J Cardiol 19:258–267

Luz PL da, Shubin H, Weil MH (1973) Effectiveness of phentolamine for reversal of circulatory failure (shock). Crit Care Med 1:135–140

Luz PL da, Weil MH, Liu VY, Shubin H (1974) Plasma volume prior to and following volume loading during shock complicating acute myocardial infarction. Circulation 49:98–105

Luz PL da, Cavanilles JM, Michaels S, Weil MH, Shubin H (1975a) Oxygen delivery, anoxic metabolism and hemoglobin-oxygen affinity (P 50) in patientes with acute myocardial infarction and shock. Am J Cardiol 36:148–154

Luz PL da, Shubin H, Weil MN, Jacobson E, Stein L (1975b) Pulmonary edema related to changes in colloid osmotic and pulmonary artery wedge pressure in patients after acute myocardial infarction. Circulation 51:350–357

Luz PL da, Weil MH, Shubin H (1976) Current concepts on mechanisms and treatment of cardiogenic shock. Am Heart J 92:103–113

Lvoff R, Wilcken DE (1972) Glucagon in heart failure and in cardiogenic shock. Experience in 50 patients. Circulation 45(3):534–542

Maddahi J, Ganz W, Kinomiya K, Hashida J, Fishbein MC, Mondkar A, Buchbinder N, Marcus H, Geft J, Shah PK, Rozanski A, Swan HJC, Berman DS (1981) Myocardial salvage by intracoronary thrombolysis in evolving acute myocardial infarction. Am Heart J 102:664–674

Madsen EB, Rasmussen S, Svendsen TL (1979) Short-term prognostic index in acute myocardial infarction. Multivariate analysis by Cox' model. Eur J Cardiol 10(5):359–368

Mäurer W, Tillmanns H, Kübler W (1979) Therapie der schweren Herzinsuffizienz mit Katecholaminen. Z Kardiol 68:290–297

Maher JF, Mallory GK, Laurenz GA (1956) Rupture of the heart after myocardial infarction. N Engl J Med 255:1–10

Maltar JA, Weil MH, Shubin H, Stein L (1974) Cardiac arrest in the critically ill. II. Hyperosmolar states following cardiac arrest. Am J Med 56:162–169

Mantle JA, Rogers WJ, Russell RO Jr, Rackley CE (1979) Emergency revascularization for acute myocardial infarction: An unproved experimental approach. Am J Cardiol 44:1407–1409

Marano AJ, Kline HJ, Cestero J, Kuhn LA (1966) Hemodynamic effects of ouabain in experimental acute myocardial infarction with shock. Am J Cardiol 17:327–338

Markworth P, Hanrath P, Mathey D, Höhne A, Bleifeld W (1980) Ruhe- und Belastungshämodynamik bei Patienten mit idiopathischem Mitralsegelprolaps. Z Kardiol 69:62–66

Maroko PR, Bernstein EF, Libby P, Delaria GA, Covell JW, Ross J Jr, Braunwald E (1972) Effects of intraaortic balloon counterpulsation on the severity of myocardial ischemic injury following acute coronary occlusion. Circulation 45(6):1150–1159

Marx HJ, Yu PN (1973) Prognostic factors in acute myocardial infarction. In: Corday E, Swan HJC (eds) Myocardial infarction. Williams & Wilkins, Baltimore, pp 195–204

Mathey DG, Kuck KH, Remmecke J, Tilsner V, Bleifeld W (1980) Transluminal recanalization of coronary artery thrombosis: A preliminary report of its application in cardiogenic shock. Eur Heart J 1:207–212

Mathey DG, Kuck KH, Tilsner V, Krebber HJ, Bleifeld W (1981a) Nonsurgical coronary artery recanalization in acute transmural myocardial infarction. Circulation 63:489–497

Mathey DG, Rodewald G, Rentrop P, Leitz K, Merx W, Messmer BJ, Rutsch W, Bücherl ES (1981b) Intracoronary streptokinase thrombolytic recanalization and subsequent surgical bypass of remaining atherosclerotic stenosis in acute myocardial infarction:

Complementary combined approach effecting reduced infarct size preventing reinfarction and improving left ventricular function. Am Heart J 102:1194–1201

Matloff JM, Don Michael A, Swan HJC, Fields J (1973) Surgical management of cardiogenic shock. In: Corday E, Swan HJC (eds) Myocardial infarction. Williams & Wilkins, Baltimore, pp 371–383

Mattar JA, Weil MH, Shubin H, Stein L (1974) Cardiac arrest in the critically ill – II. Hyperosmolal states following cardiac arrest. Am J Med 56:162–168

Matthes K (1962) Kardiogener Schock. In: Euler US (Hrsg) Schock (Pathogenese und Therapie). Springer, Berlin Göttingen Heidelberg, S 283

McCabe JC, Abel RM, Subramanian VA, Guy WA JR (1978) Complications of intraaortic balloon insertion and counterpulsation. Circulation 57(4):769–773

McDonnell MA, Kralios AC, Tsagaris TJ, Kuida H (1979) Comparative effect of counterpulsation and bypass on left ventricular myocardial oxygen consumption and dynamics before and after coronary occlusion. Am Heart J 97(1):78–88

McEnany MT, Kay HR, Buettley MJ, Daggett WM, Erdmann AJ, Mundth ED, Rao SR, Treuf J de, Austen WG (1978) Clinical experience with intraaortic balloon pump supports in 728 patients. Circulation 58(I):124–132

McGee MG, Zillgitt SL, Trono R, Turner SA, Davis GL, Fuqua JM, Edelman SK, Norman JC (1980) Retrospective analyses of the need for mechanical circulatory support (intraaortic balloon pump/abdominal left ventricular assist device or partial artificial heart) after cardiopulmonary bypass. Am J Cardiol 46:135–142

McGregor DC, Covell JW, Mahler F, Dilley RB, Ross J (1974) Relations between afterload, stroke volume and descending limb of Starling's curve. Am J Physiol 227:884–893

McHugh TJ, Forrester JS, Adler L, Zion D, Swan JHC (1972) Pulmonary congestion in acute myocardial infarction – haemodynamic and radiologic correlations. Ann Intern Med 76:29–30

McIntosh HD, Buccino RA (1979) Editorial: Emergency coronary artery revascularization of patients with acute myocardial infarction: You can … but should you? Circulation 60:247–250

Merx W, Bleifeld W, Hanrath P, Heinrich KW (1973) Akuter Myokardinfarkt IV: Beziehung zwischen linksventrikulärem Füllungsdruck und enddiastolischem Pulmonalarteriendruck. Z Kreislaufforsch 62:835–841

Merx W, Dörr R, Rentrop P, Blanke H, Karsch KR, Mathey DG, Kremer P, Rutsch W, Schmutzler H (1981) Evaluation of the effectiveness of intracoronary streptokinase infusion in acute myocardial infarction: Postprocedure management and hospital course in 204 patients. Am Heart J 102:1181–1187

Messmer K (1974) Pathophysiological aspects and problems of shock. Triangle 13:85–89

Messmer K, Sunder-Plassmann L (1978) Microcirculatory and rheologic changes in shock. In: Shoemaker WC, Tavares BM (eds) Current topics in critical care medicine. Karger, Basel, p 16

Meurs AAH, Voss AK, Verhey J (1970) Electrocardiogram during cardiac rupture by myocardial infarction. Br Heart J 32:232–235

Meyer JS, Yoshida K, Sattamoto K (1967) Automatic control of cerebral blood flow measured by electromagnetic flowmeters. Neurology 17:638–644

Meyer JS, Erbel R, Rupprecht HJ, Merx W, Effert S (1981) Frühe prognostische Aussagen aus den hämodynamischen Befunden beim akuten Myokardinfarkt. Dtsch Med Wochenschr 106:526–531

Michels R, Kint PP, Hagemeijer F, Haalebos M, Brand M, Serruys PW, Hugenholtz PG (1979) Intra-aortic balloon pumping in coronary artery disease. Herz 4(5):397–409

Michels R, Haalebos M, Kint P-P, Hagemeijer F, Balakumaran K, Brand M, van der Serruys W, Hugenholtz PG (1980) Intraaortic balloon pumping in myocardial infarction and unstable angina. Eur Heart J 1:31–43

Mikulic E, Cohn JN, Franciosa JA (1977) Comparative hemodynamic effects of inotropic and vasodilator drugs in severe heart failure. Circulation 56:528–533

Miller MG, Weintraub RM, Hedley-Whyte J, Restall DS (1974) Surgery for cardiogenic shock. Lancet 2:1342–1348

Miller RR, Amsterdam EA, Lurie AJ, Mason DT (1978) Surgical treatment of myocardial infarction shock. Adv Cardiol 23:163–172

Mir MA (1978) Evidence for non-infiltrative cardiomyopathy in acute leukaemia and lymphoma. A clinical and echocardiographic study. Br Heart J 40:725–733

Mirsky J, Cohn PF, Levin JA (1974) Assessment of left ventricular stiffness in primary myocardial disease and coronary artery disease. Circulation 50:128–135

Misra SN, Kezdi P (1968) Hemodynamic effects of adrenergic stimulating and blocking agents in cardiogenic shock and low output state after myocardial infarction. Am J Cardiol 31:724–731

Mittermayer CH, Thomas C, Rengholt R, Schäfer H, Vogel W, Martinez G, Sandritter W (1973) Über den Gestaltwandel des Schocksyndroms innerhalb zweier Jahrzehnte. Klin Wochenschr 51:37–38

Moffitt EA, Molnar GD, McGoon DC (1971) Myocardial and body metabolism in fatal cardiogenic shock after valvular replacement. Circulation 44(2):237–244

Montegut FJ Jr (1972) Left ventricular rupture secondary to myocardial infarction: Report of survival with surgical repair. Am Thorac Surg 14:75–78

Montoya L, McKeever L, Scanlon P, Sullivan HJ, Gunnar RM, Pifarre R (1980) Early repair of ventricular septal rupture after infarction. Am J Cardiol 45:345–351

Morgan JR, Kearny D, Bruton O, Hagan A (1972) Cardiogenic shock in hypertrophic subaortic stenosis: Case report. Milit Med 137(12):428–430

Motsay GJ, Alho A, Jaeger T, Dietzman RH, Lillehei RC (1970) Effects of corticosteroids on the circulation in shock: Experimental and clinical results. Fed Proc 29(6):1861–1873

Motsay GJ, Romero LH, Lillehei RC (1974) Use of corticosteroids in the treatment of shock. Int Surg 59(11–12):593–600

Moulopoulos SD, Topaz S, Kolff WJ (1962) Diastolic balloon pumping (with carbon dioxide) in the aorta. A mechanical assistance to the failing circulation. Am Heart J 63:669–678

Mueller H, Ayres SM, Giannelli S Jr, Grace WJ, Gregory JJ (1970) Hemodynamics, coronary blood flow, and myocardial metabolism in coronary shock: Response to l-nor-epinephrine and isoproterenol. J Clin Invest 49:1885–1892

Mueller HS, Ayres SM, Religa A, Evans RG (1974) Propranolol in the treatment of acute myocardial infarction: effect on myocardial oxygenation and hemodynamics. Circulation 49:1078–1084

Mueller J, Ayres SM, Giannelli S Jr, Conklin EF, Mazzara JT, Grace WJ (1972) Effect of isoproterenol, L-Norepinephrine, and intraaortic counterpulsation on hemodynamics and myocardial metabolism in shock following acute myocardial infarction. Circulation 45(2):335–351

Müller KM (1979) Ruptur bei Herzinfarkt – Makromorphologie. Herz/Kreislauf 11:420

Mundth ED (1977) Surgical treatment of cardiogenic shock and of acute mechanical complications following myocardial infarction. Cardiovasc Clin 8(2):241–263

Mundth ED, Yurshak PM, Buckley MJ, Leinbach RC, Kantrowitz A, Austen WG (1970) Circulatory assistance and emergency direct coronary artery surgery for shock complicating acute myocardial infarction. N Engl J Med 283:1382–1388

Mundth ED, Buckley MJ, Daggett WM, McEnany MT, Leinbach RC, Gold HK, Austen WG (1975) Intra-aortic balloon pump assistance and early surgery in cardiogenic shock. Adv Cardiol 15:159–167

Nachtwey W (1971) Pathogenese der Atemstörungen im Schock. Wiederbelebung, Organersatz, Intensivmedizin [Suppl] 2:28–41

Naeim F, Maza LM de la, Robbins SL (1972) Cardiac rupture during myocardial infarction: A review of 44 cases. Circulation 45:1231–1239

Nager FR, Rösch R, Albert H, Lichtlen P, Bühlmann A (1969) Behandlung des akuten Myokardinfarktes in einer Koronarwachstation. Schweiz Med Wochenschr 10:309–317

Navratil J, Deutsch M, Wollner E (1970) Experimentelle Erfahrungen und klinische Aspekte der mechanischen Kreislaufunterstützung. Wien Klin Wochenschr 82(42):731–736

Neuhoff H, Lasch HG (1980) Schock nach Myokardinfarkt. Med Klin 75:251–256
Norman NA, Kennedy JH (1971) Arterial baroreceptor responses to intraaortic balloon assistance. J Surg Res 11:396–405
Norris RM, Brandt PWT, Caughy DE, Lee AJ, Scott PJ (1969) A new coronary prognostic index. Lancet 1:274–278
Oakley CM (1974) Clinical recognition of the cardiomyopathies. Circ Res [Suppl II] 34/35:11–16
Oblath RW, Levenson DC, Griffith GC (1952) Factors influencing rupture of the heart after myocardial infarction. JAMA 149:1276–1281
Okuda M, Fukui T (1974) Myocardial depressant factor – A peptide: Its significance in cardiogenic shock. Jpn Circ J 38:497–508
O'Rourke MF (1973) Subacute heart rupture following myocardial infarction – clinical features of a correctable condition. Lancet 2:124–126
O'Rourke MF, Chang VP, Windsor HM, Shanahan MX, Hickie JB, Morgan JJ, Gunning JF, Seldon AW, Hall GV, Michell G, Goldfarb D, Harrison DG (1975) Acute severe cardiac failure complicating myocardial infarction. Experience with 100 patients referred for consideration of mechanical left ventricular assistance. Br Heart J 37(2):169–181
O'Rourke MF, Sammel N, Chang VP (1979) Arterial counterpulsation in severe refractory heart failure complicating acute myocardial infarction. Br Heart J 41:308–316
Page DL, Caulfield JB, Kastor JA, Sanctis RW de, Sanders CA (1971) Myocardial changes associated with cardiogenic shock. N Engl J Med 285:133–137
Parmley WW (1973) Evaluation of newer inotropic agents. In: Corday E, Swan HJC (eds) Myocardial infarction. Williams & Wilkins, Baltimore, pp 267–270
Parmley WW, Glick J, Sonnenblick EH (1968) Cardiovascular effects of glucagon in man. N Engl J Med 279:12–17
Parmley WW, Diamond G, Tomoda H, Forrester JS, Swan HJC (1972) Clinical evaluation of left ventricular pressures in myocardial infarction. Circulation 45:358–366
Parmley WW, Chatterjee K, Charuzi Y, Swan HJC (1974) Hemodynamic effects of noninvasive systolic unloading (Nitroprusside) and diastolic augmentation (external counterpulsation) in patients with acute myocardial infarction. Am J Cardiol 33(7):819–825
Parmley WW, Tomoda H, Diamond G, Forrester JS, Crexells C (1975) Dissociation between indices of pump performance and contractility in patients with coronary artery disease and acute myocardial infarction. Chest 67(2):141–146
Peel AAF, Semple T, Wang J, Lancaster WM, Dall JCG (1962) A coronary prognostic index for grading the severity of infarction. Br Heart J 24:745–760
Phillips SJ, Kongtahworn C, Zeff RH, Benson M, Iannone L, Brown T, Gordon DF (1979) Emergency coronary artery revascularization: A possible therapy for acute myocardial infarction. Circulation 60:241–246
Pierce WS, Parr GVS, Myers JC, Pae WE Jr, Bull AP, Waldhausen JA (1981) Ventricular-assist pumping in patients with cardiogenic shock after cardiac operations. N Engl J Med 305:1606–1610
Pitt B, Strauss HW (1977) Evaluation of ventricular function by radioisotopic technics. N Engl J Med 296(19):1079–1089
Powell JW, Daggeth WM, Magro EA, Bianco JA, Buckley MJ, Sanders CA, Kantrowitz AR, Austen GW (1970) Effects of intra-aortic balloon counterpulsation on cardiac performance, oxygen consumption, and coronary blood flow in dog. Circ Res 26:754–762
Promisloff R, Wilbur WO (1978) Therapy for cardiogenic shock. Comp Ther 4:49–56
Puri PS (1974) Modification of experimental myocardial infarct size by cardiac drugs. Am J Cardiol 33:521–528
Puri PS, Bing RJ (1969) Effect of glucagon on myocardial contractility and hemodynamics in acute experimental myocardial infarction. Basis for its possible use in cardiogenic shock. Am Heart J 78:660–668
Rackley CE, Russell RO (1972) Left ventricular function in acute myocardial infarction and its clinical significance. Circulation 45(1):231–244

Rackley CE, Russell RO Jr, Mantle JA, Moraski RE (1975) Cardiogenic shock: recognition and management. Cardiovasc Clin 7:251–258

Rackwitz R, Jahrmaerker H, Prechtel H, Theisen K, Grohmann H (1974) Hypoglykaemie während Kreislaufschock. Klin Wochenschr 52(12):605–607

Radford MJ, Johnson RA, Daggett WM Jr, Dallon JT, Buckley MJ, Gold HK, Leinbach RC (1981) Ventricular septal rupture: Ar review of clinical and physiologic features and an analysis of survival. Circulation 64:545–553

Rahimtoola SH, Gunnar RM (1975) Digitalis in acute myocardial infarction: help or hazard? Ann Intern Med 82(88):234–240

Ramdohr B, Biamino G, Schüren KP, Schröder R (1975) Dopamin bei der Behandlung der akuten schweren Herzinsuffizienz. Med Welt 26:540–547

Rasmussen S, Leth A, Kjøller E, Pedersen A (1979) Cardiac rupture in acute myocardial infarction. Acta Med Scand 205:11–16

Ratshin RA, Rackley CE, Russell RO Jr (1972) Hemodynamic evaluation of left ventricular function in shock complicating myocardial infarction. Circulation 45(1):127–139

Reichart B, Kemkes B, Kreuzer E, Klinner W, Holtz J (1978) Assistierte Zirkulation nach kardiochirurgischen Eingriffen mit der Herz-Lungen-Maschine. Einjähriger Erfahrungsbericht mit der intraaortalen Gegenspulsation. Münch Med Wochenschr 120:197–200

Reid PR, Thompson WL (1975) The clinical use of dopamine in the treatment of shock. Johns Hopkins Med J 137:276–279

Rentrop P, Blanke H, Karsch KR, Kreuzer H (1979a) Koronarmorphologie und linksventrikuläre Pumpfunktion im akuten Infarktstadium und ihre Änderungen im chronischen Stadium. Z Kardiol 68:335–346

Rentrop KP, Blanke H, Karsch KR, Wiegend V, Kösterring H, Rahlf G, Oster H, Leitz K (1979b) Wiedereröffnung des Infarktgefäßes durch transluminale Rekanalisation und intrakoronare Streptokinase-Applikation. Dtsch Med Wochenschr 104:1438–1446

Rentrop P, Blanke H, Karsch KR, Kaiser H, Köstering H, Leitz K (1981) Selective intracoronary thrombolysis in acute myocardial infarction and unstable angina pectoris. Circulation 63:307–317

Resnekov L (1977) Circulatory support and early cardiac surgery in the management of cardiogenic shock complicating myocardial infarction. Ann Clin Res 9:134–143

Resnekov L (1978) Cardiogenic shock. Br J Hosp Med 20:232–241

Riecker G (1971) Aktuelle Probleme der Pathogenese und Therapie verschiedener Schockformen in der inneren Medizin. Verh Dtsch Ges Inn Med 77:1218–1221

Riecker G (1974) Glucagon bei Herzinsuffizienz. Dtsch Med Wochenschr 99:1206

Riecker G, Habermann E, Effert S, Lasch G, Veragut UP, Gruber UF (1971) Aktuelle Probleme der Pathogenese und Therapie verschiedener Schockformen in der inneren Medizin. Verh Dtsch Ges Inn Med 77:1249–1251

Riecker G, Bolte HD, Lüderitz B, Strauer BE (1978) Ätiologische und pathophysiologische Grundlagen des akuten Myokardversagens. Verh Dtsch Ges Kreislaufforsch 44:79–98

Riecker G, Bolte HD, Lüderitz B, Strauer BE (1979) Akuter Myokardinfarkt: Herzinsuffizienz und kardiogener Schock. Verh Dtsch Ges Kreislaufforsch 45:39–60

Rigaud M, Rocha P, Boschat J, Farcot JC, Bardet J, Bourdarias JP (1979) Regional left ventricular function assessed by contrast angiography in acute myocardial infarction. Circulation 60:130–139

Roberts R, Sobel BE (1979) The inactivation and clearance of enzymes. In: Hearse DJ, Leiris J de (eds) Enzymes in cardiology. Diagnosis and research. Wiley, Chichester

Roberts R, Henry PD Sobel BE (1975) An improved basis for enzymatic estimation of infarct size. Circulation 52:743–747

Rosenzweig J, Chatterjee S, Merino F (1970) Treatment of acute myocardial infarction by counterpulsation: experimental rationale and clinical experience. J Thorac Cardiovasc Surg 59:243–251

Roskamm H, Reindell H, Wink K, Drägert W, Barmeyer J, Eichstädt H (1977) Die

Mitralstenose, Herzkatheteruntersuchung. In: Reindell H, Roskamm H (Hrsg) Herz-krankheiten. Springer, Berlin Heidelberg New York, S 711

Ross J Jr (1976) Afterload mismatch and preload reserve. A conceptual framework for the analysis of ventricular function. Prog Cardiovasc Dis 18:255–279

Ross J Jr (1981) Funktion des Herzens bei akuter und chronischer Belastung. In: Krayen-bühl HP, Kübler W (Hrsg) Kardiologie in Klinik und Praxis. Thieme, Stuttgart New York, S 31.1–31.28

Ross J Jr, Waldhausen JA, Braunwald E (1960) Studies on digitalis I. Direct effects on peripheral vascular resistance. J Clin Invest 39:930–942

Ross RM, Young JA (1963) Clinical and necropsy findings in rupture of the myocardium. A review of 43 cases. Scott Med J 8:222–226

Rotman M, Wagner GS, Wallace AG (1972) Bradyarrhythmias in acute myocardial infarction. Circulation 45:703–709

Rubin E (1979) Alcoholic myopathy in heart and skeletal muscle. N Engl J Med 301:28

Rudolph W, Froer KL, Hall D, Hagl S (1977) Combined use of intravenous nitrates and intraaortic balloon counterpulsation for afterload reduction in the treatment of acute myocardial infarction with cardiogenic shock. In: Kaindl F, Pachinger O, Probst P (Hrsg) Die ersten 24 Std des Herzinfarktes. Witzstrock, Baden-Baden, S 193–195

Rutsch W, Schartl M, Mathey D, Kuck K, Merx W, Dörr R, Rentrop P, Blanke H (1981) Percutaneous transluminal coronary recanalization: Procedure, results and acute complications. Am Heart J 102:1178–1181

Sabin G, Flenker J, Neuhausen P, Ricken D (1976) Therapiemöglichkeiten des kardioge-nen Schocks durch Kombinationsbehandlung mit Dopamin und Nitroglycerin. Med Welt 27:2169–2170

Sabin G, Flenker I, Klüsener W, Neuhausen P, Ricken D (1977) Behandlung des kardioge-nen Schocks durch gleichzeitige intravenöse Gabe von Dopamin und Nitroglycerin. Verh Dtsch Ges Inn Med 83:209–211

Sanders RJ, Neubuerger KT, Ravin A (1957) Rupture of papillary muscles: occurrence of rupture of the posterior muscle in posterior myocardial infarction. Dis Chest 31:316–319

Sanders CA, Buckley MJ, Leinbach RC, Mundth ED, Austen GW (1972) Mechanical circulatory assistance. Current status and experience with combining circulatory assi-stance, emergency coronary angiography and acute myocardial revascularization. Cir-culation 45:1292–1298

Sandritter W (1973) Zur pathologischen Anatomie des Schocks. Klin Wochenschr 51:1–2

Sarnoff SJ, Gilmore JP, Wallace AG, Skinner NS Jr, Mitchell JA, Daggett WM (1964) Effect of acetyl strophantiol in therapy on cardiac dynamics, oxygen consumption and efficiency in the isolated heart with and without hypoxia. Am J Med 37:3–11

Schäfer J, Reichel H, Schwarzkopf HJ, Bernsmeier A (1974) Pathophysiologische Grund-lagen assistierter Zirkulation, besonders der intraaortalen Ballongegenpulsation (IABP). Klin Wochenschr 52(46):753–758

Schaper W (1980) Der experimentelle Herzinfarkt. Triangel 19:3–10

Scheidt S (1978) Preservation of ischemic myocardium with intra-aortic balloon pumping: Modern therapeutic intervention or primum non nocere? Circulation 58(2):211–214

Scheidt S, Ascheim R, Killip T (1970) Shock after acute myocardial infarction. A clinical and hemodynamic profile. Am J Cardiol 26(6):556–564

Scheidt S, Alonso D, Post M, Killip I (1973a) Pathophysiology of cardiogenic shock: Quantification of myocardial necrosis. Int J Clin Pharmacol 7(2):150–155

Scheidt S, Wilner G, Müller H, Summers D, Lesch M, Wolff G, Krakaver J, Rubenfire M, Fleming P, Noon G, Oldham N, Killip T, Kantrowitz A (1973b) Intra-aortic balloon counterpulsation in cardiogenic shock: Report of a co-operative clinical trial. N Engl J Med 288:979–984

Schmitz T (1978) Hämodynamische Parameter zur Erfassung der Prognose beim akuten Myokardinfarkt. Inauguraldissertation, RWTH Aachen

Schröder R, Biamino G, Leitner ER von, Linderer Th (1981) Intravenöse Streptokinase-Infusion bei akutem Myokardinfarkt. Dtsch Med Wochenschr 106:294–301

Schüren KP, Ramdohr B, Dissmann W, Buschmann HJ, Schröder R (1970) Untersuchungen über den Einfluß von Digitalis auf die Hämodynamik des akuten Myokardinfarktes. II. Der Myokardinfarkt mit akuter schwerer Linksherzinsuffizienz und kardiogenem Schock. Klin Wochenschr 48(10):591–597

Schüren KP, Ramdohr B, Schröder R (1974) Ventrikelruptur und Septumperforation nach akutem Myokardinfarkt. Intensivmed 12:43–51

Schuster EH, Bulkley DH (1981) Early post-infarction angina: Ischemia at a distance and ischemia in the infarct zone. N Engl J Med 305:1101–1105

Schuster HP, Schölmerich P (1970) Zur Therapie und Prognose des kardiogenen Schocks bei Patienten einer internistischen Intensivstation. Therapiewoche 20:399–408

Senges J, Mizutani T, Pelzer D, Brachmann J, Henning E, Mehmel HC, Mäurer W, Wieland H, Katus H, Kübler W (1978) Inotropic and electrophysiological action of humoral factors released in cardiogenic shock after acute myocardial infarction. Basic Res Cardiol 73:147–159

Shah PK, Pichler M, Berman DS, Singh BN, Swan HJC (1980) Left ventricular ejection fraction determined by radionuclide ventriculography in early stages of first transmural myocardial infarction. Relation to short-term prognosis. Am J Cardiol 45(3):542–546

Sharma B, Majid PA, Pakrashi BC, Dykes JRW, Taylor SH (1970) Insulin secretion in heart failure. Br Med J 2:396–398

Shaw J, Taylor DR, Pitt B (1974) Effects of intra-aortic balloon counterpulsation on regional coronary blood flow in experimental myocardial infarction. Am J Cardiol 34:552–558

Shirato K, Shabetai R, Bhargara V, Franklin D, Ross J Jr (1978) Alteration of the left ventricular diastolic pressure segment length relation produced by the pericardium: Effects of cardiac distension and afterload reduction in conscious dogs. Circulation 57:1191–1197

Shubin H, Weil MH (1967) The treatment of shock complicating acute myocardial infarction. Prog Cardiovasc Dis 10:30–41

Shubin H, Weil MH, Afifi AA, Portigal L, Chang P (1974) Selection of hemodynamic, respiratory and metabolic variables for evaluation of patients in shock. Crit Care Med 2:326–336

Shubin H, Weil MH, Portigal L, Chang P (1978) Prognostic indices as a basis for assessing severity of shock. In: Weil MH, DaLuz PL (eds) Critical care medicine manual. Springer, New York Heidelberg Berlin, pp 101–111

Sierra-Callejas JL (1974) Katecholaminaktive Myokarditis bei Phäochromcytom. Dtsch Med Wochenschr 99:2405–2406

Sigler L (1969) Sudden death due to cardiac rupture in myocardial ischemia and infarction. NY State J Med 69:794–799

Sinapius D (1972) Beziehungen zwischen Koronarthrombosen und Myokardinfarkten. Dtsch Med Wochenschr 97:443–448

Sivarajan M, Amory DW (1979) Effects of glucagon on regional blood flow during cardiogenic shock. Circ Shock 6(4):365–373

Sobel BE (1981) Cardiac and noncardiac forms of acute circulatory collapse (shock). In: Braunwald E (ed) Heart disease – A textbook of cardiovascular medicine. Saunders, Philadelphia London Toronto, pp 590–629

Sobel BE, Bresnahan GT, Shell WE, Yoder NB (1972) Estimation of infarct size in man and its relation to prognosis. Circulation 46:640–648

Sodi-Pallares D, Testelli MR, Fishleder BL, Bisteni A, Medrano GA, Friedland C, Micheli A de (1962) Effects of an intravenous infusion of a potassium-glucoseinsulin solution on the electrocardiographic signs of myocardial infarction. Am J Cardiol 9:166–174

Soroff HS, Birtwell WC (1974) Assisted circulation: a progress report. In: Braunwald E (ed) The myocardium: failure and infarction. HP Publishing, New York, p 363

Soroff HS, Levine HJ, Sachs VF, Birtwell WC, Deterling RA (1963) Assisted circulation II. Effects of counterpulsation on left ventricular oxygen consumption and hemodynamics. Circulation 27:722–741

Soroff HS, Cloutier CT, Birtwell WC, Begley LA, Messer JV (1974) External counterpulsation. Management of cardiogenic shock after myocardial infarction. JAMA 229:1441–1450

Spann JF Jr (1969) Heart failure and ventricular hypertrophy. Altered cardiac contractility and compensatory mechanisms. Am J Cardiol 23:504–510

Spiel R, Dittel M, Jobst Ch, Kiss E, Nobis H, Prachar H, Enenkel W (1979) Herzruptur bei akutem Myokardinfarkt. Z Kardiol 68:147–153

Spiller P, Bornikoel K, Kreuzer H, Neuhaus KL, Niessen HW, Schulte HD (1975) Intraaortale Ballon-Pulsation beim kardiogenen Schock nach kardio-chirurgischen Eingriffen. Thoraxchirurgie 23:364–367

Spodick DH (1980) Acute cardiac tamponade. In: Chung EK (ed) Cardiac emergency care. Lea & Febiger, Philadelphia, pp 295–305

Stein M, Cordell AR (1969) Arrhythmias and left ventricular efficiency following infarction and infarctectomy. Arch Surg 99:802–809

Stellwag F (1979) Mechanischer Teilherzersatz beim experimentellen kardiogenen Schock. Wien Klin Wochenschr [Suppl] 91:1–20

Stephen RL (1976) Oxygen transport in the circulation. In: Shoemaker WC, Tawares BM (eds) Current topics in critical care medicine. Karger, Basel, p 46

Strauer BE (1971) Influence of glucagon on myocardial mechanics of papillary muscles obtained from patients with chronic congestive heart failure. Naunyn Schmiedebergs Arch Pharmacol 270:90–99

Strauer BE (1975) Digitalis bei Myokardinfarkt. Med Klin 70:1937–1946

Stuckey JH, Newman MM, Dennis C, Berg EH, Goodman SE, Fries CC, Karlson KE, Blumenfield M, Weitzner SW, Binder LA, Sinstron A (1958) Use of heart lung machine in selected cases of aucte myocardial infarction. Surg Forum 8:342–355

Sturm JT, Fuhrman TM, Igo SR, Holub DA, McGee MG, Fuqua JM, Norman JC (1980) Quantitative indices of intra-aortic balloon pump (IABP) dependence during post-infarction cardiogenic shock. Artif Organs 4:8–12

Subramaniam VA, Goldstein JA, Sos TA, McCabe JC, Hoover EA, Gay WA Jr (1980) Preliminary clinical experience with percutaneous intraaortic balloon pumping. Circulation 62(I):123–129

Sugg WL, Webb WR, Eckers RR (1969) Reduction of extent of myocardial infarction by counterpulsation. Ann Thorac Surg 7:311–319

Sugimoto T, Sagawa K, Guyton AC (1968) Quantitative effect of low coronary pressure on left ventricular performance. Jpn Heart J 9:46–52

Sugiura M, Okada R, Morii T (1968) A clinicopathological study on the cardiac rupture following myocardial infarction in the aged. Jpn Heart J 9:265–280

Sutorius DJ, Majeski JA, Miller SF (1979) Vascular complications as a result of intraaortic balloon pumping. Ann Surg 45(8):512–516

Sutton MGJ, Sutton MJ, Oldershaw P, Sacchetti R, Paneth M, Lennox SC, Gibson RV, Gibson DG (1981) Valve replacement without preoperative cardiac catheterization. N Engl J Med 305:1233–1238

Swan HJC (1974) Functional basis of the hemodynamic spectrum associated with myocardial infarction. In: Gunnar RM, Loeb HS, Rahimtoola SH (eds) Shock in myocardial infarction. Grune & Stratton, New York London, pp 47–64

Swan HJC, Ganz W, Forrester JS, Marcus H, Diamond G, Chonette D (1970) Catheterization of the heart in man with use of a flow directed balloon-tipped catheter. N Engl J Med 283:447–453

Swan HJC, Forrester JC, Diamond G, Chatterjee K, Parmley WW (1972) Hemodynamic spectrum of myocardial infarction and cardiogenic shock. Circulation 45:197–210

Swan HJC, Chatterjee K, Corday E, Ganz W, Marcus H, Matloff J, Parmley W (1973) Clinical conference: Myocardial revascularization for acute and chronic coronary heart disease. Ann Intern Med 79:851–866

Talley RG, Goldberg LJ, Johnson CE, McNay JL (1969) A hemodynamic comparison of dopamine and isoproterenol in patients in shock. Circulation 39:361–378

Tassel RA van, Edwards JE (1972) Rupture of the heart complicating myocardial infarction. Analysis of 40 cases including nine examples of left ventricular false aneurysma. Chest 61:104–116

Taylor AL (1975) Metabolic disorders causing coma and shock. In: Findeiss JC (ed) Emergence management of the cardiac patient. Stratton, New York, p 175

Taylor SH, Saxton C, Majid PA, Dykes JRW, Ghosh P, Stoker JB (1969) Insulin secretion following myocardial infarction with particular respect to the pathogenesis of cardiogenic shock. Lancet 2:1373–1378

Techlenberg PL, Fitzgerald J, Allaire BJ, Alderdam EL, Harrison DC (1976) Afterload reduction in the management of postinfarction ventricular septal defect. Am J Cardiol 38:956–961

Tennant R, Wiggers CJ (1935) The effect of coronary occlusion on myocardial contraction. Am J Physiol 211:351–361

Timmis AD, Strak SK, Chamberlain DA (1979) Hemodynamic effects of salbutamol in patients with acute myocardial infarction and severe left ventricular dysfunction. Br Med J 2:1101–1103

Tuttle RR, Mills J (1975) Development of a new catecholamine to selectively increase cardiac contractility. Circ Res 36:185–197

Tyberg JV, Misbach GA, Glantz SA, Moores WJ, Parmley WW (1978) A mechanism for shifts in the diastolic left ventricular pressure volume curve: the role of the pericardium. Eur J Cardiol 7:163–175

Udhoju VN, Weil MH (1964) Circulatory effects of angiotensin, levarterenol and metaraminol in the treatment of shock. N Engl J Med 270:501–505

Vaisrub S (1974) Editorial: Myocardial depressant factor (MDF) in cardiogenic shock. JAMA 228:500

Vaisrub S (1975) Editorial: Glucagon and shock. JAMA 233:1195

Vatner SF, Higgins CD, Franklin D, Braunwald E (1971) Effects of digitalis glycosides on coronary and systemic dynamics in conscious dogs. Circ Res 28:470–480

Verdouw PD, Hagemeijer F, Dorp WG, Vrom AV, Hugenholtz PG (1975) Short-term survival after acute myocardial infarction predicted by hemodynamic parameters. Circulation 52:413–419

Vinsant MO, Lemberg L (1977) Arterial blood gases in the coronary care unit. Part II. Heart Lung 6:697–702

Vlodaver Z, Edwards JE (1977) Rupture of ventricular septum or papillary muscle complicating myocardial infarction. Circulation 55:815–822

Vyden JK, Corday E, Parmley WW, Swan HJC (1973) Corticosteroids in the management of acute myocardial infarction and cardiogenic shock. In: Corday E, Swan HJC (eds) Myocardial infarction. Williams & Wilkins, Baltimore, pp 271–276

Wackers FJ, Liek J, Becker AE, Durrer D, Wellens HJJ (1976) Coronary artery disease in patients dying from cardiogenic shock or congestive heart failure in the setting of acute myocardial infarction. Br Heart J 38:906–910

Watanabe T, Covell JW, Maroko PR, Braunwald E, Ross J Jr (1972) The effects of increased arterial pressure and positive inotropic agents on the severity of myocardial ischemia in the acutely depressed heart. Am J Cardiol 30:321–377

Watson A, Haekel DB, Estes EH (1970) Acute coronary occlusion and the 'power failure' syndrome. Am Heart J 79:613–627

Watson JT, Willerson JT, Fixler DE (1974) Temporal changes in collateral coronary blood flow in ischemic myocardium during intraaortic balloon pumping. Circulation 49/50(II):249

Weber KT, Janicki JS (1974) Intraaortic balloon counterpulsation. A review of physiological principles, clinical results and device safety. Ann Thorac Surg 17:602–611

Wei JY, Hutchins GM, Bulkley BH (1979) Papillary muscle rupture in fatal acute myocardial infarction: A potentially treatable form of cardiogenic shock. Ann Intern Med 90:149–152

Weil MH, Afifi AA (1970) Experimental and clinical studies on lactate and pyruvate as indicators of the serverity of acute circulatory failure (shock). Circulation 41:989–1001

Weil MH, Shubin H, Carlson R (1975) Treatment of circulatory shock. Use of sympathomimetic and related vasoactive agents. JAMA 231:1280–1286

Wellons HA Jr, Grossman J, Crosby IK (1977) Early operative intervention for complications of acute myocardial infarction. J Thorac Cardiovasc Surg 73:763–765

Welsch MJ, Heistad DD, Abboud FM (1978) Depression of ventilation by dopamine in man. J Clin Invest 61:708–713

Wessler S, Zoll PM, Schlesinger MJ (1952) The pathogenesis of spontaneous cardiac rupture. Circulation 6:334–351

Wildenthal K, Mierzwiak DS, Myers RW, Mitchell JA (1968) Effects of acute lactic acidosis on left ventricular performance. Am J Physiol 214:1352–1359

Willerson JT, Curry GT, Leshin SJ, Ecker RR, Mullins CB, Platt MR, Sugg WL (1975) Intraaortic balloon counterpulsation in patients in cardiogenic shock, medically refractory left ventricular failure and/or recurrent ventricular tachycardia. Am J Med 58:183–191

Williams JR, Boyd DL, Border JF (1968) Effect of acute hypoxia and hypercapnia acidosis on the development of acetylstrophantidin induced arrhythmias. J Clin Invest 47:1885–1894

Wirtzfeld A, Klein G, Himmler FC (1979) Neue pharmakologische Behandlungsmethoden für die therapieresistente Herzinsuffizienz. Pharmakotherapie 2:59–74

Wolffenbuttel BHR, Verdouw PD, Hugenholtz PGC (1981) Immediate and two year prognosis after acute myocardial infarction: prediction from noninvasive as well as invasive parameters in the same individuals. Eur Heart J 2:375–387

Wright PW (1975) External counterpulsation for cardiogenic shock following cardiopulmonary bypass surgery. Am Heart J 90:231–235

Wujanz G (1976) Dopamin beim kardiogenen Schock. Med Klin 71:1534–1538

Wyatt HL, Daluz PL, Wates DD, Swan HJC, Forrester JS (1977) Contrasting influences of alterations in ventricular preload and afterload upon systemic hemodynamic function and metabolism of ischemic myocardium. Circulation 55:318–324

Wynne J, Braunwald E (1980) The cardiomyopathies and myocarditides. In: Braunwald E (ed) Heart disease. Saunders, Philadelphia London Toronto, pp 1437–1498

Yoran C, Covell JW, Ross J Jr (1973) Structural basis for the ascending limb of left ventricular function. Circ Res 32:297–313

Zwart HHJ, Kralios A, Collan R, Kolff WJ (1969) Transarterial closed-chest left ventricular (TaCLV) bypass. Trans Am Soc Artif Intern Organs 15:386–397

Therapie der akuten Herzinsuffizienz mit Vasodilatatoren*

W.-D. BUSSMANN

Mit 33 Abbildungen und 2 Tabellen

A. Überblick

In der Behandlung der Herzinsuffizienz sind in den letzten10 Jahren große Fortschritte gemacht worden. Bisher standen Bemühungen zur optimalen Digitalistherapie im Vordergrund. Verschiedene Aspekte einer guten diuretischen Behandlung wurden intensiv untersucht. Vasodilatierende Substanzen wie sie schon seit Jahrzehnten in der Hypertoniebehandlung üblich waren, wurden vor dem Jahre 1970 aus Angst vor unerwünschter Blutdrucksenkung nicht eingesetzt. Die Gabe von Nitroglycerin beim frischen Herzinfarkt war aus den gleichen Gründen von jeher kontraindiziert.

I. Entwicklung der letzten Jahre

Wie so oft in der Forschung waren bereits vor 1970 grundlegende experimentelle und klinische Arbeiten veröffentlicht, die über die positiven Effekte von vasodilatierenden Substanzen bei Herzinsuffizienz berichteten. SARNOFF u. BERGLUND (1952) senkten mit diesen Substanzen den Blutdruck und steigerten das Herzminutenvolumen bei Herzinsuffizienz. JUDSON et al. (1956) wiesen mit Hydralazin günstige Wirkungen nach. BURCH (1956) gehört ebenfalls zu den Pionieren. Er behandelte die schwere Linksinsuffizienz erfolgreich mit dem Ganglion-Blokker Hexamethonium. JOHNSON et al. (1959) gelten als Vorreiter einer Nitroglycerintherapie. Sie konnten den linksventrikulären Füllungsdruck bei Patienten mit „dekompensierter Hypertonie" senken. – Da die Zeit offenbar noch nicht reif war, fanden diese Arbeiten weder Beachtung noch Eingang in die breitere klinische Forschung oder klinische Praxis.

II. Systematische Anwendung von vasodilatierenden Substanzen

Erst Anfang 1970 zündete die Idee, gefäßdilatierende Mittel bei der Herzinsuffizienz einzusetzen. COHN (1980) vergleicht die damals einsetzende wissenschaftliche Forschung auf diesem Sektor mit dem Thema einer Symphonie, das sich langsam zur vollen Blüte entwickelt. Heute, nach einer Fülle von wissenschaft-

* Frau Elisabeth Groß danke ich für die wissenschaftliche Mitarbeit bei der Erstellung des Manuskripts und die sorgfältige redaktionelle Arbeit, Herrn cand. med. Dirk Rose für die Zusammenstellung der Abbildungen und der Literatur und Frl. Jung für die photographischen Arbeiten

lichen Arbeiten, ist der Höhepunkt und das Ende des ersten Satzes vorüber.
Ein zweiter, gemäßigter Satz kann folgen.

1. Meilensteine

Meilensteine in dieser raschen Entwicklung waren die ersten Arbeiten über Phentolamin von GOULD et al. im Jahre 1969 und von MAJID et al. im Jahre 1971. FRANCIOSA et al. berichteten 1972 über die Anwendung von Natrium-Nitroprussid beim frischen Infarkt und CHATTERJEE et al. (1973a) über den Effekt bei schwerer Mitralinsuffizienz infolge Papillarmuskeldysfunktion.

Nachem GOLD et al. 1972 mit sublingualem Nitroglycerin erste Ansätze gemacht hatten, konnten BUSSMANN et al. 1974 und 1975 über den Einsatz von Nitroglycerin bei Linksinsuffizienz im Rahmen des akuten Herzinfarktes berichten und zeigen, daß mit Nitroglycerin eine rasche Beseitigung des Lungenödems möglich ist (BUSSMANN et al. 1974a, b, 1975a, b; BUSSMANN u. SCHUPP 1977). Erstaunlich war, wie rasch sich dieses neue Therapieprinzip in der breiten klinischen Anwendung durchsetzte.

2. Heutiger Stand

Heute, 1983, am Ende dieser ersten spannenden Entwicklungsphase mit der Anwendung von zahlreichen Substanzen bei einer großen Zahl von Patienten kann nun in eine ruhige zweite Phase eingetreten werden, in der Vor- und Nachteile der Therapie abgewogen werden, kontrollierte, randomisierte und verfeinerte Studien folgen und prognostische Aspekte untersucht werden.

Eines aber ist heute unzweifelhaft: In der Behandlung der akuten Herzinsuffizienz sind bleibende Fortschritte gemacht worden, insbesondere in der Therapie der akuten Linksinsuffizienz und des Lungenödems. Hier klaffen Utopie und Wirklichkeit am wenigsten auseinander, während bei der Anwendung von Vasodilatatoren bei chronischer Herzinsuffizienz gute Ansätze vorhanden sind, aber durchaus noch Diskrepanzen zu den Wunschvorstellungen bestehen. Außerdem kommt hinzu, daß jede chronische Therapie erfahrungsgemäß weitaus schwieriger bewertbar und überprüfbar ist als akute, direkt meßbare Effekte bei akuter Therapie. Das gilt für jede Art von Dauertherapie, selbst für Digitalis.

III. Therapeutische Möglichkeiten bei Herzinsuffizienz

1. Steigerung der myokardialen Kontraktilität

Natürlich ist bei der Herzinsuffizienz in erster Linie die myokardiale Kontraktilität eingeschränkt. Zur Verbesserung der Kontraktilität ergeben sich verschiedene therapeutische Möglichkeiten. Im Vordergrund steht immer die Behandlung des Grundleidens. Es braucht nicht betont zu werden, daß die Beseitigung einer Myokardischämie durch Bypassoperation, die operative Therapie bei Shunt- oder Klappenvitien oder die Einstellung einer Hypertonie vorrangig ist.

a) Digitalis

Schwieriger wird es bei bereits eingetretener ausgedehnter Ventrikelfunktionsstörung, bei Zustand nach Infarkt oder bei Kardiomyopathien therapeutische Ansatzpunkte zu finden. Digitalis hat hier seinen festen Platz, besonders in der chronischen Therapie dieser Krankheitsbilder. Die Digitalispräparate sind durch einen milden positiv inotropen Effekt gekennzeichnet. Trotz geringer therapeutischer Breite sind heute mit Hilfe der Blutspiegeluntersuchungen optimale Einstellungen möglich. Von Vorteil ist, daß der milde, die Kontraktilität verbessernde Effekt dauerhaft wirksam wird. Dies führt nicht, wie häufig vermutet, zu einem vermehrten myokardialen Sauerstoffverbrauch. Bei Herzinsuffizienz kommt es unter Digitalis zu einer mäßigen Vorlastminderung mit Reduktion des enddiastolischen Druckes. Die verminderte diastolische Wandspannung und der kleinere Ventrikelradius wirken günstig auf die myokardiale Energiebilanz, so daß der positiv inotrope, den Sauerstoffverbrauch steigernde Effekt antagonisiert bzw. aufgehoben wird. Unbestritten bleibt deshalb die Digitalistherapie das primäre therapeutische Rüstzeug bei der chronischen Herzinsuffizienz.

Eine kürzlich von der Chatterjee-Gruppe durchgeführte hämodynamische Untersuchung über die Wirkung von Digitalis bei chronischer Herzinsuffizienz bestätigt diese positiven Aussagen (LEE et al. 1982). Im Vergleich zu einer Placebophase führte Digitalis zu einer Steigerung des Herzminutenvolumens und Minderung des linksventrikulären Füllungsdruckes. Zu ähnlichen Befunden kamen ARNOLD et al. (1980). Die dem Digitalis nachgesagte Zunahme des peripheren Widerstandes mit konsekutiver kardialer Belastung spielt deshalb im Rahmen der Herzinsuffizienz keine Rolle und ist nur bei Gesunden nachweisbar.

Anders bei der akuten Herzinsuffizienz. Hier haben die vasodilatierenden Medikamente den ersten Platz eingenommen und Digitalis verdrängt. Ist es doch häufig so, daß Patienten dekompensieren, bei denen bereits eine vollwertige Digitalistherapie läuft. Es besteht deshalb eine klare Trennung für die Digitalis-Indikation: bei chronischer Herzinsuffizienz: ja, bei akuter Herzinsuffizienz: nein. Besonders von Selzer, San Francisco, ist diese Differentialtherapie definiert worden. Beim Lungenödem würde es zum Beispiel zu lange dauern, bis nach Injektion von Digitalis der Vollwirkspiegel erreicht ist. Andererseits könnte eine zu rasche Digitalisierung zu toxischen Nebenwirkungen führen.

b) Katecholamine

Eine weitaus größere Inotropiesteigerung als mit Digitalis läßt sich durch die intravenöse Gabe von Katecholaminen hervorrufen. Die klassischen Substanzen wie Adrenalin, Noradrenalin und Isoproterenol sind durch Weiterentwicklungen zugunsten von Dopamin und Dobutamin verdrängt worden. Diese haben den Vorteil einer geringeren positiv chronotropen Wirkung. Natürlich ist ein noch so kranker Herzmuskel mit entsprechenden Katecholamindosen zu einer verstärkten Kontraktion und größeren Auswurfleistung zu zwingen. Die klinische Erfahrung zeigt, daß die Peitsche wirkt, aber nur kurzfristig. Es kommt innerhalb kurzer Zeit zur Erschöpfung, die letzten myokardialen Reserven werden verspielt und eine Dosissteigerung bleibt ineffektiv. Katecholamine sind grundsätzlich nur Notfallmedikamente. Sie sollten nie über Tage angewandt werden. Sie führen zur Belastung des Herzens, zu einem vermehrten Sauerstoffverbrauch, der besonders bei koronarer Herzkrankheit, aber auch bei Kardiomyopathien, problematisch ist. Dieses kontraktilitätssteigernde Therapieprinzip kann deshalb bei chronischer Herzinsuffizienz nicht zur Anwendung kommen, beziehungsweise nur kurzfristig oder intermittierend erfolgversprechend sein.

Versuche, mit oralen, positiv inotropen Substanzen sind noch zu neu, um endgültig beurteilt zu werden. Prenalterol wurde inzwischen wieder aus dem Handel gezogen. Amrinon führt zur Thrombocytopenie und ist deshalb für die chronische Therapie mit Risiken behaftet. Diese und ähnliche Substanzen dürften bei Daueranwendung allenfalls einen milden Effekt haben, wobei die Wirkungsabschwächung bei chronischer Anwendung eine große Rolle spielt. Die orale Wirkstärke ist oft nicht mit der akuten intravenösen Gabe vergleichbar.

2. Vasodilatierende Substanzen

Der zweite Weg, die Pumpfunktion des Herzens zu bessern, das Herzminutenvolumen zu steigern und die rechts- und linksventrikulären Füllungsdrucke zu reduzieren, besteht in der akuten Entlastung des Herzens über Angriffspunkte in der Kreislaufperipherie. Die bei Herzinsuffizienz gegebene periphere Vasokonstriktion und venöse Engstellung kann durch arteriell- oder venösdilatierende Substanzen vermindert werden. Der wesentliche Vorteil dieser Methode besteht darin, daß ohne Inotropiesteigerung allein durch Verminderung des Auswurfwiderstandes ein größeres Herzminutenvolumen gefördert werden kann, die Füllungsdrucke abnehmen und zusätzlich die energetischen Anforderungen an das Herz gemindert werden.

a) Entlastungsmechanismen

Es kommt unter vasodilatierenden Substanzen zu einer Abnahme des myokardialen Sauerstoffverbrauchs, die in bestimmten Situationen auch zu Erholungseffekten am Herzen führen kann. Als Beispiel kann der akute Infarkt dienen, wo durch arterielle Blutdrucksenkung und Abnahme des Füllungsdruckes eine Verminderung der systolischen und diastolischen Wandspannung erreicht wird. Dadurch kann die Myokardischämie gebessert und sogar eine Infarktgrößenverkleinerung erreicht werden.

Bei bestimmten Krankheitsbildern ergeben sich durch konsequente Anwendung des gefäßerweiternden Wirkungsprinzips positive hämodynamische Auswirkungen. Bei Mitralinsuffizienz, Aorteninsuffizienz oder Ruptur des Ventrikelseptums können durch die Therapie die Widerstandverhältnisse so geändert werden, daß mehr Blut in die Peripherie geht, ein größeres effektives Schlagvolumen erreicht wird und das Regurgitations- bzw. Shuntvolumen deutlich abnimmt.

Ein weiterer Entlastungsmechanismus ist die Vergrößerung des venösen Reservoirs. Dadurch kommt es zur Abnahme der rechts- und linksventrikulären Füllungsdrucke, einer Verminderung der diastolischen Wandspannung und Abnahme der extrakoronaren Komponente des Koronarwiderstandes (RAFF et al. 1972a, b). Die älteste Methode, akut die venöse Stauung zu vermindern, ist die Behandlung durch Aderlaß. Auch mit Hilfe von Diuretika kann die Hypervolämie beseitigt werden. Beide Verfahren führen zu einer definitiven Blutvolumenverminderung. Sie kann nur durch Wiederauffüllung in den Stand zurückversetzt werden. Vasodilatierende Substanzen haben den Vorteil, nur eine vorübergehende Blutvolumenverschiebung zu bewirken. Nach Absetzen der Medikation kann das Volumen wieder verfügbar gemacht werden.

b) Wirkungsspektrum

Die heute verfügbaren Vasodilatatoren umfassen ein ganzes Spektrum von Wirkungen. Sie lassen sich dennoch grob in drei Kategorien einteilen: Substanzen, die primär zu einer venösen Dilatation führen (z.B. Nitroglycerin), Substanzen, die vorwiegend auf der arteriellen Seite wirken (z.B. Hydralazin) und gemischt venös und arteriell wirksame Substanzen, wie Natrium-Nitroprussid oder Prazosin. Diese drei Hauptwirkungen sind schematisch in Abb. 1 wiedergegeben. Der venöse Dilatator sorgt vornehmlich für eine Verminderung des linksventrikulären Füllungsdruckes und kann fakultativ auch das Herzminutenvolumen steigern. Der arterielle Vasodilatator führt primär zu einer Zunahme des Schlagvolumens, ohne den Füllungsdruck wesentlich zu beeinflussen. Der gemischt venös und arteriell wirksame Dilatator führt neben der Verminderung des Füllungsdruckes auch zu einer deutlichen Zunahme des Herzminutenvolumens. Diureti-

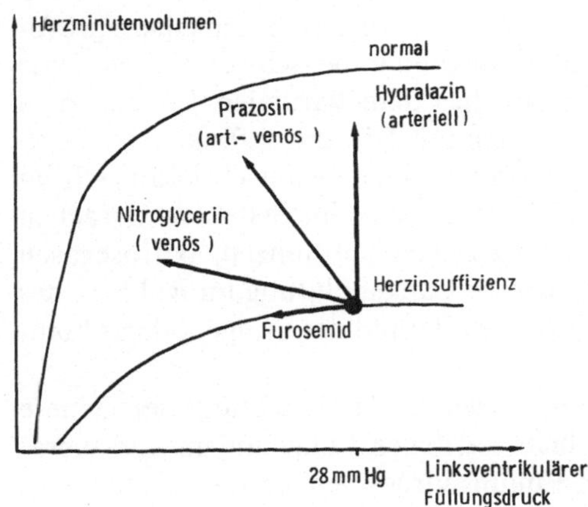

Abb. 1. Wirkungsspektrum typischer vasodilatierender Substanzen bei Herzinsuffizienz. Vergleich zum Diuretikum Furosemid

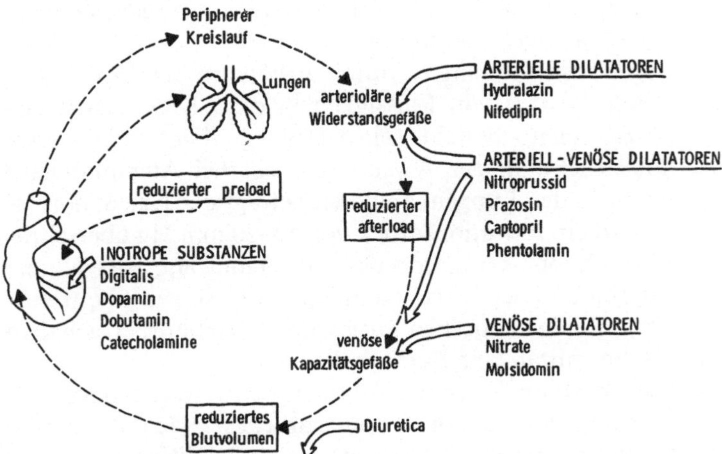

Abb. 2. Angriffspunkte positiv inotroper Substanzen, vasodilatierender Substanzen und Diuretika nach einem Schema von OPIE (1980)

sche Mittel vermindern den Füllungsdruck, ohne das Herzminutenvolumen zu steigern, bewirken in der Regel sogar eine Abnahme der Förderleistung.

In dieses Schema läßt sich die ganze Reihe der verschiedenen vasoaktiven Substanzen einordnen (Abb. 2, nach Opie 1980). Isosorbiddinitrat und Molsidomin zeigen das gleiche Wirkungsspektrum wie Nitroglycerin. Ähnlich wie Prazosin und Natrium-Nitroprussid wirken Trimazosin und die converting enzyme Inhibitoren, wie Captopril. Phentolamin hat bereits stärkere arterielle als venöse Wirkungen, und dem Hydralazin, als arteriellem Dilatator, stehen Nifedipin, Diazoxide und Minoxidil nahe. Nach Clonidin kommt es offenbar zu einer venösen und arteriellen Dilatation.

B. Therapie des akuten Lungenödems

I. Genese des Lungenödems

Eine der Hauptursachen für das Lungenödem ist die akute Linksherzinsuffizienz. Andere Formen sind ebenfalls häufig. So kann es bei schwerer Pneumonie zum Lungenödem kommen. Klinisch kann dies dem kardialen Lungenödem voll entsprechen. Die „fluid lung" bei Patienten mit Niereninsuffizienz ist durch Flüssigkeitseinlagerung ins Interstitium gekennzeichnet. Klinisch kann sich im Spätstadium das Vollbild eines Lungenödems entwickeln. Seltenere Ursachen sind Lungenödeme nach Einwirkung von toxischen Substanzen, Nitrosegasen und bei Schlafmittelintoxikationen. Bei diffuser Lungenblutung im Rahmen des Goodpasture-Syndroms kann es klinisch zu dem Befund des Lungenödems kommen.

Für bestimmte therapeutische Konsequenzen ist die Beachtung der Genese des Lungenödems von Bedeutung. Nur beim kardialen Lungenödem sind therapeutische Maßnahmen sinnvoll, die den Füllungsdruck senken und die Stauung beseitigen. Bei den anderen Formen ist die Basalmembran zwischen Lungenalveole und Lungenkapillare toxisch geschädigt. Es finden sich schleusenartige Öffnungen durch die Flüssigkeit und Eiweiß in die Alveolen austreten können, ohne daß der Pulmonalkapillardruck erhöht sein muß.

Beim kardialen Lungenödem kommt es durch Erhöhung des Druckes in den Lungenkapillaren zum Austritt von Flüssigkeit in die Alveole. Zwischen Lungenkapillare und Alveolen besteht ein Druckgradient von etwa 15–20 mm Hg (Filtrationsdruck). In der Alveole herrscht bei Atemmittellage ein Druck von ± 0 mm Hg. In den Lungenkapillaren beträgt der Druck normalerweise bis 10 mm Hg. Wird ein Filtrationsdruck von 15–20 mm Hg überschritten, also bei Anstieg des Pulmonalkapillardrucks auf 20 mm Hg, tritt Wasser in die Alveolen aus. Unterhalb dieser Werte kann keine Flüssigkeit übertreten, da das Wasser über den kolloidosmotischen Druck der Eiweißkörper gehalten wird. Auch stellt die Basalmembran eine Barriere dar.

Ziel aller therapeutischen Maßnahmen wie Aderlaß, Nitroglycerin oder Diuretika ist die rasche Senkung des Pulmonalkapillardruckes. Nach Reduktion dieses Druckes kann das Wasser aus der Alveole passiv zurückdiffundieren.

In seltenen Fällen, insbesondere bei jugendlichen Patienten mit ausgedehntem Infarkt, ist eine Lungenstauung klinisch und radiologisch nachweisbar, ohne daß sich erhöhte Drucke im kleinen Kreislauf nachweisen lassen. Die Ursache dieses nicht hydrostatisch bedingten Lungenödems ist unbekannt. Tierexperimentell läßt sich ein ähnliches Phänomen nachweisen (RICHESON et al. 1982).

II. Hämodynamik beim Lungenödem

Systematische Messungen der Hämodynamik vor einsetzender therapeutischer Behandlung des Lungenödems sind schwer zu gewinnen und trotz moderner Techniken und Verwendung des Swan-Ganz-Einschwemmkatheters nur selten beschrieben worden. Bei den 7 von BUSSMANN et al. (1975a) und BUSSMANN u. SCHUPP (1977) beschriebenen Fällen handelt es sich vornehmlich um Patienten, bei denen bereits ein Rechtsherzkatheter lag und ein Lungenödem sich im Verlauf entwickelte. So gelang es im Laufe der Jahre einige vor Beginn der Therapie durchgeführte Druckmessungen aufweisen zu können.

Bei diesen 7 Patienten lag der systolische Pulmonalarteriendruck zwischen 45 bis 85 mm Hg, im Mittel bei 63 mm Hg. Der diastolische Pulmonalarteriendruck, der dem linksventrikulären Füllungsdruck gleichgesetzt wurde, lag zwischen 22 und 50 mm Hg und im Mittel bei 33 mm Hg. Das Herzminutenvolumen war reduziert, mit Werten zwischen 2,1 und 4,2 l/min und einem Mittelwert von 3,3 l/min. Bezogen auf 1 m² Körperfläche entspricht dies einem cardiac index von 2,0 l/min × m².

Die arteriellen Blutdruckwerte waren unterschiedlich, aber deutlich erhöht (153/95 mm Hg im Mittel). Systolische arterielle Druckwerte bis 200 mm Hg waren keine Seltenheit. Andererseits gab es auch Patienten mit normalen Ausgangswerten für den Blutdruck. Die Herzfrequenz lag im Mittel bei 117/min, wobei die Werte zwischen 105 und 150/min schwankten.

MAGRINI u. NIARCOS (1980) fanden ähnliche hämodynamische Meßwerte bei Patienten, die bei bestehender chronischer Herzinsuffizienz in eine akute Linksinsuffizienz mit Dyspnoe, Rasselgeräuschen und Orthopnoe kamen. Der Pulmonalkapillardruck lag bei 28 mm Hg, das Herzminutenvolumen bei 3,3 l/min und die Herzfrequenz war auf 102/min erhöht. Bei diesen Patienten lag zusätzlich eine Rechtsinsuffizienz vor mit Erhöhung des Druckes im rechten Vorhof auf 28 mm Hg.

III. Klinische Stadieneinteilung des Lungenödems

Das kardiale Lungenödem läßt sich nach klinischen Gesichtspunkten in 4 Schweregrade einteilen (BUSSMANN u. SCHUPP 1978):

Grad I = Prälungenödem
Darunter wird ein Lungenödem leichten Grades verstanden mit Dyspnoe, leichter Spastik und gerade eben auskultierbaren feuchten Rasselgeräuschen.
Grad II = Lungenödem
Unter diesem Begriff ist ein mittlerer Grad zu verstehen mit mäßig laut hörbarem Distanzrasseln (nur am Mund des Patienten) und leichter Orthopnoe.
Grad III = schweres Lungenödem
Der Begriff beschreibt ein Lungenödem schweren Grades mit Orthopnoe und deutlichem Distanzrasseln.

Grad IV = Lungenödem schwersten Grades, auch klassisches Lungenödem genannt. Der Patient leidet unter schwerster Orthopnoe, ist schweißüberströmt.
Lautes Distanzrasseln.

Bei Infarktpatienten kommt es zur Linksinsuffizienz in etwa der Hälfte der
Fälle. Diese kann im Schweregrad stark variieren und sich bis hin zum Lungenödem entwickeln. Bei latent linksinsuffizienten Patienten mit koronarer Herzkrankheit kann ein zusätzlicher kleiner Infarkt zum Lungenödem führen. Relativ
häufig ist das Lungenödem bei Patienten mit schwerer Mitralinsuffizienz auf
dem Boden eines Papillarmuskel-Syndroms oder bei rheumatischer Genese. Typisch dafür sind rezidivierende nächtliche Dyspnoeanfälle. Die nächtlichen
Atemnotanfälle sind geradezu bezeichnend für das Vorliegen einer relevanten
Mitralinsuffizienz.

Patienten mit Mitralstenose neigen eher zur Rechtsdekompensation. Patienten mit Aorteninsuffizienz werden ebenfalls häufig linksinsuffizient und können
Lungenödeme aufweisen.

IV. Therapie des Lungenödems

Die Therapie des Lungenödems hat sich in den letzten Jahren erheblich gewan-
delt. Die klassische Behandlung war eine Kombinationstherapie aus Aderlaß,
Digitalis, Diuretikum und Sedierung.

1. Die Wirkung von Nitroglycerin

Inzwischen hat eine Substanz Eingang in die Therapie gefunden, die bisher
beim Lungenödem nicht eingesetzt wurde: Nitroglycerin (Bussmann et al.
1974a, b, 1975a, b, 1976b, c; Bussmann u. Schupp 1977, 1978).

a) Hämodynamik

Wir konnten nachweisen, daß 3–5 min nach Gabe von Nitroglycerin sublingual
eine Reduktion des linksventrikulären Füllungsdruckes um 30 bis 50% erreichbar ist.

Der pathophysiologische Ansatzpunkt und das Ziel der Therapie beim Lungenödem muß sein, den stark erhöhten Füllungsdruck der linken Kammer zu
senken. Nitroglycerin stellt akut das venöse System weit (venous pooling) und
ist so in der Lage, innerhalb kürzester Zeit die Stauung vor dem linken und
rechten Herzen zu beseitigen.

Nach Gabe von 1,6 mg Nitroglycerin sublingual kam es bei den 7 untersuchten Patienten innerhalb von 3 min zu einer hochsignifikanten Abnahme der
Pulmonalisdrucke von 33 auf 23 mm Hg, insbesondere des Pulmonalkapillardruckes. Das erniedrigte Herzminutenvolumen nahm von 3,3 auf 3,7 l/min zu
(Abb. 3).

Ein besonders eindrucksvolles Ergebnis wurde bei einem 68jährigen Patienten mit frischem Hinterwandinfarkt und Lungenödem erzielt (Abb. 4). Bei ihm
fiel der systolische Pulmonalarteriendruck von 80 auf 48 mm Hg, der linksventrikuläre Füllungsdruck von 50(!) auf 27 mm Hg und der mittlere Pulmonalarte-

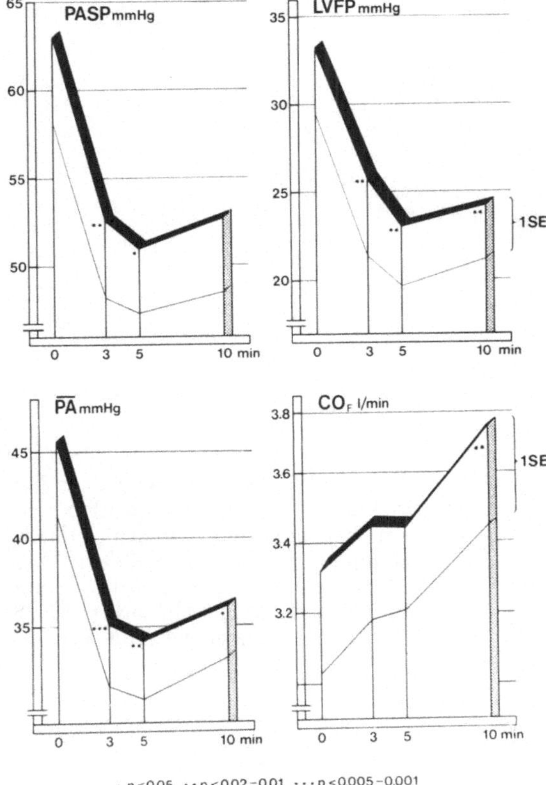

Abb. 3. Wirkung von sublingualem Nitroglycerin (1,6 mg) bei 7 Patienten mit klassischem Lungenödem. Abnahme des systolischen (*PASP*) und mittleren (*PA*) Pulmonalisdruckes und des linksventrikulären Füllungsdrukkes (*LVFP*) innerhalb von 3–5 min. Zunahme des Herzminutenvolumens (*CO*) (Bussmann u. Schupp 1977, 1978)

riendruck von 65 auf 38 mm Hg. Entsprechend verhielt sich der Pulmonalkapillardruck. Klinisch besserte sich die anfänglich schwerste Orthopnoe sofort. Die auf Distanz hörbaren Rasselgeräusche nahmen innerhalb von 5 min ab und verschwanden nach 10 min weitgehend.

Die im Lungenödem meist stark erhöhten arteriellen Blutdruckwerte nehmen unter Nitroglycerintherapie deutlich ab. Nach 5 min war der systolische und nach 10 min der diastolische Blutdruck signifikant reduziert. Die Druckwerte normalisierten sich im weiteren Verlauf auf 120/80 mm Hg. Auch die Herzfrequenz nahm ab.

Magrini u. Niarchos (1980) fanden bezüglich des Pulmonalkapillardruckes und des Herzminutenvolumens ganz ähnliche Veränderungen. Der Pulmonalkapillardruck nahm unter Nitroglycerin innerhalb von 10 min von 28 auf 17 mm Hg ab, und das Herzminutenvolumen stieg von 3,3 auf 4,1 l/min. Der Blutdruck nahm nur geringfügig ab. Der Druck im rechten Vorhof fiel von 28 auf 16 mm Hg. Der hohe Vorhofdruck deutet darauf hin, daß es sich um Patienten mit chronischer Rechts- und Linksherzinsuffizienz handelte.

b) Klinik

Es ist davon auszugehen, daß die einsetzende Füllungsdrucksenkung unabhängig vom Schweregrad des Lungenödems sein kann. Beim schweren Lungenödem

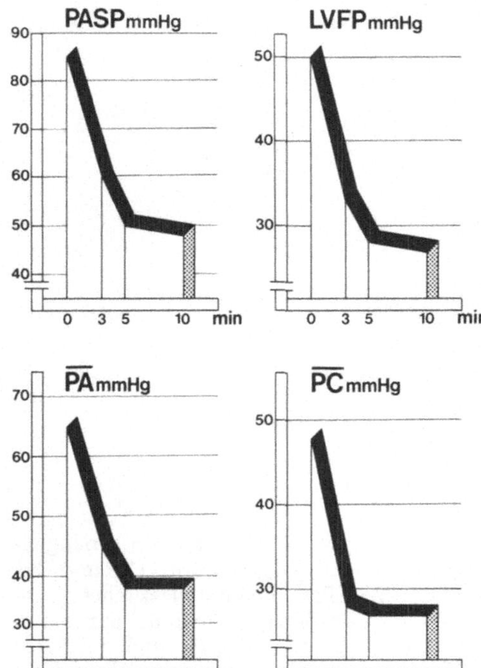

Abb. 4. Wirkung von sublingualem Nitroglycerin (0,8 mg sublingual) bei einem Patienten mit frischem Hinterwandinfarkt und Lungenödem. Der linksventrikuläre Füllungsdruck nimmt von 50 auf 28 mm Hg ab (*LVFP*). Übrige Abkürzungen wie Abb. 3 (BUSSMANN et al. 1975a)

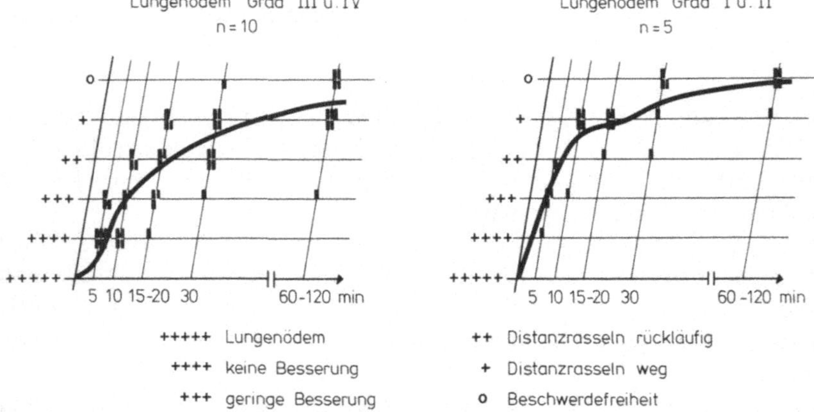

Abb. 5. Verlauf der klinischen Besserung bei schwerem (*links*) und leichtem (*rechts*) Lungenödem (BUSSMANN u. SCHUPP 1977, 1978)

dauert es länger bis das Wasser aus den Alveolen zurückdiffundiert ist. So kann es sein, daß sich bei diesen Patienten die klinische Symptomatik erst nach 10–15 min eindeutig bessert. Im allgemeinen wird aber eine erste klinische Besserung innerhalb von 5–10 min erreicht (Abb. 5).

Im klinischen Bereich hat sich die Therapie mit Nitroglycerin rasch bewährt, wie die systematischen Analysen von FREUND et al. (1981) gezeigt haben.

c) Einfache Applikation

Es ist ein besonderer Vorteil, daß die Therapie mit einer zerbeißbaren Kapsel eingeleitet werden kann. Die Punktion einer Vene und das zeitraubende Legen eines Venenkatheters entfällt. Auch der technisch oft schwierig durchführbare Aderlaß kann vermieden werden, da Nitroglycerin gewissermaßen einen „inneren Aderlaß" bewirkt (BUSSMANN u. SCHUPP 1977; BUSSMANN 1981 a).

d) Dosis von Nitroglycerin

Beim Schweregrad I und II des Lungenödems sind in der Regel 0,8–1,6 mg Nitroglycerin ausreichend. Beim schweren und schwersten Lungenödem (Grad III und IV) werden alle 5–10 min 0,8 bis 1,6 mg Nitroglycerin verabfolgt, bis eine genügende klinische Besserung eingetreten ist.

Der therapeutische Fortschritt wird anhand der klinischen Symptomatik beurteilt. Das allmähliche Verschwinden des Distanzrasselns ist ein sicheres Zeichen der Befundbesserung. Es ist in seiner Qualität gut beurteilbar, wenn der Untersucher sein Ohr an den Mund des Patienten hält. Die wiederholte Auskultation ist ebenfalls für die Therapieüberwachung geeignet. Die subjektive Symptomatik und die Angaben des Patienten über Besserung der Luftnot werden herangezogen.

Mit dem Rückgang der klinischen Symptomatik nimmt in der Regel auch die Herzfrequenz ab, und überhöhte Blutdruckwerte normalisieren sich. Die Blutdruckmessung sollte alle 5–10 min erfolgen, um eine eventuell auftretende Hypotonie frühzeitig zu erfassen. Ein stärkerer Blutdruckabfall ist beim kardialen Lungenödem eine Rarität, bei Lungenödemen anderer Genese jedoch nicht selten.

So bei einer 64jährigen Patientin, die klinisch das Vollbild eines Lungenödems mit Distanzrasseln und typischen schmetterlingsförmigen Lungenverschattungen zeigte. Der arterielle Blutdruck sank nach 2maliger Nitroglyceringabe von je 0,8 mg von 160/80 auf 80/60 mm Hg. Der Blutdruckabfall kam dadurch zustande, daß bei der Patientin kein kardiales Lungenödem, sondern, wie sich später herausstellte, ein Goodpasture-Syndrom mit multiplen Lungenblutungen vorlag. Die klinische Unterscheidung von einem echten Lungenödem war in der initialen Therapiephase schwierig. Eine Steigerung des Blutdrucks ist sofort durch Hochlagerung der Beine zu erreichen.

e) Therapieversager bei kardiogenem Schock

Therapieversager sind relativ selten, kommen aber vor. Es sind Patienten, bei denen primär ein schweres Linksherzversagen mit kardiogenem Schock vorliegt, und infolge dessen der Blutdruck niedrig ist.

f) Einfluß von peripheren Ödemen

Schwierigkeiten können sich offenbar dann ergeben, wenn bei einem Patienten mit Linksherzinsuffizienz zusätzlich massive periphere Ödeme vorliegen. Nach Untersuchungen von MARGRINI u. NIARCHOS (1980) fehlte bei diesen Patienten die auf Nitroglycerin üblicherweise erfolgende Senkung des Pulmonalkapillardruckes und des rechten Vorhofdruckes. Auch die Herzminutenvolumensteigerung blieb aus. Bei Patienten ohne Ödeme kam es zu der üblichen Reaktion mit Abnahme des links- und rechtsventrikulären Füllungsdruckes und Zunahme des Herzminutenvolumens. Als Ursache für die fehlende Wirksamkeit von Nitroglycerin bei diesen Patienten wird von den Autoren angegeben, daß die peripheren Venen und Venolen sich deshalb nicht erweitern können, weil sie durch die subkutanen Ödemmassen mechanisch komprimiert werden.

Dem ist entgegenzuhalten, daß das akute Lungenödem üblicherweise nicht mit einer gleichzeitigen Rechtsdekompensation und extrem hohen rechtsventrikulären Drucken von über 25 mm Hg einhergeht. Es ist nicht typisch, daß bei akuter Linksinsuffizienz gleichzeitig eine Rechtsinsuffizienz vorliegt. Bei den Patienten von Margrini und Niarchos muß es sich vielmehr um chronisch herzinsuffiziente Patienten handeln, bei denen eine Rechts- *und* eine Linksinsuffizienz vorlag. Bei derartigen Patienten empfiehlt sich zusätzlich eine diuretische Therapie mit Ausschwemmung der Ödeme, wodurch gleichzeitig der Flüssigkeitsgehalt in der Lunge vermindert wird. Warum die Wirksamkeit von sublingualem Nitroglycerin bei zusätzlichen Ödemen möglicherweise eingeschränkt ist, kann nur schwer erklärt werden. Eine venöse Weitstellung sollte bei peripheren Ödemen im Bereich der Abdominalvenen weiterhin möglich sein. Neben dem mechanischen Faktor ist zu diskutieren, wie weit bei diesen Patienten ein kardiogener, therapieresistenter Schock vorlag.

g) Intravenöse Gabe von Nitroglycerin beim Lungenödem

In der Notfalltherapie ist wegen des sofortigen Wirkungseintritts der einfachen, sublingualen Darreichungsform der Vorzug zu geben. Die Therapie läßt sich auch mit intravenöser Gabe von Nitroglycerin durchführen (Bussmann 1979).

Bei Patienten mit frischem Herzinfarkt und Linksinsuffizienz ist die intravenöse Nitroglycerintherapie wegen des schonenden Beginns sinnvoll. In einer Dosierung von 3–6 mg/h (50–100 microgramm/min) ließ sich der linksventrikuläre Füllungsdruck von 30 auf 18 mm Hg senken bei gleichzeitiger Zunahme des Herzminutenvolumens, Verminderung der Herzfrequenz und Reduktion des arteriellen Blutdrucks und Verminderung des peripheren Widerstandes (Bussmann 1979). Bei den Patienten besserte sich nicht nur die Luftnot, sondern auch die Schmerzsymptomatik aufgrund des Infarktes.

Von Vorteil ist, daß die intravenöse Therapie über längere Zeit fortgesetzt werden kann, und damit auch zur Rezidivprophylaxe geeignet ist. Dabei bleibt unbenommen, daß bei akuter Verschlechterung, zum Beispiel bei Infarktrezidiv und Verstärkung der Linksinsuffizienz, zusätzlich zur laufenden Infusion sublinguales Nitroglycerin wirksam eingesetzt werden kann.

h) Reihenfolge der therapeutischen Maßnahmen beim Lungenödem

Für die therapeutischen Maßnahmen beim großen klassischen Lungenödem ergibt sich heute folgende Reihenfolge für die Klinik, aber auch für den Arzt außerhalb der Klinik in der Praxis oder in der Wohnung des Patienten (Bussmann 1979).

1. Lagerung des Patienten in sitzende Position. In der Klinik: Herzbettlagerung. Auf diese Weise kommt es zur Verminderung der venösen Stauung unter Ausnutzung der körpereigenen venösen Kapazität.
Der unblutige Aderlaß durch wechselnde venöse Tourniquet an den Extremitäten hat keinen durchschlagenden Effekt. Er wird heute kaum noch angewandt.
2. Gabe von Sauerstoff: Dadurch wird eine Normalisierung des arteriellen Sauerstoffpartialdruckes erreicht. Diese Maßnahme ist in der Regel nur in der Klinik möglich.
3. Nitroglycerin in sublingualer Form. Dosis: 0,8 bis 1,6 mg in 5–10minütigen Abständen; 1- bis 4mal wiederholen. Isosorbiddinitrat sublingual in entsprechender Dosierung sollte ebenfalls wirksam sein, ist jedoch beim Lungenödem noch nicht systematisch untersucht worden.

Mit diesen Maßnahmen allein ist im allgemeinen ein Lungenödem beherrschbar. Nach einmaliger Unterbrechung des circulus vitiosus ist ein sofortiges Rezidiv gewöhnlich nicht zu befürchten. Alle oben geschilderten therapeutischen Erfolge beim Lungenödem sind allein mit Nitroglycerin ohne andere therapeutischen Maßnahmen, ohne Digitalis und ohne Diuretika erreicht worden.

Es muß deshalb davon ausgegangen werden, daß die Therapie des Lungenödems mit Nitroglycerin als Monosubstanz erfolgreich ist. Bei leichten Formen des Lungenödems ist eine sehr rasche Besserung innerhalb von 5 min, bei schweren Formen eine durchschlagende Besserung nach 10–15 min zu erwarten. In der Regel sind weitere Maßnahmen, wie die Injektion von Furosemid, Morphin oder Digitalis nicht erforderlich.

2. Stellenwert der Diuretika in der Therapie des Lungenödems

Die Verminderung des Blutvolumens nach Furosemid kommt hauptsächlich durch forcierte Diurese zustande. Die primär venodilatierende Wirkung von Furosemid ist allenfalls gering oder nur mit hohen Dosen erreichbar. Die Dosis ist in jedem Fall niedrig zu halten, da es sonst 1–2 Stunden nach Gabe von Furosemid zum Blutdruckabfall kommen kann, wenn die Diurese überschießend war. Hier kann es erforderlich werden, erneut Volumen zuzuführen.

Auch SLANY (1981) ist der Auffassung, daß die Gabe von potenten Diuretika initial nicht schematisch erfolgen sollte, sondern nur, wenn eine Hypervolämie oder eine übermäßige Flüssigkeitszufuhr in den vorangegangenen Tagen wahrscheinlich gemacht werden kann. HENNING u. WEIL (1978) konnten zeigen, daß es durch den akuten Flüssigkeitsverlust zu einem erheblichen intravaskulären Volumendefizit kommen kann, das in Extremfällen bis zu 50% des Plasmavolumens erreicht und eine Flüssigkeitszufuhr erforderlich macht.

Eine Nitroglycerintherapie ist der Gabe von Furosemid auch deshalb vorzuziehen, weil das Herzminutenvolumen im Gegensatz zu Furosemid nicht abfällt, sondern zunimmt (HOCKINGS et al. 1981).

3. Digitalis beim Lungenödem?

Zum Digitalis wurde bereits oben Stellung bezogen (s. Abschnitt A.III.1 a). Eine akute rasche Digitalisierung ist nicht angezeigt. Eine sofortige Vollwirkung von

Digitalis ist kaum zu erreichen oder führt zu toxischen Nebenwirkungen. In der akuten Situation des Lungenödems ist Nitroglycerin vielfach wirksamer als Digitalis. Da die meisten Patienten bereits voll digitalisiert sind, kann eine zusätzliche Digitalismedikation nur zu Nebenwirkungen führen. Für die Therapie des Lungenödems ergibt sich demnach für Digitalis heute keine Indikation mehr. Nur bei Patienten mit Vorhofflimmern und schneller Überleitung ist eine Digitalisierung angezeigt. Nach erfolgreicher Behandlung des Lungenödems sollte jedoch die Digitalistherapie in entsprechender Dosierung zur Verhinderung eines Rezidivs fortgesetzt werden.

4. Morphin

Eine klinisch bekannte Form der Therapie ist die Gabe von Morphin. Ist der Patient unruhig und durch die akute Atemnot in Agonie, kann eine Ampulle Morphin (10–20 mg) zur Sedierung sinnvoll erscheinen. Durch die Dämpfung des Sympathikus und die mäßig ausgeprägte dilatierende Wirkung von Morphin (Vismara et al. 1976) läßt sich das Lungenödem mit dieser Substanz behandeln. Systematische klinische Untersuchungen liegen nicht vor.

5. Therapeutikum der Wahl

Unter Notfallbedingungen ist man geneigt, mehrere therapeutisch wirksame Prinzipien gleichzeitig anzuwenden. Dieses polypragmatische Vorgehen ist für die Therapie des Lungenödems nicht geeignet. Ein rascher Erfolg ist mit Nitroglycerin allein zu erzielen. Alternativ ist die alleinige diuretische Therapie mit Furosemid zu sehen. Der Wirkungseintritt ist allerdings verzögert und die Diurese im Verlauf überschießend. Alle Dinge gleichzeitig zu tun, ist nicht sinnvoll und kann zu unerwünschten Nebenwirkungen führen.

Zur Änderung im Therapiekonzept des Lungenödems ist es eigentlich nur deshalb gekommen, weil mit Nitroglycerin eine Substanz zur Verfügung steht, die akut innerhalb von Minuten durch Verminderung des Füllungsdruckes eine Besserung herbeiführt. Sie ersetzt den blutigen Aderlaß. Andererseits gilt nach wie vor, daß die Behandlung des Lungenödems durch einen alleinigen Aderlaß ebenso zur Beschwerdefreiheit führen kann.

Vorsicht ist nur dann geboten, wenn der systolische Blutdruck niedrig ist oder unter 100 mm Hg absinkt oder eine Kombination mit dem kardiogenen Schock vorliegt. Außerdem dann, wenn ein Lungenödem anderer, nicht kardialer Genese vorliegt. Bei diesen toxisch-allergisch oder infektiösen Erkrankungen ist der Füllungsdruck nicht erhöht, so daß Nitroglycerin zur Hypovolämie mit Blutdruckabfall führen kann.

Insgesamt hat sich die Therapie des Lungenödems mit Nitroglycerin rasch weltweit durchgesetzt, wenn auch bisher nur wenige kontrollierte Studien vorliegen.

6. Andere Vasodilatatoren zur Behandlung des Lungenödems

a) Natrium-Nitroprussid

Natrium-Nitroprussid sollte ebenso wie Nitroglycerin zur Behandlung des Lungenödems geeignet sein. Eine sublinguale Applikationsform gibt es jedoch nicht. Die Substanz kann nur intravenös verabreicht werden, sie hat sich deshalb in der Notfalltherapie nicht durchgesetzt.

b) Nifedipin

Nach Untersuchungen von POLESE et al. (1979) kann das akute Lungenödem auch mit dem Calcium-Antagonisten Nifedipin erfolgreich behandelt werden. Der Haupteffekt kommt durch die Verminderung des arteriellen Blutdruckes, die Steigerung des Herzminutenvolumens und Abnahme des peripheren Widerstandes zustande. Sekundär kommt es so zur Verminderung des linksventrikulären Füllungsdruckes.

7. Überdruckbeatmung

Bei extremen und finalen Formen des Lungenödems mit arterieller Hypoxie und erhöhtem PCO_2 kann die sofortige Intubation lebensrettend sein. Es kommt zur Normalisierung der Blutgase, eine wichtige Voraussetzung für die Unterbrechung der agoniebedingten, übermäßigen Stimulation des Sympathicus. Durch die Beatmung wird das Wasser aus der Alveole in die Blutbahn zurückgedrängt. Die Atemarbeit wird reduziert und durch den erhöhten intrathorakalen Druck der venöse Rückfluß zum Herzen gedrosselt. In besonders schweren Fällen wirkt sich eine Gegendruckbeatmung mit erhöhtem endexspiratorischen Druck günstig aus.

C. Linksinsuffizienz bei frischem Herzinfarkt

I. Klinisches Bild

Bei etwa der Hälfte der Patienten mit frischem Herzinfarkt kommt es in der akuten Phase zur Linksinsuffizienz. Das Ausmaß der Linksinsuffizienz variiert von leichten bis zu schweren Formen. Sie kann im Extremfall zum Lungenödem oder kardiogenen Schock führen.

1. Physikalischer Befund

Die Erfassung leichter Formen der Linksherzinsuffizienz ist häufig schwierig. In der Initialphase des Infarktes ist der präkordiale Schmerz häufig mit Luftnot verbunden. Ein Befund an der Lunge ist aber nicht immer zu erheben, so daß eine Linksherzinsuffizienz verkannt werden kann. Erst das Röntgen-Thorax-Bild bringt dann mit eindeutigen Stauungszeichen die Klärung.

Andererseits macht beim klassischen Befund mit feuchten Rasselgeräuschen die Diagnose der Linksherzinsuffizienz keine Probleme. Gleichzeitig findet sich meist eine Ruhedyspnoe.

2. Radiologische Zeichen

Die Schwierigkeit der Diagnose bei leichter Linksherzinsuffizienz ergibt sich aus dem folgenden Beispiel: Ein 64jähriger Patient mit schwerer koronarer Dreigefäßerkrankung gab bei geringer Belastungsstufe keine Beschwerden an, die

Ischämiereaktion im EKG war jedoch ausgeprägt. Im weiteren Verlauf kam
es zu einer mit klinischen Mitteln allein nicht erkennbaren Linksherzinsuffizienz.
Der Patient gab keine Beschwerden an. Bei der Auskultation waren entsprechende Rasselgeräusche nicht zu hören. Die Röntgenaufnahme zeigte aber eine
deutliche hiliäre Stauung mit Umverteilung in die Oberfelder und Randwinkeler-
güssen. – Die Beobachtung weist darauf hin, daß leichte Formen der Linksherzinsuffizienz klinisch und physikalisch häufig nicht in Erscheinung treten.

Zwischen dem Beginn der Linksinsuffizienz und den daraus folgenden Beschwerden kann eine erhebliche Zeitspanne vergehen. Die Zeit, die bis zum
Auftreten von radiologisch nachweisbaren Stauungszeichen verstreicht, beträgt
bis zu 6 Stunden (GROSSER et al. 1974). Auch nach Beseitigung der Linksinsuffizienz verschwinden die Stauungszeichen im Röntgen-Thoraxbild erst nach einer
Latenz von 6–8 Stunden. Zwischen dem Ausmaß der röntgenologischen
Stauungszeichen und der Höhe des linksventrikulären Füllungsdruckes besteht
eine Korrelation (GROSSER et al. 1974; FRICK 1979).

3. Hämodynamik

Eine sichere Erfassung der Linksinsuffizienz ist durch eine Einschwemm-Kathe-
teruntersuchung möglich. Der Swan-Ganz-Thermodilutionskatheter kann bett-
seitig, ohne Röntgenkontrolle, plaziert werden. Die Drücke in der Arteria pulmonalis, im Pulmonalkapillarbereich und im rechten Vorhof werden bestimmt,
ebenso das Herzminutenvolumen nach der Thermodilution oder dem Fick'schen
Prinzip.

Die Indikation für diesen diagnostischen Eingriff ist dann gegeben, wenn
es sich um eine unklare Situation handelt. Es kann zum Beispiel nicht entschieden werden, ob es sich um eine Linksinsuffizienz oder eine Hypovolämie handelt.

Die Indikation ist auch gegeben, wenn ein kardiogener Schock vermutet
wird. Auch bei schwerer Linksinsuffizienz erleichtert die hämodynamische Überwachung das therapeutische Vorgehen. Im Normalfall, wenn keine Linksherzinsuffizienz vorliegt, ist die Druckmessung nicht erforderlich. Die blutige arterielle Druckmessung ist nur bei kardiogenem Schock indiziert, wenn auch hier
nicht immer nötig.

II. Therapie mit Nitroglycerin und Nitraten

Nitroglycerin war lange Zeit beim frischen Herzinfarkt kontraindiziert. Wie
in den alten Lehrbüchern ausgeführt ist, wurde ein durch Nitroglycerin ausgelöster kardiogener Schock befürchtet: Durch Blutdrucksenkung bestünde die Gefahr, daß jenseits von kritischen Koronarstenosen die Perfusion weiter abnimmt
und damit erneute Ischämie und Ausdehnung der Infarzierung zustande kommen.

Eine Inkonsequenz war aber schon damals offensichtlich: Zur Differentialdiagnose, ob es sich um einen Angina-pectoris-Anfall oder um einen frischen
Herzinfarkt handelt, war die Anwendung von Nitroglycerin in der sublingualen
Form erlaubt. Nahm die Symptomatik nach Nitroglycerin nicht ab, handelte
es sich um einen Infarkt, verschwanden die Schmerzen, um eine Angina pectoris.

In unklaren Fällen also wurde schon damals Nitroglycerin angewandt, ohne daß größere Probleme auftraten (BUSSMANN 1980a, b).

1. Anfänge der Nitroglycerintherapie bei akutem Infarkt

Wenn eine Substanz für die Anwendung beim Herzinfarkt zunächst kontraindiziert ist und sich dieses Konzept im Laufe der Zeit dahingehend ändert, daß eine Indikation abzuleiten ist, müssen eindeutige Befunde vorliegen. In früheren Jahren gab es bereits einige zögernde Ansätze, Nitroglycerin anzuwenden. So haben JOHNSON et al. schon 1959 sublinguales Nitroglycerin bei chronischer Linksinsuffizienz eingesetzt und eine Füllungsdrucksenkung erreicht. GOLD et al. gaben 1972 sublinguales Nitroglycerin bei verschiedenen Stadien der Herzinsuffizienz. Es folgte dann die systemische Anwendung von intravenösem Nitroglycerin beim akuten Herzinfarkt durch BUSSMANN und Mitarbeiter sowie anderen Gruppen (BUSSMANN et al. 1974a, b, 1975b, 1980c; FLAHERTY et al. 1975; CHICHE et al. 1979).

2. Hämodynamische Effekte von Nitroglycerin

Bei Patienten mit frischem Herzinfarkt und zusätzlicher Linksinsuffizienz sind die Senkung des linksventrikulären Füllungsdruckes und die Steigerung des erniedrigten Herzminutenvolumen wichtige hämodynamische Ziele.

a) Nitroglycerin sublingual

Mit Nitroglycerin in sublingualer Form ist eine ausgeprägte Abnahme des linksventrikulären Füllungsdruckes zu erreichen. Bei einer Dosis von 0,8 mg ergibt sich eine Reduktion des Füllungsdruckes um 30–40% innerhalb von 2–5 min. So konnte bei 28 Einzelmessungen der diastolische Pulmonalarteriendruck von 24 auf 16 mm Hg gesenkt werden (BUSSMANN et al. 1975a). Ein Beispiel ist in Abb. 6 wiedergegeben.

Die Zunahme des Herzminutenvolumens ist unterschiedlich und abhängig von der Höhe des Füllungsdruckes.

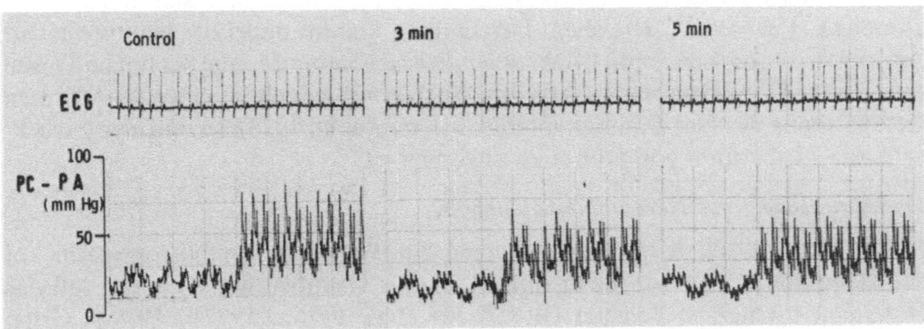

Abb. 6. Senkung des Pulmonalkapillardruckes (*PC*) und des systolischen und diastolischen Pulmonalarteriendruckes (*PA*) nach 0,8 mg Nitroglycerin sublingual bei einem Patienten mit frischem Herzinfarkt (BUSSMANN et al. 1975a)

Bei der klinischen Behandlung der Linksinsuffizienz nach akutem Infarkt ist die Sofortwirkung von Nitroglycerin nicht so wesentlich wie die Dauerwirkung. Andererseits ist man in der Notfalltherapie außerhalb des Krankenhauses auf eine einfache Applikationsart und einen raschen Wirkungseintritt angewiesen. Das Wirkungsmaximum einer sublingualen Nitroglycerindosis ist bereits nach 3–5 min erreicht. Die Wirkdauer mit Wiedererreichen der Ausgangswerte beträgt 20–30 min. Der füllungsdrucksenkende Effekt von Nitroglycerin ist beim frischen Herzinfarkt ausgeprägter als bei Zustand nach Infarkt.

b) Intravenöse Dauerinfusion von Nitroglycerin

Nitroglycerin in Form der intravenösen Dauerinfusion ist beim frischen Herzinfarkt am ehesten geeignet, eine anhaltende Reduktion des links- und rechtsventrikulären Füllungsdruckes zu erreichen (Bussmann et al. 1975b, 1979a).

α) Senkung des Füllungsdruckes

In einem Dosisbereich von 0,75–6 mg/Std kommt es zu einer dosisabhängigen Reduktion des Füllungsdruckes. Auch der Vorhofdruck wird reduziert. Bei linksinsuffizienten Patienten ist die absolute Drucksenkung am ausgeprägtesten. Der Füllungsdruck nimmt aber auch bei normalem Ausgangswert deutlich ab.

β) Blutdruckwirkung

Die Senkung des arteriellen Blutdruckes liegt in der Größenordnung von etwa 10% und ist bei links- und nicht-linksinsuffizienten Patienten gleichermaßen ausgeprägt. Bei kleinen und kleinsten Nitroglycerindosen fehlt die arterielle Drucksenkung nahezu vollständig (Cyran et al. 1978).

Die von Franciosa et al. (1972) mitgeteilte Abnahme des linksventrikulären Füllungsdruckes unter Natrium-Nitroprussid entspricht der Abnahme unter Nitroglycerin, doch mußte bei Natrium-Nitroprussid ein wesentlich größerer Blutdruckabfall in Kauf genommen werden. Bleifeld u. Hanrath (1975) fanden bei einem geringeren Abfall des enddiastolischen Pulmonalarteriendruckes von 22 auf 15 mm Hg unter Nitroprussid gegenüber 28 auf 16 mm Hg unter 6 mg Nitroglycerin pro Std. einen deutlich stärkeren Abfall des mittleren arteriellen Druckes (100 auf 81 mm Hg gegenüber 107 auf 98 mm Hg).

Die Senkung des linksventrikulären Füllungsdruckes läßt sich auch durch Diuretika (Furosemid) erreichen. Der Diurese kommt dabei die Hauptrolle zu; der primär venodilatierende Effekt spielt, wenn überhaupt, nur bei hohen Dosen eine Rolle. Es kommt nach Gabe von Furosemid jedoch zu einer signifkanten Herabsetzung des Herzminutenvolumens (Kiely et al. 1973), so daß eine zurückhaltende Medikation von Diuretika angezeigt ist.

γ) Beeinflussung des Herzminutenvolumens

Etwas unterschiedlich sind die Angaben zur Wirkung von Nitroglycerin auf das Herzminutenvolumen beim Infarkt. Einige Gruppen wiesen nach, daß das Herzminutenvolumen ansteigt (Bussmann et al. 1976a, 1977b, 1979a; Gold et al. 1972), während andere keinen Anstieg oder eine Abnahme nachwiesen (Williams u. Mason 1975). Wir konnten zeigen, daß nur bei linksinsuffizienten Infarktpatienten eine Herzminutenvolumensteigerung vorhanden ist, während

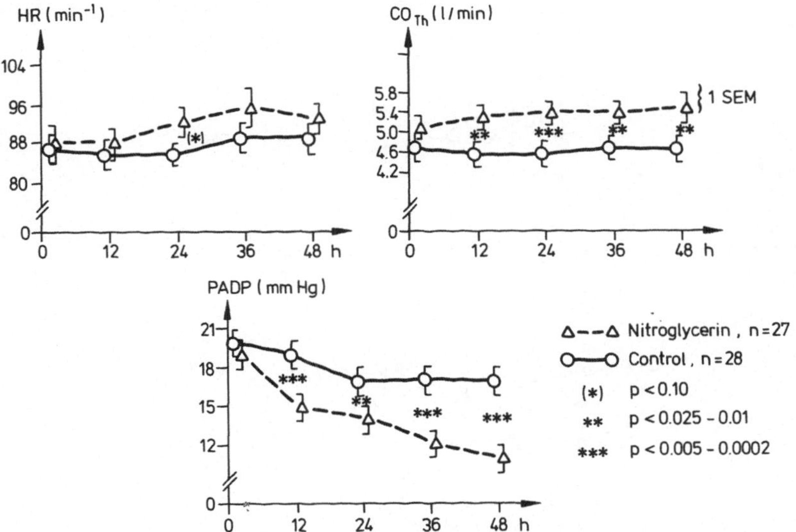

Abb. 7. Wirkung der intravenösen Infusion von Nitroglycerin bei Patienten mit frischem Herzinfarkt im Vergleich zu einer Kontrollgruppe. Die Herzfrequenz (*HR*) steigt geringfügig an, das Herzminutenvolumen (*CO*) ist deutlich gesteigert und die Senkung des diastolischen Pulmonalarteriendruckes (*PADP*) hochsignifikant (Bussmann et al. 1981a)

bei nicht-linksinsuffizienten Patienten eine mäßige Abnahme erfolgt. Ist der Füllungsdruck niedrig und wird er durch Nitroglycerin weiter gesenkt, so ist eine Herzminutenvolumenabnahme leicht über den Starling-Mechanismus erklärbar.

Schwieriger zu interpretieren ist die Herzminutenvolumenzunahme. Hier scheinen eine ganze Reihe von Mechanismen eine Rolle zu spielen. Nicht herangezogen werden kann nach neueren Erkenntnissen der Starling-Mechanismus in dem Sinne, daß das linksinsuffiziente Herz sich auf einem absteigenden Kurvenschenkel befindet und durch Senkung des Füllungsdruckes in den Normalbereich zurückkehrt. Wichtig erscheint, daß die deutliche Abnahme des enddiastolischen Druckes die Durchblutung der endokardnahen Schichten, besonders in den Bereichen mit verminderter Durchblutung, steigert, so die regionale Wandbewegung verbessert und zu einer Schlagvolumensteigerung führt (Raff et al. 1972a, b). Schließlich spielt die verminderte Nachlast eine Rolle.

δ) Dauerhafte Wirkung

Es stellt sich die Frage, ob die akuten hämodynamischen Veränderungen auch über einen längeren Zeitraum erhalten bleiben. Da es in den ersten 2–3 Tagen nach Infarkteintritt zu einer spontanen Besserung der Hämodynamik kommt, sollten nitroglycerin-behandelte Patienten mit einer unbehandelten Kontrollgruppe verglichen werden.

In Abb. 7 und 8 sind an einem größeren Kollektiv die hämodynamischen Veränderungen über einen Zeitraum von 48 Stunden aufgetragen (Bussmann et al. 1981a). Die Herzfrequenz lag in der Nitroglyceringruppe geringfügig über

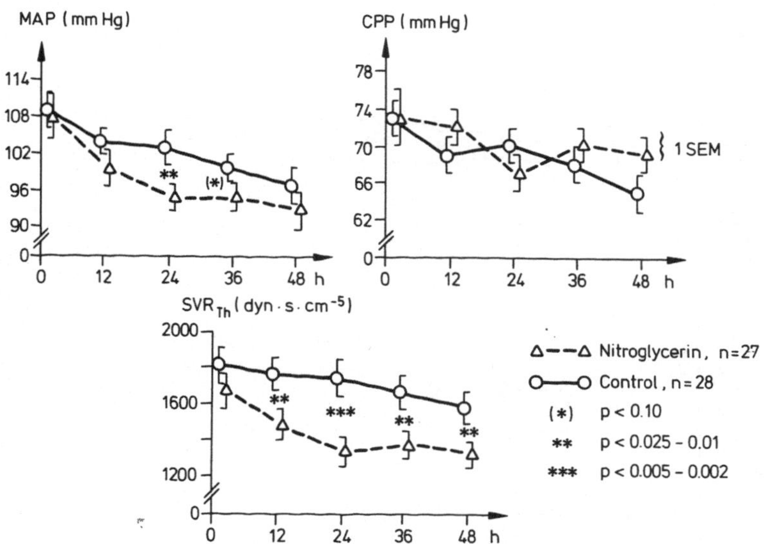

Abb. 8. Unter einer Nitroglycerindauerinfusion über 48 h nimmt gegenüber der unbehandelten Kontrollgruppe der mittlere arterielle Druck (MAP) ab, der koronare Perfusionsdruck (CPP) ändert sich nicht und der systemische Widerstand (SVR) wird deutlich vermindert (Bussmann et al. 1981a)

der der Kontrollgruppe. Das Herzminutenvolumen nahm im Verlauf zu und lag immer über den Werten in der Kontrollgruppe. Ausgeprägt waren die Unterschiede im linksventrikulären Füllungsdruck mit deutlich niedrigeren Werten in der mit Nitroglycerin behandelten Gruppe. Über den Zeitraum von 48 h war eine Wirkungsabschwächung nicht erkennbar. Der Effekt auf den arteriellen Blutdruck war gering. Der koronare Perfusionsdruck, errechnet aus der Differenz des diastolischen Blutdruckes minus linksventrikulärem Füllungsdruck, ist trotz Blutdrucksenkung nicht erniedrigt.

Von Bedeutung ist die Abnahme des peripheren Widerstandes, so daß sich zwischen der behandelten und unbehandelten Gruppe signifikante Unterschiede über den ganzen Zeitraum ergeben. Nitroglycerin kommt neben der venodilatierenden Wirkung ein deutlicher Effekt auf den arteriellen Gefäßschenkel zu.

3. Orale und intravenöse Gabe von Isosorbiddinitrat

Ganz ähnliche Wirkungen wie Nitroglycerin hat Isosorbiddinitrat. 10 mg der Substanz, oral appliziert, führen innerhalb von 15–30 min zu einer Reduktion des linksventrikulären Füllungsdruckes. Bei einer Gesamtdosis von 30 mg oral hält die Füllungsdrucksenkung bis zu 5 Std an (Bussmann et al. 1974b, 1975b) (Abb. 9). Die Zunahme des Herzminutenvolumens ist in der Gruppe mit hohem Füllungsdruck ebenfalls nachweisbar. Es findet sich eine mäßige Reduktion des Herzminutenvolumens, wenn der Füllungsdruck initial niedrig ist (Abb. 10).

Die Abnahme des mittleren arteriellen Druckes ist ausgesprochen mild im Gegensatz zur intravenösen Gabe von Nitroglycerin, bei der eine 10%ige Ab-

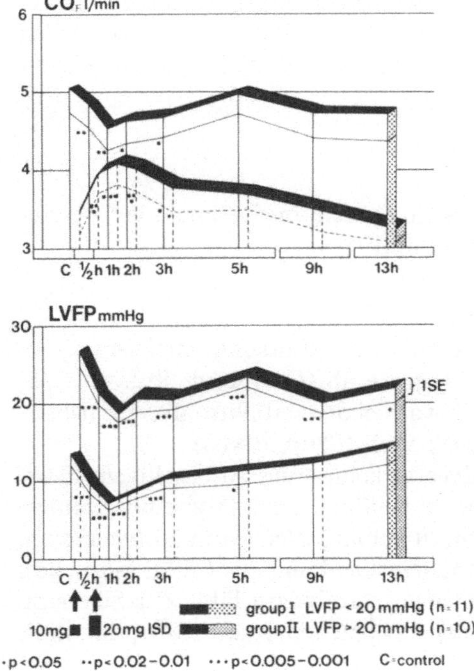

Abb. 9. Wirkung von Isosorbiddinitrat (*ISD*) bei Patienten mit frischem Herzinfarkt: Deutliche Abnahme des linksventrikulären Füllungsdruckes (*LVFP*) mit Zunahme des Herzminutenvolumens (*CO*) bei den Patienten mit Linksinsuffizienz und Abnahme bei den Patienten, die einen niedrigen Füllungsdruck aufweisen (Bussmann et al. 1974 b, 1975 b)

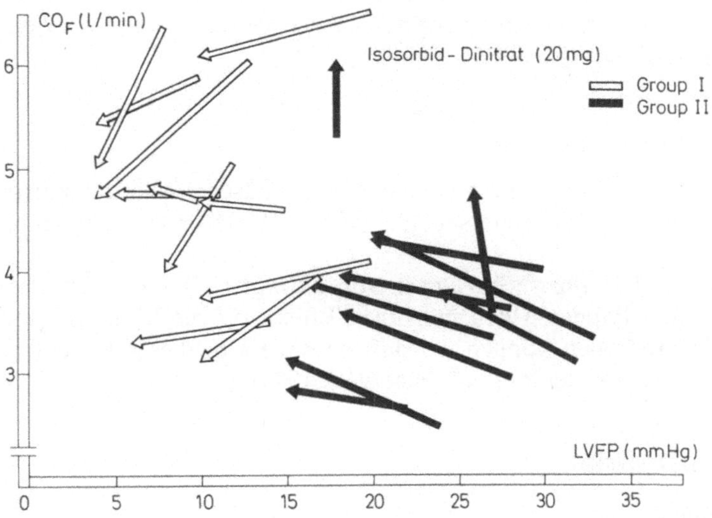

Abb. 10. Hämodynamische Wirkungen von 10 mg Isosorbiddinitrat oral auf Herzminutenvolumen (*CO*) und linksventrikulären Füllungsdruck (*LVFP*). Hohe Herzminutenvolumina werden reduziert, niedrige Herzminutenvolumina in der Regel gesteigert, besonders bei den Patienten mit hohen linksventrikulären Füllungsdrücken (Bussmann et al. 1974 b, 1975 b)

nahme des Blutdruckes registriert wurde. Wird Isosorbiddinitrat jedoch intravenös in einer Dosierung von 3–12 mg pro Stunde appliziert, sind die arteriellen Blutdruckwirkungen stärker ausgeprägt (Froer et al. 1980; Luther u. Röken 1976).

4. Klinische Wirkung von Nitraten

Bei Anwendung der Dauerinfusion von Nitroglycerin im Rahmen der Herzinfarkttherapie bessert sich auch das klinische Bild.

a) Schmerzbeeinflussung

Im allgemeinen läßt sich eine deutliche Schmerzbeeinflussung nachweisen. Bei linksinsuffizienten Patienten nimmt die Dyspnoe ab (Luther u. Röken 1976; Bussmann 1980a). Der Morphinverbrauch war bei den mit Nitroglycerin behandelten Patienten nahezu halbiert (Bussmann et al. 1980c, 1981a).

Der Infarktschmerz ist durch Nitroglycerin keineswegs zu beseitigen. Es ist deshalb auch nicht sinnvoll, Patienten, die im Rahmen der Infarzierung Schmerzen angeben, unablässig mit Nitroglycerin in sublingualer Form zu behandeln. Bei hoher Dosis führt dies nur zur übermäßiger Senkung des Füllungsdruckes, ohne daß sich der Infarktschmerz ausreichend vermindern läßt. Zur Schmerzkoupierung ist das klassische Mittel aus der Gruppe der Opiate, Morphin, indiziert.

b) Abnahme der Dyspnoe

Bei linksinsuffizienten Patienten nimmt die Dyspnoe ab. Ein indirekter Hinweis auf die Besserung der Dyspnoe ergibt sich daraus, daß der Verbrauch an Furosemid in der Nitroglycerin-Behandlungsgruppe deutlich geringer war als in der Kontrollgruppe (Bussmann et al. 1980c, 1981a).

5. Beeinflussung der Myokardischämie

Nach übereinstimmenden Berichten wird die myokardiale Ischämie durch Nitroglycerin günstig beeinflußt (Bussmann et al. 1976b, 1979b; Flaherty et al. 1975).

Für die Praxis gilt, daß allzu hohe Dosen von Nitroglycerin, besonders bei nicht-linksinsuffizienten Patienten den günstigen Effekt auf die Myokardischämie teilweise wiederaufheben können, so daß besonders in dieser Patientengruppe vorsichtig dosiert werden muß (Bonen et al. 1979).

6. Reduktion der Infarktgröße

a) CK- und CKMB-Infarktgröße

Die von Bussmann et al. (1980c) vorgelegte Untersuchung umfaßt 60 Patienten, die in eine Kontroll- und Nitroglyceringruppe prospektiv randomisiert waren. Die Vergleichbarkeit der beiden Gruppen war gegeben. Es handelte sich vor-

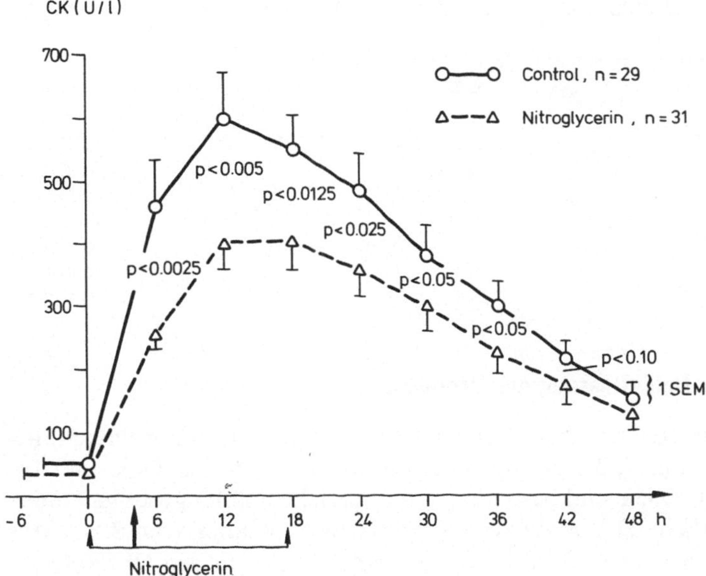

Abb. 11. Gegenüber der Kontrollgruppe ist die CK-Enzymaktivität bei den mit Nitroglycerin behandelten Infarktpatienten signifikant reduziert (BUSSMANN et al. 1980c, 1981a)

nehmlich um linksinsuffiziente Patienten mit Füllungsdrücken über 15 mm Hg. Der Mittelwert lag bei 20 mm Hg. Die Untersucher kamen zu dem Ergebnis, daß die CK- und CKMB-Enzymfreisetzung in der mit Nitroglycerin behandelten Gruppe signifikant reduziert war. Das wird zum einen aus den Verläufen der Aktivitätskurven deutlich. Die Maxima der CK- und CKMB-Aktivität waren in der Nitroglyceringruppe reduziert (BUSSMANN et al. 1980c, 1981a; BUSSMANN 1982).

Auch aus dem gemittelten Verlauf der Enzymkurven ließen sich die Unterschiede nachweisen. Die behandelten Patienten hatten durchweg eine geringere Anstiegssteilheit, ein signifikant niedrigeres Plateau sowie niedrigere Werte im absteigenden Teil der Enzymkurve. Damit war die Fläche unter der Kurve deutlich kleiner als in der Kontrollgruppe (Abb. 11).

b) Elektrokardiographische Nekrosezeichen

Zur Abschätzung der sich entwickelnden Myokardnekrose ist die quantitative Vermessung der Amplituden des QRS-Komplexes geeignet. Patienten, die mit Nitroglycerin behandelt wurden, wiesen im EKG einen geringeren R-Verlust und weniger Q-Zacken auf (DOWINSKY et al. 1982; BUSSMANN 1981a).

KIM u. WILLIAMS (1982) verglichen repetitive sublinguale Gaben von Nitroglycerin mit wiederholter Morphinapplikation. Bei ähnlicher Wirkung auf die Schmerzsymptomatik war die Q-Zackenentwicklung und R-Zackenreduktion in der Nitroglyceringruppe um 60% geringer als in der Morphingruppe.

Tabelle 1. Randomisierte klinische Studien zur Wirkung von Nitroglycerin auf Infarktgröße und Prognose

	QRS	CK	Nuklear-med.	Prognose	Ergebnis
Bussmann et al. (1979c)	+	+		+	positiv
Chiche et al. (1979)	+			+	positiv
Bowen et al. (1979)		+ −			negativ
Flaherty et al. (1980)		−	+	+	positiv
Bennet et al. (1982)		+		+	positiv

7. Hinweise auf eine Beeinflussung der Prognose

Untersuchungen zur Letalität sind von besonderem Interesse, wenn davon ausgegangen werden kann, daß eine Substanz die myokardiale Ischämie und Infarktgröße reduziert. Dazu sind besonders umfangreiche und langwierige Untersuchungen erforderlich. Die Befunde der Pilot-Untersuchung von Bussmann u. Haller (1983a) sind nur als vorläufig zu betrachten. Von den 60 Patienten starb keiner der 31 Nitroglycerinpatienten außer einem, der sich am 6. Tag notfallmäßig einer Bypass-Operation unterziehen mußte. In der Kontrollgruppe starben jedoch 5 Patienten aus kardialer Ursache, häufig infolge eines Reinfarkts oder einer Myokardruptur. Die reduzierte Frühletalität ging nicht zu Lasten einer erhöhten Spätletalität. Einschränkend ist jedoch zu sagen, daß das Ergebnis bei der kleinen Patientenzahl durchaus zufällig sein kann und zurückhaltend beurteilt werden muß.

Auch andere Autoren haben zu der Frage der Infarktgrößenreduktion und Besserung der Prognose nach Nitroglycerintherapie Befunde vorgelegt (Tabelle 1).

Größere randomisierte Untersuchungen sind notwendig, um den Einfluß der Nitratmedikation auf die Prognose der Patienten mit frischem Infarkt endgültig abzusichern.

8. Einfluß von Nitraten auf die ventrikuläre Ektopieneigung

Tierexperimentell ergaben sich bereits Hinweise darauf, daß Nitroglycerin antifibrillatorische Wirkungen hat (Borer et al. 1974; Kent et al. 1974). Neuerdings sind auch spezifische elektrophysiologische Wirkungen beim Menschen nachgewiesen worden (Levites et al. 1975; Stockman et al. 1979; Hoelzer et al. 1981).

Bei direkter Auszählung von ventrikulären Extrasystolen innerhalb der ersten 48 Std nach frischem Infarkt ergab sich, daß in der Nitroglycerin-behandelten Gruppe eine raschere Reduktion der Rhythmusstörungen zu beobachten war (Abb. 12) (Bussmann et al. 1980b).

Nitroglycerin verfügt demnach über einen indirekten antiarrhythmischen Effekt, der durch die positive Beeinflussung der Myokardischämie und Myokardnekrose zustande kommt. Das sollte nicht zu der Fehleinschätzung führen, Nitroglycerin als Antiarrhythmikum zu betrachten.

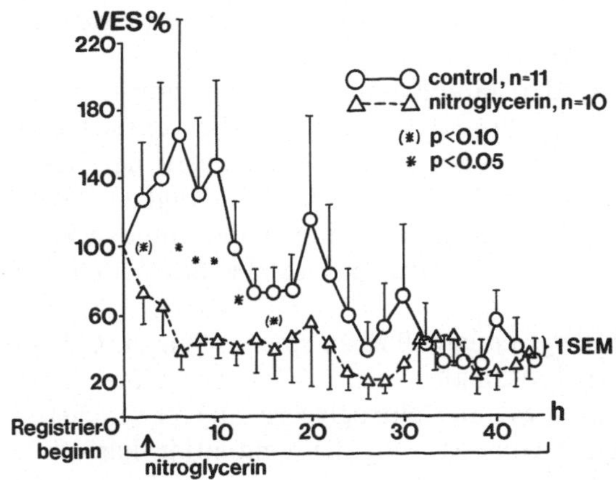

Abb. 12. Reduktion der ventrikulären Extrasystolie unter Nitroglycerin im Vergleich zu einer nicht-behandelten Kontrollgruppe (BUSSMANN et al. 1980b)

9. Abnahme bradykarder Rhythmusstörungen

Dazu liegen bisher keine systematischen Untersuchungen vor. Der Verbrauch an Atropin in der mit Nitroglycerin behandelten Gruppe war nur halb so hoch wie in der Kontrollgruppe (BUSSMANN et al. 1980c, 1981a).

Daraus läßt sich auf eine günstige Beeinflußung ischämiebedingter bradykarder Rhythmusstörungen schließen.

10. Aufweitung funktionell enggestellter Koronarstenosen

Es gibt Berichte, wonach ein Spasmus der Koronargefäße für die Infarktgenese gelegentlich eine Rolle spielen kann. Die neueren Befunde mit intrakoronarer Applikation von Nitroglycerin beim frischen Infarkt lassen ebenfalls solche Rückschlüsse zu. Zumindest haben OLIVA u. BRECKENRIDGE (1977) über einige Fälle berichtet, bei denen es nach intrakoronarer Nitroglyceringabe zur Wiedereröffnung des Infarktgefäßes kam. Nach Befunden von RENTROP et al. (1981), GANZ (1981) und MATHEY et al. (1981) ist jedoch der Nachweis eines Koronarspasmus, der auf intrakoronare Gabe von Nitroglycerin auflösbar ist, weit seltener als ursprünglich vermutet.

Wesentlicher ist, daß die Gefahr des Wiederverschlusses eines rekanalisierten Gefäßes durch die „antispastische" Wirkung von Nitroglycerin vermindert wird. Die deutliche Weitstellung der epikardialen Kranzarterien ist seit langem bekannt. Weniger geläufig ist der Befund, daß auch im koronarsklerotisch verengten Bereich noch erhebliche Weitstellungen des Gefäßes möglich sind (BROWN et al. 1981; RAFFLENBEUL u. LICHTLEN 1982). Dies ist insbesondere der Fall bei exzentrischen Stenosierungen, wo noch ein Teil der normalen Intima und Muscularis erhalten ist (FREUDENBERG u. LICHTLEN 1981).

11. Nebenwirkungen

Die häufigste unerwünschte Wirkung bei Applikation von Nitraten ist der Kopfschmerz. Bei Infarktpatienten traten Kopfschmerzen unter Nitroglycerininfusion relativ selten auf (4%). Gelegentlich muß die Dosis reduziert werden, in seltenen Fällen abgesetzt werden.

Die Blutdrucksenkung hängt mit der hämodynamischen Ausgangslage zusammen. Ist der Füllungsdruck niedrig, kommt es aufgrund der venösen und arteriellen Wirkkomponente zum Blutdruckabfall. Das Hochlagern der Beine hat einen sofortigen Effekt. Gelegentlich müssen 100–200 ml Flüssigkeit (NaCl oder Humanalbumin) ersetzt werden. Extrem selten kommt es zum Blutdruckabfall mit Bradykardie als vagovasale Reaktion. Atropin ist hier das Mittel der Wahl.

Nach sublingualer Gabe von Nitroglycerin soll es zu einer 10%igen Reduktion des arteriellen PO_2 kommen (MOOKHERJEE et al. 1978). Die Ursache ist nicht ganz klar. Möglicherweise kommt es unter Nitroglycerin zu einer Redistribution des pulmonalen Blutflusses mit einer Störung der Ventilation-Perfusion oder zur Eröffnung von Shunts. Auch könnte die Abnahme der Vorlast zu einer Reduktion der Durchblutung der oberen Lungenabschnitte führen. Diese Veränderungen dürfen nicht überinterpretiert werden. Klinische Bedeutung hat dieses Phänomen nicht erlangt.

12. Zusammenfassung

Insgesamt ergibt sich, daß die Gabe von Nitroglycerin beim frischen Herzinfarkt nicht kontraindiziert, sondern durchaus indiziert sein kann. Die Befunde zur Besserung und Beseitigung der Linksinsuffizienz und des Lungenödems sind gesichert. Die klinische Symptomatik bei Herzinfarkt, wie Schmerz und Dyspnoe, nimmt ab. Die Myokardischämie wird günstig beeinflußt und es ergeben sich Hinweise darauf, daß auch die Infarktgröße abnimmt. Die infarktbedingte ventrikuläre Extrasystolie und die bradykarden Rhythmusstörungen werden unter Nitroglycerin reduziert. Ob die Frühmortalität bei Herzinfarkt durch Nitrate günstig beeinflußt wird, müssen erst größere Studien erweisen. Vorläufige Ergebnisse deuten in diese Richtung. Nitroglycerin und Nitrate haben ihre besondere Indikation bei den *linksinsuffizienten Infarktpatienten*. Es ist damit auch gezeigt, daß eine gefäßerweiternde Substanz neben dem eigentlichen hämodynamischen Effekt und der Besserung der Herzinsuffizienz auch eine Wirkung auf das Infarktgeschehen selbst entfaltet. Das therapeutische Spektrum wird soweit erweitert und der Gewinn wird für den Patienten größer.

Wegen des positiven Effektes auf die Myokardischämie und Infarktgröße könnten auch *nicht-linksinsuffiziente Patienten* von dieser Therapie profitieren. Die Dosis von Nitroglycerin sollte dazu so niedrig gewählt werden, daß es nicht zu einem unerwünschten Blutdruckabfall kommt. Genügend gesicherte Untersuchungsergebnisse für Infarktpatienten ohne Linksinsuffizienz liegen aber noch nicht vor.

III. Wirkungsweise von Natrium-Nitroprussid

1. Historisches

Nitroprussid ist seit 1850 bekannt und wurde lange Zeit wegen der Freisetzung von Cyanid als Gift angesehen. JOHNSON wies jedoch 1929 den klinisch verwertbaren Effekt als blutdrucksenkendes Mittel nach.

Lange Jahre unbeachtet wurde es seit 1950 zur Behandlung der hypertensiven Krise in Form einer intravenösen Infusion eingesetzt. FRANCIOSA et al. sowie CHATTERJEE et al. haben 1972/73 die günstigen hämodynamischen Effekte in der Therapie des akuten Herzinfarktes beschrieben. Diese wurden im europäischen Bereich von KUPPER et al. (1977) und SCHRÖDER (1977) bestätigt.

2. Pharmakologie und Hämodynamik

Nitroprussid wirkt direkt relaxierend auf die glatte Gefäßmuskulatur. Ein Effekt auf das autonome oder zentrale Nervensystem ist nicht bekannt. Die Relaxation erfolgt im arteriellen und im venösen Kreislaufschenkel. Effekte auf die renale Hämodynamik sind als sekundär anzusehen. Bei stärkerer Blutdrucksenkung kommt es zum Anstieg der Reninaktivität. Bei Herzinsuffizienz und gebesserter Hämodynamik steigert Nitroprussid die Nierendurchblutung und die Ausscheidung von Natrium und Kalium (CHATTERJEE et al. 1979).

Natrium Nitroprussid wirkt auf den venösen und arteriellen Schenkel gleichermaßen dilatierend. Das hat zur Folge, daß neben einer Abnahme der rechts- und linksventrikulären Füllungsdrücke eine Verminderung des arteriellen Blutdrucks resultiert. Bei vorsichtiger Titration und gleich ausgeprägtem Effekt auf der venösen Seite ist die arterielle Blutdrucksenkung etwa doppelt so stark wie nach Nitroglycerin. Bei Patienten mit frischem Infarkt kommt es nach 6 mg Nitroglycerin pro Stunde zu einer Verminderung des arteriellen Mitteldruckes um etwa 10 mm Hg (BUSSMANN et al. 1976b). Nach Untersuchungen von KUPPER et al. (1977) und BLEIFELD (1979) kommt es unter Nitroprussid bei einer ähnlichen Füllungsdrucksenkung zu einer Blutdruckreduktion um 20 mm Hg. Aufgrund der stärkeren peripheren Vasodilatation nimmt das Herzminutenvolumen deutlicher zu als unter Nitroglycerin. Dies kommt besonders Patienten zugute, die primär ein niedriges Herzminutenvolumen haben.

Während in den Vereinigten Staaten die Anwendung von Natrium Nitroprussid weit verbreitet ist, wird in den europäischen Ländern Nitroglycerin wegen seiner schwächeren Wirkung auf der arteriellen Seite vorgezogen.

3. Freisetzung von Cyanid

Die kardiovaskuläre Wirksamkeit von Natrium Nitroprussid kommt primär dem freien Radikal-Nitroprussid zu und weit weniger den Abbauprodukten (Natrium-Nitrit). Insofern besteht keine enge Beziehung zum Wirkungsmechanismus der Nitrate.

Nitroprussid reagiert mit den Sulfhydrilgruppen der roten Blutkörperchen und des Gewebes, dadurch wird Cyanid freigesetzt. In der Leber wird das Cyanid in Thiocyanid umgewandelt. Thiocyanid wird mit einer Halbwertszeit von ungefähr einer Woche über die Niere ausgeschieden (DEICHMAN u. GERARDE 1969). Zu toxischen Blutspiegeln von Thiocyanid kann es insbesondere dann kommen, wenn eine Niereninsuffizienz vorliegt.

4. Wirkung beim frischen Herzinfarkt

CHATTERJEE u. PARMLEY (1977) gehen bei der Anwendung von Natrium-Nitroprussid von Patientengruppen mit unterschiedlicher kardialer Dysfunktion aus.

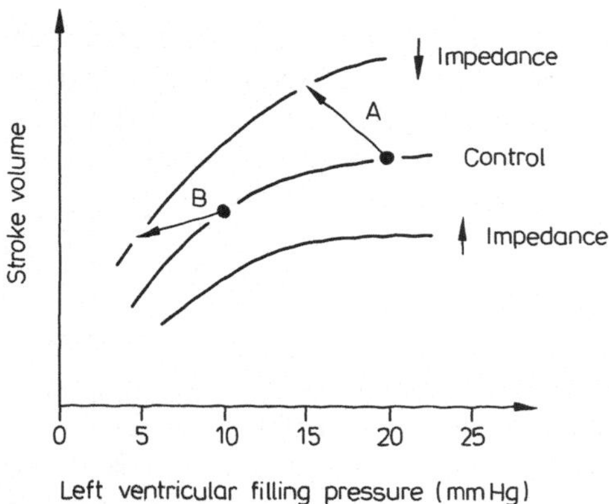

Abb. 13. Linksventrikuläre Funktionskurven: *A*: Bei einem Füllungsdruck von 20 mm Hg nimmt das Schlagvolumen (stroke volume) mit Verminderung der aortalen Impedanz zu. *B*: Bei einem Füllungsdruck von 10 mm Hg führt der Vasodilatator (Nitroprussid) zu einer Abnahme des Schlagvolumens (Chatterjee u. Parmley 1977)

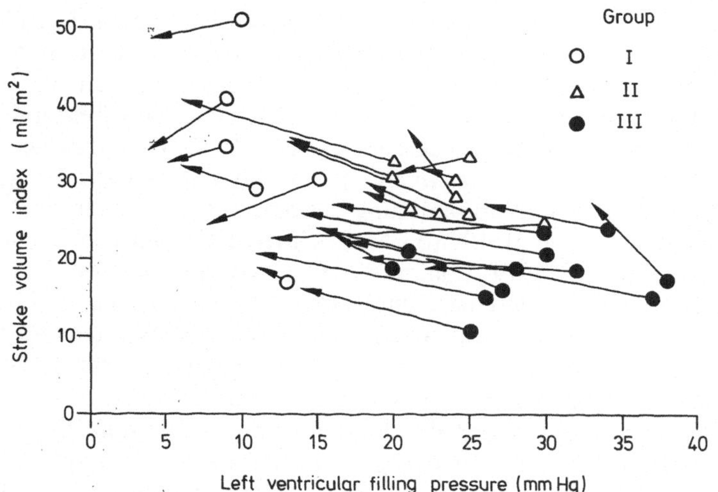

Abb. 14. Wirkung von Natrium-Nitroprussid bei 3 Gruppen von Infarktpatienten mit unterschiedlichen Ausgangswerten für den Füllungsdruck. In Gruppe 1 mit normalem Füllungsdruck Abnahme des Schlagvolumenindex (stroke volume index). Bei Gruppe 2 und 3 mit hohen Füllungsdrücken (left ventricular filling pressure) kommt es zu einer Zunahme des Schlagvolumens (Chatterjee u. Parmley 1977)

a) Wirkungsprofil in bestimmten Untergruppen

In der Gruppe I ohne Herzinsuffizienz liegt der linksventrikuläre Füllungsdruck unter 15 mm Hg (Abb. 13B, 14I). Nitroprussid führt zu einer Abnahme des Füllungsdruckes von 11 auf 6 mm Hg bei gleichzeitiger Reduktion des arteriellen Mitteldruckes um 5 mm Hg. Das Herzminutenvolumen steigt nicht an. Der Schlagarbeitsindex nimmt geringfügig ab. Hervorzuheben ist, daß es zu einer deutlichen Steigerung der Herzfrequenz kommt, ein sicher unerwünschter Effekt. Die Befunde weisen darauf hin, daß eine Therapie mit Natrium Nitroprussid bei Patienten ohne Herzinsuffizienz nicht angezeigt ist.

In der Gruppe II liegt der Füllungsdruck über 15 mm Hg und der Schlagarbeitsindex über 20 g × m/m². Bei diesen Patienten nimmt unter Nitroprussid der linksventrikuläre Füllungsdruck von 24 auf 15 mm Hg ab und der arterielle Blutdruck sinkt um 13 mm Hg. Der periphere Widerstand fällt bei gleichzeitiger Steigerung des Herzminutenvolumens deutlich ab. Bei diesen Patienten mit Linksinsuffizienz ergeben sich damit günstige Effekte auf die Hämodynamik (Abb. 13A, 14II).

Die Gruppe III beinhaltet schwerkranke Patienten, bei denen eine erhebliche Linksinsuffizienz mit Lungenödem und zum größten Teil auch Zeichen des kardiogenen Schocks vorliegen. Der linksventrikuläre Füllungsdruck liegt bei etwa 30 mm Hg und kann unter Nitroprussid auf 19 mm Hg reduziert werden. Das Herzminutenvolumen ist erniedrigt mit einem cardiac index von 1,8 l/min/m². Unter Reduktion des arteriellen Mitteldruckes kommt es zu einer mäßigen Steigerung des Herzminutenvolumens mit deutlicher Verminderung des peripheren Widerstandes. Die Herzfrequenz wird nicht beeinflußt. Die günstigen Effekte von Natrium Nitroprussid kommen besonders dann zustande, wenn der initiale linksventrikuläre Füllungsdruck und der periphere Widerstand stark erhöht sind (Abb. 14).

b) Vorkehrungen bei der Anwendung

Wird Nitroprussid bei der Linksherzinsuffizienz und Zustand nach Infarkt angewandt, sollten folgende von CHATTERJEE u. PARMLEY (1977) aufgestellten Richtlinien beachtet werden:

1. Ausgangswerte der Hämodynamik mit Messung des linksventrikulären Füllungsdruckes, des Herzminutenvolumens, des peripheren Widerstandes und des arteriellen Druckes (blutig).
2. Nur Patienten mit einem Füllungsdruck über 15 mm Hg und einem Herzminutenvolumen unter 2,5 l/min/m² sind Kandidaten für eine Nitroprussid-Therapie.
3. Patienten mit niedrigem Blutdruck, insbesondere mit einem diastolischen Druck unter 60 mm Hg und ausgesprochen stark erniedrigtem Herzminutenvolumen sind primär nicht mit Natrium Nitroprussid zu behandeln, da es sich in der Regel um Patienten mit kardiogenem Schock handelt. Hier ist eine Therapie mit vasopressorischen Substanzen oder der intraaortalen Ballonpulsation angezeigt. Nitroprussid kann kombiniert werden.
4. Die initiale Nitroprussid-Dosis muß sehr niedrig sein: 10–20 microgramm/min.
5. Unter ständiger hämodynamischer Überwachung wird die Dosis von Nitroprussid alle 10–15 min um 10–20 microgramm/min erhöht. Maximale Dosen liegen im Bereich von 400 microgramm/min.
6. Beibehaltung der selben Infusionsrate, wenn es zum Anstieg des Herzminutenvolumens mit Abnahme des peripheren Widerstandes und des linksventrikulären Füllungsdruckes gekommen ist. Besondere Beachtung des arteriellen Blutdrucks.
7. Der linksventrikuläre Füllungsdruck sollte im Bereich zwischen 14 und 18 mm Hg gehalten werden.

8. Wenn der arterielle Blutdruck abfällt, ohne daß das Herzminutenvolumen zunimmt oder der linksventrikuläre Füllungsdruck abnimmt, wird die Nitroprussidzufuhr unterbrochen.

c) Mögliche Nebenwirkungen

Das Hauptproblem ist die zu starke Reduktion des arteriellen Blutdruckes. Die Überwachung ist nur mit blutiger arterieller Druckmessung möglich. Ein stärkerer Abfall des diastolischen Aortendruckes führt zum Abfall des koronaren Perfusionsdruckes und kann so die Myokardischämie verstärken. Außerdem kann es mit einer Verbesserung des Koronarflusses in nicht-ischämischen Arealen zu einer Minderdurchblutung in den ischämischen Myokardbezirken kommen (Steal Phänomen) (CHIARIELLO et al. 1976). Es gibt Hinweise dafür, daß es unter Nitroprussid zu einer Abnahme der Kollateraldurchblutung und Zunahme der Myokardischämie kommen kann (MANN et al. 1978).

α) Ungünstige Beeinflussung der Myokardischämie

Hinsichtlich der Beeinflussung der Myokardischämie überwiegen die ungünstigen Berichte. CHIARELLIO et al. (1976) und GOLD et al. (1976) fanden eine Verschlimmerung der Myokardischämie mit Zunahmen der ST-Hebungen im EKG. MAGNUSSON et al. (1976) berichten über eine Zunahme der Infarktgröße im Vergleich zu nicht-behandelten Patienten.

β) Einfluß auf die Prognose

In einer prospektiven randomisierten Studie fanden DURRER et al. (1982) jedoch positive Ergebnisse mit einer Abnahme der CK- und CKMB-Infarktgröße und Besserung der Prognose. COHN et al. (1982) kamen in der Veterans Administration Cooperative Study an einer sehr großen Patientenzahl jedoch zu einem negativen Ergebnis.

5. Stellenwert der Natrium-Nitroprussid-Therapie heute

Aufgrund einer großen Reihe von Nebenwirkungen und Problemen spielt die Natrium-Nitroprussid-Therapie nur noch eine geringe Rolle (Tabelle 2).

Bei der Abgrenzung zwischen beiden Substanzen ist dem Nitroglycerin heute zur Behandlung des frischen Herzinfarkts der Vorzug zu geben.

IV. Isosorbiddinitrat bei Patienten mit frischem Herzinfarkt und Linksinsuffizienz

a) Vergleich mit Nitroglycerin

Da zwischen dem Trinitrat des Glycerins und dem Dinitrat des Isosorbids kaum Unterschiede nachzuweisen sind, kann davon ausgegangen werden, daß alle unter Nitroglycerin beschriebenen Wirkungen auch bei Gabe von Isosorbiddinitrat nachweisbar sind (s. Abschnitt C. II). REZAKOVIC et al. (1983) weisen jedoch darauf hin, daß dem Isosorbiddinitrat bei intravenöser Gabe äquipotenter Dosen eine stärkere arterielle Wirksamkeit als dem Nitroglycerin zukommt. Die

Tabelle 2. Natrium-Nitroprussid im Vergleich zur Wirkung von Nitroglycerin

	Nitroglycerin	Natrium-Nitroprussid
Skelettmuskulatur	Homogene Perfusion	Inhomogene Perfusion
Myokard	Homogene Perfusion	Inhomogene Perfusion
Myokardischämie	Gebessert	Verstärkt
Große Kranzgefäße	Erweiterung	Kein Effekt
Kleine Kranzgefäße	Kein Effekt	Erweiterung
Arterio-venöse Differenz	Gleichbleibend	Abnahme
Myokardiale Laktatproduktion	Keine	Verstärkt
Verbesserung der Kollateral-durchblutung	Ja	Nein
CK-Infarktgröße	Vermindert	Unklar
Eröffnung von arterio-venösen Shunts	Nein	Ja
Toxische Metaboliten	Nein	Ja
Tachyphylaxie	Nein	Ja
Reboundphänomen	Kaum	Deutlich
Intrazerebraler Druck	Zunahme +	Zunahme + +
Kontrollierte Hypotension	Bei 75% möglich	Bei 90% möglich

hämodynamischen Effekte der oralen Isosorbiddinitrattherapie sind in Abschnitt C.II.4 wiedergegeben.

Bei einer oralen Dosis von 30 mg sind die gleichen hämodynamischen Veränderungen zu erzielen wie bei einer Dauerinfusion von 3 mg Nitroglycerin pro Stunde (BUSSMANN et al. 1975 b, 1977 a). Das geht aus Abb. 15 hervor. RABINOWITZ et al. (1982) wiesen, ähnlich wie unsere Arbeitsgruppe, hämodynamische Funktionsverbesserungen bei Infarktpatienten mit Linksinsuffizienz nach (BUSSMANN et al. 1977 a).

b) Dauerhafte Wirkung bei oraler Gabe

Nach Befunden von BLASINI et al. (1982) soll jedoch bei repetitiver Gabe nach 4–5 Tagen die Wirksamkeit auf den Füllungsdruck verschwinden. Erst nach einer 24stündigen Nitratpause sei ein Effekt wieder erzielbar. Dem stehen aber die Befunde von FRANCIOSA u. COHN (1980), LEMKE et al. (1979 a) und LEIER et al. (1983) entgegen, die eine Wirksamkeit auch nach mehrwöchiger Therapie nachwiesen.

c) Prognostische Aspekte

JUCHEMS et al. (1980) und GROSSER et al. (1983) berichten über Erfolge mit intravenösem und oralem Isosorbiddinitrat an größeren Patientenkollektiven. JUCHEMS findet eine geringere Mortalität im Vergleich zu früheren Patientengruppen, die nicht mit Isosorbiddinitrat behandelt wurden. Zu ähnlichen Ergebnissen kommt auch GROSSER. Randomisierte Studien liegen allerdings noch nicht vor.

Insgesamt kann davon ausgegangen werden, daß die bei Nitroglyceringabe beschriebene positive Wirkung auf Hämodynamik, Myokardischämie, Infarktgröße und Prognose auch für die intravenöse Gabe von Isosorbiddinitrat zutrifft.

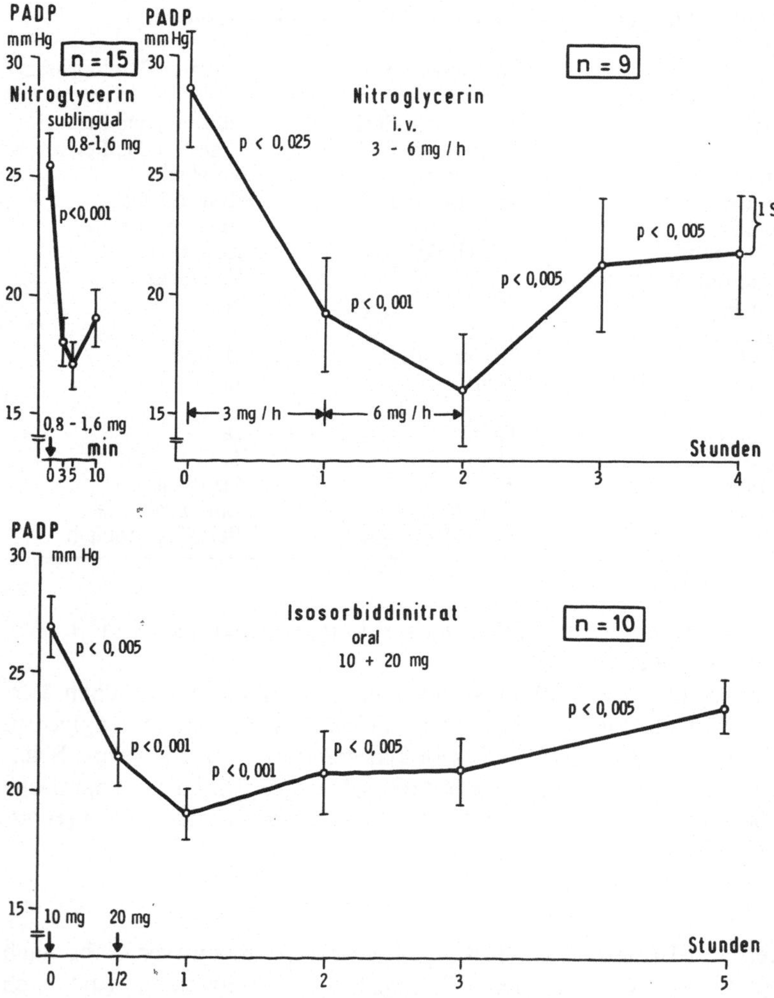

Abb. 15. Wirkung von Nitroglycerin in sublingualer, Nitroglycerin in intravenöser und Isosorbiddinitrat in oraler Form auf den diastolischen Pulmonalarteriendruck. Stärkste Senkung des Füllungsdruckes bei 6 mg Nitroglycerin/h

V. Molsidomin bei Linksherzinsuffizienz

Molsidomin ist bisher die einzige Substanz, die eine den Nitraten völlig vergleichbare Wirkung besitzt. Sie führt ähnlich wie Nitroglycerin oder Isosorbiddinitrat zu einer venösen Gefäßerweiterung mit Reduktion der rechts- und linksventrikulären Füllungsdrücke. In höheren Dosierungen kommt eine arterielle Wirkungskompenente hinzu. Es wurde eine deutliche Hemmung der Thrombozytenaggregation festgestellt (SLANY et al. 1982). Die Inzidenz von Kopfschmerzen scheint geringer, zweifelsfreie Vergleichsunterschiede liegen jedoch nicht vor. Molsidomin ist sublingual nicht wirksam. Bei oraler Medikation ist der Wirkungseintritt verzögert.

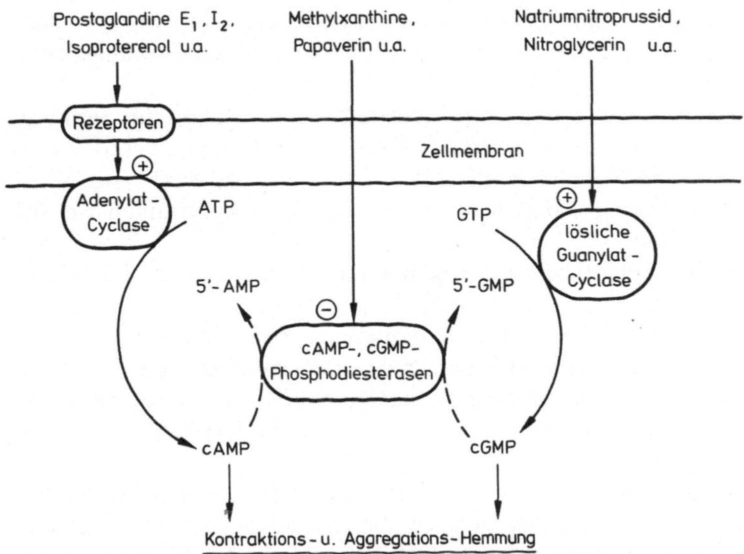

Abb. 16. Biochemischer Wirkungsmechanismus: Prostaglandine und Isoproterenol wirken auf das Adenyl-Cyclase-System, Natrium-Nitroprussid, Nitroglycerin und Molsidomin auf das Guanyl-Cyclase-System (KUKOVETZ et al. 1982)

1. Pharmakologie und Wirkungsmechanismus

Molsidomin wird in der Leber enzymatisch zu 3-Morpholino-sydnonimin (SIN 1) metabolisiert. Durch Öffnung des Oxidazolringes entsteht daraus N-Morpholino-N-nitroso-amino acetonitril (SIN-1A). SIN-1A ist als der aktive Metabolit des Molsidomins anzusehen. Als aktive Stelle im Molekül ist die -N-NO-Gruppe (Nitrosamin) vasodilatierend wirksam, ähnlich der -O-NO$_2$ Gruppe bei den Nitraten. Vereinfacht ausgedrückt wird die aktive Form von Molsidomin (SIN-1A) über eine Nitrogruppe wirksam. Daraus erklärt sich die mit den Nitraten identischen Hauptwirkungen. Die organischen Nitrate bedürfen zu ihrer Aktivierung offenbar der Verbindung mit Thiolen (SH) unter Ausbildung von -S-NO Gruppen (Nitrosothiole), ein Punkt, der zu Spekulationen bezüglich der Toleranzentwicklung immer genannt wird (BÖHME et al. 1982; KUKOVETZ et al. 1982).

Neben der ähnlich konfigurierten Wirkgruppe (Nitrosamin bzw. Nitrosothiol) ist auch der biochemische Wirkungsmechanismus weitgehend identisch: Die A-Formen der Sydnonimine stimulieren die Guanylat-Cyclase (cGMP) ähnlich wie die organischen Nitrate. Durch Zunahme des intrazellulären cGMP Gehaltes kommt es zur Relaxation der glatten Gefäßmuskulatur und Aggregationshemmung in den Thrombozyten (Abb. 16). Das Prostaglandin-System wird durch Gabe von Molsidomin, Nitroglycerin und Nitraten nicht beeinflußt, da dieses nur mit der Adenylat-Cyclase reagiert (Abb. 16).

2. Hämodynamik

Molsidomin ist bezogen auf die absolute Dosis oral und intravenös gleichermaßen wirksam (BUSSMANN et al. 1982b). Bei oralen Dosen bis zu 8 mg sind Veränderungen der Frequenz und des arteriellen Blutdruckes nicht festzustellen. Bei den linksinsuffizienten Patienten ist die Wirkung auf den Füllungsdruck besonders ausgeprägt.

Bei intravenöser Infusion von 12 mg innerhalb von 2 Std ist die Senkung des diastolischen Pulmonalisdruckes und des Druckes im rechten Vorhof ausgeprägt und anhaltend. Auch der arterielle Mitteldruck wird gesenkt. Die Wirkdauer der Substanz bei oraler oder intravenöser Gabe beträgt ähnlich wie bei Isosorbiddinitrat 4–5 Std.

Im Vergleich zu Nitroglycerin ergeben sich keine Unterschiede in den hämodynamischen Wirkungen.

Für die Veränderungen des Herzminutenvolumens gelten ähnliche Gesichtspunkte wie unter Nitroglycerin. Bei den nicht-linksinsuffizienten Patienten kommt es zur mäßigen Abnahme des Herzminutenvolumens, während bei linksinsuffizienten Patienten das Herzminutenvolumen unverändert bleibt, bzw. bei erniedrigten Ausgangswerten zunimmt.

Molsidomin ist durch sein nahezu nitratgleiches Profil geeignet, in der Behandlung des akuten Infarktes, insbesondere bei Linksinsuffizienz, eingesetzt zu werden. Auch ist die Substanz dann als Alternative zu sehen, wenn unter Nitroglycerin oder Isosorbiddinitrat starke Kopfschmerzen auftreten. Molsidomin führt ähnlich wie Nitroglycerin (Schafer et al. 1980) zu einer günstigen Beeinflussung der Plättchenfunktion, so daß sich Effekte auf die Reinfarktrate ergeben könnten. Die Substanz ist auch bei chronischer Herzinsuffizienz geeignet, da eine Wirkungsabschwächung nicht vorzuliegen scheint (Milstrey et al. 1982; Blasini et al. 1983).

VI. Xanthin-Derivate

Xanthin-Derivate (Theophyllin) verfügen über einen zentralen Angriffspunkt, eine direkte Herzwirkung und periphere Kreislaufeffekte. Durch Verminderung des peripheren Widerstandes wird der arterielle Blutdruck gesenkt. Häufig findet sich eine Zunahme des Herzminutenvolumens, wobei gleichzeitig die Herzfrequenz gesteigert wird. Es kommt zu einer Dilatation der epikardialen Kranzgefäße. Hinzu kommt eine gleichzeitige Broncholyse und Förderung der Diurese (Ritchie 1970). Parker et al. (1966) untersuchten Patienten mit Cor pulmonale und fanden eine Abnahme der Pulmonalarteriendrücke und der Füllungsdrücke beider Ventrikel sowie einen Anstieg des Herzminutenvolumens und der Herzfrequenz nach intravenöser Gabe von 1 g Aminophyllin in 30 min.

Systematische Untersuchungen zur Behandlung der Linksinsuffizienz liegen nicht vor. Die orale Wirksamkeit der Substanz ist gesichert. Dabei müssen Dosen angewendet werden, die in der Größenordnung von 300 bis 600 mg/die liegen.

Myocardon enthält in einer Tablette 100 mg Aminophyllin. Weitere Substanzen sind: 0,5 mg Nitroglycerin, 29,7 mg Papaverinhydrochlorid und 0,3 mg Atropinmethylnitrat. Wir untersuchten diese Substanz ohne die Phenobarbitalbeimischung (Bussmann et al. 1976a). Beim frischen Herzinfarkt ergeben sich ähnliche Ergebnisse wie nach Isosorbiddinitrat. Es findet sich bei den linksinsuffizienten und nicht-linksinsuffizienten Patienten eine signifikante Reduktion des links- und rechtsventrikulären Füllungsdruckes. Eine Steigerung des Herzminutenvolumens ist bei den Patienten mit linksventrikulären Füllungsdrücken über 20 mm Hg zu erwarten. Der arterielle Blutdruck und die Herzfrequenz bleiben unverändert. Da es sich um ein Kombinationspräparat handelt, ist nicht beurteilbar, ob neben dem Aminophillin auch die anderen Komponenten, insbesondere Nitroglycerin, wirksam werden. Bei der angewandten Dosis von 3 und 6 Tabletten, entsprechend 300 und 600 mg Aminophillin, ist die orale Dosis von Nitroglycerin mit 1,5 und 3 mg noch nicht als sicher wirksam anzusehen. Die Kopfschmerzrate ist gering, so daß die Substanz als Alternative zu den Nitraten gelegentlich zum Einsatz kommt.

Die Theophyllinpräparate sind bisher zu wenig untersucht. Sie sind wahrscheinlich zur Behandlung der Linksinsuffizienz bei Herzinfarkt geeignet.

VII. Kalzium-Antagonisten zur Behandlung von Patienten mit Herzinfarkt und Linksinsuffizienz

Nifedipin

Nifedipin ist ein Dihydropyridin-Derivat (4-(2'-Nitrophenyl)-2,6-Dimethyl-1,4 Dihydropyridin-3,5-Dicarbonsäuredimethylester). Es hat kalzium-antagonistische Wirkungen. Die antianginöse Wirksamkeit der Substanz ist erwiesen.

Nifedipin wirkt ähnlich wie Nitroglycerin erweiternd auf die epikardialen Kranzarterien und ist deshalb wie die Nitrate auch zur Behandlung von Patienten mit koronarspastischer Komponente geeignet.

a) Hämodynamische Effekte

FLECKENSTEIN (1972, 1975) wies nach, daß Nifedipin einer der stärksten Inhibitoren der elektro-mechanischen Koppelung ist. Die Verminderung der Kalziumpermeabilität der Membranen führt dosisabhängig zur Verminderung der Kontraktion der glatten Muskulatur. Der Gefäßmuskeltonus wird erniedrigt mit der Folge einer deutlichen Abnahme des Blutdruckes und Verminderung des peripheren Widerstandes. Am isolierten Herzen kommt es nach RAFF et al. (1972 a–c) zu einer negativ inotropen Wirkung, die jedoch im intakten Kreislauf durch den Barorezeptorenreflex stark abgeschwächt wird. Die Folge ist, daß die myokardiale Kontraktilität kaum verändert wird. Häufig steigt die Herzfrequenz vorübergehend an. Bei akuter Gabe von Nifedipin kommt es zu einer kurzfristigen Steigerung der Koronardurchblutung im Sinne einer primären Dilatation (KALTENBACH et al. 1979). Gelegentlich kann es darunter zu einem coronary steal-Phänomen kommen.

Untersuchungen beim frischen Herzinfarkt liegen vor (BUSSMANN et al. 1977b, 1980d). In einer Dosierung von 20 mg oral verändert sich der Pulmonalarteriendruck nicht. Es kommt zu einer deutlichen Blutdrucksenkung mit Rückgang des mittleren Blutdruckes um 8–10 mm Hg. Das Herzminutenvolumen steigt in den Gruppen mit und ohne Linksinsuffizienz an (Abb. 17).

Auch bei Dosissteigerung auf 60 mg oral ist eine Wirkung auf den Füllungsdruck nicht nachweisbar. Der Blutdruck nimmt aber weiter ab und das Herzmi-

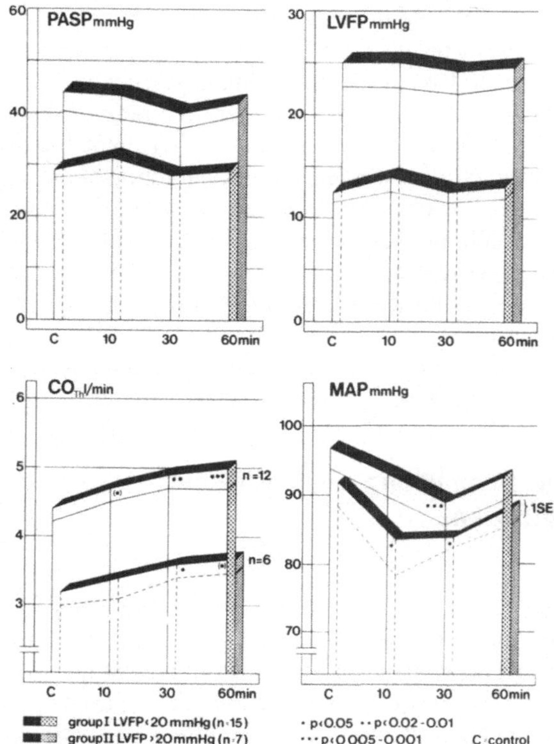

Abb. 17. Wirkung von Nifedipin in einer Dosierung von 20 mg oral bei Patienten mit frischem Herzinfarkt: Zunahme des Herzminutenvolumens (CO) und Senkung des mittleren arteriellen Druckes (MAP). Fehlende Wirkung auf den Pulmonalisdruck ($PASP$) bzw. auf den linksventrikulären Füllungsdruck ($LVFP$) (Bussmann et al. 1977b, 1980d)

nutenvolumen zu. Entsprechend reduziert sich der periphere Widerstand. Die Herzfrequenz bleibt in beiden Gruppen unverändert.

Die hämodynamischen Wirkungen von Nifedipin entsprechen denen eines arteriell wirksamen Vasodilatators. Durch Blutdrucksenkung und Verminderung des peripheren Widerstandes kommt es zur erheblichen Steigerung des Herzminutenvolumens.

b) Wirkung beim Lungenödem

Die Arbeitsgruppe um Polese (1979) weist auf Erfolge bei der Behandlung des akuten Lungenödems mit Nifedipin hin. Beim Lungenödem kommt es offenbar zur arteriellen Drucksenkung und sekundär durch kardiale Entlastung zu einer Abnahme der Lungenstauung mit Abfall des linksventrikulären Füllungsdruckes. Die Autoren fanden einen Abfall des mittleren Pulmonalkapillardruckes von 28 auf 18 mm Hg bei Patienten mit „dekompensierter Hypertonie" und von 31 auf 23 mm Hg bei Patienten mit Mitralinsuffizienz (Abb. 18).

Hanrath u. Kremer (1983) berichten über die sublinguale Wirkung von 30 mg Nifedipin bei Patienten mit chronischer Linksinsuffizienz (NYHA II–III). Das Herzminutenvolumen nimmt zu und der Blutdruck ab mit deutlicher Reduktion des peripheren Widerstandes. Unverändert bleibt der linksventrikuläre Füllungsdruck, der jedoch unter körperlicher Belastung signifikant abnimmt. Die Herzfrequenzen sind in Ruhe und unter Belastung höher als ohne Nifedipin!

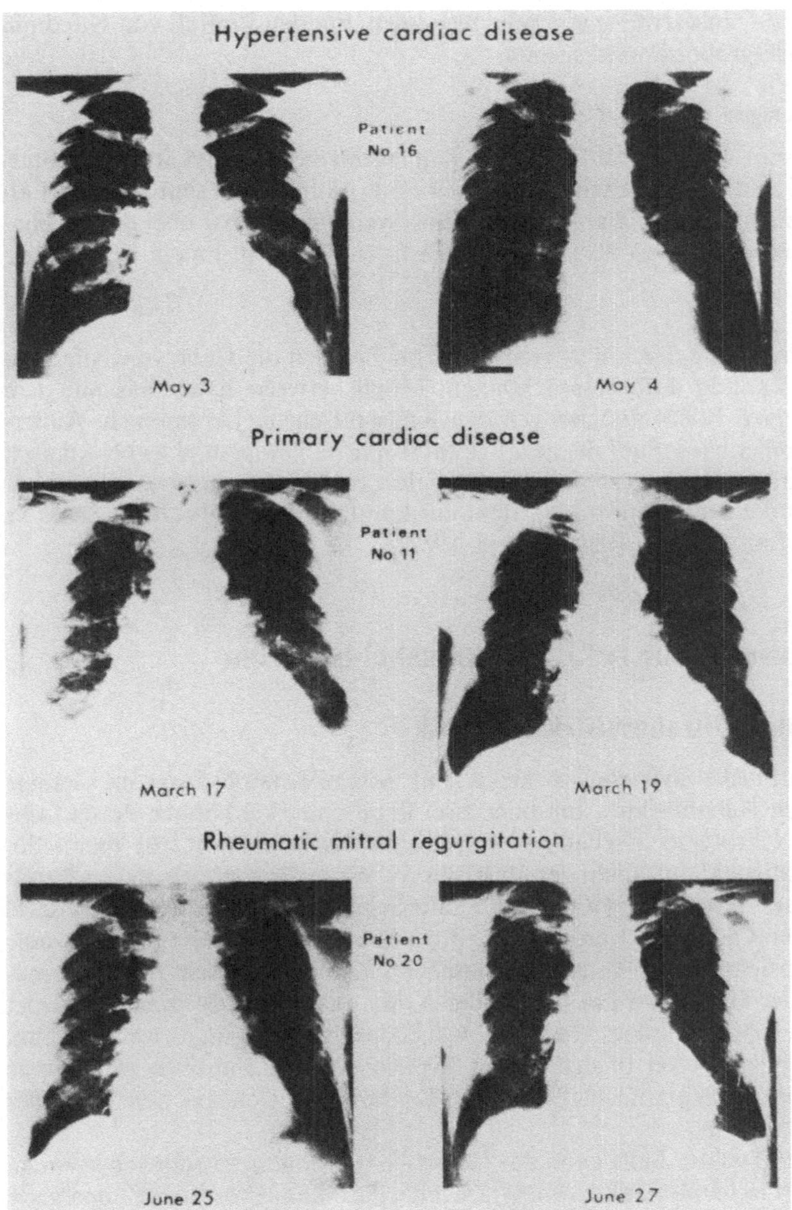

Abb. 18. Röntgen-Thorax-Aufnahmen vor und 24–48 Stunden nach kontinuierlicher Gabe von Nifedipin. Deutliche Abnahme der Lungenstauung und Verkleinerung der Herzgröße. (Nach POLESE et al. 1979)

c) Myokardischämie

Tierexperimentell ist es gelungen, mit Nifedipin die Infarktgröße günstig zu beeinflussen (CLARK et al. 1979; NAYLER 1980). Auch ist der myokard-protektive Effekt wiederholt nachgewiesen worden (ELERT 1983). In den Vereinigten Staaten wurde eine multizentrische Studie begonnen, um den Einfluß von Nifedipin auf die Infarktgröße zu untersuchen.

d) Nebenwirkungen

Unangenehmes Wärmegefühl im Kopf, Kopfschmerzen, Tachykardie und Blutdruckabfall sind die typischen unerwünschten Wirkungen. In sehr seltenen Fällen kann ein Angina pectoris-Anfall ausgelöst werden, offenbar über den Mechanismus des coronary steal-Effektes (Bussmann et al. 1977b; Ebner 1975).

e) Standort

Für die Behandlung der Linksherzinsuffizienz hat sich die Gabe von Nifedipin bisher nicht richtig durchsetzen können. Möglicherweise hängt das mit dem primär geringen Effekt auf den venösen Kreislaufschenkel zusammen. Außerdem wird immer wieder auf die negative Inotropie hingewiesen, die aber klinisch keine wesentliche Rolle zu spielen scheint. Selbst bei intrakoronarer Nifedipinapplikation ist der negativ inotrope Effekt nur kurzfristig zu beobachten (Serruys u. van den Brand 1979; Reifart et al. 1982).

D. Linksinsuffizienz bei Papillarmuskel-Syndrom

I. Genese der Mitralinsuffizienz, Klinik

Das Papillarmuskel-Syndrom ist keine ganz seltene Komplikation im Gefolge eines frischen Herzinfarktes. Ein oder zwei Papillarmuskel können durch Ischämie oder Nekrose so geschädigt sein, daß die Haltefunktion und damit der Schluß der Mitralklappe nicht gewährleistet ist. Wenn die Verkürzung des Papillarmuskels systolisch fehlt, kann das über die Sehnenfäden gehaltene Mitralsegel nicht genügend adaptiert werden, so daß ein Spalt resultiert. Die Folge ist eine Mitralinsuffizienz mit einem holosystolischen Geräusch, das sein punktum maximum an der Herzspitze hat und in die Axilla ausstrahlt. Gelegentlich findet man nur ein spätsystolisches Geräusch, wobei davon ausgegangen werden kann, daß der Papillarmuskel in der frühen Systole noch in Funktion ist, infolge Ischämie aber vorzeitig nachläßt und die Kontraktion nicht bis zum Ende der Systole halten kann.

Bei einem Teil der Fälle kann das Geräusch vollständig verschwinden, wenn die Myokardischämie durch entsprechende medikamentöse oder operative Therapie beseitigt ist. Andererseits kann sich das Geräusch stark abschwächen, wenn das Herzminutenvolumen stark erniedrigt ist oder gleichzeitig ein kardiogener Schock vorliegt. Dabei ist das Schlagvolumen so klein, daß ein Geräusch nicht mehr hörbar wird oder nur noch sehr leise zu auskultieren ist (Bussmann 1982).

Das Papillarmuskel-Syndrom ist besonders häufig bei Hinterwandinfarkt, kommt aber auch bei Vorderwandinfarkt vor. Die Diagnose des Syndroms wird schwierig, wenn der Infarkt bereits länger zurückliegt oder nur klein war. Das führende Symptom ist die nächtliche, anfallsartig auftretende Dyspnoe mit Lungenödem. Patienten, die über rezidivierende nächtliche Dyspnoeanfälle klagen, sind verdächtig auf eine schwere Mitralinsuffizienz oder auf ein Papillarmuskel-Syndrom.

Immer wieder erlebt man, daß ein Papillarmuskel-Syndrom lange verkannt wird. Das Syndrom ist häufig verdeckt durch die Symptome einer schweren chronischen Linksinsuffizienz, die mit kardialer Kachexie, subfebrilen Temperaturen, atypischen Lungenverschattungen und hochgradiger Hinfälligkeit einhergehen kann. Bei subtiler Diagnostik findet man in Linksseitenlage meist ein leises systolisches Geräusch an der Herzspitze sowie im EKG Zeichen eines durchgemachten Hinterwandinfarktes (seltener Vorderwandinfarkt).

Klinisch ist das Papillarmuskel-Syndrom durch rezidivierende Lungenödeme gekennzeichnet. Bei schwerer Mitralinsuffizienz kann es zum kardiogenen Schock kommen.

II. Hämodynamik

Bei Verdacht auf Papillarmuskel-Syndrom und Zeichen der akuten oder chronischen Linksinsuffizienz sollte zur Sicherung der Diagnose eine Rechtsherzkatheteruntersuchung vorgenommen werden. Bei der Messung des Pulmonalkapillardruckes zeigt sich häufig eine erhöhte v-Welle, die bis zu 70 mm Hg betragen kann (Abb. 19). Es kommt jedoch vor, daß trotz schwerer Mitralinsuffizienz die v-Welle fehlt. Der linksventrikuläre Füllungsdruck und der mittlere Pulmonalarteriendruck sind deutlich erhöht. Das Herzminutenvolumen ist reduziert.

III. Therapie

Eindrucksvolle Therapieerfolge sind mit vasodilatierend wirkenden Medikamenten zu erzielen. Am häufigsten werden Natrium-Nitroprussid und Nitroglycerin

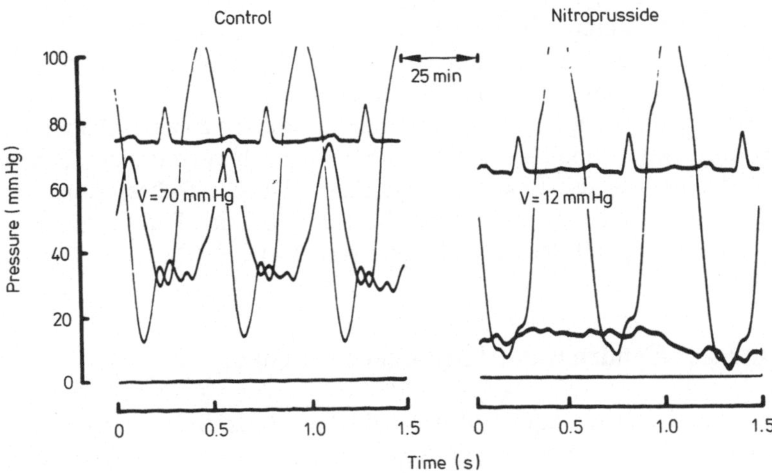

Abb. 19. Wirkung von Nitroprussid bei schwerer akuter Mitralinsuffizienz bei einem Patienten mit Papillarmuskelsyndrom. Die v-Welle nimmt von 70 auf 12 mm Hg ab (CHATTERJEE et al. 1973)

angewandt. Die gute Therapiebarkeit hängt mit der Beeinflussung der Widerstandsverhältnisse zusammen: Das Ausmaß der Mitralinsuffizienz kann durch Veränderungen der aortalen Impedanz beeinflußt werden. Je höher der aortale Widerstand, um so größer ist die Regurgitation über die Mitralklappe und um so mehr nimmt das effektive Schlagvolumen ab. Die Verminderung des Widerstandes bewirkt somit eine Reduktion der Mitralinsuffizienz, erkennbar an der Abnahme oder dem Verschwinden der v-Welle (Abb. 19). Der linke Ventrikel ist jetzt in der Lage, mehr Blut vorwärts in die Aorta zu fördern, wodurch weniger zurück in den linken Vorhof gelangt (Chatterjee et al. 1979). Entsprechend steigt das effektive Herzminutenvolumen an, meist in einer Größenordnung von 1 l/min.

1. Natrium-Nitroprussid

Bei den Patienten von Chatterjee et al. (1973a) nahm unter Natrium-Nitroprussid der Pulmonalkapillardruck im Mittel von 33 auf 16 mm Hg ab. Die v-Welle verminderte sich von 50 auf 19 mm Hg. Der mittlere arterielle Blutdruck nahm von 83 auf 70 mm Hg ab. Die Herzfrequenz fiel von 101 auf 95/min. Es kam zu einer erheblichen Reduktion des peripheren Widerstandes (von 1802 auf 1102 $dyn \times s \times cm^{-5}$).

Harshaw et al. (1975) haben ähnlich günstige Ergebnisse bei Patienten mit Mitralinsuffizienz auf rein valvulärer Basis erzielt. Greenberg et al. (1978) gaben Hydralazin intravenös in einer Dosierung von 0,3 mg/kg. Auch danach kam es zu einer Zunahme des Herzminutenvolumens von 2 auf 3 $l/min \times m^2$ und einer Reduktion der v-Welle von 48 auf 33 mm Hg. Der enddiastolische Druck im linken Ventrikel änderte sich unter Hydralazin nicht.

2. Nitroglycerin

Systematische Untersuchungen zur Wirkung von Nitroglycerin beim Papillarmuskel-Syndrom mit schwerer Mitralinsuffizienz liegen nicht vor. Die beobachteten Einzelfälle weisen jedoch darauf hin, daß mit der Substanz ähnlich positive Effekte zu erzielen sind wie mit Natrium-Nitropussid (Abb. 20).

Durch Minderung des peripheren Widerstandes kommt es zu einer Abnahme der Regurgitationsfraktion und Zunahme des Vorwärtsschlagvolumens. Hinzu kommt eine Verkleinerung der linken Herzkammer. Durch Verbesserung der Myokardischämie unter Nitroglycerin wird die Funktion des Papillarmuskels und damit die Schlußfähigkeit der Mitralklappe verbessert.

IV. Papillarmuskel-Syndrom mit kardiogenem Schock

Das Papillarmuskel-Syndrom kann infolge schwerer Mitralinsuffizienz auch zum kardiogenen Schock führen. In der Regel ist dann rasch eine Operation mit Mitralklappenersatz und, falls erforderlich, auch die Anlage von aortokoronaren Bypässen notwendig. Neben der Rechtsherzkatheterisierung ist zur Abklärung auch eine linksseitige Untersuchung erforderlich, um neben dem Nachweis

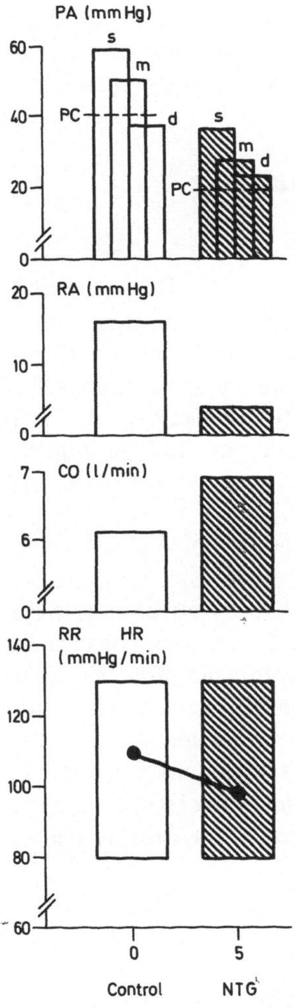

Abb. 20. Wirkung von Nitroglycerin intravenös bei einem Patienten mit akutem Hinterwandinfarkt und Papillarmuskelsyndrom. Deutliche Abnahme des Pulmonalarteriendruckes (*PA*), des Pulmonalkapillardruckes (*PC*) und des rechten Vorhofdruckes (*RA*). Zunahme des Herzminutenvolumens (*CO*) bei konstantem Blutdruck (*RR*). Abnahme der überhöhten Herzfrequenz (BUSSMANN 1982)

der Mitralinsuffizienz die zugehörige Koronaranatomie und die Ventrikelfunktion darstellen zu können.

Ein Patient mit eindeutigen Zeichen des kardiogenen Schocks sollte innerhalb von 12 Std operiert werden. Vasodilatierende Medikamente haben in dieser Situation, so gut sie im Normalfall helfen, nur den Sinn, den Patienten hämodynamisch zu stabilisieren und für die Operation vorzubereiten. Das Papillarmuskel-Syndrom mit kardiogenem Schock ist grundsätzlich nur durch Beseitigung des mechanischen Schadens, also durch Klappenersatz, therapierbar.

Ist ein frischer Myokardinfarkt die Ursache für das Papillarmuskel-Syndrom, war es bisher die Regel, zunächst durch medikamentöse Therapie die hämodynamische Situation zu stabilisieren, um eine Abheilung des Infarktes zu erreichen. Es hat sich aber herausgestellt, daß langes Warten die Voraussetzungen für eine Operation verschlechtert. Operationen werden im akuten Stadium des Infarktes durchgeführt, wenn der kardiogene Schock durch die Schwere der Mitralinsuffizienz bedingt ist und die Ventrikelfunktion ausreicht.

E. Herzinsuffizienz bei Ventrikelseptum-Ruptur

I. Häufigkeit

Die Ruptur des Ventrikelseptum-Defektes ist eine relativ seltene Komplikation des Myokardinfarktes. Neben den Herzrhythmusstörungen, dem akuten Pumpversagen und der Kammerwandruptur, ist die Ruptur des Ventrikelseptums die vierthäufigste Todesursache beim akuten Myokardinfarkt. In einem großen Sektionsgut fanden LEE et al. (1962) einen Ventrikelseptumdefekt bei 1 bis 2% der an Infarkt verstorbenen Patienten. Bei 88% der Patienten trat die Ruptur innerhalb der ersten 10 Tage auf, bei 21% innerhalb der ersten 24 Std (Abb. 21) (RADFORD et al. 1981).

Zum kardiogenen Schock kommt es bei 55% der Patienten mit Ventrikelseptum-Ruptur. Bei alleiniger medikamentöser Therapie beträgt die Letalität bei der Septumruptur etwa 85%. Der größte Teil der Patienten stirbt innerhalb einer Woche (LAMBERTZ et al. 1982; FACH u. BECKER 1982). Bei Durchsicht der Literatur läßt sich keine Häufung der Ventrikelseptum-Ruptur bei einer bestimmten Infarktlokalisation – Vorder- oder Hinterwand – nachweisen. Ein- als auch Mehrgefäßerkrankungen können die Ruptur verursachen. Nach RADFORD et al. (1981) tritt die Ruptur häufiger bei Erstinfarkten und Eingefäßerkrankung auf, besonders, wenn sich Septumkollateralen nicht nachweisen lassen. Das Vorliegen einer Hypertonie hat keinen sicheren Bezug zum Auftreten einer Ruptur, auch ist sie bei Frauen nicht eindeutig häufiger.

II. Klinik

Die Ventrikelseptum-Ruptur geht mit einer plötzlichen klinischen Verschlechterung, Blutdruckabfall, Tachykardie, Dyspnoe und evtl. Lungenödem einher. Das Auftreten eines systolischen Geräusches ist wegweisend.

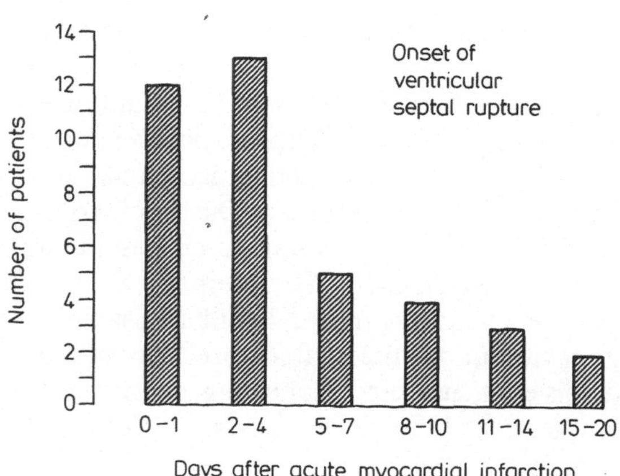

Abb. 21. Zeitintervall zwischen dem Eintritt des frischen Herzinfarktes und dem Auftreten des für die Ventrikelseptumruptur typischen Herzgeräusches (RADFORD et al. 1981)

Das Geräusch bei infarktbedingter Ventrikelseptum-Ruptur entspricht nicht dem lauten und rauhen Geräusch wie beim Morbus Roger, sondern ist in seiner Qualität weicher, nicht so laut und vielfach nicht ohne weiteres von einem Mitralinsuffizienzgeräusch bei Papillarmuskel-Syndrom zu unterscheiden. Allerdings befindet sich das Maximum am Erb'schen Punkt, während bei Mitralinsuffizienz das Maximum an der Spitze liegt und in die Axilla ausstrahlt. Zeichen der Rechts- und Linksinsuffizienz liegen gleichzeitig vor, und in über der Hälfte der Fälle entwickelt sich ein kardiogener Schock. Über operative Maßnahmen muß entsprechend dem deletären Verlauf in der ersten Woche entschieden werden. Nur etwa 5% der Patienten haben geringe Herzinsuffizienzzeichen, so daß bei diesen operative Maßnahmen nicht, oder erst nach einem längeren Zeitintervall von 1–3 Monaten erforderlich werden.

Diagnosesicherung

Eine einfache Methode, den Links- und Rechts-Shunt zu verifizieren, ist die Registrierung einer Farbstoffverdünnungskurve. Nach Injektion von Cardiogreen in eine Vene, oder zentral in den rechten Vorhof, oder die Arteria pulmonalis wird mit der Ohreinheit die stark verlängerte Verdünnungszeit registriert. Das Verfahren ist auch im kardiogenen Schock bei verlängerten Kreislaufzeiten noch aussagekräftig.

Die 2D-Echokardiographie ist ebenfalls geeignet, die Diagnose rasch zu erhärten, wenn der Defekt größer als 5 mm ist.

Die Rechtsherzkatheterisierung erlaubt den sicheren Nachweis des Links-Rechts-Shunts. Nach Plazierung des dreilumigen Swan-Ganz-Katheters werden Proben aus der Arteria pulmonalis und dem rechten Vorhof entnommen und im Oxymeter die Sauerstoffsättigung bestimmt. Der Links-Rechts-Shunt beträgt meist mehr als 50% des Lungendurchflusses (3,8–7,1 l entsprechend 65–76%) (FACH u. BECKER 1982). Die mit der Thermodilution gemessenen Werte ergeben ungewöhnlich hohe Herzminutenvolumina, da sich im kleinen Kreislauf Körperdurchfluß und Shuntvolumen addieren. Durch die rechts- und linksventrikuläre Volumenbelastung kommt es zu einer Erhöhung der Füllungsdrücke und Verminderung des effektiven Herzminutenvolumens.

In der Regel ist mit diesen Methoden eine klare Abgrenzung zum Papillarmuskel-Syndrom möglich. Andererseits ist, insbesondere bei Hinterwandinfarkt, das gleichzeitige Vorliegen einer Mitralinsuffizienz nicht auszuschließen (10% der Patienten).

III. Therapie

a) Medikamentös

Die Ventrikelseptum-Ruptur ist ähnlich wie das Papillarmuskel-Syndrom mit vasodilatierenden Medikamenten zu behandeln. Liegt ein kardiogener Schock nicht gleichzeitig vor, so ist eine Therapie mit Nitroglycerin (1,5 bis 3 mg/h) oder mit Natrium-Nitroprussid erfolgversprechend (BUSSMANN 1980b; KAPPENBERGER et al. 1978). Durch Herabsetzung der aortalen Impedanz und Abnahme des peripheren Widerstandes kann mehr Blut in die Aorta gelangen und geht weniger über den Defekt in die falsche Richtung. Der Links-Rechts-Shunt

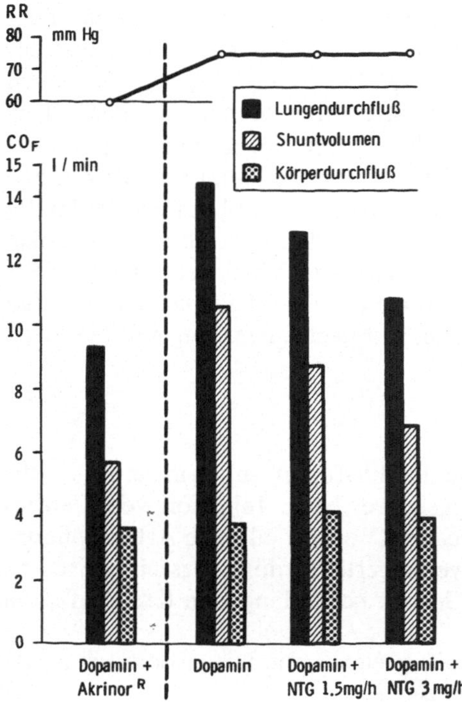

Abb. 22. Hinterwandinfarkt mit Septumruptur: Nach Absetzen von Akrinor Besserung der Schocksituation und Anstieg des systolischen Blutdrucks (RR). Erst die zusätzliche Gabe von intravenösem Nitroglycerin reduzierte das Shuntvolumen von 10,6 auf 6,8 l/min und führte zur Besserung der Situation (Bussmann et al. 1980b)

nimmt mit zunehmender Dosierung von Nitroglycerin ab (Abb. 22). Auch beim experimentellen Ventrikelseptumdefekt läßt sich unter vasodilatierender Therapie eine Reduktion des Links-Rechts-Shunts um 42% erreichen (Synhorst et al. 1976). Durch Verkleinerung des linken Ventrikels mit Reduktion des Füllungsdruckes reduziert sich möglicherweise auch der Defektdurchmesser. Es kommt zu einem Anstieg des Herzminutenvolumens und zur Blutdruckstabilisierung unter alleiniger Nitroglycerintherapie. Bei Patienten, bei denen bereits ein kardiogener Schock vorliegt, wird zusätzlich Dobutamin in einer Dosierung von 5–10 microgramm/kg/min infundiert.

b) Operativ

Vor 25 Jahren wurde der erworbene Septumdefekt erstmals verschlossen, und zwar nach einem mehrwöchigen Intervall (Cooley et al. 1957). Das geschah unter der Vorstellung, daß nach 1–3 Monaten die Myokardnekrose organisiert und festgeworden ist und eine bessere Verankerung der Patschplastik möglich ist. Diese lange Wartezeit ist nur in Ausnahmefällen einzuhalten. Bei mehr als 80% der Patienten ist die Ruptur durch einen kardiogenen Schock oder eine schwere Links- und Rechtsinsuffizienz kompliziert. Ein aktives Vorgehen ist angesichts der hohen Mortalität geboten.

Dank verbesserter operativer Techniken ist bei frühzeitiger Behandlung die perioperative Letalität auf 25% zurückgegangen (Montoya et al. 1980). Medikamentöse Maßnahmen führen meist nur zu einer vorübergehenden Stabilisierung der Kreislaufverhältnisse.

F. Kardiogener Schock

I. Definition

Pathophysiologisch handelt es sich beim kardiogenen Schock um eine ausgeprägte Minderperfusion der Organe und Gewebe. Die Genese ist kardial, d.h. das Herz ist aufgrund seiner muskulären Situation, oder aufgrund mechanischer Defekte, oder herznah gelegener Behinderungen nicht in der Lage, ein ausreichendes Herzminutenvolumen zu fördern.

1. Ursachen des kardiogenen Schocks

Eine der häufigsten Ursachen für dieses Krankheitsbild ist ein größerer Ausfall von kontraktiler Substanz bei akutem Infarkt, aber auch, wenn mehrere Infarkte abgelaufen sind und damit der nekrotisierte Anteil des Herzmuskels auf 40% steigt. Die Häufigkeit für das Auftreten des kardiogenen Schocks nach Herzinfarkt liegt zwischen 10 und 20% (PAGE et al. 1977).

Eine weitere myokardiale Ursache für den kardiogenen Schock kann eine diffuse Ventrikelhypokinesie bei kongestiver Kardiomyopathie im Endstadium sein, oder als Rarität eine diffuse eitrige Myocarditis.

Während bei myokardialer Genese des kardiogenen Schocks die Prognose außerordentlich ungünstig ist, sind die Aussichten bei den sogenannten mechanischen Formen weitaus günstiger. Relativ häufig sind Klappendysfunktionen wie das Papillarmuskel-Syndrom mit schwerer Mitralinsuffizienz, konsumierende endokarditische Prozesse an der Aorten- oder Mitralklappe mit resultierender schwerer Klappeninsuffizienz, Ausrisse bei Klappenprothesen und Thrombosierung von Kunstklappen bei ungenügender Antikoagulation. Die Ventrikelseptumruptur führt ebenfalls häufig zu kardiogenem Schock.

Außerdem sind herznahe mechanische Hindernisse zu nennen. Bei der schweren Lungenembolie sind es in erster Linie die mechanischen Probleme mit Verlegung der Lungenstrombahn, die eine Überlastung des rechten Herzens und eine ungenügende Füllung in der linken Herzseite bedingen. Schließlich kommt es im Rahmen der Herztamponade ebenfalls zum klinischen Vollbild eines kardiogenen Schocks.

Allen diesen mechanischen Störungen ist gemeinsam, daß durch eine rasche chirurgische oder manipulatorische Intervention eine sofortige und effektive Therapie möglich ist.

Extreme tachy- oder bradykarde Rhythmusstörungen können beim vorgeschädigten Herzen ebenfalls zu einer Schocksymptomatik führen. Häufig ist durch Kardioversion oder Schrittmacherapplikation eine rasche Wiederherstellung normaler Kreislaufverhältnisse möglich.

2. Klinisches Bild

Die Klinik des Patienten im kardiogenen Schock deckt sich vordergründig mit der der übrigen Schockformen und ist durch einen systolischen Blutdruck unter 90 mm Hg, eine verminderte Urinproduktion (30 ml/h) und eine verminderte

Perfusion aller anderen Organe, einschließlich des Cerebrums, einhergehend mit
Bewußtseinstrübung und Unruhe gekennzeichnet. Die Haut ist feucht, kalt und
erscheint gelegentlich blaß, zyanotisch und marmoriert. Die Unruhe des Patienten ist durch Stimulation des sympathikoadrenalen Systems bedingt. Die Herzfrequenz ist deutlich, meist in dem Bereich von 120/min, erhöht.

3. Hämodynamik

Das primäre Problem beim kardiogenen Schock ist das stark reduzierte Herzminutenvolumen. Die mit Hilfe der Thermodilution gemessenen Werte liegen
häufig um oder unter 2,5 l/min. Bei einem Normalwert von 6 l/min ist damit
das Herzminutenvolumen mehr als halbiert. Dies korreliert bei den myokardialen Formen mit einem 40–50%igen Verlust an kontraktiler Substanz. Als Folge
der reduzierten Pumpleistung des Herzens ist der systolische arterielle Druck
und die Blutdruckamplitude stark reduziert. Bei Blutdruckabfall kommt die
sympathico-adrenale Regulation in Gang, um durch arterielle Vasokonstriktion
einen genügenden Druck aufrecht zu erhalten. Da es auch auf der venösen
Seite zur Konstriktion kommt und zudem eine durch die kardiale Schwäche
bedingte Stauung vorliegt, steigen die Füllungsdrücke deutlich an. Bei linksventrikulärem Infarkt ist es insbesondere der linksventrikuläre Füllungsdruck, der
auf 25–30 mm Hg und bei schwerem kardiogenen Schock auf 40–45 mm Hg
ansteigen kann. Der Druck im rechten Vorhof ist je nach der rechtsventrikulären
Myokardbeteiligung oder sekundär, infolge pulmonaler Hypertonie, erhöht. Das
trifft für den rechtsventrikulären Infarkt zu, bei der Lungenembolie und auch
bei Herztamponade. Die arteriellen systolischen Druckwerte liegen meist unter
90 mm Hg. Wegen der erheblichen peripheren Vasokonstriktion hat die Bestimmung des Blutdrucks mit Hilfe von Armmanschette und Stethoskop erhebliche
Limitierungen. Intraarterielle Druckmessungen nach Punktion der Arteria femoralis und der Arteria brachialis oder radialis ergeben exaktere Werte.

4. Mortalität

Die Mortalität des kardiogenen Schocks, insbesondere bei Zustand nach Infarkt,
ist außerordentlich hoch und erreicht häufig 80–90%. Patienten mit milden
Schockformen sind mit den üblichen Maßnahmen wiederherzustellen. Liegt aber
der systolische arterielle Druck unter 80 mm Hg und das Herzminutenvolumen
unter 2,5 l/min, verbunden mit Zeichen einer verminderten peripheren und cere-
bralen Durchblutung, Lungenstauungszeichen und stark erhöhten Werten für
den pulmonalen Kapillardruck, ist bei konventioneller nichtchirurgischer Therapie eine Mortalitätsrate von 100% zu erwarten.

II. Therapie des kardiogenen Schocks

Die therapeutischen Möglichkeiten haben sich in letzter Zeit durch die Anwendung von positiv inotropen Substanzen in Kombination mit gefäßdilatierenden
Medikamenten verbessert. Patienten mit ausgedehnten myokardialen Schädigungen profitieren allerdings weniger als Patienten mit kardiogenem Schock
aufgrund einer Klappendysfunktion oder anderen mechanischen Faktoren.

1. Ziele der Therapie

a) Leichte Blutdruckzunahme

Das therapeutische Ziel ist die nur leichte Steigerung des Blutdrucks, z.B. von 80 mm Hg auf 100 mm Hg systolisch. Der Sinn einer zusätzlichen Gabe von vasodilatierenden Substanzen, wie Nitroglycerin in kleiner Dosierung, liegt darin, die Füllungsdrücke etwas zu vermindern. Nitrate erfüllen aber weitere Aufgaben: Durch Verbesserung der regionalen Wandbewegung infolge Abnahme der Ischämie und verbesserter Koronardurchblutung durch Aufweitung von Stenosen kann eine Steigerung des Herzminutenvolumens erreicht werden. Daher zeigt sich immer wieder, daß bei zusätzlicher Gabe von Nitroglycerin der arterielle Blutdruck ansteigt, ein Effekt, der über die Zunahme des Schlagvolumens zustande kommt.

Paradoxe Blutdruckabnahme

Eine Kombination von Katecholaminen (z.B. Dopamin plus Dobutamin oder Dobutamin plus Adrenalin oder Noradrenalin) ist nicht sinnvoll, da die Addition von zwei Substanzen in der Regel einer höheren Dosis der Einzelsubstanz entspricht. Katecholamine in zu hoher Dosis oder kombiniert zu verabreichen, ist ein bei der Behandlung des kardiogenen Schocks häufig zu beobachtender Fehler. Wenn nur eine unblutige Druckmessung nach der Riva-Rocci-Methode vorgenommen wird, kann der Blutdruck nach Dosiserhöhung infolge stärkerer peripherer Vasokonstriktion abnehmen, obwohl zentral in den Femoralarterien und Carotiden hohe Druckwerte bestehen. In dieser Situation sollte die Dosis versuchsweise reduziert werden, wonach häufig eine Blutdrucksteigerung am Arm beobachtet wird.

b) Leichte Füllungsdrucksenkung

Die Senkung des rechts- und linksventrikulären Füllungsdruckes ist ebenfalls nur niedrig zu bemessen. Liegt der Füllungsdruck im Bereich von 35 mm Hg, so genügt meist schon eine Reduktion auf 25–28 mm Hg.

Optimaler Füllungsdruck beim kardiogenen Schock

Unsere Untersuchungen haben ergeben, daß beim kardiogenen Schock der sogenannte optimale Füllungsdruck nicht in der Größenordnung von 18–20 mm Hg liegt (CREXELLES et al. 1973), sondern abhängig von den Ausgangswerten häufig deutlich darüber, in der Größenordnung von 25–28 mm Hg. Das ergibt sich aus eigenen Messungen bei höheren Dosen von Nitroglycerin (BUSSMANN u. WEHRHEIM 1981, 1983). Eine zu starke Senkung der Füllungsdrücke führte zu einer Verschlechterung der hämodynamischen Situation mit Abnahme des Herzminutenvolumens und des Blutdrucks.

2. Kombination von Dobutamin mit Nitroglycerin

BUSSMANN u. WEHRHEIM (1981, 1983) untersuchten Patienten mit kardiogenem Schock, bei denen ohne vorherige Medikation die Ausgangshämodynamik mit Hilfe des Swan-Ganz Thermodilutionskatheters gemessen werden konnte. Bei

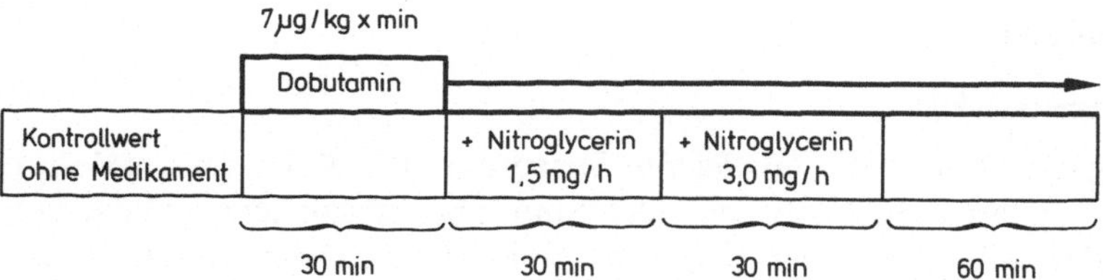

Abb. 23. Therapieschema für den kardiogenen Schock: Kombination von Dobutamin mit einer niedrigen Dosierung von Nitroglycerin (Bussmann u. Wehrheim 1981, 1983 b)

5 Patienten war der kardiogene Schock aufgrund eines myokardialen Versagens (Herzinfarkt, Kardiomyopathie), bei 7 Patienten aufgrund von mechanischen Läsionen an den Klappen eingetreten.

Nach einem Ausgangswert wurde zunächst über 30 min Dobutamin in einer Dosierung von 7 mcg/kg × min infundiert und anschließend 2 verschiedene Dosen von Nitroglycerin infundiert (1,5/3,0 mg/h bzw. 3/6 mg/h) (Abb. 23). Nach Abschluß der verschiedenen Therapieschritte wurde die Medikation und Dosierung belassen, die die optimalen hämodynamischen Verbesserungen erbrachte.

a) Patienten mit Klappenläsionen

Bei den Patienten mit kardiogenem Schock und mechanischen Klappenläsionen (schwerste Mitral- oder Aorteninsuffizienz) wurde unter Dobutamin eine deutliche Zunahme des Herzminutenvolumens ohne wesentliche arterielle Druckänderung erreicht. Die zusätzliche Gabe von Nitroglycerin führte zu einer Verminderung des rechts- und linksventrikulären Füllungsdruckes. Vor allem ergab sich aber eine weitere Steigerung des Herzminutenvolumens ohne Verminderung des arteriellen Blutdruckes. Höhere Dosen von Nitroglycerin führten aber zu einer Wiederabnahme des Herzminutenvolumens und zu einer arteriellen Drucksenkung, offenbar deshalb, weil die Füllungsdrucksenkung zu ausgeprägt war (Abb. 24).

b) Patienten mit myokardialer Schädigung

Weniger deutlich waren die Effekte bei Patienten mit kardiogenem Schock auf dem Boden einer rein myokardialen Schädigung. Bei Endstadien der koronaren Herzkrankheit oder der Kardiomyopathien führte Dobutamin zu einer Steigerung des Herzminutenvolumens und mäßigen arteriellen Druckerhöhung. Unter einer kleinen Nitroglycerindosis nahm das Herzminutenvolumen weiter zu, ohne daß es zur arteriellen Drucksenkung kam. Bei der höheren Nitroglycerindosis von 3–6 mg/h kam es jedoch zu einem Wiederabfall des Herzminutenvolumens und zu einer arteriellen Drucksenkung. Gleichzeitig waren die Füllungsdrücke mäßig reduziert (Abb. 25).

Aus diesen Befunden läßt sich folgern, daß beim kardiogenen Schock aufgrund von mechanischen Läsionen mit Hilfe der Kombinationstherapie deutliche Verbesserungen der Hämodynamik erzielbar sind, zumal die linksventrikuläre Funktion in der Regel als gut einzuschätzen ist. Liegt jedoch eine myokardiale Schädigung vor, sind mit dieser Therapie nur mäßige Funktionsverbesse-

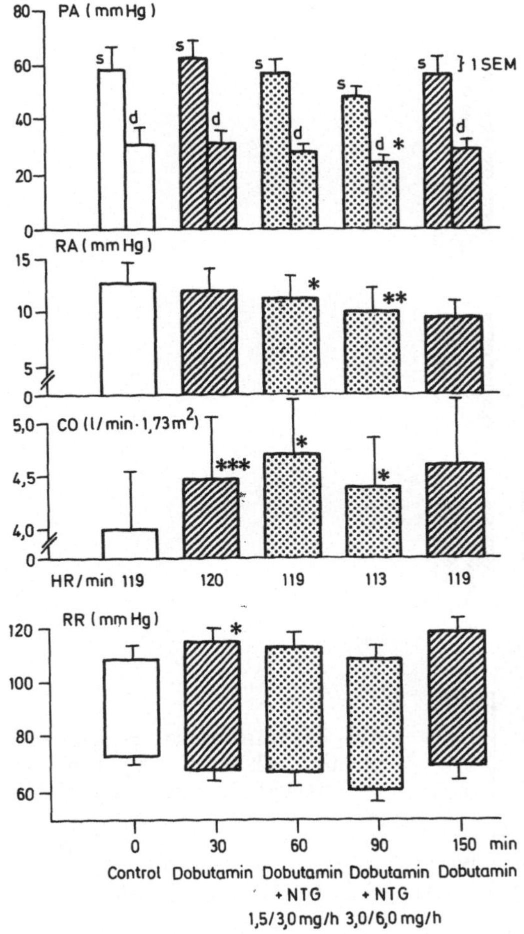

Abb. 24. Dobutamin in Kombination mit Nitroglycerin: Therapie bei kardiogenem Schock aufgrund schwerer Klappendysfunktion. Zunahme des Herzminutenvolumens (*CO*) und des Blutdruckes (*RR*) ohne Steigerung der Herzfrequenz (*HR*) unter Dobutamin. Weitere Steigerung des Herzminutenvolumens unter der kleinen Nitroglycerindosis. Höhere Nitroglycerindosen wirken sich ungünstig aus und gehen mit einer stärkeren Abnahme des diastolischen Pulmonalarteriendruckes (*PAd*) und des rechten Vorhofdruckes (*RA*) einher (BUSSMANN u. WEHRHEIM 1981, 1983b)

rungen erreichbar (Abb. 26). Ähnliche Befunde erhoben SABIN u. KLÜSENER (1980) mit Dopamin in Kombination mit Nitroglycerin sowie HILLEN et al. (1982).

3. Kombination von Dobutamin mit Natrium-Nitroprussid

CYRAN u. BOLTE (1979) haben bei Patienten mit Linksinsuffizienz oder kardiogenem Schock Dobutamin mit Natrium-Nitroprussid kombiniert. Über die alleinige Dobutamin-Infusion hinaus wurde mit der Kombinationstherapie ein etwas höheres Herzminutenvolumen erreicht. Dabei ist aber zu berücksichtigen, daß der systolische Blutdruck im Mittel um 15 mm Hg abfällt. Ähnliche Befunde wurden von BERKOWITZ et al. (1977) erhoben. Wegen der stärkeren arteriellen Wirkung von Nitroprussid sollte diese Substanz beim kardiogenen Schock deshalb keine Verwendung mehr finden.

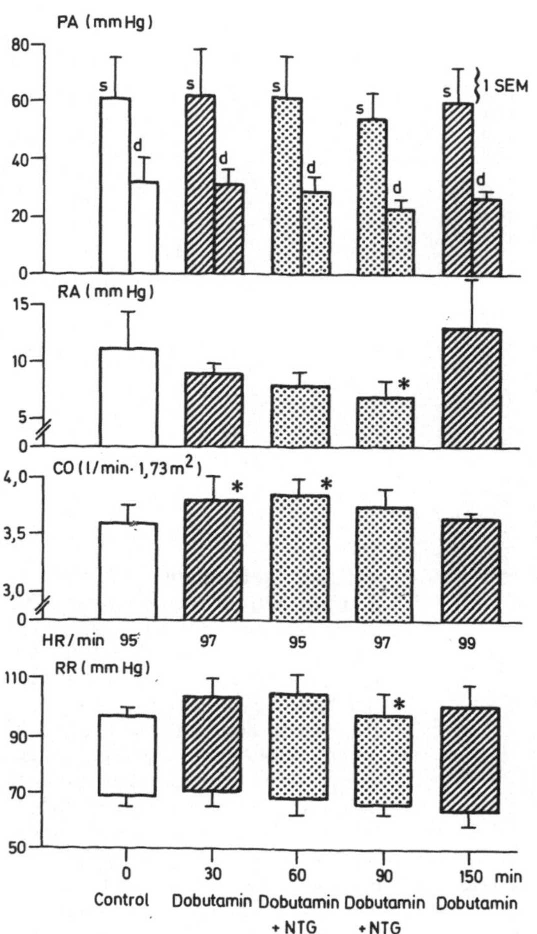

Abb. 25. Kardiogener Schock aufgrund schwerer myokardialer Schädigung: Dobutamin allein steigert das Herzminutenvolumen (*CO*) und den Blutdruck (*RR*). Hämodynamische Verbesserung durch zusätzliche Gabe der kleinen Nitroglycerindosis, während die höhere Dosis sich ungünstig auswirkt (Bussmann u. Wehrheim 1981, 1983 b)

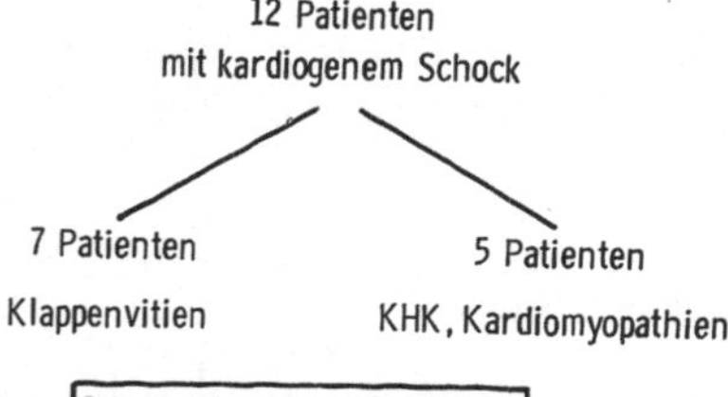

Abb. 26. Unterschiedliche Effekte der Kombinationstherapie Dobutamin und Nitroglycerin in Abhängigkeit von der Genese des kardiogenen Schocks (*LVFP* linksventrikulärer Füllungsdruck, *RVFP* rechtsventrikulärer Füllungsdruck) (Bussmann u. Wehrheim 1983 b)

Die medikamentöse Therapie des kardiogenen Schocks mit einer positiv inotropen Substanz und einer niedrig dosierten vasodilatierenden Substanz scheint zur Zeit das optimale Konzept für diese schwerste Form der Herzinsuffizienz zu sein. Digitalis-Präparate sind primär für die chronische Herzinsuffizienz reserviert und sind wegen der längeren Zeit, die bis zur Aufsättigung vergeht, ungeeignet. Sie finden heute in der Therapie des kardiogenen Schocks keine Verwendung mehr. Die Empfehlung, hochdosiert Corticosteroide zu injizieren, ist nicht mehr aufrecht zu erhalten. Ein therapeutischer Effekt wurde nie eindeutig bewiesen. Die Infusion von Glukagon stellt nur eine Alternative zu den positiv-inotropen Substanzen dar, hat allerdings keinen festen Platz im Therapieplan gefunden.

4. Volumentherapie?

Während bei allen übrigen Schockformen die intravenöse Gabe von Volumen in Form von Dextranen oder Albuminlösungen erfolgversprechend ist, kann man beim kardiogenen Schock schon bei Infusion von geringen Flüssigkeitsmengen (100 ml) den klinischen Befund verschlimmern. Es kommt dann neben der bereits bestehenden Schocksymptomatik durch Anstieg der Füllungsdrücke zum Lungenödem, eine Situation, die dann nicht mehr beherrschbar ist. Deshalb ist bei Vorliegen eines kardiogenen Schocks eine Volumenzufuhr bis auf seltene Ausnahmen nicht angezeigt.

III. Mechanische Therapiemöglichkeiten: Intraaortale Ballonpulsation

1. Technik

Nach Freilegen der Arteria femoralis oder neuerdings nach Punktion und Einführung eines weitlumigen Schaft-Katheters wird ein Polyurethanballon mit einem Volumen von 30–50 ml in die Aorta descendens vorgeschoben. Experimentelle Erfahrungen bestehen auch mit einem abgewinkelten Ballontyp, der bis in die Aorta ascendens vorgeschoben werden kann (BUSSMANN et al. 1971). Der schlauchförmige Ballon wird an ein Pumpsystem angeschlossen und getriggert vom EKG in der Diastole aufgeblasen und in der Systole entleert (Abb. 27).

2. Mechanismen

Durch plötzliches Aufblasen des Ballons am Ende der Systole wird eine Druckwelle von 30–50 mm Hg erzeugt, Der Einstrom in die Koronararterien, der hauptsächlich diastolisch erfolgt, wird eindrucksvoll bis zu 50% des Ausgangswertes verstärkt. Durch plötzliche Entlastung des Ballons kurz vor Kontraktion des Herzens wird der Austreibungswiderstand für den linken Ventrikel herabgesetzt, so daß der systolische und diastolische Ventrikeldruck abnehmen und das Schlagvolumen ansteigt (Abb. 28) (BLEIFELD et al. 1971; GROSSER et al. 1976).

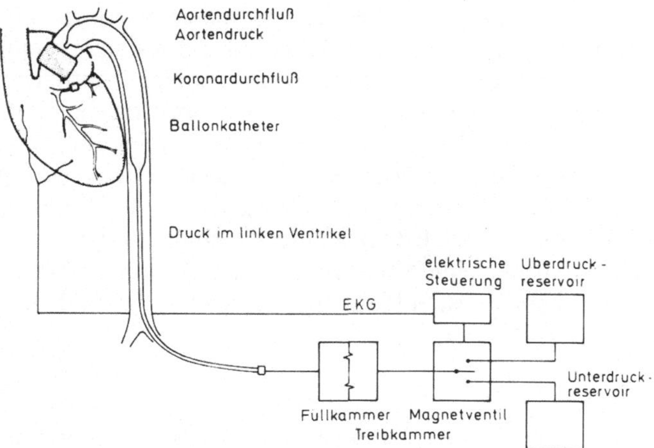

Abb. 27. Schematische Darstellung der intraaortalen Ballonpulsation. EKG-getriggerte Füllung des Ballons zu Beginn der Diastole und Entleerung zu Beginn der Systole (BUSSMANN et al. 1971)

Die assistierte Zirkulation mit der intraaortalen Ballonpulsation führt damit zu folgenden Effekten:

1. Zu einer Abnahme der Arbeit des linken Ventrikels, 2. zu einer Verbesserung der Koronardurchblutung durch den erhöhten diastolischen Aortendruck, 3. zur Zunahme des Schlagvolumens sowie 4. zu einer Verkleinerung der Ischämiezone mit Abnahme der ST-Hebungen.

3. Einfluß auf die Letalität

In großen Zentren werden durch die Anwendung der intraaortalen Ballonpulsation immerhin 20% der Patienten im kardiogenen Schock gerettet. Wird diese Maßnahme mit koronarchirurgischen Eingriffen verbunden, wird das Ergebnis auf 50% verbessert (KANTROWITZ et al. 1968; MUNDTH et al. 1970).

Ist der Schock rein myokardial durch Ausfall größerer, nicht mehr kontrahierender Wandbezirke verursacht, ist die Prognose in der Regel schlecht. Die Pathologen stellten fest, daß bei frisch verstorbenen Infarktpatienten 25%, bei solchen mit kardiogenem Schock 50% des linken Ventrikels nekrotisch waren. Bei den Schockpatienten fiel außerdem auf, daß auf den primären Infarkt weitere jüngere und jüngste Nekrosen folgten (GUTOVITZ et al. 1978).

Sind aber bereits 40–50% des Ventrikels ausgefallen, ist ein Erfolg nicht mehr zu erzielen. Es handelt sich vielfach um das Terminalstadium der koronaren Herzkrankheit mit mehrfachen früheren Infarkten oder sehr großem neuen Myokardinfarkt. In dieser Situation hat der Einsatz der intraaortalen Ballonpulsation, verbunden mit koronarchirurgischen Eingriffen, nur kurzfristige Erfolge gezeigt.

4. Entscheidungsschema

MCENANY u. AUSTEN (1978) schlugen für den kardiogenen Schock folgendes Entscheidungsschema vor (Abb. 29). In den ersten 2–4 Std wird durch verschie-

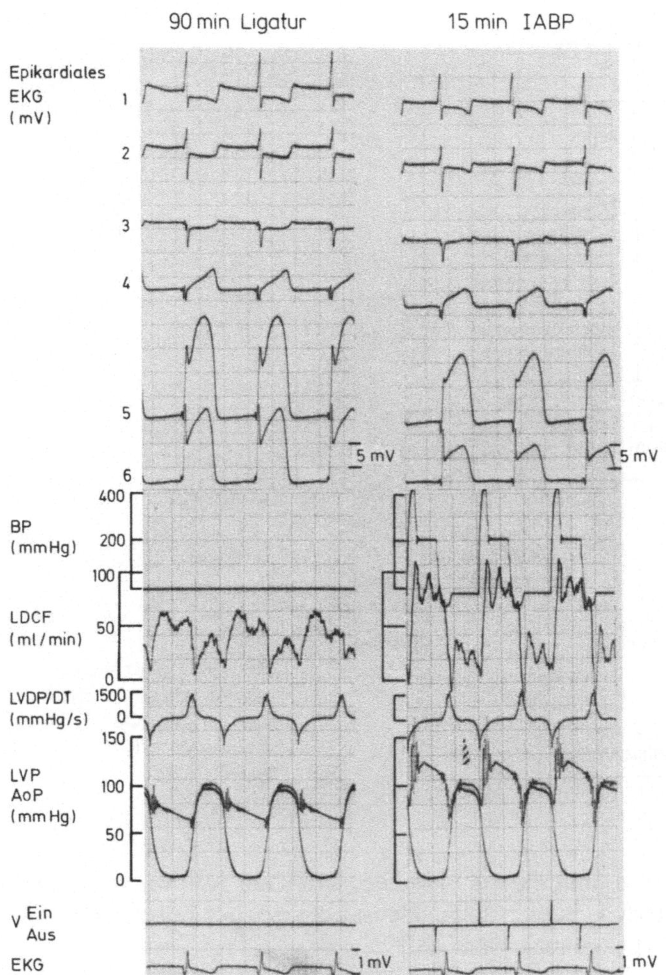

Abb. 28. Hämodynamische Wirkungen der intraaortalen Ballonpulsation (*IABP*). Diastolische Druckerhöhung in der Aorta (*AoP*) mit deutlicher Zunahme der Koronardurchblutung (*LDCF*). Abnahme der Myokardischämie (BUSSMANN et al. 1971)

dene medikamentöse Maßnahmen eine Normalisierung der Kreislaufverhältnisse versucht. Persistiert jedoch der Schock, wird die intraaortale Ballonpulsation eingesetzt. Kommt es darunter nicht nach 1–2 Tagen zu einer Verbesserung der kardialen Funktion, muß man von einem irreversiblen Schock ausgehen. Führt die intraaortale Ballonpulsation zu einer hämodynamischen Verbesserung und Stabilisierung und hält die Funktionsverbesserung auch nach Beendigung der mechanischen Unterstützung an, folgt nach einem Intervall die Angiographie zur endgültigen invasiven Abklärung. Bei einem Teil der Patienten kommt es jedoch zu einer Abhängigkeit von der Ballonpumpe. Bei diesen Fällen kann die Herzkatheteruntersuchung mit Koronarographie unter laufender Assistierung des Herzens durch die Ballonpumpe durchgeführt werden. Ergeben sich

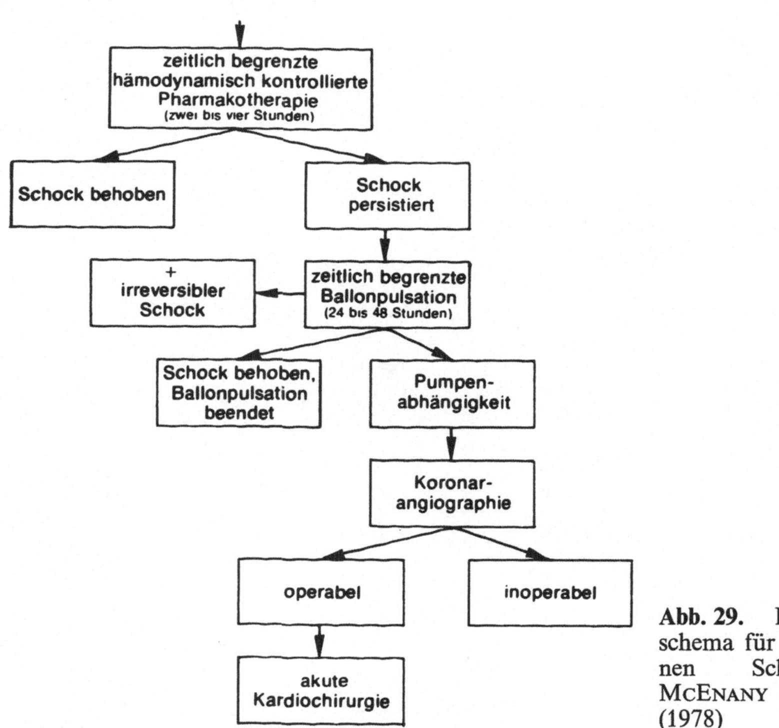

Abb. 29. Entscheidungsschema für den kardiogenen Schock nach MCENANY u. AUSTIN (1978)

operable Läsionen, so kann man davon ausgehen, daß über 50% dieser Patienten überleben. Ergeben sich jedoch keine Operationsmöglichkeiten, ist auch hier der Schock als irreversibel anzusehen.

G. Linksinsuffizienz bei rheumatischen Vitien und bei Kardiomyopathien

1. Wirkung von Nitroglycerin bei akuter Dekompensation

Kommt es bei Patienten mit Aorten- oder Mitralklappenfehlern, aber auch bei Kardiomyopathien, zu einer akuten Dekompensation, ist eine Therapie mit vasodilatierenden Substanzen sinnvoll.

KLEIN et al. (1979) konnten nach intravenöser Injektion von 1 mg Nitroglycerin günstige Effekte nachweisen. Die Autoren fanden einen sofortigen Abfall der rechts- und linksventrikulären Füllungsdrücke, während Blutdruck, Herzfrequenz und Herzminutenvolumen unverändert blieben. Die erreichte Füllungsdrucksenkung konnte durch intravenöse Infusion von 3–10 mg Nitroglycerin pro Stunde aufrechterhalten werden.

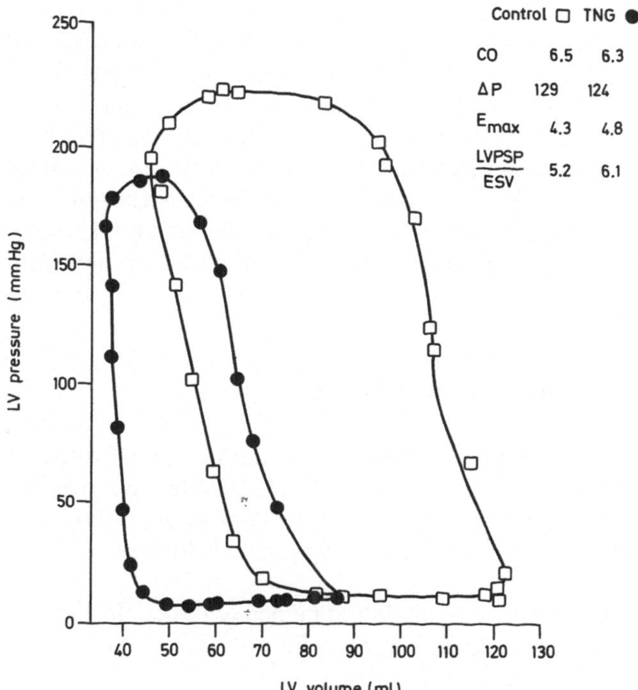

Abb. 30. Die Druck-Volumenbeziehung eines Patienten mit valvulärer Aortenstenose: Verschiebung nach unten und links im Sinne einer deutlichen hämodynamischen Verbesserung unter dem Einfluß von Nitroglycerin (*TNG*) (GROSE et al. 1979)

Unterschiedliche Wirkungen ergaben sich nicht, wenn Patienten mit Mitralinsuffizienz oder Mitralstenosen behandelt wurden. Auch Patienten mit Aortenstenosen profitierten von dieser Therapie, wobei allerdings vorsichtig dosiert werden sollte (SCHWARZ et al. 1982).

Hervorzuheben bleibt, daß eine deutliche Herzminutenvolumensteigerung unter Nitroglycerin bei dekompensierten Vitien nicht immer zu erreichen ist. Wegen der stärkeren systemischen Widerstandssenkung kann Natrium-Nitroprussid zu einer größeren Steigerung des Herzminutenvolumens führen (CHATTERJEE et al. 1979). Besonders eindrucksvolle Ergebnisse lassen sich mit beiden Substanzen gleichermaßen bei der reinen Mitralinsuffizienz (Papillarmuskel-Syndrom) und der Aorteninsuffizienz erzielen.

2. Vasodilatierende Medikamente bei Aortenstenose?

Unsicherheit besteht bezüglich der Behandlung der valvulären Aortenstenosen mit vasodilatierenden Substanzen wie Nitroglycerin. Eine häufige Befürchtung ist, daß die arterielle Drucksenkung zu ausgeprägter Hypotension oder Synkope führen könnte. Es ist das Verdienst von GROSE et al. (1979), den Mechanismus der Nitroglycerinwirkung bei Aortenstenose untersucht zu haben. 0,4–2,0 mg

Nitroglycerin sublingual führen zu einer Abnahme des systolischen Ventrikel- und Aortendruckes und des enddiastolischen Ventrikeldruckes. Das enddiastolische und endsystolische Volumen nahm deutlich ab und die Austreibungsfraktion blieb unverändert. Im Druckvolumendiagramm kam es zu einer Links- und Abwärtsverschiebung (Abb. 30). Aus der Verminderung der systolischen und diastolischen Wandspannung folgt eine Verbesserung der linksventrikulären Energiebilanz. Für klinische Belange gilt, daß auch bei Aortenstenosen eine deutliche Verbesserung der linksventrikulären Funktion erreichbar ist, insbesondere dann, wenn eine Linksinsuffizienz vorliegt. Nitroglycerin wird in niedrigen Dosen verabreicht.

H. Linksinsuffizienz bei hypertensiver Krise

Bei Patienten mit krisenhaftem Anstieg des Blutdruckes kann es zum Auftreten einer Linksherzinsuffizienz kommen. Durch die akute Druckbelastung des linken Ventrikels steigt der enddiastolische Druck, besonders dann, wenn eine vorausgegangene myokardiale Schädigung, zum Beispiel durch Infarkt, vorhanden ist.

Die Linksinsuffizienz kann so schwer sein, daß in manchen Fällen die Grenze zum Lungenödem überschritten wird. Auch liegen die Blutdruckwerte beim Lungenödem häufig um 200 mm Hg systolisch (s. Abschnitt B.II).

I. Genese

Die hypertensive Krise entsteht meist auf dem Boden einer längerjährigen essentiellen, meist nicht gut eingestellten Hypertonie. Auch der Anteil der Patienten mit renoparenchymatösem Hochdruck ist hoch. Schließlich spielt die hypertensive Krise bei der renovaskulären Form der Hypertonie eine Rolle. Elektrokardiographisch liegen meist Zeichen der Linksherzhypertrophie und Linksschädigung vor. Ein größerer Teil der Patienten weist zusätzlich eine koronare Herzkrankheit auf.

II. Therapie

1. Vorschläge der Liga

Die Behandlungsvorschläge zur raschen Beseitigung einer hypertensiven Krise werden ständig abgewandelt und weiterentwickelt. Die Deutsche Liga zur Bekämpfung des hohen Blutdrucks (1978) empfiehlt ein stufenförmiges Vorgehen. Zunächst wird 0,15 bis 0,30 mg Clonidin i.v. injiziert. Dihydralazin, 12,5–25 mg langsam intravenös, ist ebenfalls wirksam. Bleibt die gewünschte Blutdrucksenkung aus, wird in der nächsten Stufe 150 mg Diaxoxid als Bolus, bei fehlender Wirkung 15 min später 300 mg intravenös injiziert. Bleibt unter diesen Maßnahmen der Therapieerfolg aus, soll 5–10 mg Phentolamin oder Natrium-Nitroprussid intravenös versucht werden.

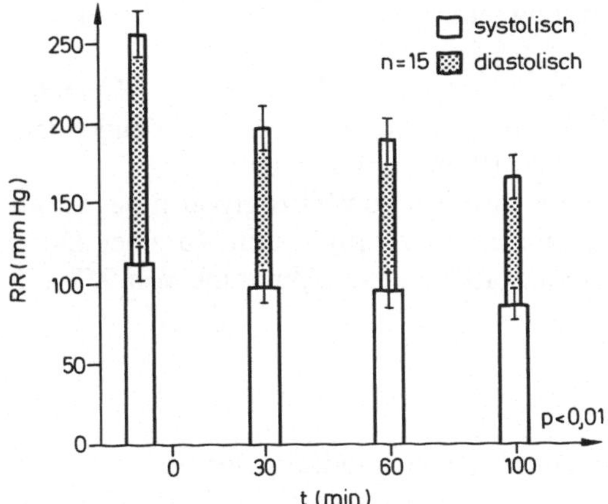

Abb. 31. Blutdruckverlauf bei Patienten mit hypertensiver Krise unter dem Einfluß von Nitroglycerin intravenös (5 mg/h): Deutliche Reduktion des systolischen und des diastolischen Blutdruckes (RUPP et al. 1979a)

2. Natrium-Nitroprussid

Wegen der gelegentlich auftretenden paradoxen Wirkung von Clonidin beginnen viele Arbeitsgruppen direkt mit einer Infusion von Natrium-Nitroprussid in einer Dosierung von 0,2–0,9 mg/min. Allerdings ist die Voraussetzung dafür ein zentraler Venenkatheter, eine Infusionspumpe und Lichtschutz für die Infusionsleitungen. Eine engmaschige Blutdruck- und Pulsfrequenzkontrolle durch Sitzwache ist erforderlich. Immer wieder werden aufgrund der geringen therapeutischen Breite überschießende Blutdrucksenkungen beobachtet (BRASS 1976).

3. Nitroglycerin

Obwohl der antihypertensive Effekt von Nitroglycerin seit langem bekannt ist, lagen systematische Untersuchungen zur Behandlung der hypertensiven Krise mit Nitroglycerin bislang nicht vor. Es ist das Verdienst von RUPP et al. (1979a, b), Untersuchungen mit Nitroglycerin in sublingualer und intravenöser Form durchgeführt zu haben.

Sie erzielten bei Patienten mit hypertensiven Krisen unterschiedlicher Genese und initialen systolischen Blutdruckwerten von über 240 mm Hg rasche und durchgreifende arterielle Drucksenkungen. Zur Auslösung von Hypotonien kam es dabei nicht. Nach Gabe von 1,6 mg Nitroglycerin sublingual fiel der systolische Druck innerhalb von 30 min von 229 mm Hg auf 183 mm Hg. In den ersten 10 min war bereits eine deutliche Drucksenkung nachweisbar. Der diastolische Blutdruck nahm nicht so stark, und zwar nur von 120 auf 109 mm Hg ab. Etwa 1/3 der Patienten, besonders solche mit schwerer fixierter Hypertonie und zusätzlicher Niereninsuffizienz reagieren erst nach wiederholten Nitroglycerin-Verabreichungen. Therapieversager kommen vor (15%).

Nitroglycerin sublingual ist wegen der einfachen Applikationsart in der Notfallversorgung von Patienten mit hypertensiver Krise in Klinik und Praxis besonders geeignet. Neben der Blutdrucksenkung wird gleichzeitig die Linksherzinsuffizienz gebessert.

Als Dosierungsrichtlinie für die antihypertensive Therapie gilt: Zunächst 2 × 0,8 mg Nitroglycerin sublingual, nach 10 min, besonders bei ungenügendem Effekt, erneut 1–2 Kapseln. Bei Bedarf alle 10 min erneut eine Dosis.

Bewährt hat sich auch die intravenöse Infusion von Nitroglycerin nach Einleitung der Therapie mit sublingual appliziertem Nitroglycerin. In einer Dosis von 4–6 mg/h ergab sich nach RUPP et al. (1979a) eine Abnahme von 257/113 auf 166/86 mm Hg (Abb. 31).

4. Nifedipin

Nifedipin ist als arterieller Dilatator ebenfalls zur Behandlung der hypertensiven Krise eingesetzt worden (GUAZZI et al. 1977; MAGOMETSCHNIGG 1982). Die Autoren konnten bei systematischer Messung nachweisen, daß die Krise rasch beseitigt werden kann. Die Wirkung tritt nach 15 min ein mit einem Wirkungsmaximum nach 30 bis 45 min. Größere Nebenwirkungen traten nicht auf. Einzelfälle mit überschießender Blutdrucksenkung kommen vor, wenn primär eine Hypovolämie vorliegt. Ähnlich wie Nitroglycerin wurde die Substanz auch erfolgreich zur Behandlung des Lungenödems eingesetzt (POLESE et al. 1979).

5. Urapidil

Diese neuere Substanz hat ähnlich wie Clonidin einen zentralen, zusätzlich aber einen peripheren Angriffspunkt. Es führt zur Erregung zentraler noradrenerger Alpharezeptoren und vermindert damit den Sympathicotonus. Es bewirkt eine Hemmung der Noradrenalinfreisetzung an den peripheren sympathischen Nervenendigungen. Durch Stimulation der peripheren präsynaptischen Alpha-2-Rezeptoren und Hemmung der postsynaptischen Alpha-1-Rezeptoren reduziert Urapidil darüber hinaus die vasokonstriktorische Wirkung des Noradrenalins (KAUFMANN u. BRUCKSCHEN 1982). Nach 20–40 mg Urapidil i.v. ist der Blutdruck oft schon nach 5 min, meist nach 15 min ausreichend und anhaltend gesenkt. Bei intravenöser Infusion beträgt die Dosis 2 mg/min. Überschießende Blutdruckabfälle wurden nicht beobachtet. An Nebenwirkungen traten Schwindel, Unruhe, Herzklopfen, Kopfschmerzen, Schweißausbrüche und pectanginöse Beschwerden auf (SCHUSTER 1981).

Die Substanz wird auch zur kontrollierten Hypotension bei neurochirurgischen Eingriffen benutzt, da sie als einzige Substanz den intracerebralen Druck nicht erhöht. Natrium-Nitroprussid und auch Nitroglycerin führen dagegen zur Druckerhöhung im Cerebrum mit den bekannten Kopfschmerzen.

J. Akute Rechtsherzinsuffizienz

Zur akuten Insuffizienz der rechten Herzkammer kann es unter verschiedenen Bedingungen kommen. Die häufigste Ursache ist die Lungenarterienembolie. Nicht selten führt die Beteiligung der rechten Herzkammer bei Verschluß der rechten Kranzarterie zur Rechtsinsuffizienz. Eine schwere Form der Rechtsherz-insuffizienz kann nach isoliertem rechtsventrikulärem Infarkt auftreten.

I. Lungenembolie

Genauere systematische Untersuchungen zum Einsatz von vasodilatierenden Substanzen bei der akuten Lungenembolie liegen nicht vor. Einzelbeobachtungen deuten aber darauf hin, daß von dieser Substanzgruppe kein wesentlicher therapeutischer Effekt zu erwarten ist. Die früher geäußerte Ansicht, daß neben der mechanischen Verlegung der Lungenstrombahn auch vasospastische Mechanismen für die schwere Lungenembolie verantwortlich sind, scheint zumindest aus den bisherigen Ergebnissen der Therapie mit Vasodilatatoren nicht erhärtbar zu sein.

Wie aus Abb. 32 hervorgeht, führte die Anwendung von Nitroglycerin nicht zu einer Verbesserung der hämodynamischen Situation. Der pulmonalarterielle Druck wurde nur wenig beeinflußt. Es kam aber zu einer deutlichen systemischen Blutdrucksenkung und einer Abnahme des Herzminutenvolumens. Vasodilatatoren führen bei wenig beeinflußbarer rechtsseitiger Hämodynamik damit zur Abnahme des linksseitigen enddiastolischen Druckes, mit der Folge, daß bei

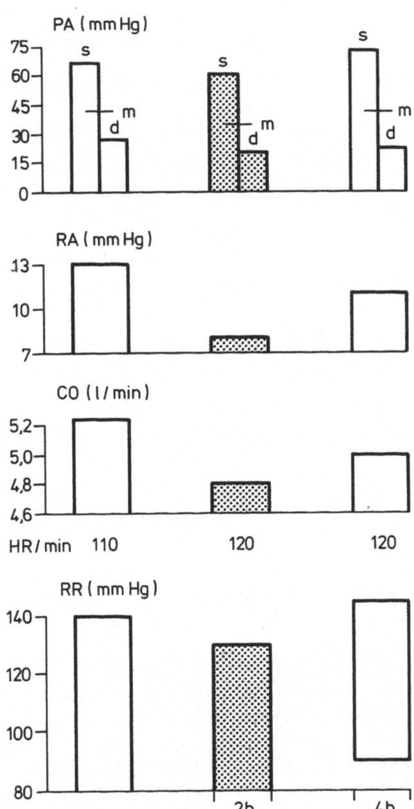

Abb. 32. Deutliche Erhöhung des systolischen (*s*) und diastolischen (*d*) Pulmonalisdruckes (*PA*) und Vorhofdruckes (*RA*) bei einem Patienten mit schwerer Lungenembolie. Nach Gabe von Nitroglycerin Reduktion der links- und rechtsseitigen Füllungsdrücke mit Abfall des Herzminutenvolumens (*CO*) und Reduktion des Blutdruckes (*RR*). Zunahme der Herzfrequenz. Nach Absetzen von Nitroglycerin Besserung der hämodynamischen Situation

ungenügender Füllung der arterielle Blutdruck fällt. Auch bei Patienten mit fixierter pulmonaler Hypertonie ist mit der vasodilatierenden Therapie kein durchschlagender Effekt erzielbar gewesen.

II. Rechtsventrikulärer Infarkt

Vasodilatierende Medikamente sind normalerweise nicht indiziert. Die Gabe von Flüssigkeit kann dagegen die Hämodynamik entscheidend verbessern. Die Volumenzufuhr erhöht den rechtsventrikulären Füllungsdruck. Dadurch erfolgt die Zirkulation gewissermaßen passiv, da der rechte Ventrikel kaum noch kontraktionsfähiges Myokard besitzt. Volumen wird unter Kontrolle der rechts- und linksventrikulären Füllungsdrücke solange nachgefüllt, bis der Pulmonalkapillardruck kritische Werte um 20 mm Hg erreicht bzw. die Schocksituation sich gebessert hat (Abb. 33).

Liegt bei isoliertem rechtsventrikulärem Infarkt ein kardiogener Schock vor, darf die Volumentherapie andererseits nicht zu weit getrieben werden. Durch Anstieg des linksventrikulären Füllungsdrucks können erneute Probleme auftreten (Merx et al. 1978, 1983; Bussmann 1982). Kleine Nitroglycerindosen (0,75–1,0 mg/h) sind angezeigt, um die koronare Wirkungskomponente (Weitstellung von Stenosen) zu erreichen.

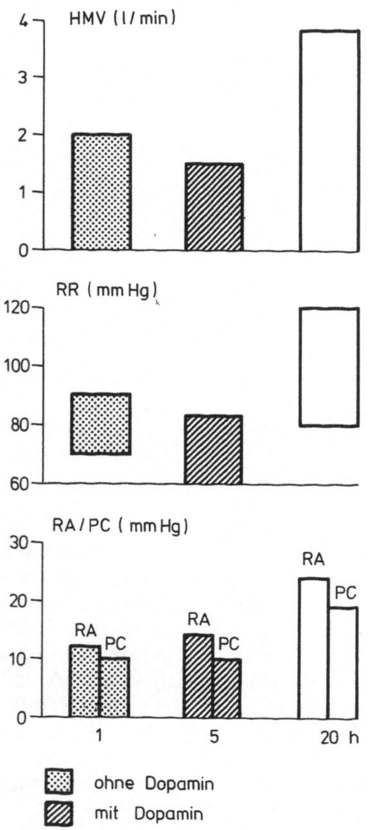

Abb. 33. Kardiogener Schock bei rechtsventrikulärem Infarkt. Unter Dopamin allein Abnahme des Herzminutenvolumens (*HMV*) und des Blutdruckes (*RR*) sowie Anstieg des Druckes im rechten Vorhof (*RA*) und Pulmonalkapillarbereichs (*PC*). Nach Volumenzufuhr (Dextran) Normalisierung des Herzminutenvolumens und des Blutdruckes bei hohen rechts- und linksseitigen Füllungsdrücken

III. Rechtsinsuffizienz bei obstruktiven Atemwegserkrankungen

Bei lange bestehender chronisch-obstruktiver Atemwegserkrankung kann es zur Druckerhöhung im kleinen Kreislauf und bei schweren Verläufen zur chronischen Druckbelastung und Rechtsinsuffizienz des Herzens kommen.

Nach Untersuchungen von NIEHUES et al. (1979) kommt es unter Nitroglycerin zu einer deutlichen Besserung der hämodynamischen und atemmechanischen Parameter. Neben der Drucksenkung im kleinen Kreislauf kommt es zu einer Verbesserung der Atemmechanik infolge Dilatation der Bronchiolen. Die Bronchokonstriktion wird reduziert. Diese auch von anderen Arbeitsgruppen bestätigten Befunde haben inzwischen Eingang in die Therapie gefunden.

Literatur

Arnold SB, Byrd RC, Meister W (1980) Long-term digitalis therapy in left ventricular function in heart failure. N Engl J Med 303:1443–1448

Bennet ED (1982) Double-blind study of the effects of a 48-hours-intravenous infusion of nitroglycerin in 140 patients with acute myocardial infarction. Persönliche Mitteilung

Berkowitz C, McKeever L, Croke RP, Jacobs WR, Loeb HS, Gunnar RM (1977) Comparative responses to dobutamine and nitroprusside in patients with chronic low output cardiac failure. Circulation 56:918–924

Blasini R, Froer KL, Blümel G, Rudolph W (1982) Wirkungsverlust von Isosorbiddinitrat bei Langzeitbehandlung der chronischen Herzinsuffizienz. Herz 7:250–258

Blasini R, Froer KL, Brügmann U, Rudolph W (1983) Verhalten von System- und Pulmonalarteriendruck unter Langzeitverabreichung von Molsidomin bei Patienten mit chronischer Herzinsuffizienz (Abstr). Z Kardiol [Suppl I] 72:83

Bleifeld W (1979) Therapie des akuten Herzinfarktes aus hämodynamischer Sicht. Dtsch Med Wochenschr 104:1215–1219

Bleifeld W, Hanrath P (1975) Die hämodynamische Basis der Therapie des akuten Myokardinfarktes. Dtsch Med Wochenschr 100:1345–1350

Bleifeld W, Meyer J, Bussmann W-D (1971) Möglichkeiten der assistierten Zirkulation im kardiogenen Schock. Verh Dtsch Ges Inn Med 77:906

Bleifeld W, Mathey D, Hanrath P, Buss H, Effert S (1977) Infarct size estimated from serial serum creatine phosphokinase in relation to left ventricular hemodynamics. Circulation 55:303–311

Böhme E, Spies C, Grossmann (1982) Wirksamer Metabolit von Molsidomin und Stimulation der cGMP-Bildung durch Sydnonimine. In: Bassenge E, Schmutzler H (Hrsg) Molsidomin. Neue Aspekte zur Therapie der ischämischen Herzerkrankung. 3. Internationales Symposium Rottach-Egern 1982. Urban & Schwarzenberg, München Wien Baltimore, S 37–46

Bonen GW, Branconi JM, Goldstein RA, Cain ME, Broderick SM, Geltman EM, Jaffe AS, Amlos HD, Roberts R (1979) A randomized prospective study of the effects of intravenous nitroglycerin in patients during myocardial infarction. Circulation [Suppl II] 60:53

Borer JS, Kent KM, Goldstein RE, Epstein SE (1974) Nitroglycerin-induced reduction in the incidence of spontaneous ventricular fibrillation during coronary occlusion in dogs. Am J Cardiol 33:517–520

Bowen WG, Branconi JM, Goldstein RA, Clain ME, Broderick SM, Geltman EM, Jaffe AS, Ambos HD, Roberts R (1979) A randomized prospective study of the effects of intravenous nitroglycerin in patients during myocardial infarction. Circulation [Suppl II] 59, 60:70

Brass H (1976) Fortschritte in der Behandlung der hypertensiven Krisen. Therapiewoche 26:3581–3585

Brown GB, Bolson E, Petersen RB, Pierce CD, Dodge HT (1981) The mechanisms of nitroglycerin action: Stenosis vasodilatation as a major component of the drug response. Circulation 64:1089–1097

Burch GE (1956) Evidence for increased venous tone in chronic congestive heart failure. Arch Intern Med 98:750–766

Bussmann W-D (1979) Therapie mit Vasodilatatoren. Therapiewoche 29:5136–5149

Bussmann WD (1980a) Leitartikel: Nitroglycerin bei Herzinfarkt. Von der Kontraindikation zur Indikation. Dtsch Med Wochenschr 105:1551–1554

Bussmann W-D (1980b) Frischer Herzinfarkt und seine Komplikationen. Indikationen zur Koronarangiographie und therapeutische Konsequenzen. In: Kaltenbach M, Roskamm H (Hrsg) Vom Belastungs-EKG zur Koronarangiographie. Springer, Berlin Heidelberg New York, S 318–329

Bussmann W-D (1980c) Indikationen und Differentialtherapie der Nitrate. Kassenarzt 20:3730–3739

Bussmann W-D (1981a) Nitroglycerin in the treatment of acute myocardial infarction. Acta Med Scand [Suppl 650] 210:165–175

Bussmann W-D (1981b) Kardiales Lungenödem: Digitalis oder Nitrate? Notfallmedizin 7:1430–1433

Bussmann W-D (1982) Disorders of cardiac function in acute myocardial infarction. In: Roskamm H, Csapo G (eds) Disorders of cardiac function. Dekker, New York Basel, pp 169–218

Bussmann W-D, Schupp D (1977) Wirkung von Nitroglycerin sublingual in der Notfalltherapie des klassischen Lungenödems. Dtsch Med Wochenschr 102:335–342

Bussmann W-D, Schupp D (1978) Effect of sublingual nitroglycerin in emergency treatment of severe pulmonary edema. Am J Cardiol 41:931–936

Bussmann W-D, Wehrheim H-G (1981) Nitroglycerin und Dobutamin beim kardiogenen Schock. In: Just H, Bussmann W-D (Hrsg) Therapie der chronischen Herzinsuffizienz mit Vasodilatantien. Edition Medizin, Weinheim Deerfield Beach Florida Basel, S 127–134

Bussmann W-D, Haller M (1983a) Hinweis auf eine Abnahme der Früh- und Spätmortalität beim frischen Herzinfarkt unter Nitroglycerintherapie. Klin Wochenschr 61:417–422

Bussmann W-D, Wehrheim HG (1983b) Therapie des kardiogenen Schocks mit Dobutamin und Nitroglycerin. Dtsch Med Wochenschr 108:1273–1280

Bussmann W-D, Bleifeld W, Meyer J, Irnich W, Effert S (1971) Verkleinerung der Ischämiezone beim Herzinfarkt durch die intra-aortale Ballonpulsation. Verh Dtsch Ges Kreislaufforsch 37:314–320

Bussmann W-D, Vachalowa J, Kaltenbach M (1974a) Wirkung von Nitroglycerin beim frischen Herzinfarkt (Abstr). Z Kardiol [Suppl I] 25

Bussmann W-D, Löhner J, Kaltenbach M (1974b) Orale Nitroglycerinpräparate in der Behandlung der Linksinsuffizienz beim frischen Herzinfarkt. Z Kardiol [Suppl I] 52

Bussmann W-D, Vachalowa J, Kaltenbach M (1975a) Wirkung von Nitroglycerin beim akuten Myokardinfarkt. I. Nitroglycerin sublingual zur Behandlung der Linksinsuffizienz und des Lungenödems. Dtsch Med Wochenschr 100:749–755

Bussmann W-D, Löhner J, Kaltenbach M (1975b) Wirkung von Nitroglycerin beim akuten Herzinfarkt. III. Isosorbiddinitrat bei Patienten mit und ohne Linksinsuffizienz. Dtsch Med Wochenschr 100:2003–2009

Bussmann W-D, Löhner J, Kaltenbach M (1976a) Wirkung von Nitroglycerin beim akuten Myokardinfarkt. IV. Myocardon® bei Patienten mit und ohne Linksinsuffizienz. Med Klin 71:421–428

Bussmann W-D, Schöfer H, Kaltenbach M (1976b) Wirkung von Nitroglycerin beim akuten Myokardinfarkt. II. Intravenöse Dauerinfusion von Nitroglycerin bei Patienten mit und ohne Linksinsuffizienz und ihre Auswirkung auf die Infarktgröße. Dtsch Med Wochenschr 101:642–648

Bussmann W-D, Thaler R, Kober G, Hopf R, Kaltenbach M (1976c) Angiographie des linken Ventrikels nach Volumenbelastung und körperlicher Arbeit bei koronarer Herzkrankheit. Z Kardiol 65:693–707

Bussmann W-D, Löhner J, Kaltenbach M (1977a) Orally administered isosorbide dinitrate in patients with and without left ventricular failure due to acute myocardial infarction. Am J Cardiol 39:91–96

Bussmann W-D, Schöfer H, Kaltenbach M (1977b) VI. Die hämodynamische Wirkung von Nifedipine beim akuten Herzinfarkt. Herz Kreislauf 9:140–147

Bussmann W-D, Barthe G, Klepzig H Jr, Kaltenbach M (1979a) VII. Nitroglycerin-Dauertherapie beim frischen Herzinfarkt im Vergleich zu einer nicht-behandelten Kontrollgruppe. Med Klin 74:191–198

Bussmann W-D, Schöfer H, Kurita H, Ganz W (1979b) Nitroglycerin in acute myocardial infarction. X. Effect of small and large doses of i.v. nitroglycerin on ST-segment deviation. Experimental and clinical results. Clin Cardiol 2:106–112

Bussmann W-D, Passek D, Seidel W, Kaltenbach M (1979c) Prospective randomized trial of intravenous nitroglycerin in acute myocardial infarction. (abstr.) Circulation [Suppl II] 59/60:164

Bussmann W-D, Thaler R, Kober G, Kaltenbach M (1979c) Auxotonische und isometrische Kontraktilitätsparameter bei Patienten mit und ohne Angina pectoris unter ergometrischer Belastung. Herz 4:490–503

Bussmann W-D, Haller M, Kaltenbach M (1980a) Nitroglycerin beim frischen Herzinfarkt: Einfluß auf spätere Angina pectoris. Beeinflussung der Prognose? (abstr) Z Kardiol 69:201

Bussmann W-D, Neumann K, Kaltenbach M (1980b) Die Wirkung von Nitroglycerin auf die ventrikuläre Extrasystolie beim frischen Herzinfarkt. Dtsch Med Wochenschr 105:369–373

Bussmann W-D, Passek D, Seidel W, Klepzig H Jr, Kaltenbach M (1980c) Reduktion der CK- und CK-MB-Enzymaktivität und der Infarktgröße durch intravenöses Nitroglycerin. Z Kardiol 69:18

Bussmann W-D, Schöfer H, Kaltenbach M (1980d) Hemodynamic effects of nifedipine in acute myocardial infarction (abstr). Circulation [Suppl III] 62:82

Bussmann W-D, Passek D, Seidel W, Kaltenbach M (1981a) Reduction of CK and CK-MB indexes of infarct size by intravenous nitroglycerin. Circulation 63:615–622

Bussmann W-D, Reifart N, Schirmer M, Kaltenbach M (1981b) Hämodynamische Wirkung von Isosorbid-5-Mononitrat im Vergleich zu Isosorbiddinitrat bei Patienten mit frischem Herzinfarkt. In: Kaltenbach M, Bussmann W-D, Schrey A (Hrsg) Mononitrat. Workshop Kronberg 1980. Wolf, München, S 76–84

Bussmann W-D, Hopf R, Trompler A, Kaltenbach M (1982a) Hemodynamics and contractility after oral, intravenous, and intracoronary application of calcium antagonists. In: Kaltenbach M, Epstein SE (eds) Hypertrophic cardiomyopathy. Springer, Berlin Heidelberg New York, pp 138–147

Bussmann W-D, Neidl K, Kaltenbach M (1982b) Wirkung von Molsidomin auf Hämodynamik und Myokardischämie beim frischen Herzinfarkt. Klin Wochenschr 60:77–85

Bussmann W-D, Seher W, Grüngras M, Klepzig H Jr (1982c) Reduktion der CK- und CKMB-Infarktgröße durch intravenöse Gabe von Verapamil (Abstr). Z Kardiol 71:164

Bussmann W-D, Seher W, Grüngras M (1983) Reduktion der CK- und CKMB-Infarktgröße durch Verapamil. Dtsch Med Wochenschr 108:1047–1053

Chatterjee K, Parmley WW (1977) The role of vasodilator therapy in heart failure. Progr Cardiovasc Dis 19:301

Chatterjee K, Parmley WW, Swan HJC, Berman G, Forrester J, Marcus HS (1973a) Beneficial effects of vasodilator agents in severe mitral regurgitation due to dysfunction of subvalvar apparatus. Circulation 48:684–690

Chatterjee K, Parmley WW, Ganz W, Forrester J, Walinsky P, Crexelles C, Swan HJC (1973b) Hemodynamic and metabolic responses to vasodilator therapy in acute myocardial infarction. Circulation 48:1183–1193

Chatterjee K, Ports TA, Parmley WW (1979) Nitroprusside: Its clinical pharmacology and application in acute heart failure. In: Gould L, Reddy CVR (eds) Vasodilator therapy for cardiac disorders. Futura, Mount Kisco New York, pp 25–62

Chiariello M, Gold HK, Leinbach RC (1976) Comparison between the effects of nitroprusside and nitroglycerin on ischemic injury during acute myocardial infarction.
Circulation 54:766

Chiche P, Baligadoo SJ, Derrida JP (1979) A randomised trial of prolonged nitroglycerin infusion in acute myocardial infarction (abstr). Circulation [Suppl II]
59/60:165

Clark RE, Christlieb IY, Henry PD, Fischer AE, Nora JD, Williamson J, Sobel BE
(1979) Nifedipine: a myocardial protective agent. Am J Cardiol 44:825

Cohn JN (1980) Progress in vasodilator therapy for heart failure. N Engl J Med
302:1414–1416

Cohn JN, Franciosa JA, Francis GS, Archibald D, Tristani F, Fletcher R, Montero
A, Cintron G, Clarke J, Hager D, Saunders R, Cobb F, Smith R, Loeb H, Settle
H (1982) Effect of short-term infusion of sodium nitroprussid on mortality rate in
acute myocardial infarction complicated by left ventricular failure. N Engl J Med
306:1129–1135

Cooley DA, Belmonte BA, Zeis LB, Schnur S (1957) Surgical repair of ruptured interventricular septum following acute myocardial infarction. Surgery 41:930

Crexelles C, Bourassa MG, Biron P (1973) Effects of dopamine on myocardial metabolism
in patients with ischemic heart disease. Cardiovasc Res 7:438

Cyran J, Bolte H-D (1979) Kombinierte Infusion von Nitroprussid-Natrium und Dobutamin zur Behandlung der hochgradigen Linksherzinsuffizienz bei koronarer Herzkrankheit. Klin Wochenschr 57:883–891

Cyran J, Hellwig H, Bolte H-D, Krabensch JF, Scherpe A, v Gosen J, Krüger R, Lüderitz
B (1978) Zum Dosierungsproblem der Nitroglycerindauerinfusion bei Patienten mit
schwerer Herzinsuffizienz. Intensivmedizin 15:156–160

Deichman WB, Gerarde HW (1969) Toxicology of drugs and chemicals. Academic Press,
New York

Deutsche Liga zur Bekämpfung des hohen Blutdrucks e.V. (1978) Empfehlungen zur
Hochdruckbehandlung in der Praxis und Empfehlung zur Behandlung hypertensiver
Notfälle. Internist 19:652–655

Dowinsky S, Rose D-M, Bussmann W-D (1982) Abnahme von QRS-Nekrosezeichen
unter Nitroglycerintherapie beim frischen Herzinfarkt (Abstr). Z Kardiol 71:252

Durrer JD, Lie KI, Capelle FJL van, Durrer D (1982) Effect of sodium-nitroprusside
on mortality in acute myocardial infarction. N Engl J Med 306:1121–1128

Ebner F (1975) Survey and summary of results obtained during the worldwide clinical
investigations of nifedipine. In: Lochner W, Braasch W, Kroneberg G (Hrsg) 2nd
Intern. Adalat Symposium: New Therapie of Ischemic Heart Disease. Springer, Berlin
Heidelberg New York, p 348

Elert O (1983) Myocardial protection with nifedipine in open heart surgery. In: Kaltenbach M, Neufeld HN (Hrsg) 5th International Adalat Symposium: New Therapy
of Ischemic Heart Disease and Hypertension. Exerpta Medica, Amsterdam Oxford
Princeton, pp 100–108

Fach WA, Becker H-J (1982) Ventrikelseptum-Perforation nach Herzinfarkt. Inn Med
9:370–376

Flaherty JT, Reid PR, Kelly DT, Taylor DR, Weisfeld ML, Pitt B (1975) Intravenous
nitroglycerin in acute myocardial infarction. Circulation 51:132

Flaherty JT, Becker LC, Weisfeld ML, Weiss JL, Gerstenblith G, Kallman CH, Bulkley
BH (1980) Results of a prospective randomized clinical trial of intravenous nitroglycerin in acute myocardial infarction (abstr). Circulation [Suppl III] 62:82

Fleckenstein A (1975) Nifedipine (Adalat®) und andere Ca^{++}-antagonistische Pharmaka-
fundamentale Herz- und Gefäßwirkungen. Ther Berichte 47:188

Fleckenstein A, Tritthart H, Döring HJ, Byon KY (1972) Bay a 1040 – ein hochaktiver
Ca^{++}-antagonistischer Inhibitor der elektromechanischen Kopplungsprozesse im
Warmblüter-Myokard. Arzneimittelforsch 22:22

Franciosa JA, Cohn JN (1980) Sustained hemodynamic effects without tolerance during
long-term isosorbide dinitrate treatment of chronic left ventricular failure. Am J Cardiol 45:648–654

Franciosa JA, Guiha NH, Limas CJ, Rodriguera E, Cohn JN (1972) Improved left ventricular function during nitroprusside infusion in acute myocardial infarction. Lancet I:650–654

Freudenberg H, Lichtlen PR (1981) Das normale Wandsegment bei Koronarstenosen – eine postmortale Studie. Z Kardiol 70:863–869

Freund M, Heller A, Grosser KD (1981) Die Behandlung des Lungenoedems mit Nitroglycerin. Intensiv med 18:215–218

Frick B (1979) Atypische Lungenverschattungen bei chronischer Linksherzinsuffizienz und Röntgenbild und Hämodynamik bei höherem Grad der Linksherzinsuffizienz. Med Dissertation, Universität Frankfurt

Froer KL, Hagl S, Heimisch W, Hall D, Rudolph W (1980) Verbesserung der Funktion akut ischämischer Myokardbezirke unter dem Einfluß von Isosorbiddinitrat in der Kombination mit der intraaortalen Ballongegenpulsation. In: Rudolph W, Schrey A (Hrsg) Nitrate II. Wirkung auf Herz und Kreislauf. Urban & Schwarzenberg, München Wien Baltimore, S 333–336

Ganz W (1981) Editorial: Coronary spasm in myocardial infarction: fact or fiction? Circulation 63:487–488

Gold HK, Leinbach RC, Sanders CA (1972) Use of sublingual nitroglycerin in congestive failure following acute myocardial infarction. Circulation 46:839–845

Gold HK, Chiariello M, Leinbach RC (1976) Deleterious effects of nitroprusside on myocardial injury during acute myocardial infarction. Herz 1:161–167

Gould L, Zahir M, Ettinger S (1969) Phentolamin and cardiovascular performance. Br Heart J 31:154–162

Greenberg BH, Massie BM, Brundage BH, Botvinick EH, Parmley WW, Chatterjee K (1978) Beneficial effects of hydralazine in severe mitral regurgitation. Circulation 62:181–187

Grose R, Nivatpumin T, Katz S, Yipintsoi T, Scheuer J (1979) Mechanism of nitroglycerin effect in valvular aortic stenosis. Am J Cardiol 44:1371–1377

Grosser K-D, Heller A, du Mesnil de Rochement W, Flügel G (1974) Hämodynamische und röntgenologische Hinweise zur Diagnostik der Herzinsuffizienz bei akutem Myokardinfarkt. Dtsch Med Wochenschr 99:802

Grosser KD, Heller A, Asbeck F, Hübner W, Krüger H, Vogel W, Imig W, Lennartz KJ (1976) Die Behandlung des kardiogenen Schocks bei akutem Herzinfarkt mit der intraaortalen Ballonpulsation. Dtsch Med Wochenschr 101:877

Grosser K-D, Schuster H, Freund M, Knock K (1983) Orale Behandlung mit Isosorbiddinitrat bei Patienten mit akutem Myokardinfarkt. In: 4th Intern Symposium on Nitrates – Cardiovascular effects. Frankfurt 27.–29. Juni 1983 (In Vorbereitung)

Guazzi M, Olivari MT, Polese A, Florentini C, Magrini F, Moruzzi P (1977) Nifedipine, a new antihypertensive with rapid action. Clin Pharmacol Ther 22:528

Gutovitz AL, Sobel BE, Roberts R (1978) Progressive nature of myocardial injury in selected patients with cardiogenic shock. Am J Cardiol 41:469

Hanrath P, Kremer P (1983) Acute effect of nifedipine on left ventricular performance at rest and during exercise in patients with left ventricular dysfunction. In: Just H, Bussmann W-D (eds) Vasodilators in chronic heart failure. Springer, Berlin Heidelberg New York, pp 154–163

Harshaw CW, Grossman W, Munro AB, McLaurien LP (1975) Reduced systemic vascular resistance as therapy for severe mitral regurgitation of valvular origin. Ann Intern Med 83:312

Henning RJ, Weil MH (1978) Effect of afterload reduction on plasma volume during acute heart failure. Am J Cardiol 42:823–827

Hillen H, Witt E, Lehmann H-U, Hochrein H (1982) Kombinierte Behandlung der akuten Linskherzinsuffizienz und des kardiogenen Schocks mit Nitroglycerin und Dopamin. Intensivmedizin 19:115–121

Hockings BEF, Cope GD, Clarke GM, Taylor RR (1981) Randomized controlled trial of vasodilator therapy after myocardial infarction. Am J Cardiol 48:345–352

Hoelzer M, Schaal SF, Leier CV (1981) Electrophysiologic and antiarrhythmic effects of nitroglycerin in man. J Cardiovasc Pharmacol 5:917–923

Johnson GC (1929) The actions and toxicity of sodium nitroprusside. Arch Int Pharmacodyn Ther 35:480–496

Johnson JB, Fairley A, Carter C (1959) Effects of sublingual nitroglycerin on pulmonary arterial pressure in patients with left ventricular failure. Ann Intern Med 50:34

Juchems R, Frese W, Haas L (1980) Die Behandlung des Herzinfarktes mit Nitraten. Ergebnisse einer prospektiven Studie. Intensivmedizin 17:659–665

Judson WE, Hollander W, Wilkins RW (1956) The effects of apresolin (hydralazine) on cardiovascular and renal function in patients with and without heart failure. Circulation 13:664

Kaltenbach M, Schulz W, Kober G (1979) Effects of nifedipine after intravenous and intracoronary administration. Am J Cardiol 44:832–838

Kantrowitz A, Tjonnelrod S, Krakaver JS, Phillips SJ, Freed PS, Butner AN (1968) Mechanical intra-aortic cardiac assistance in cardiogenic shock. Arch Surg 97:1000

Kappenberger L, Turina M, Baumann PC, Senning A, Nager F (1978) Vasodilator therapy of ruptured interventricular septum complicating acute myocardial infarction. In: Kaltenbach M, Lichtlen P, Balcon R, Bussmann W-D (eds) Coronary heart disease. Thieme, Stuttgart, pp 266–272

Kaufmann W, Bruckschen EG (1982) Urapidil. Darstellung einer neuen antihypertensiven Substanz. 1. Urapidil-Symposium in Bad Kreuznach, 20.–21. November 1981. Excerpta Medica, Amsterdam Genf Princeton Tokio

Kent KM, Smith ER, Redwood DR, Epstein SE (1974) Beneficial electrophysiologic effect of nitroglycerin in acute myocardial infarction. Am J Cardiol 33:513–516

Kiely J, Kelly DT, Taylor DR, Pitt B (1973) The role of furosemide in the treatment of left ventricular dysfunction associated with acute myocardial infarction. Circulation 48:581–587

Kim YJ, Williams JF Jr. (1982) Large dose sublingual nitroglycerin in acute myocardial infarction: relief of chest pain and reduction of Q wave evolution. Am J Cardiol 49:842–848

Klein E, Wirtzfeld A, Himmler F-C, Volger E (1979) Therapie dekompensierter Herzklappenvitien mit Nitroglycerin. Dtsch Med Wochenschr 104:582–586

Kukovetz WR, Holzmann S, Stratka M, Schmidt K (1982) Mechanismus der gefäßerweiternden Wirkung von Molsidomin. In: Bassenge E, Schmutzler H (Hrsg) Molsidomin. Neue Aspekte zur Therapie der ischämischen Herzerkrankung. 3. Internationales Symposium Rottach-Egern 1982. Urban & Schwarzenberg, München Wien Baltimore, S 32–36

Kupper W, Hanrath P, Bleifeld W, Webis R, Effert S (1977) Natrium-Nitroprussid zur Therapie der Linksinsuffizienz beim akuten Herzinfarkt. Dtsch Med Wochenschr 102:548–554

Lambertz H, Meyer J, Schweizer P, Effert S, Bardos P, Messmer BJ, Franke RP, Goerg K-J, Herzog P, Keidl E, Pop T (1982) Ventrikelseptumdefekt bei akutem Herzinfarkt. Stellenwert einer frühzeitigen operativen Behandlung. Dtsch Med Wochenschr 107:1465–1470

Lee DC-S, Johnson RA, Bingham JB, Leahy M, Dinsmore RE, Goroll AH, Newell JB, Strauss HW, Haber E (1982) Heart failure in outpatients a randomized trial of digoxin versus placebo. N Engl J Med 306:699–705

Lee WY, Cardon L, Slodki SJ (1962) Perforation of infarcted interventricular septum. Arch Intern Med 109:731–741

Leier CV, Huss P, Magorien RD, Unverferth DV (1983) Improved exercise capacity and differing arterial and venous tolerance during chronic isosorbide dinitrate therapy for congestive heart failure. Circulation 67:17–22

Lemke R, Lippok R, Kaltenbach M, Bussmann W-D (1979a) Orale Langzeittherapie der therapierefraktären chronischen Herzinsuffizienz mit Isosorbiddinitrat im Vergleich zu Phentolamin. Z Kardiol 68:82–88

Lemke R, Trompler A, Kaltenbach M, Bussmann W-D (1979b) Wirkung von Prazosin bei der therapierefraktären chronischen Herzinsuffizienz. Dtsch Med Wochenschr 104:1769–1773

Levites R, Bodenheimer MM, Helfant RH (1975) Electrophysiologic effect of nitroglycerin during experimental coronary occlusion. Circulation 52:1050–1055

Luther M, Röken V (1976) Die Wirksamkeit von Isosorbid-Dinitrat intravenös bei Angina pectoris und frischem Myokardinfarkt. Herz Kreislauf 8:654–659

Magnusson P, Shell WE, Forrester JS (1976) Increased creatine phosphokinase release following blood pressure reduction in patients with acute infarction. Circulation [Suppl II] 53:28

Magometschnigg D (1982) Zur Therapie bei hypertonen Krisen. Nifedipin per os. Dtsch med Wochenschr 107:1423–1428

Magrini F, Niarcos AP (1980) In effectivness of sublingual nitroglycerin in acute left ventricular failure in the presence of massive peripheral edema. Am J Cardiol 45:841–847

Majid PA, Sharma B, Taylor SH (1971) Phentolamine for vasodilator treatment of severe heart failure. Lancet II:719–724

Mann T, Cohn PF, Holman BL (1978) Effect of nitroprusside on regional myocardial blood flow in coronary artery disease: Results in 25 patients and comparison with nitroglycerin. Circulation 57:732

Mathey DG, Kuck K-H, Tilsner V, Krebber H-J, Bleifeld W (1981) Nonsurgical coronary artery recanalization in acute transmural myocardial infarction. Circulation 63:489–497

McEnany MT, Austen EE (1978) Surgical intervention for the mechanical complications of acute myocardial infarction. In: Donoso E, Lipski J (eds) Acute myocardial infarction, vol IV. Stratton, New York, pp 207–223

Merx W, Essen RV, Meier J, Effert S (1978) Diagnostic and therapeutic problems of acute right ventricular myocardial infarction. In: Kaltenbach M, Lichtlen P, Balcon R, Bussmann W-D (eds) Coronary heart disease. Thiem, Stuttgart, pp 249–254

Merx W, Meyer J, v. Essen R, Erbel R, Schweizer P, Püllen C, Rupprecht J, Effert S (1982) Rechtsherzinsuffizienz beim Infarkt der rechten Kammer. I. Diagnose und Häufigkeit. Dtsch Med Wochenschr 107:565–570

Milstrey HR, Kahle T, Larbig D (1982) Einfluß von Molsidomin auf die Ruhe- und Belastungshämodynamik von Patienten mit chronischer Herzinsuffizienz. In: Bassenge E, Schmutzler H (Hrsg) Molsidomin. Neue Aspekte zur Therapie der ischämischen Herzerkrankung. 3. Internationales Symposium Rottach-Egern 1982. Urban & Schwarzenberg, München Wien Baltimore, S 226–235

Montoya A, McKeever L, Scanlon P, Sullivan HJ, Gunnar RM, Pifarré R (1980) Early repair of ventricular septal rupture after infarction. Am J Cardiol 45:345–348

Mookherjee S, Fuleihan D, Warner RA, Vardan S, Obeid AI (1978) Effects of sublingual nitroglycerin on resting pulmonary gas exchange and hemodynamics in man. Circulation 57:106–110

Mundth ED, Yurchak PM, Buckley MJ, Leinbach RC, Kantrowitz A, Austen WG (1970) Circulatory assistance and emergency direct coronary artery surgery for shock complicating acute myocardial infarction. N Engl J Med 283:1382

Nayler WG (1980) The pharmacological protection of the ischemic heart, the use of calcium and beta-adrenoceptors antagonists. Eur Heart J [Suppl B] 1:5

Niehues B, Römer CF, Thoma R, Behrenbeck DW, Hilger HH (1979) Nitroglycerin bei chronisch obstruktiver Lungenerkrankung. Einfluß auf Hämodynamik und Lungenfunktion. Dtsch Med Wochenschr. 104:691–696

Oliva PB, Breckenridge JC (1977) Arteriographic existence of coronary arterial spasm in acute myocardial infarction. Circulation 56:366–374

Opie LH (1980) Drugs and the heart. VI. Vasodilating drugs. Lancet I:966–972

Page DL, Caulfield JB, Kastor JA (1977) Myocardial changes associated with cardiogenic shock. N Engl J Med 285:133–137

Parker JO, Kelkar K, West RO (1966) Hemodynamic effects of aminophyllin in cor pulmonale. Circulation 33:17–25

Polese AC, Florentini AC, Olivari MT, Guazzi MD (1979) Clinical use of a calcium antagonistic agent (Nifedipine) in acute pulmonary edema. Am J Med 66:825–830

Rabinowitz B, Tamari I, Elazar E, Neufeld HN (1982) Intravenous isosorbide dinitrate in patients with refractory pump failure and acute myocardial infarction. Circulation 65:771–778

Radford MJ, Johnson RA, Daggett WM jr, Fallon JT, Buckley MJ, Gold HK, Leinbach RC (1981) Ventricular septal rupture: a review of clinical and physiologic features and an analysis of survival. Circulation 64:545–553

Raff WK, Kosche F, Goebel H, Lochner W (1972a) Die extravasale Komponente des Coronarwiderstandes mit steigendem linksventrikulärem Druck. Pflügers Arch 333:352–361

Raff WK, Kosche K, Lochner W (1972b) Extravascular coronary resistance and its relation to microcirculation. Am J Cardiol 29:598–603

Raff WK, Kosche F, Lochner W (1972c) Untersuchungen mit Nifedipine, einer koronargefäßerweiternden Substanz mit schneller sublingualer Wirkung. Arzneimittelforsch 22:33

Rafflenbeul W, Lichtlen PR (1982) Zum Konzept der „dynamischen" Koronarstenose. Z Kardiol 71:439–444

Reifart N, Kober G, Schulz W, Kaltenbach M (1982) Auswirkung von Nifedipin intrakoronar auf regionale und allgemeine linksventrikuläre Kontraktilität und Relaxation-Untersuchungen mittels eindimensionaler Echokardiographie. Z Kardiol 71:387–392

Rentrop KP, Blanke H, Karsch KR, Rahlf G, Leitz K (1981) Infarktgrößenbegrenzung durch nicht-chirurgische Rekanalisation der Koronararterie. Dtsch Med Wochenschr 106:765–770

Rezakovic DZ, Rutishäuser W, Pavicic L, Popadic M, Bloch A, Imhoff EW (1983) Different hemodynamic actions of nitroglycerin and isosorbide dinitrate in patients with acute myocardial infarction. In: 4th Intern. Symposium on Nitrates – Cardiovascular effects. Frankfurt 27.–29. Juni 1983

Richeson JF, Paulshock C, Yu PN (1982) Non-hydrostatic pulmonary edema after coronary artery ligation in dogs. Circ Res 50:301–309

Ritchie JM (1970) The Xanthines. In: Goodman LS, Gilman A (eds) The pharmacological basis of therapeutics. Macmillan, New York, p 358

Rupp N, Brass H, Scherrer H, Lutz HP (1979a) Behandlung der hypertensiven Krise mit Nitroglycerin (Abstr). Z Kardiol 68:272

Rupp M, Scherrer H, Lutz HP, Brass H (1979b) Nitroglycerin bei hypertensiver Krise. In: Zweites Hamburger Nitroglycerin-Symposion 29.09.1979. Pharmazeutische Verlagsgesellschaft, München, S 87–98

Sabin G, Klüsener W (1980) Die Beeinflussung der hämodynamischen Komplikationen des akuten Myokardinfarktes durch kombinierte Anwendung von Dopamin und Nitroglycerin. Herz Kreislauf 12:345–351

Sarnoff SJ, Berglund E (1952) Neurohemodynamics of pulmonary edema: IV. Effect of systemic vasoconstriction and vasodilation on flow and pressures in systemic and pulmonary vascular beds. Am J Physiol 170:588

Schafer AI, Alexander RW, Handin RI (1980) Inhibition of platelet function by organic nitrate vasodilators. Blood 55:649–654

Schröder R (1977) Behandlung der Herzinsuffizienz mit Vasodilatoren. Dtsch Med Wochenschr 102:1388–1394

Schuster P (1981) Einsatz des Antihypertonikums Ebrantil bei Hochdruckkrisen. Klinikarzt 10:202

Schwarz F, Manthey J, Ke YN, Mehmel HC, Kübler W (1982) Nitrattherapie bei erworbenen Herzklappenfehlern. In: Bussmann W-D (Hrsg) Nitroglycerin. Drittes Hamburger Symposion 1981. Pharmazeutische Verlagsgesellschaft, München, S 49–58

Serruys PW, van den Brand M (1979) Effects of nifedipine on left ventricular isovolumic contraction following intravenous or intracoronary administration. Circulation [Suppl II] 59/60:180

Slany J (1981) Die akute Herzinsuffizienz. Therapiewoche 31:204–216

Slany J, Silberbauer K, Sinzinger (1982) Wirkung von Molsidomin auf Thrombozytenfunktion und das Prostaglandinsystem. In: Bassenge E, Schmutzler H (Hrsg) Molsidomin. Neue Aspekte zur Therapie der ischämischen Herzerkrankung. 3. Internat. Symposium Rottach-Egern 1982. Urban & Schwarzenberg, München Wien Baltimore, S 78–87

Stockman MB, Verrier RL, Lown B (1979) Effect of nitroglycerin in vulnerability to ventricular fibrillation during myocardial ischemia and reperfusion. Am J Cardiol 43:233–238

Synhorst DP, Lauer RM, Doty DB, Brody MJ (1976) Hemodynamic effects of vasodilator agents in dogs with experimental ventricular septal defects. Circulation 54:472–477

Vismara LA, Leaman DM, Zelis R (1976) The effects of morphine on venous tone in patients with acute pulmonary edema. Circulation 54:335–337

Williams DO, Mason DT (1975) Hemodynamic effects of nitroglycerin in myocardial infarction. Decrease of ventricular preload at the expense of cardiac output. Circulation 51:421

Zelis R, Flaim SF, Nellis SH, Longhurst J, Moskowitz R (1978) Autonomic adjustments to congestive heart failure and their consequences. In: Fishman AP (ed) Heart failure. Hemisphere, Washington DC, p 237

Zelis R, Flaim SF, Moskowitz RM, Nellis SH (1979) Editorial: How much can we expect from vasodilator therapy in congestive heart failure? Circulation 59:1092–1097

Endokrines System und Schock: Therapeutische Perspektiven

P.C. Scriba[1], H. Djonlagic und G. Müller-Esch

Mit 9 Abbildungen und 6 Tabellen

In diesem Beitrag werden zuerst die endokrin-metabolischen *Krisen,* d.h. die akuten, lebensbedrohlichen Entgleisungen oder Zuspitzungen endokrin-metabolischer Erkrankungen, als Schockursachen aufgezeigt und einige Besonderheiten ihrer Pathophysiologie und Behandlung dargestellt. Im zweiten Abschnitt werden die Auswirkungen eines Schocks auf eine *vorbestehende* endokrin-metabolische Erkrankung kurz erläutert. Im dritten Teil wird die *endokrin-metabolische Reaktion* des vorher *Gesunden* auf einen Schock diskutiert. Dabei muß die häufig noch offene Frage gestellt werden, wie die verschiedenen endokrinen Reaktionen und das Stoffwechselversagen in den Phasen des Schockgeschehens den Ablauf im Sinne von Circuli vitiosi nacheinander verschlimmern (Buchborn 1960, 1962; Sobel 1980) und welche Ergebnisse therapeutischer Eingriffe in das endokrin-metabolische Geschehen bisher bekannt wurden.

A. Endokrin-metabolische Krisen als Schockursachen

Endokrin-metabolische Krisen sind definitionsgemäß lebensbedrohliche akute Spontanerkrankungen oder Exazerbationen vorbestehender chronischer Funktionsstörungen (Pickardt u. Scriba 1982; Lawin 1981; Pickardt u. v. Werder 1976; Scriba u. Pickardt 1976; Scriba 1982b; Winkelmann 1970; Zweymüller 1966). Diese Krisen lassen sich in Überfunktions- und Unterfunktionszustände (Tabelle 1) einteilen. Bei einigen, aber nicht bei allen der hier genannten Krisen gehört eine Schocksymptomatik quasi obligatorisch und dominierend zum klinischen Bild (Tabelle 2). Bei der Mehrzahl der endokrin-metabolischen Krisen und Katastrophen tritt ein Schock dagegen eher akzessorisch, d.h. im späteren Verlauf des dramatischen klinischen Gesamtbildes auf und beherrscht nicht etwa schon früh das Geschehen. Allerdings werden bei deletärem Verlauf gerade die praktisch wichtigsten, weil häufigsten Krisen, das sind Coma diabeticum (Keller et al. 1975; Panzram 1975; Haslbeck u. Mehnert 1980; Schatz 1982; Chantelau et al. 1982) und thyreotoxische Krise (Herrmann u. Krüskemper 1974; Herrmann 1978; Pickardt et al. 1980), oft vom akzessorischen oder terminalen Schockgeschehen entscheidend bestimmt (Sobel 1980).

---

1 Mit Unterstützung der Gesellschaft der Freunde und Förderer der Medizinischen Hochschule Lübeck

Tabelle 1. Endokrin-metabolische Krisen. (Aus Scriba 1982a)

Überfunktion	Unterfunktion
Thyreotoxische Krise	Myxödem-Koma
Akutes Cushing-Syndrom	Addison-Krise Hypophysäres Koma (akute HVL-Insuffizienz) Kritischer Diabetes insipidus
Hyperkalzämische Krise	Akuter Hypoparathyreoidismus, Tetanie (DD!)
Hypertone Krise	
Hypoglykämie-Syndrom	Coma diabeticum (3 Formen!)
Apudome (z.B. Vipoma)	

Tabelle 2. Endokrin-metabolische Krisen als Schockursachen. (Aus Scriba et al. 1982)

Endokrin-metabolische Krisen mit *dominierender* Schocksymptomatik:
  akute primäre NNR-Insuffizienz
  akute HVL-Insuffizienz
  sog. Tachyphylaxie beim Phäochromozytomanfall

Endokrin-metabolische Krisen mit *akzessorischer* Schocksymptomatik:
  ketoazidotisches und hyperosmolares Coma diabeticum
  Laktatazidose
  thyreotoxische Krise, Myxödemkoma
  akutes Cushing-Syndrom, kritischer Diabetes insipidus

In der Regel *kein* Schock:
  hyperkalzämische Krise
  hypoglykämisches Koma
  Phäochromozytom, hypertone Krise
  Tetanie, akuter Hypoparathyreoidismus

I. Endokrin-metabolische Krisen mit dominierender Schocksymptomatik

1. Addison-Krise

Die Addison-Krise läßt sich bei Vorliegen der Zeichen der primären Nebennierenrindeninsuffizienz wie gesteigerter Pigmentierung, Verminderung der axillären Behaarung bei Frauen, Zeichen der Gewichtsabnahme etc. dann vermuten, wenn oft extreme Adynamie und Muskelschmerzen (Weissbecker 1965; Scriba u. Pickardt 1976; Fehm et al. 1980; v. Werder u. Müller 1980; Scriba 1982b) vorliegen und sich zunehmend als Ausdruck der Krise Hyponatriämie, Exsikkose und ferner „Schockzeichen" wie Hypotonie, Oligurie und Anurie entwikkeln. Hypothermie, final in Fieber übergehend, exsikkosebedingtes „akutes Abdomen", zerebrale Krampfanfälle und finales Koma runden die Schilderung des klinischen Bildes ab. *Pathogenetisch* ist für das Schockgeschehen nicht nur der wohlbekannte Mineralokortikosteroidmangel mit renalem Natriumverlust sowie den Symptomen Hyponatriämie, metabolische Azidose und Hypovolämie

Tabelle 3. Pathogenese von Hypotonie und Schock bei primärer
NNR-Insuffizienz

Mineralokortikosteroid-Mangel (d.h. Reversibilität):
  renaler Natriumverlust ($\downarrow$Reabsorption)
  metabolische Azidose und Dehydratation

Glukokortikosteroid-Mangel (d.h. Reversibilität):
  $\downarrow$ kardiovaskuläre Effekte von Adrenalin und Noradrenalin
    (Blutdruck, Kontraktilität)
  Herzinsuffizienz *vor* $\downarrow$Blutvolumen
  Ekg-Veränderungen (T-Negativität)
  $\downarrow$ Blutdruckanstieg nach Angiotensin II
  $\downarrow$ Reninsubstrat bei $\uparrow$Reninkonzentration

---

Tabelle 4. Therapie der Addison-Krise. (Aus SCRIBA et al. 1982)

Notarzt – Hausarzt
– Blutprobe für spätere Kortisol- (und ACTH-?)Bestimmung entnehmen, mitgeben
– sofortige Einweisung als Notfall
– i.v. Injektion von 25 mg Prednisolon oder Äquivalent

Klinik
– *Volumenersatz:* 3–4 l 0,9% NaCl-Lösung in den ersten 4–6 h; danach gezielte Elektro-
  lytsubstitution.
– *Kortisol-Substitution:* 100 mg Hydrocortison i.v. oder (falls alkoholische Lösung)
  schnell per infusionem; danach ca. 10 mg Kortisol/h! Langsam reduzieren (s. unten).
  Falls nur synthetische Glukokortikoide verfügbar, mit 1–3 mg Aldosteron kombinieren
– *Glukosezufuhr:* 50 ml 50% Glukose i.v.; danach 5% Glukose per infusionem
– ggf. *Schocktherapie:* Albumin, Katecholamine (?)

Auslösende Ursache bekämpfen!
Erhöhte Substitutionsdosis bis zur „Gesundung"!

---

wichtig (Tabelle 3); auf den Glukokortikosteroidmangel sind vielmehr die verminderte Katecholaminwirksamkeit (DEMANET u. BASTENIE 1964; LEFER u. SUT-
FIN 1964), die experimentell und klinisch belegte Myokardinsuffizienz bzw. die
Erregungsrückbildungsstörungen (HARTOG u. JOPLIN 1968; VERRIER et al. 1969;
MAEDER et al. 1974), das verminderte Ansprechen des Blutdrucks auf Angiotensin II (OGIHARA et al. 1979) und die interessante Beobachtung zu beziehen, daß
trotz erhöhter Reninkonzentration das Reninsubstrat auf weniger als 10% vermindert sein kann (STOCKIGT et al. 1979; MERRIAM u. BAER 1980).

Nebenbei, die Differentialdiagnose der Hyponatriämie – häufig ein ominöses Zeichen
– umfaßt Verdünnungshyponatriämie, diverse Natriummangelzustände einschl. der Diu-
retikatherapie und die inadäquate ADH-Sekretion (DUCK et al. 1976; KRUMLOVSKY 1976;
FORREST et al. 1978; KENNDEDY 1978; FLEAR u. HILTON 1979; GROSS et al. 1980; WEID-
MANN et al. 1980; SZATALOWICZ et al. 1981). – Das Waterhouse-Friderichsen-Syndrom
wird in diesem Zusammenhang erwähnt, obwohl die dabei häufige bilaterale Nebennieren-
rindenapoplexie nur Symptom der viel umfassenderen disseminierten intravasalen Gerinnung ist (DIECKHOFF et al. 1968; HARMS et al. 1973).

Für die *Therapie* muß man die Addison-Krise nicht nur, aber auch als einen
hypovolämischen Schock (Tabelle 3) betrachten. Unser bewußt polypragmati-
sches klinisches Therapieschema (Tabelle 4) umfaßt daher Volumenersatz, Albu-

mingabe, Glukosezufuhr und vor allem eine Substitution mit dem physiologischen Kortisol, die mit 200–300 mg Hydrocortison pro 24 h das 10fache des Normalbedarfs eines Addison-Patienten ausmacht (WEISSBECKER 1965; SCRIBA u. PICKARDT 1976; PICKARDT u. v. WERDER 1976; FEHM et al. 1980; v. WERDER u. MÜLLER 1980; PICKARDT u. SCRIBA 1982). Die erhöhte Substitutionsdosis muß lange genug gegeben werden.

Welches sind die *Fehler,* die im Zusammenhang mit der Addison-Krise am häufigsten gemacht werden?

1. Unter den auslösenden Ursachen der Addison-Krise findet sich mit großer Regelmäßigkeit das Versäumnis, daß die Dauerbehandlung mit 30 mg Hydrocortison über den Tag verteilt im Fall einer interkurrenten Erkrankung oder Belastung nicht oder nicht in der erforderlichen Intensität angepaßt wird (SCRIBA u. PICKARDT 1976; SCRIBA 1982a; PICKARDT u. SCRIBA 1982). Der obligatorische Notfallausweis (v. WERDER u. MÜLLER 1980; SCRIBA 1982a) des Addison-Patienten enthält den Hinweis, daß die Dosis auf das 5- bis 10fache erhöht werden muß, und dies ist die praktisch wichtigste Möglichkeit, Addison-Krisen mit dem hieraus resultierenden Schock zu vermeiden. – Der Schock jeglicher Ursache ist umgekehrt nur ein Sonderfall der interkurrenten Erkrankungen (SCRIBA 1982a), bei denen man dem Addison-Patienten das erforderliche Mehr an exogenem Cortisol nicht vorenthalten darf!

2. Gerade die Addison-Krise ist ein gutes Beispiel für die Gültigkeit der Regel, daß „es ein Fehler ist, bei klinischem Verdacht auf eine lebensbedrohliche endokrin-metabolische Krise mit der gezielten Behandlung zu warten, bis die endgültige Sicherung durch Laboratoriumswerte, speziell Hormonanalysen, vorliegt …" (SCRIBA u. PICKARDT 1976; SCRIBA 1982a; PICKARDT u. SCRIBA 1982). Der denkbare Schaden bei der Behandlung einer irrtümlich angenommenen Addison-Krise ist viel kleiner als die kritische Gefährdung des aus Ängstlichkeit oder Unentschlossenheit ohne ausreichende Kortisolgabe verbleibenden Patienten.

2. Hypophysäres Koma

Das klinische Bild des hypophysären Komas wird von der akuten sekundären Nebennierenrindeninsuffizienz beherrscht, die das schon früh drohende Schockgeschehen einschließt (SCRIBA u. PICKARDT 1976; FEHM et al. 1980; v. WERDER u. MÜLLER 1980; PICKARDT u. SCRIBA 1982; SCRIBA u. v. WERDER 1982). Die Patienten haben nicht die Hyperpigmentation des Addison-Patienten und fallen durch ihre Blässe und Haarlosigkeit (Pubes, Axillae, Bart) auf. Das sich teilweise schleichend entwickelnde hypophysäre Koma kommt als lebensbedrohliche Exazerbation einer inadäquat behandelten, vorbestehenden Hypophysenvorderlappeninsuffizienz der verschiedenen Ursachen (KOVACS 1972; SOLBACH et al. 1979; SHAHMANESH 1980; VELDHUIS u. HAMMOND 1980; FAHLBUSCH u. STASS 1981; SCRIBA u. v. WERDER 1982) vor, also z.B. beim operierten oder unbehandelten Hypophysentumor oder beim Sheehan-Syndrom. Das hypophysäre Koma wird aber auch akut und ohne spezielle Vorgeschichte bei der traumatischen oder operativen Hypophysenvorderlappenschädigung beobachtet (FAHLBUSCH u. STASS 1981; YAMAJI et al. 1981; SCRIBA u. v. WERDER 1982). Insbesondere beim

Schädeltrauma besteht die Gefahr, daß ein Schock für nur traumatisch gehalten wird und die notwendige Kortisolsubstitution unterbleibt (SCRIBA 1982b; PIKKARDT u. SCRIBA 1982). Wegen der heute verbreiteten unkritischen generellen Kortikoidgabe beim Schock-Patienten kommt es aber auch vor, daß im Fall eines bewußtlosen Schädelverletzten erst die durch Glukokortikoide (s. C.V)bedingte Verstärkung eines Diabetes insipidus bei gleichzeitiger HVL-Insuffizienz (SCRIBA u. V. WERDER 1982) auf die hypothalamisch-hypophysären Ausfälle aufmerksam werden läßt.

3. Schock beim Phäochromozytom-Patienten

Wenn auch beim Phäochromozytom der häufigere Dauerhochdruck oder die Hochdruckkrise i. allg. das klinische Bild prägen, so fürchtet man doch auch dramatische schwerste Schockzustände. Diese drohen vor allem, wenn ein Phäochromozytom ohne einschleichende, ausreichende Vorbehandlung mit dem α-Rezeptorenblocker Phenoxybenzamin (Dibenzyran) operativ entfernt werden soll (DAGGETT et al. 1978; PICKARDT u. SCRIBA 1982; SCRIBA 1982a). Zur *Verhütung* dieses *postoperativen* Schocks sind erforderlich
– ausreichende medikamentöse Vorbereitung mit α-Rezeptorenblockern,
– ausschleichende Beendigung dieser Behandlung,
– Substitution des zu erwartenden Volumendefizits und
– Glukokortikoidtherapie.
Sollte es dennoch zu einem kritischen Blutdruckabfall kommen, so muß eine hochdosierte Noradrenalinzufuhr (Arterenol) durchgeführt werden. Auf einen genügend großen, schnell verfügbaren Vorrat im Operationssaal ist bei der Planung der Operation eines Phäochromozytoms zu achten!
Das schlechte Ansprechen des Blutdrucks bei in den Schock geratenen Phäochromozytom-Patienten selbst auf höchste Dosen von Katecholaminen ist nicht ganz zutreffend mit der Bezeichnung „Tachyphylaxie" im Sinne der pharmakologischen Sympathikomimetika-Tachyphylaxie belegt worden. Hier geht es aber wohl nicht um eine Erschöpfung der Freisetzung endogener Katecholamine, vielmehr könnte möglicherweise eine Down-Regulation von Katecholaminrezeptoren eine Rolle spielen (KATHER u. SIMON 1978). – Auch nach spontanen Hochdruckkrisen sind beim Phäochromozytom-Patienten praktisch irreversible Schockzustände zu befürchten; in Einzelfällen von verstorbenen Patienten (SIERRA-CALLEJAS 1974) fand man histologisch eine „Katecholamin-Myokarditis" als Erklärung der kardiogenen Komponente des Schocks.

II. Endokrin-metabolische Krisen
mit akzessorischer Schocksymptomatik

1. Diabetes mellitus

Das *ketoazidotische* und das *hyperosmolare Coma diabeticum* sowie Mischbilder dieser beiden Reinformen weisen noch immer eine beträchtliche Letalität von 15% und mehr auf (KELLER et al. 1975; PANZRAM 1975; HASLBECK u. MEHNERT 1980; TUNBRIDGE 1981; CHANTELAU et al. 1982; SCHATZ 1982). Dies ist weniger den Stoffwechselentgleisungen zuzuschreiben, welche heute i. allg. therapeutisch ganz gut zu beherrschen sind. Vielmehr haben CHANTELAU et al. (1982) erst vor kurzer Zeit die Aufmerksamkeit wieder auf die Bedeutung des Kreislaufversagens für die Prognose des Coma diabeticum gelenkt.

Im Zusammenhang mit der Schockfrage hatten ältere Arbeiten die durch osmotische Diurese bedingte Dehydratation und Hypovolämie (Absinken des Plasmavolumens um bis zu 25%!) bereits gezeigt (JACOBSON u. LYONS 1942; ARIEFF u. CARROLL 1974). Ferner waren verminderter peripherer Sauerstoffverbrauch (SCHECTER et al. 1941), erhöhter peripherer Widerstand und vermindertes Herzzeitvolumen bekannt (MESSMER u. SUNDER-PLASSMANN 1974). – Als weitere Schocksymptome werden beschrieben und referiert: Disseminierte intravasale Gerinnung (KWAAN et al. 1972; TIMPERLEY et al. 1974; WARSHAW et al. 1977; BARNETT u. HARRISON 1979), erhöhte Kapillarpermeabilität (POWNER et al. 1975; SPRUNG et al. 1980), akutes Atemnotsyndrom (PLEET 1973; MATZ 1980), erhöhtes Serumlaktat (ARIEFF u. CARROLL 1974) und Anstieg der Spiegel der „Stresshormone" (ZERBE et al. 1979). Zitat (CHANTELAU et al. 1982): „Im Coma diabeticum werden die im Rahmen der Dehydratation auftretenden, schockbedingten Mikrozirkulationsstörungen, die den Schock ihrerseits weiter verstärken, offenbar durch diabetesspezifische (chronische) Veränderungen verstärkt: 1. Herabgesetzte periphere Sauerstoffabgabe durch erhöhten Anteil an glykosyliertem Hämoglobin und durch verminderten 2,3-Diphosphoglyceratgehalt der Erythrozyten (KANTER et al. 1977; GIBBY et al. 1978); 2. verschlechterte Fließeigenschaften des Blutes (SCHMIDT-SCHÖNBEIN u. VOLGER 1976; WAUTIER et al. 1981); 3. diabetische Mikroangiopathie und 4. Regulationsstörungen bei diabetischer autonomer Neuropathie (PAGE u. WATKINS 1978; HILSTED et al. 1980)".

Je nach Ausprägung verstärken durch die Ketoazidose bedingte Elektrolytverluste (Natrium, Kalium) und metabolisch verursachte Zellfunktionsstörungen die einzelnen Komponenten des hypovolämischen Schockgeschehens (Abb. 1), das sich wie üblich in Frühphase, Phase des voll entwickelten Schocks und Spätphase einteilen läßt (BUCHBORN 1960; GERSMEYER u. YASARGIL 1978).

Den *therapeutischen* Folgerungen der genannten Autoren (CHANTELAU et al. 1982) kann man sich anschließen: Schockprophylaxe der kreislaufgefährdeten Coma-diabeticum-Patienten mittels synthetischer oder humaner (FROESCH et al. 1979) Plasmaersatzmittel (LANDGRAF u. DIETERLE 1977; HASLBECK u. MEHNERT 1980; SCHATZ 1982), möglichst unter Verfolgung des koloidosmotischen Drucks, und Rehydratationsbehandlung sollten Hand in Hand gehen und sich am zentralen Venendruck orientieren, wodurch sowohl die Volumenauffüllung als auch indirekt die Herzleistung kontrolliert werden können. – Etwas enttäuschend sind dagegen die Ergebnisse der Substitution mit Phosphat, die ursprünglich sehr empfohlen, zuletzt aber als ohne positiven Effekt hinsichtlich des Komaverlaufs beschrieben wurden (KANTER et al. 1977; GIBBY et al. 1978; KELLER u. BERGER 1980; RUMPF et al. 1981; WEILEMANN et al. 1981).

Das Beispiel unseres Patienten (Abb. 2) zeigt ein Koma mit Ketoazidose und Hyperosmolarität (Mischform), bei dem der bestehende Schock bereits zu einer Anurie geführt hatte. Neben der üblichen Komatherapie, hier unter Einsatz des Glukose-kontrollierten Insulin-Infusionssystems [GCIIS, sog. künstliches endokrines Pankreas (PFEIFFER u. KERNER 1981)], war die Zufuhr von Volumen, Natrium und Albumin von entscheidender Bedeutung.

Das Problem *Laktatazidose* und Schock kann im Hinblick auf die nur noch verschwindend geringe therapeutische Verwendung der Biguanide hier unter Hinweis auf Literatur (ARZNEIMITTELKOMMISSION 1977; LANDGRAF u. DIETERLE 1977; LUFT et al. 1978) übergangen werden.

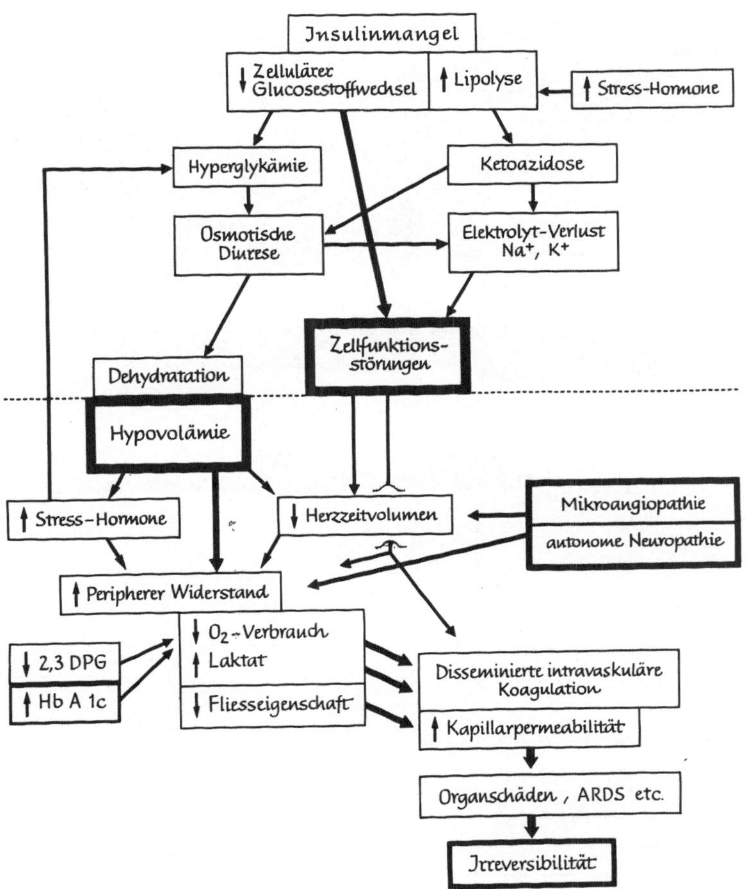

Abb. 1. Zur Pathophysiologie des Schocks bei Coma diabeticum. (Aus Scriba et al. 1982)

Der Diabetes mellitus kann aber auch *unabhängig* von den Stoffwechselkrisen (Komata) Hypotonie und Schockgeschehen mittelbar verursachen: Eine „spezifische" diabetische Kardiomyopathie, bedingt durch eine kardiale Manifestation der diabetischen Mikroangiopathie, z.T. auch als Mikroaneurysmen, wird neuerdings vermehrt beschrieben (Gassel et al. 1970; Sanderson et al. 1978; Ledet et al. 1979; Djonlagic et al. 1981; Strauer 1981; Shapiro 1982). – Stumme, d.h. schmerzlose Infarkte (Mörl 1975) oder plötzliche Regulationsstörungen von Kreislauf und Atmung wurden bei autonomer Neuropathie des Diabetikers mitgeteilt (Faerman et al. 1977; Page u. Watkins 1978). – Die Differentialdiagnose der orthostatischen Hypotonie bei „autonomer Insuffizienz" (Shy-Drager-Syndrom etc.) kann hier nur angedeutet werden (Christlieb et al. 1974; Hilsted et al. 1981; Hui u. Conolly 1981; Scriba 1982b). In diesem Zusammenhang soll schließlich noch das Syndrom des isolierten Hypoaldosteronismus erwähnt werden: Man findet hier, vor allem bei Diabetikern mit bereits bestehender Niereninsuffizienz, zunächst eine Hyperkaliämie sowie eine Tendenz

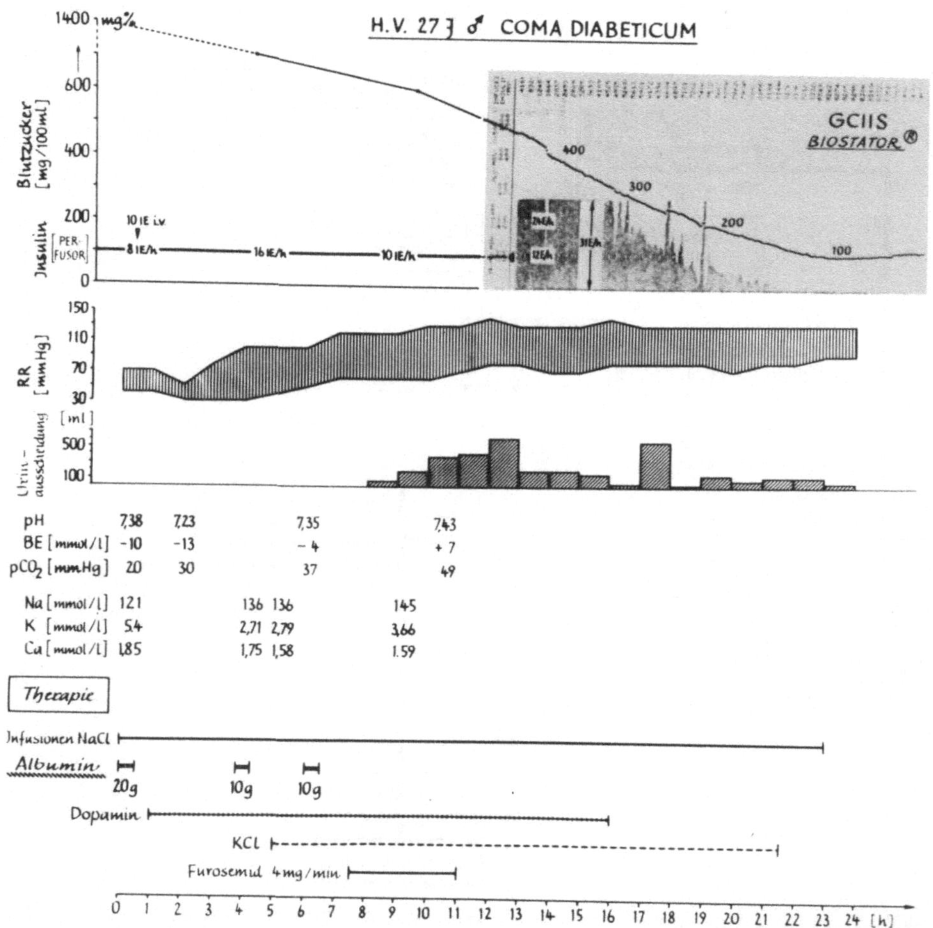

Abb. 2. Coma diabeticum mit akutem Nierenversagen infolge eines hypovolämischen Schocks. Therapie des Schocks und Einsatz des Glukose-kontrollierten Insulin-Infusionssystems (GCIIS). (Aus SCRIBA et al. 1982)

zu Hyponatriämie und muß dann zum Beweis der Diagnose nicht stimulierbare Aldosteronspiegel (oft niedrige Reninwerte) bei normaler Glukokortikosteroidsekretion zeigen (CHRISTLIEB et al. 1974; PEREZ et al. 1977; WEIDMANN et al. 1980; WAMBACH u. HELBER 1981).

2. Schilddrüse

Bei *thyreotoxischen Krisen,* die trotz der vielen Möglichkeiten der modernen Therapie (HERRMANN u. KRÜSKEMPER 1974; HORN et al. 1976; SCRIBA u. PIKKARDT 1976; HERRMANN 1978; PICKARDT et al. 1980; PICKARDT u. SCRIBA 1982) je nach Selektion nach Stadien auch heute noch eine hohe Letalität von bis zu 50% zeigen (HERRMANN u. KRÜSKEMPER 1974), sind für den Patienten in erster Linie thromboembolische Komplikationen (HERRMANN u. KRÜSKEMPER

1974) lebensbedrohlich, und zwar auch noch dann, wenn die Krise scheinbar schon beherrscht ist; ein Schock ist keine a priori zu erwartende Komplikation (LÜDERITZ 1982) und wird ggf. im Rahmen der bereits installierten Intensivtherapie mitversorgt. – Eine praktisch vielleicht wichtige Besonderheit wäre darin zu sehen, daß im Rahmen der Therapie der thyreotoxischen Krise wegen der „erhöhten Katecholaminempfindlichkeit" (SCHERNTHANER et al. 1975; SCARPACE u. ABRASS 1981) bzw. wegen der Tachykardie häufig symptomatisch β-Rezeptorenblocker (HERRMANN u. KRÜSKEMPER 1974; SCHERNTHANER et al. 1975; PICKARDT u. V. WERDER 1976) gegeben werden, die bei einer schließlich erforderlichen Schocktherapie Probleme machen können. Überhaupt ist die übermäßige Therapie mit β-Rezeptorenblockern zur symptomatischen Beseitigung der Tachykardie bei thyreotoxischer Krise ungünstig (SCRIBA 1982a), da die Stoffwechselsteigerung nicht in entsprechender Weise gebremst wird und somit eine inadäquate nutritive Durchblutung auch lebenswichtiger Organe möglich wird, womit eine der klassischen „Schockdefinitionen" (RIECKER et al. 1971) erfüllt wäre.

Das *Myxödemkoma* ist selten. Klinisch imponieren eine Verlangsamung bzw. Somnolenz und Koma, ferner Hypothermie (Spezialthermometer), aufgetriebenes Abdomen, Makroglossie, Hyponatriämie (inadäquate ADH-Sekretion) und alvoeläre Hypoventilation (PICKARDT u. V. WERDER 1976; SCRIBA u. PICKARDT 1976; HACKENBERG u. REINWEIN 1978; HORSTER 1980; WINDECK et al. 1980; PICKARDT u. SCRIBA 1982; SCRIBA 1982b). Gegebenenfalls sind bei einem Schock besonders die Sinusbrachykardie und der häufige Perikarderguß therapeutisch zu berücksichtigen (HARDISTY et al. 1980; LÜDERITZ 1982).

3. Hypophyse-Hypothalamus

Beim außerordentlich seltenen kritischen, akuten Cushing-Syndrom steht die schwerste und therapierefraktäre hypokaliämische Alkalose im Vordergrund (SCRIBA u. PICKARDT 1976; PICKARDT u. SCRIBA 1982; SCRIBA u. V. WERDER 1982; SCRIBA 1982b). – Der kritische *Diabetes insipidus* ist besonders problematisch bei bewußtlosen Patienten (z.B. Schädeltrauma) und frischem Diabetes insipidus, da die typischerweise instabile Polyurie anfangs außerordentlich rasch zwischen wenigen und 10–20 l pro Tag wechseln kann und die adäquate Flüssigkeitszufuhr somit schwierig wird (SCRIBA u. PICKARDT 1976; PICKARDT u. SCRIBA 1982; SCRIBA 1982a, SCRIBA u. V. WERDER 1982) So drohen einerseits in rascher Folge hypotone Dehydratation (BRATUSCH-MARRAIN et al. 1981a; SCRIBA u. V. WERDER 1982), Hyperpyrexie, Oligo-Anurie und hypovolämischer Schock, wenn der Patient zu wenig Flüssigkeit erhält, und andererseits Wasserintoxikation (KRUMLOVSKY 1976) bei Überdosierung von Flüssigkeitszufuhr und DDAVP (Minirin).

III. Endokrin-metabolische Krisen, die in der Regel keine Schocksymptomatik bieten

Die *hyperkalzämische Krise* bei primärem Hyperparathyreoidismus oder aus sonstiger Ursache zeigt gastrointestinale Symptome (Übelkeit, Erbrechen) sowie

Polyurie und Exsikkose, zuletzt aber Oligo-Anurie, ferner Adynamie bis zur „Tetraplegie", delirant-halluzinatorische Psychosen und schließlich (Scriba u. Pickardt 1976; Pickardt u. Scriba 1982; Scriba 1982b) Somnolenz und Koma. Eine Schocksymptomatik wird wohl nur terminal beobachtet; angesichts der hyperkalzämiebedingten EKG-Veränderungen (QT-Verkürzung) und metastatischer Myokardverkalkungen wird aber gelegentlich auch mit plötzlichem Herztod (systolischer Herzstillstand) oder kardiogenem Schock (Sobel 1980) zu rechnen sein.

Das *Hypoglykämie-Syndrom* beinhaltet in der Regel keinen Schock. Bedingt durch die gegenregulatorische Adrenalinausschüttung (Christensen 1979; Gerich et al. 1979; Cryer 1980; Santeusanio 1981) findet man vielmehr Tachykardie und Blutdruckanstieg (Landgraf u. Landgraf-Leurs 1977; Scriba 1982b). Abweichend davon können schwere Hypoglykämien ohne die klinischen Symptome der Sekretion gegenregulatorischer Hormone beobachtet werden, wenn letztere medikamentös, z.B. durch nichtselektive β-Rezeptorenblocker (Abramson et al. 1966; Corrall et al. 1981) oder durch spontanen Somatostatinexzeß (Marks et al. 1980; Wright et al. 1980) blockiert ist oder wenn die gegenregulatorischen Hormone aus anderen Gründen nicht adäquat ausgeschüttet werden (Christensen 1979; Gries et al. 1980; Hilsted 1980; Hilsted et al. 1980, 1981; Boden et al. 1981), z.B. beim Langzeit-Diabetiker. – Wenn ein Patient allerdings an einem irreversiblen posthypoglykämischen Hirnschaden stirbt (Landgraf u. Landgraf-Leurs 1977; Scriba 1982b), so ist im Zuge des zentralen Regulationsversagens schließlich auch ein Kreislaufversagen zu beobachten. – Als Ursache einer akuten Herzinsuffizienz wurde die Hypoglykämie nur selten bzw. nur anhand sehr komplexer Einzelfälle beschrieben (Block et al. 1972; Baruh u. Sherman 1975; Libby et al. 1975; Colt 1976). Die ältere Literatur über die Insulinschocktherapie bei Schizophrenie verzeichnete allerdings eine beträchtliche Komplikationsrate mit Fällen von akutem Lungenödem bei jungen Herzgesunden (Baruh u. Sherman 1975). – Bei der Hypoglykämie, die durch überschießende Wirkung der *Sulfonylharnstoff-* oder *Insulintherapie* des Diabetes mellitus bedingt ist, treffen dagegen nicht selten vorbestehende koronare Herzerkrankung und gegenregulatorische Adrenalinsekretion zusammen, so daß in diesem Zusammenhang wohl mit dem kardiogenen Schock als Folge der z.B. durch Sulfonylharnstoffderivate als Myokardinfarkt manifest gewordenen koronaren Herzerkrankung zu rechnen ist (Glogner 1970; Hasslacher 1971; Frerichs et al. 1973; Libby et al. 1975; Coronary Drug Project 1977; Scriba 1982a). Die Diskussion um eine sinnvollere Sulfonylharnstofftherapie (Landgraf u. Dieterle 1977; Berger u. Standl 1981; Scriba 1982a) und deren kardiovaskuläre Komplikationsrate wird ja seit einer ganzen Reihe von Jahren geführt (Coronary Drug Project 1977; Landgraf u. Dieterle 1977). Auch muß man m.E. eine hohe Dunkelziffer befürchten, wenn man an die Schwierigkeiten denkt, diesen Zusammenhang im Einzelfall aufzudecken.

Ziegler (1982) hat kürzlich auf Herzinsuffizienz oder Bradykardie als Folge einer schweren Hypokalzämie aufmerksam gemacht (Connor 1982) und zur Vorsicht bei der Gabe von Kalziumantagonisten bei Hypokalzämie aufgefordert.

B. Die Auswirkungen eines Schocks auf vorbestehende endokrin-metabolische Krankheiten

Tritt ein Schock beliebiger Ursache zu einer vorbestehenden chronischen endokrin-metabolischen Erkrankung hinzu, so gilt zunächst die allgemeine Trivialregel, daß man die spezifische endokrinologische Dauertherapie an die akute Belastung *anzupassen* hat (SCRIBA u. PICKARDT 1976; PICKARDT u. SCRIBA 1982; SCRIBA 1982a). Im einzelnen mögen folgende Hinweise nützlich sein:

Hyperthyreose:

Die durch den Schock hervorgerufene vermehrte Freisetzung von endogenen Katecholaminen (s.C.I) ist grundsätzlich geeignet, eine Hyperthyreosesymptomatik zu verschlechtern (HERRMANN u. KRÜSKEMPER 1974; SCHERNTHANER et al. 1975; PICKARDT u. SCRIBA 1982; SCRIBA 1982a).

Werden mit Röntgenkontrastmitteln (Diagnostik der Katheterlage!, Computertomographie! etc.) oder mit Desinfektionsmitteln wie Betaisodona (z.B. Verbrennungsschock) größere Mengen Jod zugeführt, so droht eine u.U. kritische Verschlechterung der Hyperthyreose (HERRMANN u. KRÜSKEMPER 1974; SCRIBA u. PICKARDT 1976; HACK u. STOECKEL 1980; PICKARDT u. SCRIBA 1982; SCRIBA 1982a). In solchen Fällen empfiehlt sich eine antithyreoidale Schutzmedikation (HERRMANN u. KRÜSKEMPER 1974; SCRIBA u. PICKARDT 1976; PICKARDT u. SCRIBA 1982; SCRIBA 1982a), z.B. mit Methimazol (Favistan), 40–80 mg/d i.v., für z.B. 5–10 Tage, bis man damit rechnen kann, daß die größte Menge des verabfolgten Jods renal oder fäkal eliminiert ist. Weitere Kontrollen sind aber ratsam, z.B. mit der Frage, ob nicht doch noch eine thyreotoxische Exazerbation erfolgt.

Behandelte Hypothyreose:

Mehr als 2–3 Tage sollte ein hypothyreoter Patient nicht ohne Substitutionstherapie bleiben (PICKARDT u. SCRIBA 1982). Falls die Bewußtseinslage dies erforderlich macht, kann die Thyroxindosis in einer Albuminlösung infundiert werden.

Unter Substitution stehende *primäre Nebennierenrindeninsuffizienz:*

Kortisolsubstitution auf das 5- bis 10fache des Normalen erhöhen (s. A.I.1)! Dies gilt besonders auch für Patienten, die unter einer Glukokortikoid-Langzeittherapie stehen und wegen der Suppression ihrer ACTH-NNR-Achse nicht adäquat auf die Belastung durch einen hinzukommenden Schock reagieren können (SCRIBA u. PICKARDT 1976; V. WERDER u. MÜLLER 1980; SCRIBA u. v. WERDER 1982). Im Zweifelsfall sollte man mit der Glukokortikoidtherapie des Schocks bei solchen Patienten eher großzügig umgehen.

Diabetes insipidus:

Flüssigkeitsbilanz sowie Serum- und Urinosmolaritätskontrollen sind insbesondere beim bewußtlosen Schockpatienten obligatorisch (s. A.II.3).

Hyperkalzämie:

Das Zusammentreffen von vorbestehender Hyperkalzämie mit einem Schock ist sicher unglücklich und selten. Es sollte möglichst nach differentialdiagno-

stischer Abklärung der Hyperkalzämie eine gezielte Behandlung erfolgen, wobei
das therapeutische Arsenal von NaCl-Infusionen bis zur Gabe von Furosemid,
Glukokortikoiden, Kalzitonin, Mithramycin oder Phosphat-Infusionen und
evtl. auch Einsatz der Dialysebehandlung reicht (PICKARDT u. v. WERDER 1976;
SCRIBA u. PICKARDT 1976; PICKARDT u. SCRIBA 1982).

Diabetes mellitus:

Bei den meisten Patienten ist mit der Notwendigkeit der Intensivierung der
Therapie zu rechnen (HACK u. STOECKEL 1980; SCRIBA u. PICKARDT 1982;
SCRIBA 1982a). Man wird unter sorgfältiger Blutzuckerkontrolle Alt-Insulin in
häufigen (alle 4–6 h), kleinen Dosen i.v. oder mit dem Infusionsdosiergerät geben und wegen der unsicheren Resorption im Schock auf die subkutane Verabfolgung von Insulin verzichten. Weitere Einzelheiten s. unter C.VII.

C. Auswirkungen eines Schocks auf das normale Endokrinium: Therapeutische Perspektiven

Ein Schock jeglicher Ursache führt zu endokrin-metabolischen Veränderungen.
Dies ist spätestens seit der Beschreibung der Notfallfunktion des Nebennieren-
marks durch CANNON (1914) und seit der Entwicklung des Stress-Konzeptes
durch SELYE (1969) im Prinzip bekannt. Seither hat die Entwicklung vieler neuer
Meßmethoden und Versuchsansätze einschl. der Übertragung auf die Klinik
zu einer ständigen Ausweitung des Kenntnisstandes über die endokrin-metabolischen Reaktionen geführt, wobei neben der schockspezifischen Literatur die
Arbeiten über andersartige Stressreaktionen und den sog. Postaggressionsstoffwechsel zumindest zum Vergleich herangezogen werden dürfen (BUCHBORN
1960, 1962; RIECKER et al. 1971; GERSMEYER u. YASARGIL 1978; CRYER 1980;
HEBERER et al. 1980; ISSELHARD u. SCHORN 1980; SOBEL 1980; OLLENSCHLÄGER
et al. 1981; SCRIBA u. v. WERDER 1982).

Schockbedingte *endokrin-metabolische Reaktionen* dürfen nicht ohne weitere
Reflektion mit den Normalwerten Gesunder ohne Schockgeschehen verglichen
werden. Zum Beispiel muß der enorme Anstieg der Adrenalinspiegel im Plasma
(Abb. 3) beim Herzinfarkt (CRYER 1980) auf das ca. 20fache zunächst als eine
„normale" Reaktion gelten. Beim Myokardinfarkt-Patienten mit Schocksymptomatik steigen die Noradrenalinspiegel deutlicher an als ohne Schock (BENE-
DICT u. GRAHAME-SMITH 1979). Es gibt dabei meist keine sehr scharfen Soll-
Werte für das, was im Schock erlaubt ist. Daher muß die Frage meist offenblei-
ben, ob die reaktiven endokrin-metabolischen Veränderungen zu stark oder
im Gegenteil zu gering sind. Beim Beispiel Herzinfarkt bleibend weiß man,
daß die zusätzliche Infusion von Adrenalin für den weiteren Verlauf des Schocks
ungünstig ist (BUCHBORN 1962; GERSMEYER u. YASARGIL 1978). Umgekehrt ist
die zu geringe Freisetzung von endogenen Katecholaminen beim Diabetiker
mit autonomer Neuropathie und Herzinfarkt offenbar auch ungünstig (FAER-
MAN et al. 1977; CHRISTENSEN 1979), zumindest ist die Letalität des Herzinfarkts
beim Diabetiker besonders hoch (PARTAMIAN u. BRADLEY 1965).

Die wesentliche Frage lautet offenbar nicht, ob die endokrin-metabolische
Veränderung einem Soll-Wert entspricht, sie lautet vielmehr, wann sie schlecht

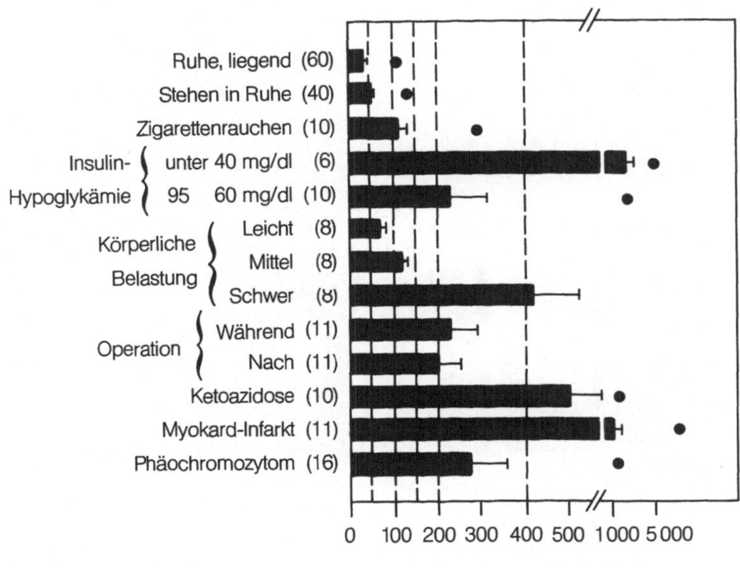

Abb. 3. Adrenalinspiegel im venösen Plasma bei verschiedenen physiologischen und krankhaften Zuständen (Mittelwert ± SE). (Aus CRYER 1980)

für das Überleben des Schockgeschehens (summative Stoffwechseldekompensation nach BUCHBORN 1960, 1962) bzw. der auslösenden Krankheit ist (CEREMUZYNSKI et al. 1970; GERSMEYER u. YASARGIL 1978). Diese Fragen sind durch theoretische Überlegungen deduktiv kaum zu beantworten. Man kann mit mehreren Beispielen zeigen, daß versucht wird, die beobachteten endokrinen Veränderungen mit positiven oder negativen Vorzeichen zu therapieren (*„erweiterte Schocktherapie"*), also z.B. den Myokardinfarkt einerseits mit bestimmten Katecholaminen oder andererseits mit Sympathikolyse bzw. β-Rezeptorenblockern zu behandeln (GERSMEYER u. YASARGIL 1978). Nur solche pharmakotherapeutischen Versuche in den verschiedenen Schockstituationen vermögen letztlich die gesuchte Antwort zu geben, nämlich ob eine endokrin-metabolische therapeutische Maßnahme nützt. Wie bei so vielen therapeutischen Fragen haben Anfangserfolge gelegentlich zur Anfangseuphorie geführt, derart, daß ganz allgemein z.B. alle Schocks mit Katecholaminen (Noradrenalin) oder mit Glukokortikoiden behandelt wurden. Mit zunehmender Erfahrung und im Idealfall durch eine kontrollierte Studie belegt, ist man dann schließlich zu den gesicherten bzw. vertretbaren Indikationen (z.B. Glukokortikoide beim septischen Schock, vgl. C.V) oder zum gezielten Einsatz von analogen Verbindungen (z.B. Dopamin) gekommen (RIECKER et al. 1971; GERSMEYER u. YASARGIL 1978).

Weitere Überlegungen im Zusammenhang mit der Therapie der endokrin-metabolischen Reaktionen beim Schock haben den *Rückwirkungen* zu gelten, die sowohl die Basisbehandlung des Schockgeschehens, z.B. mit Dopamin (vgl. C.I), als auch die „erweiterte Schocktherapie" wiederum auf das Endokrinium haben: Über die Auswirkungen des in therapeutischen Dosen die β_1-Rezeptoren

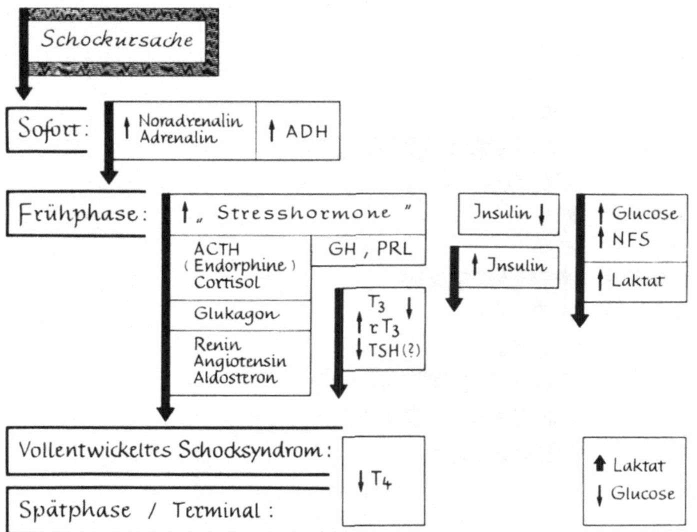

Abb. 4. Endokrin-metabolische Reaktionen in den konsekutiven Schockphasen. (Aus Scriba et al. 1982)

stimulierenden Dobutamins (Dobutrex) auf das Endokrinium liegen noch keine Mitteilungen vor. Es sind aber z.B. die bekannte Verschlechterung der Glukosetoleranz durch Glukokortikoidtherapie oder die als Folge der Massivtransfusionen mögliche Hypokalzämie (Wendt et al. 1979; Schramm 1980) oder der Anstieg der Prolaktinwerte und Veränderungen anderer Hypophysenhormone im Fall einer Cimetidin-Behandlung (Carlson et al. 1981; Pasquali et al. 1981; Simon et al. 1981; Valk et al. 1981) zu bedenken. – Die „Endokrinologie" der sich nach einem Schock gerade noch einmal erholenden Organe – man denke an die polyurische Phase, d.h. den renalen Diabetes insipidus nach einem akuten Nierenversagen oder an den gestörten Kalziumstoffwechsel bei Schockniere (Kleinschmidt 1962; Llach et al. 1981; Schütterle 1982) – wird hier ausgeklammert.

Im folgenden werden die schockbedingten Veränderungen der einzelnen Hormone bzw. Hormongruppen nacheinander unter den genannten Gesichtspunkten und unter subjektiver Betonung des Aktuellen diskutiert. Dabei wird der Versuch gemacht, den *Zeitpunkt* innerhalb des Schockgeschehens bzw. die zutreffende Schockphase zu verdeutlichen, in der die jeweiligen endokrin-metabolischen Veränderungen beobachtet werden, um hieraus diagnostische, prognostische und therapeutische Schlüsse abzuleiten. In Abb. 4 wird neben der einer Schockursache folgenden Sofortreaktion eine Frühphase, ein Stadium des voll entwickelten Schocks und eine Spätphase unterschieden (Gersmeyer u. Yasargil 1978). Die endokrin-metabolischen Reaktionen setzen nicht alle gleichzeitig, sondern nacheinander ein. Am Beispiel der Bewegungskrankheit im Drehstuhlexperiment (Eversmann 1978) wird das Maximum des aus dem Hypothalamus bzw. Hypophysenhinterlappen stammenden antidiuretischen Hormons (Abb. 6)

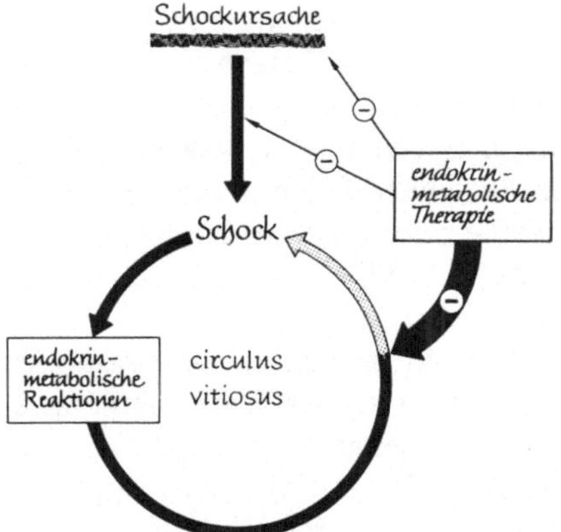

Abb. 5. Ansatzpunkte der endokrin-metabolischen Therapie im Schockgeschehen. (Aus SCRIBA et al. 1982)

vor dem hypophysären Prolaktin und Wachstumshormon und dieses wiederum vor dem Kortisol der Nebennierenrinde beobachtet.

Vor der Besprechung einzelner Beispiele der endokrin-metabolischen Therapie hier noch einmal das *Grundsätzliche,* um das es geht: Der Schock folgt der Schockursache und löst seinerseits die gezeigten endokrin-metabolischen Reaktionen aus (Abb. 5). Diese vermögen zumindest teilweise im Sinn der summativen Stoffwechseldekompensation nach BUCHBORN (1960, 1962) das Schockgeschehen ungünstig zu beeinflussen. Die endokrin-metabolische Therapie soll vor allem diesen Circulus vitiosus unterbrechen (Abb. 5). Sie vermag ferner gelegentlich die pathogenetische Wirkung der Schockursache günstig zu beeinflussen, man denke an das Beispiel der Glukokortikoidtherapie des anaphylaktischen Schocks, und sie kann manchmal die Schockursache selbst bekämpfen, wie am Beispiel der Kortisoltherapie der Addison-Krise (vgl. A.I.1) gezeigt.

I. Katecholamine

Die Tatsache, daß sowohl Adrenalin- als auch Noradrenalinspiegel im Blut infolge eines schockauslösenden Ereignisses oder im Schock erheblich erhöht sind, ist qualitativ und quantitativ recht gut belegt (HINE et al. 1976; CRYER 1980). Einen Überblick über die sympatho-adrenerge Reaktion gibt die der Übersicht von CRYER (1980) entnommene Abb. 3. Unter pathophysiologischer Betrachtung dürfen Vasokonstriktion und Zentralisation als zunächst sinnvolle Reaktionen verstanden werden, die zuerst durch Noradrenalinfreisetzung in den sympathischen Nervenendigungen und erst später durch Adrenalinsekretion aus dem Nebennierenmark vermittelt werden (GERSMEYER u. YASARGIL 1978; CRYER 1980). Als nachteilig zu beurteilen sind dagegen u.a. die quantitativ nicht direkt zur Höhe der Plasmakatecholaminspiegel korrelierende Neigung zu ventrikulärer Arrhythmie beim Myokardinfarkt (STRANGE 1978) sowie in späteren Schockphasen die Begünstigung von Mikrozirkulationsstörung, Hypoxie, metabolischer Azidose und Organschäden (BUCHBORN 1962; GERSMEYER u. YASARGIL 1978).

Dieser Beitrag soll keinen Überblick über den Wert der *sympathikomime-tischen* bzw. *sympathikolytischen* Medikamente einschl. der Katecholaminrezep-torenblocker in der Schocktherapie geben (GERSMEYER u. YASARGIL 1978; LEES 1981). Das Fazit aus der Monographie von GERSMEYER u. YASARGIL (1978) sei aber übernommen: „Die Ergebnisse zeigen das ganze Dilemma der Schock-therapie mit vasoaktiven Medikamenten. Einzelne oder mehrere hämodynami-sche Parameter erfahren Besserung, dieses bedeutet jedoch noch lange nicht, daß Besserungen der Überlebensrate zu erzielen wären ..."

Kurz zu den im wesentlichen unerwünschten endokrinen *Nebenwirkungen* der Therapie mit Katecholaminen: Die Verschlechterung der Glukosetoleranz durch Katecholamine beruht nicht nur auf der wohlbekannten Steigerung der Glykogenolyse, sondern auch auf der besonders in der initialen Schockphase (Abb. 4) zu beobachtenden Senkung der Insulinspiegel durch Stimulation der α-Rezeptoren der B-Zellen des Pankreas (CERCHIO et al. 1973; EFENDIĆ et al. 1978; SAMOLS u. WEIR 1979). – Im Hinblick auf den weitverbreiteten Einsatz des Dopamins (GERSMEYER u. YASARGIL 1978; HÖKFELT u. NILLIUS 1978) soll auf die Beeinflussung anderer endokrin-metabolischer Parameter durch die Sti-mulation dopaminerger Rezeptoren aufmerksam gemacht werden: Die Hem-mung der Sekretion von Prolaktin (HÖKFELT u. NILLIUS 1978; FLÜCKIGER et al. 1982; SCRIBA u. v. WERDER 1982), von Thyreotropin (SMITHE 1977; SCANLON et al. 1980; FEEK et al. 1980) und von Aldosteron (CAREY et al. 1980; SOWERS et al. 1981) – letzteres besonders nach Stimulation mit dem Dopaminantagoni-sten Metoclopramid (Paspertin) – sowie die lipolytische Wirkung und die Steige-rung der Wachstumshormonspiegel, besonders beim Diabetiker (KRUMMEL 1981).

II. Somatostatin

Das heute überall als synthetisches Präparat verfügbare, allerdings teure Tetra-decapeptid Somatostatin wurde vor rd. 10 Jahren zunächst als Hemmfaktor für die Wachstumshormonsekretion entdeckt. Inzwischen weiß man von dem verbreiteten Vorkommen des Somatostatins sowie von der Vielfältigkeit seiner endokrinen (hormonellen), neurokrinen (Überträgersubstanz) und parakrinen Wirkungen (SCRIBA u. v. WERDER 1982; USADEL et al. 1982a), die u.a. in der zumindest pharmakologischen Hemmung der Ausschüttung der „gastrointesti-nalen" Hormóne Gastrin, Sekretin, Insulin, Glukagon sowie der Magensaft-, HCl- und Pankreassekretion besteht. Dieser vielfältige *„Sekretionshemmer"* wurde versuchsweise schon früh bei Diabetes mellitus (GERICH et al. 1977), bei blutendem Ulkus (MATTES et al. 1975; KAYASSEH et al. 1980) und auch bei der akuten Pankreatitis (USADEL et al. 1981) eingesetzt, kam zeitweilig unter Beden-ken von gerinnungsphysiologischer Seite (BESSER et al. 1975; KOERKER et al. 1975; RASCHE et al. 1976) und taucht jetzt in der experimentellen Schocktherapie wieder auf (USADEL et al. 1982a, b). Klinische Bestätigungen des günstigen Ef-fekts in der Phase des „voll entwickelten Schocksyndroms", insbesondere auf die Organläsionen und auf die Schockletalität, stehen noch aus. USADEL et al. (1982a, b) haben aber die *protektive* Somatostatinwirkung bei experimentellem Ulcus duodeni der Ratte, bei akuter Pankreatitis des Beagle-Hundes, beim Zy-

Tabelle 5. Effekt von Somatostatin auf verschiedene experimentelle Organschäden. (Aus USADEL et al. 1982 b)

Organschäden	Spezies	Schadeninduktion	Somatostatineffekt
Erosive Gastritis	Ratte	Alkohol	+
Ulcus duodeni	Ratte	Cysteamin	+
Ulcus ventriculi	Ratte	Streß	+
Duodenitis	Ratte	Duodenumligatur	+
Akute Pankreatitis	Ratte	Na-Taurocholat	−
	Ratte	Caerulein	+
	Hund	Galleinduktion	+
„Schocklunge"	Ratte	Cysteamin	+
	Ratte	α-Amanitin	+
Pleuraergüsse	Meerschw.	Diphtherietoxin	+
Hämorrhagische Nebennierennekrose	Ratte	Cysteamin	+
	Meerschw.	Diphtherietoxin	+
Hämorrhagische Lebernekrose	Ratte	Phalloidin	+
„Hepatitis"	Ratte	Galactosamin	+
Schock	Ratte	E. coli-Toxin	+
	Ratte	Zytostatika	? +

+ = günstiger Effekt auf die Stärke des sich entwickelnden Schadens bzw. auf Letalität und Überlebenszeit

steamin-Schock, bei der α-Amanitin-Vergiftung und beim Endotoxin-Schock der Ratte gezeigt (Tabelle 5).

III. Antidiuretisches Hormon

Als bei verschiedenen „Streß"-Reaktionen – z.B. Schmerz (KENDLER et al. 1978), Bewegungskrankheit (Abb. 6), PEEP-Beatmung (LAWIN 1981) – und vor allem auch im Schock durch Ansprechen der Volumenrezeptoren (GERSMEYER u. YASARGIL 1978; SCRIBA u. v. WERDER 1982) besonders frühzeitig vermehrt ausgeschüttetes Hormon steht das antidiuretische Hormon (BUCHBORN 1960; GERSMEYER u. YASARGIL 1978; WEIDLER et al. 1981; SCRIBA u. v. WERDER 1982) etwas im Schatten: Immerhin gibt es Hinweise darauf, daß die u.a. durch inadäquat (hohe) ADH-Sekretion verursachte Hyponatriämie bei Herzinsuffizienz bzw. beim Myokardinfarkt mit kardiogenem Schock ein die Schwere des Verlaufs anzeigender prognostischer Parameter sei (FLEAR u. HILTON 1979; GROSS et al. 1980; SZATALOWICZ et al. 1981). Die im Rahmen der Therapie des Schocks erforderliche Normalisierung des Natriumwertes im Serum (KRUMLOVSKY 1976; KENNEDY et al. 1978; GROSS et al. 1980) kann schwierig sein. – Nebenbei: Das ADH-Derivat Triglycyl-Lysin-Vasopressin wird als Zusatztherapie bei akuter Ösophagusvarizenblutung empfohlen (PROWSE et al. 1980; KOHAUS et al. 1982).

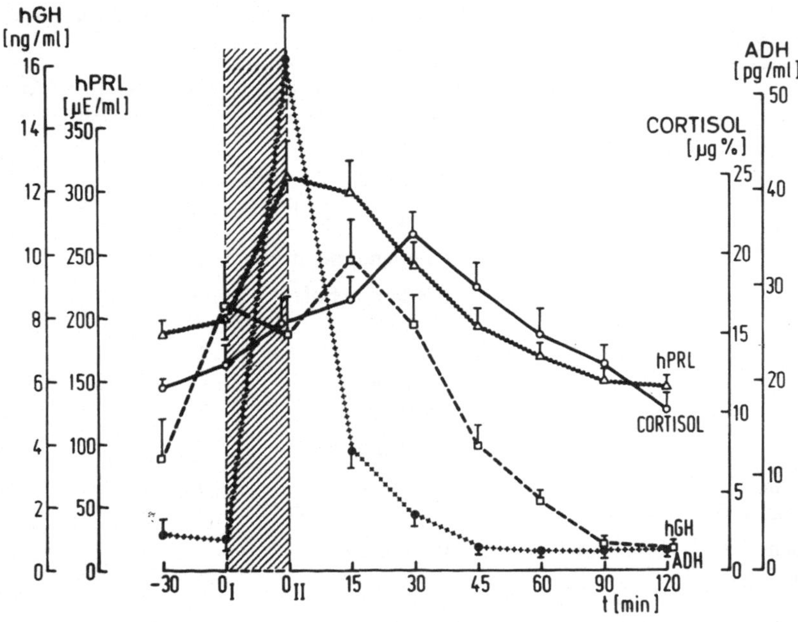

Abb. 6. Sekretion von antidiuretischem Hormon (*ADH*, ●), Wachstumshormon (hGH, Quadrate), Prolaktin (*hPRL*, △) und Cortisol (○) bei durch das Drehstuhlexperiment (O$_{\text{I-II}}$) ausgelöster Bewegungskrankheit (Mittelwerte und Standardabweichung). (Aus Eversmann et al. 1978)

IV. Hypophysenvorderlappen

Einige HVL-Hormone – wie ACTH, Wachstumshormon, Prolaktin (Spiler u. Molitch 1980; Scriba u. v. Werder 1982; Flückiger et al. 1982) – gehören sozusagen zu den klassischen „Streß-Hormonen". Auf den zeitlichen Verlauf der Schockphasen (Abb. 4) bezogen, ist ihre reaktive Mehrsekretion im Vergleich zur Katecholaminfreisetzung um einige Zeit (Minuten) verzögert zu erwarten. Für therapeutische Überlegungen zum Thema Stoffwechsel im Schock ist vor allem ihre „diabetogene Wirkung" von Bedeutung, d.h. die beobachtete verminderte Glukosetoleranz, Hyperglykämie, verminderte Insulinwirksamkeit und gesteigerte Lipolyse (s. C.VII). In der Streßreaktion und auch im Schock werden zusammen mit dem ACTH andere biosynthetisch verwandte Peptide vermehrt ausgeschüttet. Auf jüngere Übersichten über das faszinierende Kapitel der Peptid-Endokrinologie der Hormone der ACTH-Lipotropin-Familie sei verwiesen (Guillemin 1978; Schulz 1978; Donald 1980; Eipper u. Mains 1980). Hier soll nur kurz auf die keineswegs nur aus dem Hypophysenvorderlappen kommenden *Endorphine* eingegangen werden, die mit Opiorezeptoren reagieren und im Schock vermehrt zirkulieren (Donald 1980; Eipper u. Mains 1980; Anonymus 1981). Man hat den Endorphinen eine hypotensive Wirkung zugeschrieben und daher erste klinische Versuche (Peters et al. 1981; Anonymus 1981) gemacht, die Kreislaufverhältnisse im Schock zu verbessern (Abb. 7), indem man den *Opiatantagonisten* Naloxone (Narcanti) verabfolgte (Anonymus

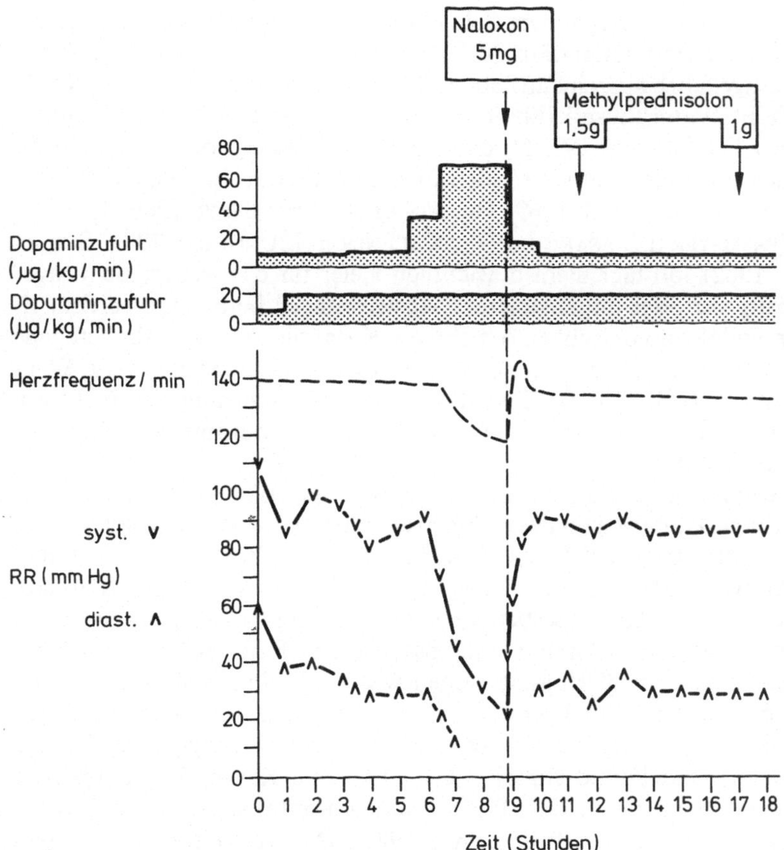

Abb. 7. Naloxone-Effekt auf Kreislaufparameter beim septischen Schock. (Aus Dirksen et al. 1981)

1981; Dirksen et al. 1981; Peters et al. 1981). Selbstverständlich muß diese interessante Hypothese durch gründliche klinische Untersuchungen in den verschiedenen Schockphasen bei verschiedener Schockursache geprüft werden. Aber immerhin könnte sich auch eine erweiterte rationale Basis für die Kortikoidtherapie besonders beim septischen Schock ergeben, da letztere ja die ACTH- und Endorphin-Sekretion zu supprimieren vermag (Anonymus 1981; Dirksen et al. 1981). – Im übrigen ist die Rolle der „endogenen Opiate" bei der Steuerung der hypophysären Streßreaktion, d.h. hinsichtlich der anderen Hypophysenhormone (ACTH, GH, PRL, LH, FSH, TSH, ADH) noch umstritten (Spiler u. Molitch 1980; Lightman u. Forsling 1980; Morley et al. 1980; Serri et al. 1981).

V. Glukokortikoide

Wer jemals erlebt hat, wie eindrucksvoll sich ein Patient mit Addison-Krise und Schock unter adäquater Kortisol-Substitution erholt (vgl. A.I.1), der versteht die „Versuchung", auch andere Schockformen mit Kortikoiden zu behandeln. Aber primäre und sekundäre NNR-Insuffizienz sind selten, und selten nur entsteht umgekehrt aus einem Schock heraus eine sichere primäre NNR-Insuffizienz (z.B. Waterhouse-Friderichsen-Syndrom, andere Nebennierenblutungen, vgl. A.I.1) oder eine HVL-Nekrose (z.B. Sheehan-Syndrom, vgl. A.I.2).

Die ziemlich gut dokumentierte Kortisol-Mehrsekretion im Schock (Buchborn 1960, 1962; Bellet et al. 1969; Hansen et al. 1969; Selye 1969; Riecker et al. 1971; Gersmeyer u. Yasargil 1978; Kallner u. Ljunggren 1979; Scriba u. v. Werder 1982) soll hier nicht hinsichtlich vieler für das weitere Schockgeschehen „günstigerer oder ungünstigerer" Auswirkungen betrachtet werden. Es sei nur unter endokrinologischem Aspekt an Katabolismus und diabetogene Wirkung (Marco et al. 1973; Kallner u. Ljunggren 1979; Scriba u. v. Werder 1982) erinnert (vgl. C.VII). Eine therapeutische Bremsung der reaktiven Mehrausschüttung von Kortisol im Schock, z.B. durch Metopiron, steht überhaupt nicht zur Debatte.

Überlegt werden muß nur, ob es im Verlauf der späteren Schockphasen so etwas wie einen *relativen Mangel* an Kortisol geben könnte (Buchborn 1960, 1962; Jacobs u. Nabarro 1969; MacInnes et al. 1971; Felicetta et al. 1980). Die direkte Antwort auf diese Frage etwa aus den relativ zu niedrigen Kortisolwerten im Serum oder Urin Sterbender oder aus deren inadäquat niedrigen ACTH-Werten zu geben, ist kaum vorstellbar, da der „Referenzbereich normaler Sterbender" kaum zur Verfügung stehen wird. – Praktisch wichtig ist vielmehr die Frage, ob der Schockverlauf und die Prognose des Patienten durch Glukokortikoidtherapie *verbessert* werden können. Diese Frage wird für den anaphylaktischen Schock und für einzelne endokrine Krisen (thyreotoxische Krise, Myxödemkoma, vgl. A.II.2; Phäochromozytomtherapie, vgl. A.I.3) bejaht (Gersmeyer u. Yasargil 1978; Lawin 1981). Die Ausweitung der Indikation für eine Glukokortikoidtherapie mit hohen (100–200 mg Prednisolonäquivalent) oder höchsten („pharmakologischen") Tagesdosen (30 mg/kg) auf andere Schockursachen darf als umstritten gelten (Buchborn 1962; Riecker et al. 1971; Avery 1972; Gersmeyer u. Yasargil 1978; Schulz u. Gross 1980), obwohl sie wohl verbreitet ist. So gibt es positive Berichte, vor allem über die Frühphase des septischen Schocks (Lillehei et al. 1972; Schumer et al. 1972; Spath et al. 1973; Gersmeyer u. Yasargil 1978).

VI. Schilddrüsenhormone

Die Schilddrüsenhormone und das Thyreotropin sind von der Schock- und Streßforschung bislang als etwas zweitrangig behandelt worden (Scriba u. v. Werder 1982). Man wußte aber z.B. von der vermehrten Ausscheidung von Schilddrüsenhormonen (T_4 und T_3) im Urin bei Sepsis und bei Bewegungskrankheit (Rastogi et al. 1976; Habermann et al. 1978). Das neuerdings aufgekommene Interesse rührt daher, daß man die Metaboliten der Schilddrüsenhormone Thyroxin (T_4) und Trijodthyronin (T_3), nämlich reverses T_3 (rT_3) sowie Mono- und Dijodthyronine etc. im Serum jetzt messen kann.

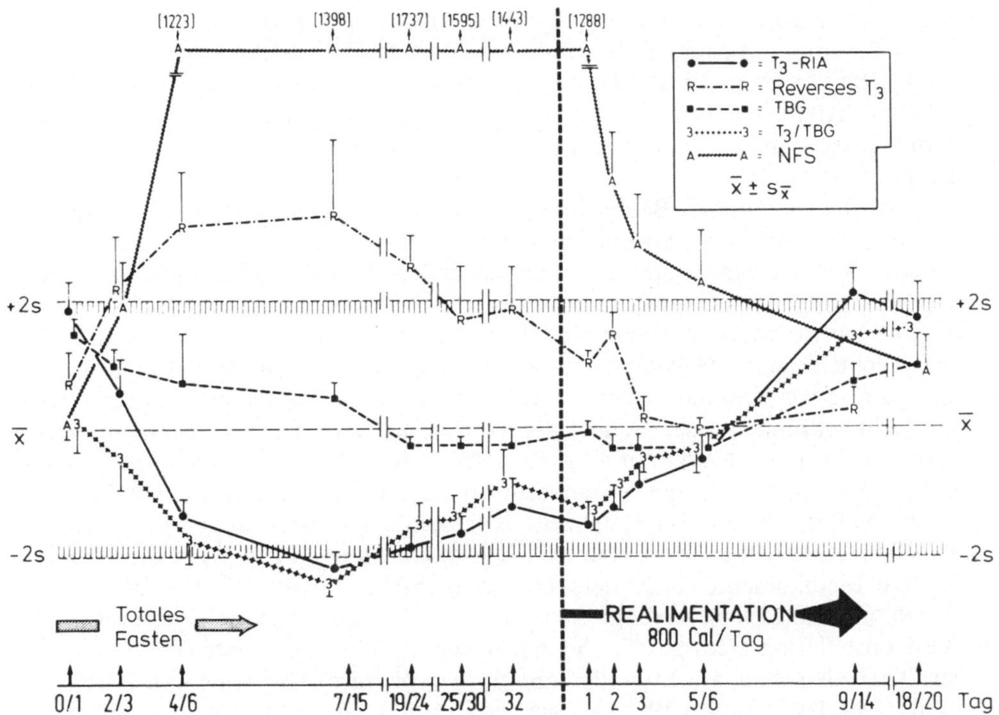

Abb. 8. Einfluß des Fastens und der Wiederernährung auf Schilddrüsenparameter. Die zur Deckung gebrachten Mittelwerte und zweifachen Standardabweichungen von Kontrollpersonen entsprechen den folgenden Werten: T_3-RIA: 116 ± 36 ng/dl; rT_3: $0,202 \pm 0,184$ ng/ml; TBG: $2,0 \pm 0,8$ mg/dl; FFA: 480 ± 250 µEq/l. (Aus SCRIBA et al. 1979)

Eine erste schockbedingte, innerhalb der ersten 12–24 h einsetzende, im wesentlichen allerdings an schilddrüsengesunden Schwerstkranken, aber auch im protrahierten Schock untersuchte Veränderung ist darin zu sehen, daß T_4 vermindert in der 5′-Position zu biologisch wirksamem T_3 und vermehrt in der 5-Stellung zu dem stoffwechselinaktiven rT_3 dejodiert wird. Dieses Phänomen ist als *low T_3-syndrome* in die Literatur eingegangen (NAEIJE et al. 1978; HEINEN et al. 1980; TITLBACH et al. 1980; HESCH 1981; LARSEN et al. 1981; WIERSINGA et al. 1981; REISERT et al. 1982).

Das low T_3-syndrome ist am Beispiel des therapeutischen totalen Fastens bei Adipositas besonders ungestört zu dokumentieren. Im Verlauf einiger Tage nehmen die T_3-Werte ab und spiegelbildlich dazu die rT_3-Werte zu, übrigens genau parallel zu den Spiegeln der nicht veresterten Fettsäuren (SCRIBA et al. 1979). Das thyroxinbindende Globulin zeigt dagegen einen noch viel langsameren Abfall über viele Tage (Abb. 8). Dementsprechend steht fest, daß das low T_3-syndrome eine endokrine Veränderung ist, die erst für das Stadium des voll entwickelten Schocks (Abb. 4) eine Rolle spielen dürfte.

Ausdehnung eines Myokardinfarkts und Ausmaß der T_3-Minderung sollen korrelieren (TITLBACH et al. 1980; WIERSINGA et al. 1981; REISERT et al. 1982).

Eine Sonderform von „niedrig T_3-Syndrom" mit erhöhten Werten für Thyroxin, freies Thyroxin, rT_3 und TSH wurde bei Patienten beschrieben (Melmed et al. 1981; Reisert et al. 1982), die das jodhaltige Antiarrhythmikum Amiodaron erhalten hatten, welches offenbar die T_4- zu T_3-Konversion blockiert und den Stoffwechsel sowie die Wirkung der Schilddrüsenhormone beim Menschen hemmt.

Man hat aus diesen Beobachtungen zuerst zu folgern, daß die T_3-Bestimmung bei unspezifisch Schwerkranken und auch im Schock nicht zu der *diagnostischen* Aussage berechtigt, es läge bei normalem T_3-Wert keine Hyperthyreose vor.

Die zweite wichtige Frage ist, ob einem Patienten mit low T_3-syndrome die Nachteile einer *Hypothyreose* drohen. Leider läßt sich diese Frage nicht wie beim sonst Gesunden durch Messung der TSH-Spiegel beantworten, da bei Schwerkranken oder Schock-Patienten eine verminderte TSH-Sekretion (Smith et al. 1978; Kehlet et al. 1979; Heinen et al. 1980; Bratusch-Marrain et al. 1981 a) und auch eine verminderte Antwort auf die Stimulation mit Thyroliberin (TRH) sowohl durch exogene Kortikoide als auch durch endogenes(?) Kortisol (Kallner u. Ljunggren 1979; Ljunggren et al. 1979), als auch durch weitere Medikamente, besonders Dopamin (Smythe 1977; Feek et al. 1980; Scanlon et al. 1980), bedingt sein könnten. Manche Autoren interpretieren die Konstellation niedriges T_3 (bei normalem T_4/TBG-Quotienten) und niedriges TSH als sekundäre (hypothalamisch-hypophysäre) Hypothyreose (Heinen et al. 1980, 1981; Hesch 1981; Reisert et al. 1982), obwohl hier m. E. unkritisch Normalbereiche Gesunder und nicht der Referenzbereich einer normalen Reaktion auf die schwere Krankheit bzw. den Schock zugrundegelegt werden.

Andere Autoren sehen in der Abnahme des metabolisch aktiven T_3 den im Moment einer vitalen Bedrohung mit exzessiv hohen Adrenalinwerten (Cryer 1980) sinnvollen *Schutzmechanismus* (Hesch 1981; Reisert et al. 1982), der beim Myokardinfarkt mit kardiogenem Schock z.B. das Herz vor einer unnötigen Stoffwechselsteigerung bzw. sonstigen nicht essentiellen Trijodthyroninwirkung schützt und somit das Risiko von Arrhythmien vermindert (Kurien et al. 1971; Lüderitz et al. 1976; Strange et al. 1978; Lüderitz 1982).

Mit zunehmender Dauer des Schocks (Übergang zur Spätphase, Abb. 4) bzw. der unspezifischen Schwerstkrankheit kommt es schließlich auch zu einem Absinken der T_4-Werte. Hier ist allerdings auch der z. B. für die Nulldiät (Scriba et al. 1979; Reisert et al. 1982) auch hinsichtlich der zeitlichen Kinetik (Abb. 8) gut dokumentierte Abfall des thyroxinbindenden Globulins (TBG) zu berücksichtigen, wie überhaupt kurzlebige Plasmaproteine im Postaggressionsstoffwechsel nach Herzinfarkt (Ollenschläger et al. 1981) abnehmen (prognostisches Kriterium? Substitution?). Wieder ist der diagnostische Schluß angebracht, daß die niedrigen T_4-Werte nicht ohne Kritik als Zeichen einer Hypothyreose interpretiert werden dürfen. Manche Autoren halten den Abfall der Thyroxinwerte für ein „ominöses" Zeichen und vermuten eine *prognostische* Bedeutung des *„low T_4-syndromes"* (Bratusch-Marrain et al. 1981 b; Kaptein et al. 1981; Slag et al. 1981). Um zu prognostischen Aussagen zu kommen, wurde auch die allerdings wohl aufwendige Musteranalyse mit wiederholter Messung der Parameter T_4, T_3, rT_3, TBG und TSH über die Zeit im Verlauf eines Schockgeschehens vorgeschlagen (KÖDDING u. HESCH 1981; WIERSINGA et al. 1981; REISERT et al. 1982; HESCH 1982). Bei diesem Konzept soll also mit Longitudinalbeobachtung des Einzelfalls und Trendanalyse gearbeitet werden; die klinische Bewährung bleibt abzuwarten.

Die *therapeutische* Frage lautet auch bei diesem Schilddrüsenkapitel, ob die unter der Annahme eines Schilddrüsenhormonmangels erfolgte Gabe von Schilddrüsenhormonen in den verschiedenen Phasen des Schocks verschiedener Ursache die Progredienz zum irreversiblen Schock verlangsamen und die Prognose verbessern kann. Erste Versuche wurden beim dopaminabhängigen Schock gemacht und vermittelten den Eindruck, man könne das Ansprechen auf Katecholamine verbessern (MEYER et al. 1979, 1980; HESCH 1982). Ein vorläufiger Bericht über den günstigen Einfluß von Thyroxin auf das akute Nierenversagen bei Kindern ist bislang ohne weitere Bestätigung geblieben (STRAUB 1976). Eine Fortsetzung der experimentellen Studien (REISERT et al. 1982; WAHL et al. 1982) und evtl. auch eine kontrollierte klinische Anwendung, die bisher keine überzeugenden positiven Ergebnisse hinsichtlich des Überlebens erbrachten (KAPTEIN et al. 1981; KLETT et al. 1981; REISERT et al. 1982), ist zu verlangen, ehe diese Fragen beantwortet werden können. Das trifft auch für das direkt adrenerg wirksame Trijodthyronamin zu (MEYER et al. 1981). – Vielleicht sollte man hier aber um des Kontrastes willen an ca. 30 Jahre alte Arbeiten erinnern, die Erfolge bei der Radiojodbehandlung euthyreoter Patienten mit Tachyarrhythmie und Herzinsuffizienz meldeten (KURLAND et al. 1955; LILJEFORS et al. 1966).

VII. Glukose-Insulin-Kalium

BUCHBORN (1962) hat in seinem vorangegangenen Artikel zu diesem Thema an die vor über 100 Jahren von CLAUDE BERNARD beschriebene posthämorrhagische Hyperglykämie erinnert. Inzwischen sieht man diese *hyperglykämische Reaktion* eines Patienten im Schock (oder im sonstigen „Streß") einerseits durch die bei ihm evtl. vorbestehende diabetische Vorbelastung und andererseits durch die „insulinantagonistische" Wirkung der vermehrt ausgeschütteten „Streßhormone" einschließlich des Glukagons bestimmt (BUCHBORN 1960, 1962; WILLERSON et al. 1974; ORTON et al. 1975; GERSMEYER u. YASARGIL 1978, CRYER 1980). Letztere erklärt auch die erhöhten Werte der nicht veresterten Fettsäuren (BODEN 1971; SOERJODIBROTO 1977), welche wegen ihrer arrhythmogenen Wirkung gefürchtet werden (KURIEN et al. 1971; LÜDERITZ et al. 1976). Dabei können die im Serum gemessenen Insulinspiegel (CERCHIO et al. 1973; EFENDIĆ et al. 1978; SAMOLS u. WEIR 1979) anfangs für die Höhe des Blutzuckers zu niedrig sein (Adrenalineffekt, s. C.I). Im weiteren Verlauf der Schockphasen (Abb. 4) werden dann aber Insulinspiegel gefunden, die, bezogen auf gleiche Blutglukosewerte, höher sind als beim Gesunden, mithin also das bekannte Phänomen der Insulin-Unterempfindlichkeit (Insulinantagonismus) anzeigen (DEVLIN u. STEPHENSON 1968; BODEN 1971; SOERJODIBROTO et al. 1977; VITEK et al. 1979).

Wiederholt wurde auf die besonders auch bei Kindern (ZWEYMÜLLER 1966; COLT 1976) und vor allem in der Spätphase des Schocks (Organläsionen, verminderte Leberglukoneogenese?) drohende *Hypoglykämie* (Buchborn 1962; Devlin u. Stephenson 1968; Block et al. 1972; Rackwitz et al. 1974; Jahrmärker et al. 1981) aufmerksam gemacht (Abb. 4). Diese gilt als signum mali ominis.

Welche pathogenetische Rolle die „diabetische Stoffwechsellage" im Schock mit der aus ihr abzuleitenden zusätzlichen Störung des Zellstoffwechsels angesichts des dramatischen Gesamtgeschehens (Beherrschbarkeit der Grundkrankheit? Progredienz des Schocks zur irreversiblen Spätphase?) wirklich spielt, ist schwer zu übersehen (Buchborn 1960, 1962; Gersmeyer u. Yasargil 1978; Opie 1979). Dennoch gibt es eine umfangreiche Literatur über Versuche, mit der Gabe von Glukose und Insulin (und Kalium) einerseits diese Stoffwechselkomponente in den Circuli vitiosi der verschiedenen Schockphasen günstig zu beeinflussen (Buchborn 1962; Gersmeyer u. Yasargil 1978; Isselhard u. Schorn 1980) und andererseits insbesondere beim kardiogenen Schock (Böhle u. Schrade 1960; Herman u. Gorlin 1965; Knick et al. 1966; Allison et al. 1972; Majid et al. 1972; Autenrieth et al. 1976; Miller 1979; Opie 1979; Haider et al. 1980b) sogar pathophysiologisch begründete Kausaltherapie (z.B. positiv-inotrope Wirkung mit „Substrattherapie" nach Opie 1979) zu erzielen. Die Behandlung mit Glukose-Insulin-Kalium kommt also mit zweifacher, deutlich unterscheidbarer Absicht zum Einsatz: Als *antidiabetische* Therapie und als *„Substrattherapie"*, wobei auch beim nicht-diabetischen Schockpatienten ein erhöhter Glukosestoffwechsel quasi wie bei einer „Insulin-Mastkur" mit hohen und höchsten Insulindosierungen erzwungen wird.

Die Verabfolgung hochprozentiger Glukoselösungen mit Insulin und Kalium wurde eingesetzt, um der posttraumatischen Katabolie und dem Postaggressionssyndrom entgegenzuwirken (Isselhard u. Schorn 1980). – Eine Gruppe (Haider et al. 1980a, b) hat bei 8 Patienten, die in extrakorporaler Zirkulation operiert wurden, bei der sehr hochdosierten Insulin- und Glukosezufuhr auch schon die kontinuierliche Glukosemessung eingesetzt. – Bei Patienten mit Myokardinfarkt wurde für die kombinierte Gabe von Glukose, Insulin und Kalium gezeigt, daß tödliche Arrhythmien vermindert wurden (Mittra 1967; Hirzel 1981) und ischämisches Myokard erhalten werden konnte und die Hämodynamik sowie die Funktion des linken Ventrikels verbessert werden konnten (Ahmed et al. 1978; Opie 1979; Mantle et al. 1981). Die Glukose-Insulin-Kalium-Therapie hat bei 21 weiteren Patienten im kardiogenen Schock eine Zunahme des Harnzeitvolumens um 31 ml/30 min zur Folge gehabt (Autenrieth et al. 1976). – Bei diesen positiven Berichten sollten mögliche Nebenwirkungen nicht verschwiegen werden. Es wird vor allem ein plötzliches hyperosmolares Koma (Gersmeyer u. Yasargil 1978; Schatz 1982) gefürchtet. Aus einer laufenden Studie, die die Wirksamkeit der Glukose-Insulin-Kalium-Infusionstherapie belegen soll, wurde ferner darauf aufmerksam gemacht, daß es im Zuge der Behandlung von 300 Patienten mit Myokardinfarkt 7mal zu zirkumskripten Lungeninfarkt-ähnlichen Bildern kam, wobei in einem Teil der Fälle der Katheter, über den die Infusion gegeben wurde, zu weit, nämlich bis in den rechten Hauptstamm der A. pulmonalis, vorgeschoben war (Dye et al. 1978).

Bei der Therapie des kardiogenen Schocks mit Glukose-Insulin-Kalium-Infusionen wird auch das sog. *künstliche endokrine Pankreas* eingesetzt. Dieses Gerät kann bekanntlich kontinuierlich Glukose messen und die jeweils erforderliche

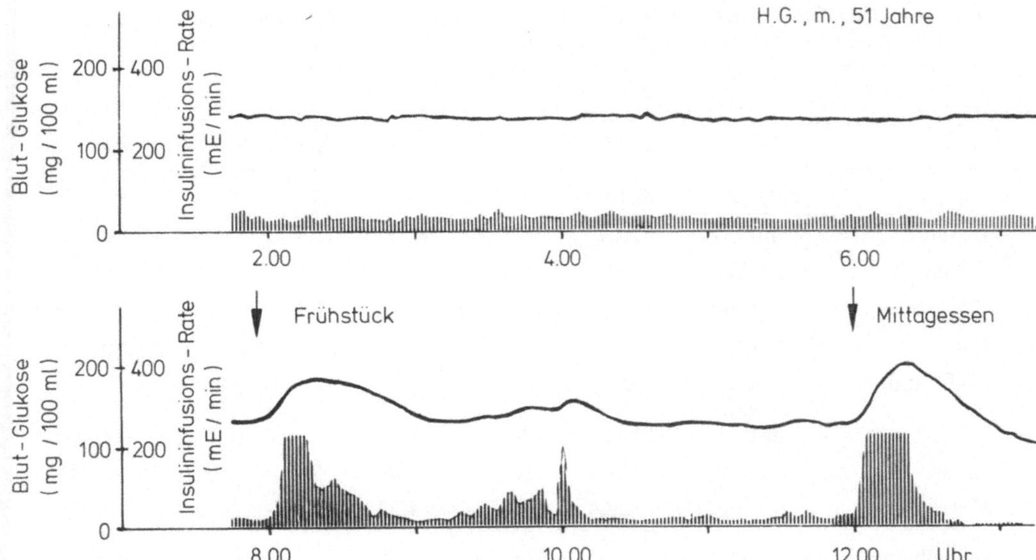

Abb. 9. Frischer Vorderwandinfarkt, Verlauf unter Einsatz des Glukose-kontrollierten Insulin-Infusionssystems (GCIIS). (Aus SCRIBA et al. 1982). Patient H.G., 51 J., 74 kg, 179 cm. Anamnestisch: Arterieller Hypertonus, Typ-II-Diabetes, Nikotinabusus. GCIIS (Biostator Controller) am 10.3.; gewählte Konstanten: Mode 3:1, Var. 100, BI 120, FI 240, RD 50, BD 90, FD 240. In 8stündigen Abständen wurden (Tabelle 6) bestimmt (Labor Dr. W.G. Wood, MHL, Lübeck): CK, Insulin (Sorin), C-Peptid (Byk-Mallinckrodt), Glukagon (Serono) und Kortisol (Travenol). Gleichzeitig erfolgte ein hämodynamisches Monitoring: Registrierung der Pulmonalarteriendrucke mit einem 7-F-Swan-Gantz-Katheter (Edwards Laboratories), Bestimmung des Herzzeitvolumens mittels Thermodilutionsmethode (Cardiac Output Computer, Edwards Laboratories). Medikamentöse Therapie: Systemische Heparinisierung (1000 E/h), Lidocaininfusion (2–4 mg/min), symptomatisch Sedativa und Analgetika (Acetylsalizylsäure, Oxacepam, Droperidol, Fentanyl)

Dosis von Insulin bzw. Glukose nach den Änderungen der Blutglukosewerte berechnen und zuführen (PFEIFFER u. KERNER 1981; SCHREZENMEIR u. EPPING 1981, 1982). Auf den Einsatz des Glukose-kontrollierten Insulin-Infusionssystems (GCIIS) zur Bestimmung der Insulinunterempfindlichkeit, d.h. also des oben beschriebenen Insulinantagonismus (GREENFIELD et al. 1981) und auf die Möglichkeit, mit der sog. Glukose-Clamp-Technik eine beträchtliche Hyperinsulinämie über längere Zeiträume durchzuhalten (DOBERNE et al. 1981), sei hier nur kurz verwiesen. Bei der durch Glukoseclamping gesicherten Hyperinsulinämie kommt es im Lauf der Zeit zu einer Zunahme des Glukosestoffwechsels trotz abnehmender Insulinrezeptordichte (DOBERNE et al. 1981).

Abbildung 9 zeigt einen vorher mit Diät und Tabletten behandelten Diabetiker Typ II, der im Zusammenhang mit seinem akuten Myokardinfarkt einen plötzlich beträchtlichen Insulinantagonismus (s. pro Stunde infundierte Insulindosis von z.B. 3 E/h oder mehr!) erkennen ließ, welcher mit dem Glukose-kontrollierten Insulin-Infusionssystem (GCIIS) in optimaler Anpassung an den

Tabelle 6. Frischer Vorderwandinfarkt, Verlauf unter Einsatz des Glukosekontrollierten Insulin-Infusionssystems (GCIIS; Biostator Controller). (Aus Scriba et al. 1982)

		9.3.		10.3.			11.3.
		15.00	23.00	7.00	15.00	23.00	7.00
CK	(U/l)	821	603	314	212	152	96
Insulin	(mU/l)	15,3	67,1	16,9	23,4	75,3	19,1
C-Peptid	(μg/l)	2,74	1,59	1,65	1,92	1,85	1,94
Cortisol	(ng/ml)	174	174	255	190	239	239
Glukagon	(ng/l)	256	298	382	225	301	270
PAD (mm Hg)	syst.	18	17	24	18	20	18
	diast.	4	4	12	8	10	9
	mitt.	12	10	16	13	14	13
HZV	(l/min)	5,14	5,11	8,43	5,37	6,09	6,10
Herzindex	(l/min/m^2)	2,64	2,62	4,32	2,75	3,12	3,13

Einzelheiten s. Abb. 9. Die ausgeprägte Erhöhung des Herzzeitvolumens (hyperdynamer Infarktverlauf) am 10.3. um 7.00 h ist überwiegend tachykardiebedingt (Frequenzanstieg von 80 auf 105/min). Der gleichzeitige Anstieg von Kortisol und Glukagon ist mit einer stressinduzierten Katecholaminausschüttung vereinbar – bei möglichen Einwänden hinsichtlich diurnaler bzw. episodischer Sekretionsschwankungen des Kortisols (Scriba 1982). Nach Gabe eines β-Rezeptorenblockers (Acebutolol) Normalisierung des HZV.

momentanen Insulinbedarf ausgeglichen wurde. Die Blutglukosewerte blieben auch bei Nahrungsaufnahme zwischen 130 und 190 mg/dl (Tabelle 6).

Aufgrund der bislang vorläufigen Ergebnisse sind die *Hauptvorteile* des GCIIS im Zusammenhang mit der Behandlung z.B. des Myokardinfarkt-Patienten u.E. darin zu sehen, daß man 1. Hyper- und Hypoglykämien vermeiden kann, 2. die forcierte Glukose-Insulin-Therapie sicherer als bei der schematischen Dosierung von Glukose und Insulin unter Bezug auf das Körpergewicht (Gersmeyer u. Yasargil 1978; Opie 1979; Haider et al. 1980a; Isselhard u. Schorn 1980; Hirzel 1981; Lawin 1981) gestalten kann, 3. das im Einzelfall nicht voraussehbare Maß der Insulinunterempfindlichkeit (Insulinantagonismus) am Insulinverbrauch ablesen und zugleich therapeutisch korrigieren kann und 4. mit dieser risikoärmeren Form der Glukose-Insulin-(Kalium-)Infusionstherapie möglicherweise bessere Ergebnisse hinsichtlich der Behandlung kardiogener und vielleicht auch anderer Schockformen erhält.

VIII. Glukagon

Bei akuter Herzinsuffizienz, bei Digitalisintoxikation, besonders aber bei der Überdosierung von β-Rezeptorenblockern werden Glukagongaben weiterhin empfohlen (Riecker et al. 1971; Avenhaus et al. 1971; Gersmeyer u. Yasargil 1978).

Literatur

Abramson EA, Arky RA, Woeber KA (1966) Effects of propranolol on the hormonal and metabolic responses to insulin-induced hypoglycaemia. Lancet II:1386

Ahmed SS, Lee Ch, Oldewurtel HA, Regan TJ (1978) Sustained effect of glucose-insulin-potassium on myocardial performance during regional ischemia. J Clin Invest 61:1123

Allison SP, Morley CJ, Burns-Cox CJ (1972) Insulin, glucose, and potassium in the treatment of congestive heart failure. Br Med J 3:675

Anonymus (1981) Naloxone for septic shock. Lancet II:538

Arieff AI, Carroll HJ (1972) Nonketotic hyperosmolar coma with hyperglycemia. Clinical features, pathophysiology, renal function, acid-base balance, plasma-cerebrospinal fluid equilibrium, and the effects of therapy in 37 cases. Medicine (Baltimore) 51:73

Arieff AI, Carroll HJ (1974) Cerebral edema and depression of sensorium in nonketotic hyperosmolar coma. Diabetes 23:525

Arzneimittelkommission: (1977) Strenge Indikationsstellung bei Biguanidanwendung. Dtsch Aerztebl 74:709

Autenrieth G, Arnim Th von, Bolte H-D, Krüger R, Erdmann E (1976) Steigerung des Harnzeitvolumens durch Glucose-Insulin beim kardiogenen Schock. Verh Dtsch Ges Inn Med 82:1973

Avenhaus H, Lüderitz B, Strauer BE, Bolte H-D, Riecker G (1971) Kardiale Wirkungen von Glucagon. (Übersicht). Dtsch Med Wochenschr 96:702

Avery ME (1972) Prevention of hyaline membrane disease. Commentary. Pediatrics 50:513

Barnett AH, Harrison JH (1979) Disseminated intravascular coagulation in diabetic ketoacidosis. Lancet II:103

Baruh S, Sherman L (1975) Hypoglycemia, a cause of pulmonary edema. Progressive, fatal pulmonary edema complicating hypoglycemia, induced by alcohol and insulin. J Natl Med Assoc 67:200

Bellet S, Roman L, Barham F (1969) Effect of physical exercise on adrenocortical excretion. Metabolism 18:484

Benedict CR, Grahame-Smith DG (1979) Dopamine-β-hydroxylase activity in myocardial infarction with and without cardiogenic shock. Br Heart J 42:214

Berger M, Standl E (1981) Sulfonylharnstoffe in der Diabetestherapie 1981. Dtsch Med Wochenschr 106:1443

Besser GM, Paxton AM, Johnns SAN, Moody EJ, Mortimer CH, Hall R, Gomez-Pan A, Schally AV, Kastin AJ, Coy DH (1975) Impairment of platelet function by growth-hormone release-inhibiting hormone. Lancet I:1166

Block MB, Gambetta M, Resnekov L, Rubenstein AH (1972) Spontaneous hypoglycemia in congestive heart failure. Lancet II:736

Boden G (1971) Hormonal and metabolic disturbances during acute and subacute myocardial infarction in man. Diabetologia 2:240

Boden G, Reichard GA, Hoeldtke RD, Rezvani I, Owen OE (1981) Severe insulin-induced hypoglycemia associated with deficiencies in the release of counterregulatory hormones. N Engl J Med 305:1200

Böhle E, Schrade W (1960) Über latente Störungen des Kohlehydratstoffwechsels bei nichtdiabetischen Arteriosklerotikern. Muench Med Wochenschr 102:565

Bratusch-Marrain P, Kleinberger G, Pichler M (1981a) Das hypernatriämisch-hyperosmolare Syndrom. Klinische Aspekte. Dtsch Med Wochenschr 106:210

Bratusch-Marrain P, Vierhapper H, Grubeck-Loebenstein B, Waldhäusl W, Gaßner A, Kleinberger G, Pichler M (1981b) Schilddrüsenfunktion bei schwerstkranken Patienten: „low-T$_4$"-Syndrom. Intensivmed 18:38

Buchborn E (1960) Schock und Kollaps. In: Bergmann G von, Frey W, Schwiegk H (Hrsg) Handbuch der inneren Medizin, Bd IX/1, 4. Aufl. Springer, Berlin Göttingen Heidelberg, S 952

Buchborn E (1962) Stoffwechselveränderungen im Schock und ihre Bedeutung für die Schockbehandlung. Internist 3:522

Cannon WB (1914) The emergency function of the adrenal medulla in pain and the major emotions. Am J Physiol 33:356

Carey RM, Thorner MO, Ortt EM (1980) Dopaminergic inhibition of metoclopramide-induced aldosterone secretion in man. Dissociation of responses to dopamine and bromocriptine. J Clin Invest 66:10

Carlson HE, Chang RJ, Meyer NV, Lu KH, Judd HL (1981) Effect of cimetidine on serum prolactin on normal women and patients with hyperprolactinaemia. Clinical Endocrinology 15:491

Cerchio GM, Persico PA, Jeffay H (1973) Inhibition of insulin release during hypovolemic shock. Metabolism 22:1449

Ceremuzynski L, Kuch J, Markiewicz L, Lawecki J, Taton J (1970) Patterns of endocrine reactivity in patients with recent myocardial infarction. Clinical and biochemical correlations: trial of endocrine therapy. Br Heart J 32:603

Chantelau E, Sonnenberg GE, Berger M (1982) Kreislaufinsuffizienz bei Coma diabeticum. Dtsch Med Wochenschr 107:203

Christensen NJ (1979) Catecholamines and diabetes mellitus. Diabetologia 15:211

Christlieb AR, Munichoodappa Ch, Braaten JT (1974) Decreased response of plasma renin activity to orthostasis in diabetic patients with orthostatic hypotension. Diabetes 23:835

Colt E (1976) Heart failure and hypoglycemia. NY State J Med 48:2033

Connor TB, Rosen BL, Blaustein MP, Applefeld MM, Doyle LA (1982) Hypocalcemia precipitating congestive heart failure. N Engl J Med 307:869

Coronary Drug Project (1977) The prognostic importance of plasma glucose levels and of the use of oral hypoglycemic drugs after myocardial infarction in men. Diabetes 26:453

Corrall RJM, Frier BM, Davidson N McD, French EB (1981) Hormonal and substrate responses during recovery from hypoglycaemia in man during beta$_1$-selective and non-selective beta-adrenergic blockade. Eur J Clin Invest 11:279

Cryer PE (1980) Physiology and pathophysiology of the human sympathoadrenal neuroendocrine system. N Engl J Med 303:436

Daggett R, Verner I, Carruthers M (1978) Intraoperative management of phaeochromocytoma with sodium nitroprusside. Br Med J 2:311

Demanet JC, Bastenie PA (1964) Sensibilité vasculaire à la noradrénaline dans l'insuffisance corticosurrénalienne. Influence du sodium et de l'aldostérone. Schweiz Med Wochenschr 94:883

Devlin JG, Stephenson N (1968) Hyperinsulinism with hypoglycemia following acute myocardial infarction. Metabolism 17:999

Dieckhoff J, Bartel J, Hoppe E (1968) Zur Pathogenese und Therapie des Waterhouse-Friderichsen-Syndroms. Dtsch Med Wochenschr 93:1397

Dirksen R, Wood GJ, Nijhuis GMM (1981) Mechanism of naloxone therapy in the treatment of shock: A hypothesis. Lancet I:607

Djonlagic H, Lander B, Scriba PC, Kunze WP (1981) Akut-rezidivierender Herzinfarkt bei generalisierter diabetischer Mikroangiopathie. Akt Endokr Stoffw 2:87

Doberne L, Greenfield MS, Schulz B, Reaven GM (1981) Enhanced glucose utilization during prolonged glucose clamp studies. Diabetes 30:829

Donald RA (1980) ACTH and related peptides. Review article. Clin Endocrinol 12:491

Duck StC, Weldon VV, Pagliara AS, Haymond MW (1976) Cerebral edema complicating therapy for diabetic ketoacidosis. Diabetes 25:111

Dye LE, Shin MS, Witten DM, Russel RO, Rackley CE, Hogg DE (1978) Pulmonary consolidation associated with infusion of a glucose-insulin-potassium solution in acute myocardial infarction. Chest 73:179

Efendić S, Luft R, Cerasi E (1978) Quantitative determination of the interaction between epinephrine and various insulin releasers in man. Diabetes 27:319

Eipper BA, Mains RE (1980) Structure and biosynthesis of pro-adrenocorticotropin/endorphin and related peptides. Endocr Rev 1:1

Eversmann T, Gottsmann M, Uhlich E, Ulbrecht G, Werder K von, Scriba PC (1978) Increased secretion of growth hormone, prolactin, antidiuretic hormone, and cortisol induced by the stress of motion sickness. Aviat Space Environ Med 49:53

Faerman I, Faccio E, Milei J, Nuñez R, Jadzinsky M, Fox D, Rapaport M (1977) Autonomic neuropathy and painless myocardial infarction in diabetic patients. Histologic evidence of their relationship. Diabetes 26:1147

Fahlbusch R, Stass P (1981) Hypophysenadenome. Stand der Diagnostik und Therapie. Muench Med Wochenschr 123:549

Feek CM, Sawers JSA, Brown NS, Seth J, Irvine WJ, Toft AD (1980) Influence of thyroid status on dopaminergic inhibition of thyrotropin and prolactin secretion: Evidence for an additional feedback mechanism in the control of thyroid hormone secretion. J Clin Endocrinol Metab 51:585

Fehm HL, Voigt KH, Pfeiffer EF (1980) Krisen bei Ausfall der Nebennierenrinde und des Hypophysenvorderlappens. Akt Endokrin 1:303

Felicetta JV, Green WL, Goodner CJ (1980) Decreased adrenal responsiveness in hypothermic patients. J Clin Endocrinol Metab 50:93

Flear CT, Hilton P (1979) Hyponatraemia and severity and outcome of myocardial infarction. Br Med J 1:1242

Flückiger E, DelPozo E, Werder K von (1982) Prolactin. Physiology, pharmacology and clinical findings. Springer, Berlin Heidelberg New York (Monographs on Endocrinology, vol 23)

Forrest JN, Cox M, Hong C, Morrison G, Bia M, Singer I (1978) Superiority of demeclocycline over lithium in the treatment of chronic syndrome of inappropriate secretion of antidiuretic hormone. N Engl J Med 298:173

Frerichs H, Deuticke U, Creutzfeldt W (1973) Nebenwirkungen der oralen Antidiabetika: Hypoglykämie. Med Klin 68:363

Froesch ER, Blatter G, Candina R, Süsstrunk H, Morell B (1979) Fortschritte und Entwicklungen in der Insulintherapie. Schweiz Med Wochenschr 109:1802

Gassel WD, Engelhardt R, Deibert K, Zöfel P, Kaffarnik H (1970) Die kardiale Gefährdung des Diabetikers. Dtsch Med Wochenschr 95:1587

Gerich JE, Schultz TA, Lewis SB, Karam JH (1977) Clinical evaluation of somatostatin as potential adjunct to insulin in the management of diabetes mellitus. Diabetologia 13:537

Gerich J, Davis J, Lorenzi M, Rizza R, Bohannon N, Karam J, Lewis St, Kaplan R, Schultz T, Cryer P (1979) Hormonal mechanisms of recovery from insulin-induced hypoglycemia in man. Am J Physiol 236(4):E 380

Gersmeyer F, Yasargil EC (Hrsg) (1978) Schock und hypotone Kreislaufstörungen. Pathophysiologie – Diagnostik – Therapie, 2. Aufl. Thieme, Stuttgart

Gibby OM, Veale KEA, Hayes TM, Jones JG, Wardrop CAJ (1978) Oxygen availability from the blood and the effect of phosphate replacement on erythrocyte 2,3-diphosphoglycerate and haemoglobin-oxygen affinity in diabetic ketoacidosis. Diabetologia 15:381

Glogner P (1970) Ungünstige und problematische Arzneimittelkombinationen III. Internist 11:377

Greenfield MS, Doberne L, Kraemer F, Tobey T, Reaven G (1981) Assessment of insulin resistance with the insulin suppression test and the euglycemic clamp. Diabetes 30:387

Gries FA, Freund HJ, Rabe F, Berger H (1980) Aspects of autonomic neuropathy in diabetes. Horm Metab Res [Suppl] 9:1–110

Gross P, Handelman W, Schrier RW (1980) Differentialdiagnose und Behandlung bei Hyponatriämie. Klin Wochenschr 58:159

Guillemin R (1978) Peptides in the brain: The new endocrinology of the neuron. Science 202:390

Habermann J, Eversmann T, Erhardt F, Gottsmann M, Ulbrecht G, Scriba PC (1978) Increased urinary excretion of triiodothyronine (T_3) and thyroxine (T_4) and decreased serum thyrotropic hormone (TSH) induced by motion sickness. Aviat Space Environ Med 49:58

Hack G, Stoeckel H (1980) Endokrine Erkrankungen: Anästhesie und Dauermedikation. Diagnostik und Intensivtherapie 5:1

Hackenberg K, Reinwein D (1978) Therapie des Myxödem-Koma. Dtsch Med Wochenschr 103:1225

Haider W, Benzer H, Coraim F, Wolner E (1980a) Massive Insulinzufuhr als Therapie im cardiogenen Schock. Intensivmed 17:159

Haider W, Müller M, Benzer H, Coraim F, Gherardini R, Semsroth M (1980b) Kontinuierliches Blutzucker-Monitoring unter hoher Insulin- und Glukosezufuhr in der Postschockphase. Intensivmed 17:280

Hansen B, Beck-Nielsen J, Juul J, Nielsen BL, Nielsen FU (1969) Plasma-hydrocortisone values in heart disease. Acta Med Scand 186:411

Hardisty CA, Naik DR, Munro DS (1980) Pericardial effusion in hypothyroidism. Clin Endocrinol 13:349

Harms D, Pape GR, Bohle A (1973) Pathologische Anatomie des Waterhouse-Friderichsen-Syndroms unter besonderer Berücksichtigung der disseminierten vaskulären Koagulation. Dtsch Med Wochenschr 98:542

Hartog M, Joplin GF (1968) Effects of cortisol deficiency on the electrocardiogram. Br Med J 2:275

Haslbeck M, Mehnert H (1980) Die Behandlung des diabetischen Komas. Akt Endokrin 1:285

Hasslacher Ch, Wahl P (1971) Häufigkeit und Schwere therapiebedingter Hypoglykämien bei Diabetikern. Dtsch Med Wochenschr 96:1787

Heberer G, Schultis K, Günther B (Hrsg) (1980) Postaggressionsstoffwechsel II. Schattauer, Stuttgart New York

Heinen E, Herrmann J, Königshausen Th, Krüskemper HL (1980) Sekundäre Hypothyreose und ihre Beziehung zur Prognose bei Schwerstkranken einer Intensivstation. Intensivmed 17:90

Heinen E, Herrmann J, Königshausen Th, Krüskemper HL (1981) Secondary hypothyroidism in severe non thyroidal illness? Horm Metab Res 13:284

Herman MV, Gorlin R (1965) Premature coronary artery disease and the preclinical diabetic state. Am J Med 38:481

Herrmann J (1978) Neuere Aspecte in der Therapie der thyreotoxischen Krise. (Übersicht). Dtsch Med Wochenschr 103:166

Herrmann J, Krüskemper HL (1974) Therapie der thyreotoxischen Krise. Dtsch Med Wochenschr 99:2466

Hesch RD (Ed) (1981) The low T_3 syndrome. Academic Press, London New York

Hesch RD (1982) Schilddrüsenhormonstoffwechsel und thyroxinbindendes Globulin bei Schwerkranken. Akt Endokr Stoffw [Suppl 1] 3:24

Hilsted J (1980) Autonomic neuropathy: Cardiovascular, hormonal and metabolic studies. Acta Endocrinol [Suppl] (Copenh) 238:139

Hilsted J, Galbo H, Christensen NJ (1980) Impaired responses of catecholamines, growth hormone, and cortisol to graded exercise in diabetic autonomic neuropathy. Diabetes 29:257

Hilsted J, Madsbad S, Krarup T, Sestoft L, Christensen NJ, Tronier B, Galbo H (1981) Hormonal, metabolic, and cardiovascular responses to hypoglycemia in diabetic autonomic neuropathy. Diabetes 30:626

Hine IP, Wood WG, Mainwaring-Burton RW, Butler MJ, Irving MH, Booker B (1976) The adrenergic response to surgery involving cardiopulmonary bypass, as measured by plasma and urinary catecholamine concentrations. Br J Anaesth 48:355

Hirzel HO (1981) Mannitol, Hyaluronidase, Glucose-Insulin-Kalium in der Behandlung des akuten Myokardinfarkts. Herz 6:98

Hökfelt B, Nillius SJ (Eds) (1978) The dopamine agonist bromocriptine. Theoretical and clinical aspects. Symposium. Acta Endocrinol [Suppl] (Copenh) 216:1

Horn K, Brehm G, Habermann J, Pickardt CR, Scriba PC (1976) Erfolgreiche Behandlung einer thyreotoxischen Krise durch kontinuierliche Plasmapherese am Blutzellseparator. Klin Wochenschr 54:983

Horster FFA (1980) Das Myxödem-Koma: Diagnose und Therapie. Akt Endokrin 1:313

Hui KKP, Conolly ME (1981) Increased numbers of beta receptors in orthostatic hypotension due to autonomic dysfunction. N Engl J Med 304:1473

Isselhard W, Schorn B (1980) Insulin zur Verhinderung posttraumatischer kataboler Zustände? Dtsch Med Wochenschr 105:1037

Jacobs HS, Nabarro JDN (1969) Plasma 11-hydroxycorticosteroid and growth hormone levels in acute medical illnesses. Br Med J 2:595

Jacobson SD, Lyons RH (1942) The changes in blood volume produced by diabetic acidosis. J Lab Clin Med 27:1169

Jahrmärker H, Halbritter R, Haider M, Rackwitz R (1981) Prognostik und prognostische Parameter als Grundlage therapeutischer Entscheidungen in der Intensivmedizin. Internist 22:131

Kallner G, Ljunggren JG (1979) The role of endogenous cortisol in patients with non-thyroidal illness and decreased T_3 levels. Acta Med Scand 206:459

Kanter Y, Gerson JR, Bessman AN (1977) 2,3-diphosphoglycerate, nucleotide phosphate, and organic and inorganic phosphate levels during the early phases of diabetic ketoacidosis. Diabetes 26:429

Kaptein EM, Grieb DA, Spencer CA, Wheeler WS, Nicoloff JT (1981) Thyroxine metabolism in the low thyroxine state of critical nonthyroidal illnesses. J Clin Endocrinol Metab 53:764

Kather H, Simon B (1978) Neue Aspekte der Katecholamin-Rezeptor-Wechselwirkung. Ihre Bedeutung in Pathophysiologie und Klinik. Klin Wochenschr 56:635

Kayasseh L, Gyr K, Keller U, Stalder GA, Wall M (1980) Somatostatin and cimetidine in peptic-ulcer haemorrhage. A randomised controlled trial. Lancet I:844

Kehlet H, Klauber PV, Weeke J (1979) Thyrotropin, free and total triiodothyronine, and thyroxine in serum during surgery. Clin Endocrinol 10:131

Keller U, Berger W (1980) Prevention of hypophosphatemia by phosphate infusion during treatment of diabetic ketoacidosis and hyperosmolar coma. Diabetes 29:87

Keller U, Berger W, Ritz R, Truog P (1975) Course and prognosis of 86 episodes of diabetic coma. A five year experience with a uniform schedule of treatment. Diabetologia 11:93

Kendler KS, Weitzman RE, Fisher DA (1978) The effect of pain on plasma arginine vasopressin concentrations in man. Clin Endocrinol 8:89

Kennedy PGE, Mitchell DM, Hoffbrand BI (1978) Severe hyponatriaemia in hospital inpatients. Br Med J 2:1251

Kleinschmidt A (1962) Schockniere. In: Duesberg R, Spitzbarth H (Hrsg) Klinik und Therapie der Kollapszustände. Schattauer, Stuttgart, S 59

Klett M, Bohnert R, Schönberg D (1981) Schilddrüsenfunktion und neonatale Mortalität. Monatsschr Kinderheilkd 56:55

Knick B, Niemczyk H, Rother F, Kremer G (1966) Coronarsklerose und subklinischer Diabetes mellitus. Verh Dtsch Ges Inn Med 72:762

Ködding R, Hesch RD (1981) Das „Niedrig-T_3-Syndrom". Internist Welt 4:247

Koerker DJ, Harker LA, Goodner CJ (1975) Effects of somatostatin on hemostasis in baboons. N Engl J Med 293:476

Kohaus HM, Kautz G, Holzgreve A (1982) Die unterstützende Therapie der akuten Oesophagusvarizenblutung mit dem Vasopressinderivat: Triglycyl-Lysin-Vasopressin (TGLVP). Intensivmed 19:30

Kovacs K (1972) Adenohypophysial necrosis in routine autopsies. Endokrinologie 60:309

Krumlovsky FA (1976) Hyponatriämie. Internist 17:114

Krummel B (1981) Untersuchungen zum Einfluß von Dopamin auf das Endokrinium sowie den Fett- und Kohlenhydratstoffwechsel. Dissertation, Universität Frankfurt

Kurien VA, Yates PA, Oliver MF (1971) The role of free fatty acids in the production of ventricular arrhythmias after acute coronary artery occlusion. Eur J Clin Invest 1:225

Kurland GS, Zoll PM, Freedberg AS, Blumgart HL (1955) The therapy of cardiac arrhythmias by I^{131} induction of hypothyroidism (abstract). Proc New Engl Cardiovasc Soc 14:18

Kwaan HC, Colwell JA, Suwanwela N (1972) Disseminated intravascular coagulation in diabetes mellitus with reference to the role of increased platelet aggregation. Diabetes 21:108

Landgraf R, Dieterle C (1977) Neuere Entwicklungen in der Diabetes-Therapie. Internist 18:509

Landgraf R, Landgraf-Leurs MMC (1977) Hypoglykämische Krisen. Diagnostik und Intensivtherapie 2:81

Larsen PR, Silva JE, Kaplan MM (1981) Relationships between circulating and intracellular thyroid hormones: Physiological and clinical implications. Endocrine Reviews 2:87

Lawin P (Hrsg) (1981) Praxis der Intensivbehandlung, 4. Aufl. Thieme, Stuttgart New York

Ledet T, Neubauer B, Christensen NJ, Lundbaek K (1979) Diabetic cardiopathy (Editorial). Diabetologia 16:207

Lees GM (1981) A hitch-hiker's guide to the galaxy of adrenoceptors (Review). Br Med J 283:173

Lefer AM, Sutfin DC (1964) Cardiovascular effects of catecholamines in experimental adrenal insufficiency. Am J Physiol 206:1151

Libby P, Maroko PR, Braunwald E (1975) The effect of hypoglycemia on myocardial ischemic injury during acute experimental coronary artery occlusion. Circulation 51:621

Lightman SL, Forsling ML (1980) Evidence for endogenous opioid control of vasopressin release in man. J Clin Endocrinol Metab 50:569

Liljefors I, Einhorn J, Eliasch H (1966) Radio-iodine treatment of tachyarrhythmia in euthyroid patients. Acta Med Scand 179:395

Lillehei RC, Dietman RH, Motsay GJ, Schultz LS, Romero LH, Beckman CB (1972) The pharmacologic approach to the treatment of shock. Geriatrics 27:73, 81

Ljunggren J-G, Falkenberg C, Savidge G (1979) The influence of endogenous cortisol on the peripheral conversion of thyroxine in patients with acute myocardial infarction. Acta Med Scand 205:267

Llach F, Felsenfeld AJ, Haussler MR (1981) The pathophysiology of altered calcium metabolism in rhabdomyolysis-induced acute renal failure. Interactions of parathyroid hormone, 25-hydroxy-cholecalciferol, and 1,25-dihydroxycholecalciferol. N Engl J Med 305:117

Lüderitz B (1982) Zur Kardiologie der Hyper- und Hypothyreose. Akt Endokr Stoffw [Suppl 1] 3:89

Lüderitz B, Naumann D'Alnoncourt C, Steinbeck G (1976) Effects of free fatty acids on electrophysiological properties of ventricular myocardium. Klin Wochenschr 54:309

Luft D, Schmülling RM, Eggstein M (1978) Lactic acidosis in biguanide-treated diabetics. A review of 330 cases. Diabetologia 14:75

Maeder H-U, Bartels O, Kellner R, Hagel KF, Neidhardt B (1974) Ungewöhnlicher Verlauf einer Addison-Krise. Dtsch Med Wochenschr 99:942

Majid PA, Sharma B, Meeran MKM, Taylor SH (1972) Insulin and glucose in the treatment of heart-failure. Lancet II:937

Mantle JA, Rogers WJ, Smith LR, McDaniel HG, Papaietro SE, Russell RO, Rackley CE (1981) Clinical effects of glucose-insulin-potassium on left ventricular function in acute myocardial infarction: Results from a randomized clinical trial. Am Heart J 102:313

Marco J, Calle C, Román D, Díaz-Fierros M, Villanueva ML, Valverde I (1973) Hyperglucagonism induced by glucocorticoid treatment in man. N Engl J Med 288:128

Marks V, Abolfathi A, Wright J, White WF, Penman E, Wass JAH (1980) Malignant somatostatinoma presenting with hypoglycaemia: Clinical and biochemical studies. In: Andreani D, Lefebvre PJ, Marks V (eds) Current views on hypoglycaemia and glucagon. Academic Press, London, p 191

Mattes P, Raptis S, Heil Th, Rasche H, Scheck R (1975) Extended somatostatin treatment of a patient with bleeding ulcer. Horm Metab Res 7:508

Matz R (1980) Adult respiratory distress syndrome in diabetic coma. Diabetes 29:232

MacInnes C, Rothwell RI, Jacobs HS, Nabarro JDN (1971) Plasma-11-hydroxycorticosteroid and growth-hormone levels in climbers. Lancet I:49

Melmed S, Nademanee K, Reed AW, Hendrickson JA, Singh BN, Hershman JM (1981)

Hyperthyroxinemia with bradycardia and normal thyrotropin secretion after chronic amiodarone administration. J Clin Endocrinol Metab 53:997

Merriam GR, Baer L (1980) Adrenocorticotropin deficiency: Correction of hyponatremia and hypoaldosteronism with chronic glucocorticoid therapy. J Clin Endocrinol Metab 50:10

Messmer K, Sunder-Plassmann L (1974) Hemodilution. Prog Surg 13:208

Meyer T, Hüsch M, Berg E van den, Ködding R, Höffken B, Hesch R-D (1979) Behandlung des dopaminabhängigen Schocks mit Trijodthyronin. Vorläufige Mitteilung. Dtsch Med Wochenschr 104:1711

Meyer T, Berg E van den, Berg B van den, Hüsch M, Ködding R, Hesch R-D (1980) Behandlung des dopaminabhängigen Schocks mit Trijodthyronin – ein vorläufiger Bericht. Intensivmed 17:148

Meyer T, Rokos H, Hesch R-D (1981) Triiodothyronamine – an adrenergic metabolite of triiodothyronine? Am Thyroid Assoc (Abstract) T-31

Miller TB (1979) Cardiac performance of isolated perfused hearts from alloxan diabetic rats. Am J Physiol 236:4808

Mittra B (1967) Potassium, glucose, and insulin in treatment of myocardial infarction. Br Heart J 29:616

Mörl H (1975) Der „stumme" Myokardinfarkt. Springer, Berlin Heidelberg New York

Morley JE, Baranetsky NG, Wingert TD, Carlson HE, Hershman JM, Melmed S, Levin SR, Jamison KR, Weitzman R, Chang RJ, Varner AA (1980) Endocrine effects of naloxone-induced opiate receptor blockade. J Clin Endocrinol Metab 50:251

Naeije R, Golstein J, Clumeck N, Meinhold H, Wenzel KW, Vanhaelst L (1978) A low T 3 syndrome in diabetic ketoacidosis. Clin Endocrinol 8:467

Ogihara T, Hata T, Nakamaru M, Mikami H, Maruyama A, Oakada Y, Kumahara Y (1979) Decreased blood pressure in response to an angiotensin II antagonist in Addison's disease. Clin Endocrinol 10:377

Ollenschläger G, Gofferje H, Horbach L, Prestele H, Schultis K (1981) Postaggressionsstoffwechsel nach Herzinfarkt – dargestellt am Verhalten kurzlebiger Plasmaproteine. Klin Wochenschr 59:437

Opie LH (1979) Energiestoffwechsel des Herzmuskels während Hypoxie und Ischämie. In: Gross F (Hrsg) Die Beeinflußung des Sympathikotonus in der Behandlung kardiovaskulärer Krankheiten. Huber, Bern Stuttgart Wien, S 49

Orton CI, Segal AW, Bloom SR, Clarke J (1975) Hypersecretion of glucagon and gastrin in severely burnt patients. Br Med J 2:170

Page M McB, Watkins PJ (1978) Cardiorespiratory arrest and diabetic autonomic neuropathy. Lancet I:14

Panzram G (1975) Ergebnisse eines territorialen Präventivmodells zur Bekämpfung des Coma diabeticum. Dtsch Gesundheitswesen 30:1113

Partamian JO, Bradley RF (1965) Acute myocardial infarction in 258 cases of diabetes. Immediate mortality and five-year survival. N Engl J Med 273:455

Pasquali R, Corinaldesi R, Miglioli M, Melchionda N, Capelli M, Barbara L (1981) Effect of prolonged administration of ranitidine on pituitary and thyroid hormones, and their response to specific hypothalamic-releasing factors. Clin Endocrinol 15:457

Perez GO, Lespier L, Jacobi J, Oster J, Katz FH, Vaamonde CA, Fishman LM (1977) Hyporeninemia and hypoaldosteronism in diabetes mellitus. Arch Intern Med 137:852

Peters WP, Johnson MW, Friedman PA, Mitch WE (1981) Pressor effect of nalaxone in septic shock. Lancet II:529

Pfeiffer EF, Kerner W (1981) The artificial endocrine pancreas: Its impact on the pathophysiology and treatment of diabetes mellitus. Diabetes Care 4:11

Pickardt CR, Scriba PC (1982) Endokrinologie. In: Schildberg FW, Savić B (Hrsg) Komplikationen beim chirurgischen Intensivpatienten. Chirurgie aktuell. Perimed, Erlangen

Pickardt CR, Werder K v (1976) Diagnostik und Therapie endokriner Krisen. Intensiv-Behandlung 1:91

Pickardt CR, Gröschel G, Horn K, Rinke H, Schramm W, Unterholzner H (1980) Plasmapherese an Hohlfasermembranen in der Behandlung der thyreotoxischen Krise. Verh Dtsch Ges Inn Med 86:1409

Pleet AB (1973) "Shock lung" syndroms following diabetic ketoacidosis. Chest 63:434

Powner D, Snyder JV, Grenvik A (1975) Altered pulmonary capillary permeability complicating recovery from diabetic ketoacidosis. Chest 68:253

Prowse CV, Douglas JG, Forrest JAH, Forsling ML (1980) Haemostatic effects of lysine vasopressin and triglycyl lysine vasopressin infusion in patients with cirrhosis. Eur J Clin Invest 10:49

Rackwitz R, Jahrmärker H, Prechtel K, Theisen K, Grohmann H (1974) Hypoglykämie während Kreislaufschock. Klin Wochenschr 52:605

Rasche H, Raptis S, Scheck R, Pfeiffer EF (1976) Coagulation studies and platelet function after somatostatin infusion. Klin Wochenschr 54:977

Rastogi GK, Sawhney RC, Talwar KK (1976) Serum and urinary thyroid hormones during infective fever. Horm Metab Res 8:409

Reisert PM, Heinze HG, Hesch R-D, Scriba PC (Hrsg) (1982) Schilddrüse und Peripherie. Akt Endokr Stoffw [Suppl] 3:1

Riecker G, Habermann E, Effert S, Lasch G, Veragut UP, Gruber UF (1971) Aktuelle Probleme der Pathogenese und Therapie verschiedener Schockformen in der inneren Medizin. (Symposion). Verh Dtsch Ges Inn Med 77:1249

Rumpf KW, Kaiser H, Gröne H-J, Trapp VE, Meinck H-M, Goebel HH, Kunze E, Kreuzer H, Scheler F (1981) Myoglobinurisches Nierenversagen bei hyperosmolarem diabetischem Koma. Dtsch Med Wochenschr 106:708

Samols E, Weir GC (1979) Adrenergic modulation of pancreatic A, B and D cells. α-adrenergic suppression and β-adrenergic stimulation of somatostatin secretion, α-adrenergic stimulation of glucagon secretion in the perfused dog pancreas. J Clin Invest 63:230

Sanderson JE, Brown DJ, Rivellese A, Kohner E (1978) Diabetic cardiomyopathy? An echocardiographic study of young diabetics. Br Med J 1:404

Santeusanio F, Bolli G, Massi-Benedetti M, Feo P de, Angeletti G, Compagnucci P, Calabrese G, Brunetti P (1981) Counterregulatory hormones during moderate, insulin-induced, blood glucose decrements in man. J Clin Endocrinol Metab 52:477

Scanlon MF, Weetman AP, Lewis M, Pourmand M, Rodriguez-Arnao MD, Weightman DR, Hall R (1980) Dopaminergic modulation of circadian thyrotropin rhythms and thyroid hormone levels in euthyroid subjects. J Clin Endocrinol Metab 51:1251

Scarpace PJ, Abrass IB (1981) Thyroid hormone regulation of rat heart, lymphocyte, and lung β-adrenergic receptors. Endocrinology 108:1007

Schatz H (1982) Therapie des Coma diabeticum. Fortschr Med 100:20

Schecter AE, Wiesel BH, Cohn C (1941) Peripheral circulatory failure in diabetic acidosis and its relation to treatment. Am J Med Sci 202:346

Schernthaner G, Erd W, Ludwig H, Höfer R (1975) Thyreotoxische Krise ausgelöst durch Nebennierenmarkstimulation. Schweiz Med Wochenschr 105:415

Schmidt-Schönbein H, Volger E (1976) Red-cell aggregation and red-cell deformability in diabetes. Diabetes 25:897

Schramm W (1980) Multitransfusion. Pathophysiologie und praktische Konsequenzen. Dtsch Med Wochenschr 105:1105

Schrezenmeir J, Epping J (1981) Der Einsatz von glukosekontrollierten Insulininfusionsgeräten in der internistischen Intensivmedizin – Indikationen und erste Erfahrungen (Abstract). 13. gem Tag Dtsch Österr Ges int Intensivmed, Ludwigshafen, S 85

Schrezenmeir J, Epping J (1982) Einsatz glukosekontrollierter Infusionssysteme bei parenteraler Ernährung in kritischen Stoffwechselphasen. Verh Dtsch Ges Inn Med 88:1082

Schütterle G (1982) Extrarenal bedingte Störungen der Nierenfunktion mit konsekutiver Azotämie. In: Losse H, Renner E (Hrsg) Klinische Nephrologie, Bd I. Thieme, Stuttgart, S 370

Schulz R (1978) Körpereigene Opiate – Endorphine. Dtsch Aerztebl 75:2255

Schulz V, Gross R (1980) Pharmakodynamische Therapie mit Glucocortocoiden. Wirkungsweise und Indikationen. Dtsch Aerztebl 77:61, 129

Schumer W, Erve PR, Obernolte RP (1972) Mechanisms of steroid protection in septic shock. Surgery 72:119

Scriba PC (1982a) Typische Risiken und vermeidbare Fehler der Therapie: Endokrinologie und Stoffwechsel. Internist 23:155

Scriba PC (1982b) Endokrin bedingte Enzephalopathien. In: Bodechtel G (Hrsg) Differentialdiagnose neurologischer Krankheitsbilder, 3. Aufl. Thieme, Stuttgart New York

Scriba PC, Pickardt CR (1976) Endokrin-metabolische Krisen. Diagnostik und Intensivtherapie 1:13

Scriba PC, Werder K v (1982) Hypothalamus und Hypophyse. In: Siegenthaler W (Hrsg) Klinische Pathophysiologie, 5. Aufl. Thieme, Stuttgart, S 284

Scriba PC, Bauer M, Emmert D, Fateh-Moghadam A, Hoffmann GG, Horn K, Pickardt CR (1979) Effects of obesity, total fasting and realimentation on L-thyroxine (T_4), 3,5,3'-L-triiodothyronine (T_3), 3,3',5'-L-triiodothyronine (rT_3), thyroxine binding globulin (TBG), cortisol, thyrotrophin, cortisol binding globulin (CBG), transferrin, α_2-haptoglobin and complement C 3 in serum. Acta Endocrinol (Copenh) 91:629

Scriba PC, Djonlagic H, Müller-Esch G (1982) Endokrines System und Schock. Internist 23:433. Verh Dtsch Ges Inn Med 88:215

Selye H (1969) Die Entwicklung des Streßkonzepts. Med Welt 20:915

Serri O, Rasio E, Somma M (1981) Effects of naloxone on insulin-induced release of pituitary hormones. J Clin Endocrinol Metab 53:206

Shahmanesh M, Ali Z, Pourmand M, Nourmand I (1980) Pituitary function tests in Sheehan's syndrome. Clin Endocrinol 12:303

Shapiro LM (1982) Specific heart disease in diabetes mellitus. Br Med J 284:140

Sierra-Callejas JL (1974) Katecholamin-aktive Myokarditis bei Phäochromozytom. Dtsch Med Wochenschr 99:2405

Simon B, Müller P, Dammann HG, Kather H (1981) Prävention Streß-induzierter Blutungen aus dem oberen Gastrointestinaltrakt. Diagnostik und Intensivtherapie 6:179

Slag MF, Morley JE, Elson MK, Crowson TW, Nuttal FO, Shafer RB (1981) Hypothyroxinemia in critically ill patients as a predictor of high mortality. JAMA 245:43

Smith SJ, Bos G, Gerbrandy J, Docter R, Visser TJ, Hennemann G (1978) Lowering of serum 3,3',5-triiodothyronine/thyroxine ratio in patients with myocardial infarction; relationship with extent of tissue injury. Eur J Clin Invest 8:99

Smythe GA (1977) The role of serotonin and dopamine in hypothalamic-pituitary function. Review. Clin Endocrinol 7:325

Sobel BE (1980) Cardiac and noncardiac forms of acute circulatory collapse (shock). In: Braunwald E (ed) Heart disease. A textbook of cardiovascular medicine. Saunders, Philadelphia London Toronto, p 590

Soerjodibroto WS, Heard CRC, James WPT, Few JD, Bloom SR (1977) Metabolic and hormonal changes after surgery: hyperinsulinaemia during glucose infusion. Eur J Clin Invest 7:579

Solbach HG, Wiegelmann W, Kley HK, Rudorff KH, Krüskemper HL (1979) Endokrinologische Funktionsdiagnostik der hypothalamo-hypophysären Insuffizienz. Klin Wochenschr 57:487

Sowers JR, Brickman AS, Sowers DK, Berg G (1981) Dopaminergic modulation of aldosterone secretion in man is unaffected by glucocorticoids and angiotensin blockade. J Clin Endocrinol Metab 52:1078

Spath JA, Gorczynski RJ, Lefer AM (1973) Possible mechanisms of the beneficial action of glucocorticoids in circulatory shock. Surg Gynecol Obstet 137:597

Spiler IJ, Molitch ME (1980) Lack of modulation of pituitary hormone stress response by neural pathways involving opiate receptors. J Clin Endocrinol Metab 50:516

Sprung CL, Rackow EC, Fein IA (1980) Pulmonary edema – a complication of diabetic ketoacidosis. Chest 77:687

Stockigt JR, Hewett MJ, Topliss DJ, Higgs EJ, Taft P (1979) Renin and renin substrate in primary adrenal insufficiency. Contrasting effects of glucocorticoid and mineralocorticoid deficiency. Am J Med 66:915

Strange RC, Rowe MJ, Oliver MF (1978) Lack of relation between venous plasma total catecholamine concentrations and ventricular arrhythmias after acute myocardial infarction. Br Med J 2:921

Straub E (1976) Effects of L-thyroxine in acute renal failure. Res Exp Med (Berl) 168:81

Strauer BE (1981) Koronare Mikrozirkulationsstörungen. Übersicht. Klin Wochenschr 59:1125

Szatalowicz VL, Arnold PE, Chaimovitz C, Bichet D, Berl T, Schrier RW (1981) Radioimmunoassay of plasma arginine vasopressin in hyponatremic patients with congestive heart failure. N Engl J Med 305:263

Timperley WR, Preston FE, Ward JD (1974) Cerebral intravascular coagulation in diabetic ketoacidosis. Lancet I:952

Titlbach O, Marek H, Feyer P (1980) Das Verhalten der Schilddrüsenhormone, ihre Regulation und Beziehungen zum klinischen Verlauf des Myokardinfarktes. Z Ges Inn Med 35:421

Tunbridge WMG (1981) Factors contributing to deaths of diabetics under fifty years of age. Lancet II:569

Usadel KH, Schwedes U, Schöffling K (1981) Somatostatin-Therapie und konsekutive Hyperglykämie. Dtsch Med Wochenschr 106:1276

Usadel KH, Schwedes U, Wdowinski JM (1982a) Protektion und Therapie von Organläsionen und Schock mit Somatostatin. Klinikarzt 11:181

Usadel KH, Schwedes U, Wdowinski JM (1982b) Zur pharmakologischen Wirkung von Somatostatin bei akuten Organläsionen. Innere Medizin 9:204

Valk TW, England BG, Marshall JC (1981) Effects of cimetidine on pituitary function: Alterations of hormone secretion profiles. Clin Endocrinol 15:139

Veldhuis JD, Hammond JM (1980) Endocrine function after spontaneous infarction of the human pituitary: Report, review and reappraisal. Endocr Reviews 1:100

Verrier RL, Rovetto MJ, Lefer AM (1969) Blood volume and myocardial function in adrenal insufficiency. Am J Physiol 217:1559

Vitek V, Lang DJ, Cowley RA (1979) Admission serum insulin and glucose levels in 247 accident victims. Clin Chim Acta 95:93

Wahl RA, Reumon J von, Nievergelt J, Goretzki P, Hüfner M, Röher HD (1982) „Niedrig-T_3-Syndrom" im hämorrhagischen und toxischen Schock. Akt Endokr Stoffw [Suppl 1] 3:30

Wambach G, Helber A (1981) Das Syndrom des isolierten Hypoaldosteronismus. Akt Endokr Stoffw 2:148

Warshaw AL, Feller ER, Lee KH (1977) On the cause of raised serum-amylase in diabetic ketoacidosis. Lancet I:929

Wautier JL, Paton C, Wautier M-P, Pintigny D, Abadie E, Passa P, Caen JC (1981) Increased adhesion of erythrocytes to endothelial cells in diabetes mellitus and its relation to vascular complications. N Engl J Med 305:237

Weidler B, Bormann B von, Lennartz H, Dennhardt R, Hempelmann G (1981) Plasma-ADH-Spiegel als perioperativer Streßparameter. Anästh Intensivther Notfallmed 16:315

Weidmann P, Beretta-Piccoli C, Glück Z, Keusch G, Reubi FC, De Chatel R, Cottier C (1980) Hypoaldosteronism without Hyperkalemia. Klin Wochenschr 58:185

Weilemann LS, Jung C, Majdandzic J, Rey Ch, Schuster HP (1981) Häufigkeit und Verlauf von Hypophosphatämien bei parenteral ernähren Patienten einer Intensivstation. Intensivmed 18:130

Weissbecker L (1965) Endzustände der Nebenniereninsuffizienz. Internist 6:420

Wendt M, Lawin P, Götz E (1979) Therapeutische Probleme nach massiven Bluttransfusionen. Infusionstherapie 6:325

Werder K von, Müller OA (1980) Addison-Krise – hypophysäre Krise. Diagnostik und Intensivtherapie 5:81

Wiersinga WM, Lie KI, Touber JL (1981) Thyroid hormones in acute myocardial infarction. Clin Endocrinol 14:367

Willerson JT, Hutcheson DR, Leshin SJ, Faloona GR, Unger RH (1974) Serum glucagon and insulin levels and their relationship to blood glucose values in patients with acute myocardial infarction and acute coronary insufficiency. Am J Med 57:747

Windeck R, Hoff G, Reinwein D (1980) Das hypothyreote Koma. Notfallmedizin 6:1174

Winkelmann W (1970) Erkennung und Sofort-Therapie endokriner Krisen. Internist 11:58
Wright J, Abolfathi A, Penman E, Marks V (1980) Pancreatic somatostatinoma presenting with hypoglycaemia. Clin Endocrinol 12:603
Yamaji T, Ishibashi M, Kosaka K, Fukushima T, Hori T, Manaka S, Sano K (1981) Pituitary apoplexy in acromegaly during bromocriptine therapy. Acta Endocrinol (Copenh) 98:171
Zerbe RL, Vinicor F, Robertson GL (1979) Plasma vasopressin in uncontrolled diabetes mellitus. Diabetes 28:503
Ziegler R (1982) Calciumantagonisten bei Hypocalciämie. Dtsch Med Wochenschr 107:994
Zweymüller E (1966) Besonderheiten endokriner Katastrophen im Säuglings- und Kindesalter. Wien Klin Wochenschr 78:325

Gerinnungsstörungen im Schock

G. Oehler und H.G. Lasch

Mit 10 Abbildungen und 5 Tabellen

A. Einleitung

Die Körpergewebe benötigen für die Aufrechterhaltung der vitalen Funktionen ein Transportsystem, welches die Versorgung mit essentiellen Substraten (z.B. Sauerstoff, Glukose) ebenso wie den Abtransport von „Endprodukten" (z.B. CO_2, NH_3) regelt. Da die meisten Gewebe ständig wechselnden Belastungen ausgesetzt sind, müssen anatomische und funktionelle Gegebenheiten des Transportsystems eine große Adaptationsbreite ermöglichen. Dabei ist das Blut als flüssiges Transportmittel anzusehen, dessen korpuskuläre Anteile beim Menschen ein besonders spezialisiertes System darstellen.

Die Transportwege sind Blutgefäße, die sich zunächst baumartig aufzweigen und dann in ein kapillares Netzwerk übergehen, so daß schließlich keine Zelle weiter als 20–30 µ von der nächsten Kapillare entfernt ist (GUYTON et al. 1971). Der Blutfluß in der Endstrombahn, die Arteriolen, Kapillaren und Venolen umfaßt (ZWEIFACH 1973), wird als Mikrozirkulation bezeichnet.

Beeinträchtigungen der Mikrozirkulation müssen zu Störungen im Stoffwechsel der betroffenen Gewebe führen. Wenn gleichzeitig in verschiedenen Organen die Mikrozirkulation akut so weit eingeschränkt ist, daß funktionelle und/oder strukturelle Gewebsstörungen eintreten, wird von einem Schock oder von einem Schocksyndrom gesprochen. Ein einheitlicher pathophysiologischer Mechanismus läßt sich für den Schock nicht angeben. Grundsätzlich sind folgende drei wesentliche Pathomechanismen herauszustellen (HEENE u. LASCH 1977), die nicht selten auch kombiniert auftreten können:
1. Verminderungen des Herzzeitvolumens (reduzierte Förderleistung des Herzens),
2. Hypovolämie,
3. arterioläre und postkapilläre Vasokonstriktion und Öffnung von funktionellen arteriovenösen Shunts (primäre Störung in der Mikrozirkulation).

Angesichts der starken Variationsmöglichkeiten im Ablauf des Schocks ist eine allgemeine Einteilung in Stadien, die regelmäßig durchlaufen werden, nicht möglich und nicht sinnvoll (SCHRÖDER 1978).

Die primäre Auswirkung der im Schock gestörten Austauschfunktionen zwischen Blut und Geweben ist die mangelhafte Sauerstoffversorgung der Gewebe, was sich anhand des erniedrigten Sauerstoffverbrauchs des gesamten Organismus quantifizieren läßt (NEUHOF u. WOLF 1976). Die Gewebshypoxie führt zur Erhöhung des Milchsäurespiegels und damit zur Azidose.

Im weiteren Verlauf bilden sich im Kreislaufsystem zusätzliche Veränderungen aus, die in mehr oder weniger engen Beziehungen zu den schockauslösenden Mechanismen stehen und die ganz wesentlich darüber entscheiden, ob das Schockgeschehen nach Beseitigung der eigentlichen Ursache noch reversibel ist. Zu diesen Folgestörungen zählen Veränderungen des Gerinnungssystems, die einerseits zu diffusen intravasalen Gerinnungsvorgängen Anlaß geben, andererseits in eine hämorrhagische Diathese infolge einer sog. Verbrauchskoagulopathie einmünden können.

B. Pathophysiologische Aspekte des Schocks

I. Hämodynamik

Prinzipiell treten im Rahmen des Schocks in allen Gefäßregionen hämodynamische Veränderungen ein. Allerdings setzen die verschiedenen Schockformen spezielle Akzente, so daß einzelne Gefäßabschnitte besonders betroffen sein können. Auch wird die Hämodynamik stark durch Grund- und Vorerkrankungen geprägt, wobei unter praktisch klinischen Gesichtspunkten der Herzinsuffizienz die größte Bedeutung zukommen dürfte (Neuhof 1979). Nach Selye (1966) können auf diese Weise pathophysiologische Gegebenheiten zu bestimmten Schockverläufen konditionieren.

In diesem Zusammenhang muß auch bedacht werden, daß das schockbedingte Verhaltensmuster der Makrozirkulation große Speziesunterschiede aufweist (Schröder 1978). Beispielsweise treten bei Hunden besonders starke zirkulatorische Veränderungen im Splanchnicusgebiet auf. Die vielfach durch die Experimente gewonnenen Erkenntnisse über die Hämodynamik im Schock können – auch aus diesem Grund – nur unter Vorbehalt auf den Menschen übertragen werden.

1. Makrozirkulation

Der schockbestimmenden Mikrozirkulationsstörung sind in den meisten Fällen (z.B. beim kardiogenen und hypovolämischen Schock) Veränderungen der Makrozirkulation vorgeschaltet (Neuhof et al. 1978). Eine Ausnahme bildet der septische Schock bzw. der Endotoxinschock, bei dem die hämodynamische Störung primär in der Mikrozirkulation ansetzt und die Makrozirkulation sekundär betroffen ist (Lasch 1978).

Abgesehen von der hyperdynam verlaufenden Form des septischen Schocks (Siegel et al. 1967) wird die Hämodynamik beim Schock zunächst durch Abnahme des Herzminutenvolumens und des mittleren arteriellen Drucks gekennzeichnet. Der Organismus begegnet dieser Störung mit einer sympathikoadrenergen Gegenregulation, die bei allen pathogenetischen Varianten eine gewisse Gesetzmäßigkeit aufweist (Chien 1967; Hardaway et al. 1967; Schröder 1978). Der Vorgang wird über verschiedene Rezeptoren eingeleitet.

Die in der Adventitia des Aortenbogens und im Karotissinus gelegenen Pressorezeptoren registrieren Druckabfall, verminderte Dehnung und reduzierte

Druckanstiegsgeschwindigkeit und bewirken eine Aktivierung des Sympathicus sowie die Stimulation der Nebenniere mit vermehrter Freisetzung von Adrenalin und Noradrenalin. Es kommt zu einem starken Anstieg der Katecholaminspiegel im Blut (JAKSCHIK et al. 1974). Auch der Glomus caroticum, der als Chemorezeptor auf eine reduzierte O_2-Spannung im Blut anspricht, initiiert eine sympathikoadrenerge Blutdruckreaktion sowie außerdem eine Atemstimulation. Volumenrezeptoren und Osmorezeptoren (im linken Vorhof und im Portalkreislauf) vermitteln über eine gesteigerte Abgabe von antidiuretischem Hormon eine intravasale Volumenzunahme.

Die Katecholamine entfalten in verschiedenen Organen unterschiedliche Gefäßwirkungen, die von dem regionalen Verteilungsmuster der Alpha- und Betarezeptoren abhängt. Wegen der bevorzugten Alphastimulation werden die arteriellen Gefäße der Nieren, der Haut, der Muskulatur, des Splanchnicusgebietes sowie das gesamte venöse System besonders stark kontrahiert. Im Bereich des Herzens und des Gehirns bleiben wegen der fehlenden oder nur in geringem Ausmaß vorhandenen Alpharezeptoren die Gefäße dilatiert, so daß die Durchblutung in diesen lebenswichtigen Organen zunächst erhalten bleibt. Die betaadrenerge Stimulation bewirkt am Herzen eine Erhöhung der Schlagfrequenz und eine Steigerung der Kontraktilität.

Durch diese Regulationsmechanismen kann ein weiterer Blutdruckabfall zunächst noch vermieden werden. Die Zirkulation peripherer Gefäßprovinzen wird im Interesse der Erhaltung von Zentralorganen gedrosselt, was mit dem Begriff der Zentralisation (DUESBERG u. SCHRÖDER 1944) beschrieben wird. Im weiteren Verlauf kommt es zu einer Erschöpfung der sympathikoadrenergen Aktivität und damit zum kritischen Absinken des systolischen Blutdrucks. Der Abfall des Katecholaminspiegels im Blut ist ein Parameter für die Dekompensation des Schocks.

Katecholamine beeinflussen nicht nur die Hämodynamik, sondern greifen auch in verschiedene andere Funktionen des Organismus ein. Im Stoffwechsel tritt eine Verlagerung zugunsten ergotrop wirksamer Reaktionen ein, so daß z.B. Fettsäuren und Blutglukose infolge aktivierter Lipolyse und Glykogenolyse bzw. Gluconeogenese ansteigen. Hervorzuheben ist ferner der aggregierende Effekt auf Thrombozyten. Auf Erythrozyten wirken Katecholamine im Sinne einer Rigidifizierung der Membranen (BRAASCH 1967), was die Fließeigenschaften der roten Blutkörperchen nachhaltig verändert und zur Aggregatbildung (roter Sludge) beiträgt.

Als morphologisches Substrat des Schocks zeigen sich im Bereich der großen Gefäße Veränderungen, die zusammenfassend als generalisierte Vaskulitis der Gefäßintima beschrieben werden (FREUDENBERG u. RIESE 1976). Im Bereich der Mitralklappe kann diese Veränderung zur Endocarditis verrucosa führen (MITTERMAYER et al. 1971). Die Schockvaskulitis ist mit Thrombosierungen und Einblutungen verbunden.

2. Mikrozirkulation

Die Mikrozirkulation spielt sich in der terminalen Strombahn ab. Diese umfaßt über das Kapillarnetz hinaus ein präkapilläres Widerstandsgebiet und einen mehr kapazitiven Schenkel im Bereich der Venolen (Hauck 1971). Der Durchmesser dieser Gefäße liegt zwischen 5 und 30 μ.

Die Arteriolen sind von glatter Gefäßmuskulatur umgeben, die durch Kontraktion das Durchflußvolumen und damit den Einstrom in das Kapillarsystem regeln. Die im Zentrum der Steuerfunktion stehende präkapilläre Arteriolenregion wird als präkapillärer Sphinkter bezeichnet, wobei keine anatomische Struktur, sondern eine funktionelle Eigenart zu verstehen ist. Besondere Gefäßbrücken verbinden unter Umgehung des Kapillarbetts die Arteriolen und Venolen direkt und werden als Vorzugskanäle (preferential channels) bezeichnet. Die Arteriolenmuskulatur – und damit der Gefäßquerschnitt – unterliegt folgenden Regulationsmechanismen (Folkow u. Neil 1971):

Myogene Steuerung: Im Sinne einer positiven Rückkopplung kommt es bei Dehnung der Gefäßmuskulatur zu einer Muskelkonstriktion (myogene Autoregulation).

Metabolische Steuerung: Verstärkt anfallende Stoffwechselendprodukte (CO_2, Laktat, H-Ionen, Kalium) bewirken eine Erschlaffung der Muskelzellen und damit eine Gefäßdilatation (metabolische Autoregulation). Zusammen mit dem myogenen Mechanismus kann sich ein „vasomotorisches Spiel" mit rhythmischem Wechsel von Kontraktion und Dilatation ergeben. Dieser Rhythmus wird offenbar durch gefäßeigene Schrittmacherzellen zusätzlich kontrolliert.

Zentraler Regulationsmechanismus: Die vorgenannten autoregulativen Mechanismen werden ergänzt durch nervale und hormonelle Einflüsse, durch die übergeordnete Informationen übermittelt werden.

Von der Arterie zur Arteriole nimmt der regulative Einfluß humoraler Faktoren zu, während umgekehrt die Ansprechbarkeit auf neurale Impulse in dieser Reihenfolge abnimmt (Hauck 1971). Außerdem ist der Einfluß des Sympathicus in Venolenbereich stärker als in der präkapillären Region.

Die vasomotorischen Veränderungen der Mikrozirkulation zeigen im Schock einen phasenhaften Ablauf, so daß man von schockspezifischer Vasomotion spricht (Chien 1969; Sunder-Plassmann u. Messmer 1972).

In der ersten Phase tritt eine starke Kontraktion im prä- und postkapillären Gefäßgebiet ein. Diese ist Ausdruck der sympathikoadrenergen Stimulation und entspricht damit der erwähnten Zentralisation. Der verminderte Perfusionsdruck in den Kapillaren führt zum Einstrom von Flüssigkeit aus dem Interstitium in das Gefäßinnere, so daß in dieser Phase der Hämatokrit sinkt. Die jetzt einsetzende hypoxische Zellstörung verschlimmert sich weiter durch Ausbildung von Kurzschlußverbindungen.

In der zweiten Phase kommt es durch Überwiegen von metabolischen Effekten trotz der anhaltenden Sympathicusaktivierung zur Dilatation des arteriellen Schenkels der Mikrozirkulation. Dabei bleiben die Venolen zunächst noch kontrahiert (Mellander u. Lewis 1963). Das vermehrt ins Kapillarbett einströmende Blut staut sich vor den Venolen („Pooling"); die Volumenverschiebung wirkt im Bereich der Makrozirkulation wie eine Hypovolämie. Im Kapillarbereich verursacht der gesteigerte Filtrationsdruck einen Flüssigkeitsaustritt ins Gewebe; dieser Vorgang wird durch hypoxiebedingte Permeabilitätsstörungen der Gefäßwand weiter begünstigt (Lewis u. Mellander 1962). Gleichzeitig steigt der Hämatokrit des Gefäßinhalts und damit die Blutviskosität.

Die dritte Phase entspricht der vollständigen Gefäßparalyse, bei der auch die postkapilläre Gefäßregion zunehmend dilatiert. Dieser Zustand entspricht einem terminalen Schockstadium.

II. Hämorheologie

Die Mikrozirkulation wird nicht nur durch den Druckgradienten im durchströmten Gebiet und die Gefäßgeometrie, sondern auch durch die Fließeigenschaften des Blutes bestimmt (SCHMID-SCHÖNBEIN 1971, 1976; LOWE u. FORBES 1981; LOWE et al. 1981). Diese erfahren im Schock Beeinträchtigungen durch die Zunahme der Blutviskosität und durch das Auftreten von disseminierten Gerinnungsvorgängen (EHRLY 1971, 1972). Die Viskosität (Zähigkeit) bezeichnet die Kraft, mit der sich Flüssigkeitsbestandteile der Strömung widersetzen, und beruht auf Wechselwirkungen zwischen Flüssigkeitselementen. Die Viskosität des Blutes ist abhängig von der Viskosität des Plasmas, vom Anteil korpuskulärer Elemente im Blut (Hämatokrit) und von verschiedenen Eigenschaften der Erythrozyten.

1. Plasmaviskosität

Die Plasmaviskosität, die um den Faktor 1,7 (im Mittel bei 37° C) höher als die Viskosität des Wassers liegt, hängt hauptsächlich vom Proteingehalt ab. Der Einfluß der verschiedenen Proteine auf die Viskosität korreliert mit dem Molekulargewicht und der Asymmetrie des Moleküls. Albumin mit einem Molekulargewicht von 69000 hat daher einen relativ geringen Einfluß auf die Plasmaviskosität, während das Fibrinogen mit einem Molekulargewicht von 340000, α_2-Makroglobulin mit einem Molekulargewicht von 820000 und Immunglobulin M mit einem Molekulargewicht von 1 Mill. Beispiele für Proteine mit starkem Einfluß auf die Viskosität darstellen.

Die Makroglobuline tragen im weiteren Sinne auch zur Zunahme der Blutviskosität bei, da sie die Aggregatbildung der Erythrozyten fördern. Das Ausmaß der Erythrozytenaggregation ist entscheidend von der Fibrinogenkonzentration abhängig (CHIEN et al. 1970). Ein zusätzlicher viskositätssteigernder Effekt des Fibrinogens beruht auf der Bildung hochmolekularer Komplexe, die es mit seinen bei der aktivierten intravasalen Gerinnung entstehenden Derivaten bildet (HEENE et al. 1976).

2. Hämatokrit

Der Hämatokrit beeinflußt in starkem Maß die Blutviskosität (DRIESSEN et al. 1979; DORMANDY 1980). Die höhere Erythrozytendichte begünstigt die Roulaux- und Aggregatbildung (GOLDSTONE et al. 1970; ROSENBLUM 1972). Beispielsweise steigt der Überwindungsdruck (yield stress rate), d.h. der Druck, der aufgebracht werden muß, um bei vorbestehender Stase den Blutfluß wieder in Gang zu bringen, bei einem Anstieg des Hämatokrit von 45 auf 55% um das Zehnfache (SCHMID-SCHÖNBEIN u. REIGER 1981).

3. Erythrozyten

Für die Fließeigenschaften der Erythrozyten unter Normalbedingungen ist entscheidend, daß die Erythrozytenmembran äußerst biegsam ist und mit einem Membranflächenüberschuß die zerfließliche (niedrig visköse) Hämoglobinlösung umgibt (Fung 1966). Die Zellmembran der Erythrozyten umfährt wie ein dreidimensionaler Transmissionsriemen den Inhalt und induziert in ihm eine Mischbewegung (innere Strömung). Aufgrund dieser Eigenschaften stören Erythrozyten nicht wie feste Körper die Strömung, sondern können sich eher wie Flüssigkeitstropfen anpassen (Schmid-Schönbein 1971).

Im Fall der Hypoperfusion sind infolge niedriger Schergrade die Anpassungsvorgänge der Erythrozyten an die Strömung stark reduziert. Außerdem werden die Membranen durch hormonelle und metabolische Vorgänge des Schocks rigide. Die langsame Blutströmung führt auch zur Bildung von Aggregaten und sog. „Geldrollen" (roulaux) (Schmid-Schönbein et al. 1976), die zu einem dreidimensionalen Netzwerk aufgebaut werden. Die Aggregate sind reversibel, wenn die Dispersionskräfte der Strömung gegenüber den Plasmaprotein-vermittelten adhäsiven Kräften zwischen den Erythrozyten wieder überwiegen (Hauck u. Schröer 1975).

4. Strukturviskosität

Die beschriebenen Strukturen verleihen dem Blut die sog. Strukturviskosität (Thixotropie). Man versteht darunter eine Eigenschaft des Blutes, die erst durch verminderte Strömung und gesteigerten Verformungswiderstand der Erythrozyten entsteht (Schmid-Schönbein 1981).

Aus den dargestellten Zusammenhängen ergibt sich, daß die Viskosität des Blutes bei abnehmender Strömung ansteigt. Bei der Hypoperfusion baut sich damit durch Änderung der Viskosität ein Widerstand gegenüber der Strömung auf, der die bereits vorliegende Strömungsverlangsamung weiter unterhält.

C. Blutgerinnung

I. Grundvorgänge der Blutstillung

Die Blutstillung (Hämostase) ist für den Organismus von vitaler Bedeutung. Sie ermöglicht, daß bei Verletzung der Gefäßwand größere Blutaustritte vermieden werden. Darüber hinaus sind die Mechanismen der Blutstillung beteiligt an der ständig erforderlichen Ausbesserung der Gefäßwand. Die entscheidenden Vorgänge der Blutstillung sind zum einen die Kontraktion und Einstülpung der defekten Gefäßwand und zum anderen die Bildung eines Blutgerinnsels.

1. Thrombozyten

Die wichtigste Funktion bei der sog. primären Hämostase kommt den Thrombozyten zu (Shattil u. Bennett 1980). Diese lagern sich an die infolge der Endothelverletzung freigelegten Basalmembranstrukturen und an umliegende Kollagenfasern (Primäradhäsion). Dabei scheint ein Anteil des FVIII-Molekülkomplexes (von Willebrand-Faktor; FVIII related antigen) eine Mediatorwirkung auszuüben (WEISS et al. 1978; SAKKARIASSEN et al. 1979; RAND et al. 1980). Die folgenden Aktivierungsvorgänge, zu denen auch das im plasmatischen System gebildete Thrombin beiträgt, führen zur Freisetzung hochwirksamer Substanzen (ADP, Plättchenfaktor 4, Serotonin, Thromboxan A_2 usw.) aus den Granula der Thrombozyten. Dadurch wird die weitere Anlagerung von Thrombozyten bewirkt (Thrombozytenaggregation). Gewissermaßen wird die Information von gereizten Thrombozyten auf noch nicht gereizte übertragen. Zusätzlich zu den länger bekannten Aktivierungsmechanismen der Thrombozyten wurde in den letzten Jahren auch ein überwiegend aus Leukozyten stammender plättchenaktivierender Faktor (PAF) beschrieben (CHIGNARD et al. 1980). Die freigesetzten Subtanzen, z.B. Serotonin, Thromboxan bewirken die bereits erwähnte Vasokonstriktion und Invagination im defekten Gefäßareal und tragen auf diese Weise zur Blutstillung bei. Dem ebenfalls freigesetzten Plättchenfaktor 4 wird eine Antiheparineigenschaft zugeschrieben. Die enge Beziehung zwischen dem thrombozytären und dem plasmatischen Hämostasemechanismus ist daran erkennbar, daß bei der Aktivierung der Plättchen auch Plättchenfaktor 3 abgegeben wird, der im plasmatischen System aktivierend wirkt.

Neuere Untersuchungen haben gezeigt, daß durch das Thrombin auch Fibronektin auf der Thrombozytenoberfläche freigelegt wird und damit eine weitere Anhaftung der Thrombozyten ermöglicht wird (GINSBERG et al. 1980).

2. Plasmatisches Gerinnungssystem

Die plasmatische Blutgerinnung unterliegt einem komplizierten Regelmechanismus, der ihren Ablauf hinsichtlich des Zeitpunktes, der Lokalisation und der Ausdehnung normalerweise exakt determiniert. Dazu bedarf es des Zusammenwirkens mehrerer Gerinnungsfaktoren, die jeweils durch Aktivierungsvorgänge weitere Reaktionsschritte im Ablauf des Gerinnungsvorgangs ermöglichen (DAVIE u. FUJIKAWA 1975; DAVIE et al. 1979; MAMMEN 1981). Eine zusätzliche Differenzierung erfährt das Gerinnungssystem dadurch, daß seine Aktivierung bis zur Stufe des Prothrombinaktivators (Umwandlung des Prothrombins) auf zwei getrennten Wegen erfolgen kann, die als Intrinsic- und Extrinsic-System bezeichnet werden (Abb. 1). Das innerhalb der Blutbahn ablaufende Intrinsic-System wird vor allem durch Kontakt des Plasmas mit veränderten Oberflächen (Gefäßwandveränderungen) in Gang gesetzt. Da dieses System durch intravasale Thrombenbildung zur Gefahr für den Organismus werden kann, erscheint es äußerst sinnvoll, daß sein Ablauf durch Einschaltung mehrerer Faktoren verlangsamt wird und verschiedenen Steuerungsmöglichkeiten unterliegt. Hingegen ist das bei einer Blutung aus einer Gefäßverletzung stimulierte Extrinsic-System sehr rasch reaktionsfähig.

a) Intrinsic-System

Das Intrinsic-System wird durch Aktivierung des FXII (Hageman-Faktor) gestartet. Die Einzelheiten dieses Aktivierungsvorgangs sind noch nicht völlig geklärt (RATNOFF 1981). Man weiß, daß an der Aktivierung auch das hochmoleku-

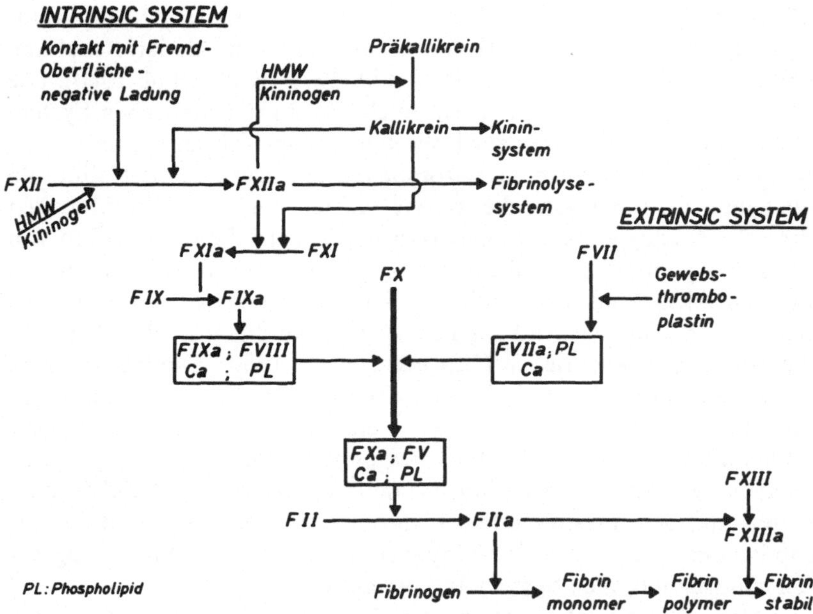

Abb. 1. Schematische Darstellung des plasmatischen Gerinnungssystems

lare Kininogen (HMW Kininogen, Fitzgerald-Faktor) beteiligt ist. Es bestehen außerdem enge Beziehungen zwischen FXII, dem Kallikreinsystem, dem Fibrinolysesystem und dem Komplementsystem.

FXIIa (und in geringerem Ausmaß auch FXII) aktivieren die Umwandlung von Präkallikrein (Fletcher-Faktor) zu Kallikrein, das die Bildung von Kininen (z.B. Bradykinin) aus Kininogen bewirkt. Bei den Kininen handelt es sich um Peptidhormone, die eine wichtige Funktion bei der Steuerung der glatten Muskulatur in verschiedenen Organen wie Darm, Uterus und Blutgefäße besitzen. Kinine bewirken die Erweiterung von Gefäßen, erhöhen die Kapillarpermeabilität und fördern die Leukozytenmigration, wodurch sie beim Ablauf der Entzündungsreaktion Bedeutung haben. Kallikrein führt aber auch zur weiteren Aktivierung von FXII und zur Aktivierung von FXI.

Plasminogen wird durch den Einfluß des FXIIa und des Kallikreins in das fibrinolytisch aktive Plasmin überführt. Plasmin ist an der Aktivierung des Komplementsystems beteiligt. In den folgenden Reaktionen des Intrinsic-Systems werden die Faktoren XI und IX aktiviert. Der FIXa benötigt als Cofaktor den FVIII, um die Aktivierung von FX zu FXa zu bewirken. Durch den Cofaktor soll die Wirkung des aktivierten FIX um das 500fache beschleunigt werden (Mammen 1981). Das Intrinsic-System kann auch durch Thrombozyten und unter Umgehung des FXII und evtl. des FXI aktiviert werden (Walsch 1972; Schiffmann et al. 1973).

b) Extrinsic-System

Im Extrinsic-System wird durch sog. Gewebethromboplastin oder Gewebefaktor der FVII aktiviert. Es handelt sich bei diesem Gewebethromboplastin um eine chemisch nicht einheitliche Substanz, sondern um einen „Zellschutt" (TROBISCH u. RICK 1974) aus phosphatidreichen Membranstrukturen. Auch dieser Weg mündet in die Aktivierung des FX in FXa. Dabei wird ein Peptid im C-terminalen Molekülbereich abgespalten. Diese Abspaltung kann auch durch Trypsin oder Russel-Viper-Gift (RVV) bewirkt werden (FUJIKAWA et al. 1974). FXa setzt aus dem Prothrombinmolekül das Thrombin frei. Für den Reaktionsablauf ist die zusätzliche Anwesenheit von Phospholipid, FV und Calciumionen notwendig, wodurch sich die Reaktion um das 10^5fache beschleunigt. Der Aktivatorkomplex aus FXa, FV, Calcium und Phospholipid weist eine Analogie mit dem FX-aktivierenden Komplex aus FIXa, FVIII, Calcium und Phospholipid auf. Freigesetztes Thrombin wirkt auf den FV und FVIII zurück und aktiviert diese Faktoren weiter. Bereits in sehr niedrigen Konzentrationen übt Thrombin auch einen plättchenaggregierenden Effekt aus (THOMAS 1967), so daß die Bindung von Thrombin an spezielle Rezeptoren auf den Thrombozyten angenommen wird.

Die „Schlußreaktion" ist die Thrombin-induzierte Umwandlung von Fibrinogen in Fibrin unter Abspaltung von zwei Peptidgruppen (Fibrinopeptid A und B). Fibrin kann als Fibrinmonomer durch Anlagerung an Fibrinogen und Bildung von Makromolekülen zunächst im Plasma gelöst bleiben. Erst durch Einwirkung eines weiteren, ebenfalls durch Thrombin aktivierten Faktors (FXIII, fibrinstabilisierender Faktor) kommt es dann zur Quervernetzung des Fibrins und damit zu einem festen, unlöslichen Gerinnsel. Die stabilisierten Fibrinstrukturen üben einen Wachstumsreiz auf Fibroblasten aus, so daß die endgültige Deckung eines Defekts durch Bildung von Kollagenfasern möglich wird.

c) Inhibitoren

Der Ablauf der geschilderten Aktivierungsvorgänge wird durch Einwirkung mehrerer Inhibitoren gesteuert. Am besten sind folgende Inhibitoren untersucht: Antithrombin III, α_2-Makroglobulin, α_1-Antitrypsin und C1-Komplement-Inhibitor. Die größte Bedeutung besitzt das Antithrombin III, das als eine Antiserinproteinase alle Gerinnungsenzyme mit Ausnahme von FVII (JESTY 1978) inhibiert (ROSENBERG 1975; THALER u. LECHNER 1981).

II. Fibrinolyse

Entstandene Endprodukte der Gerinnung können durch das Fibrinolysesystem abgebaut werden. Die Fibrinolyse ist als physiologischer Antagonist der latenten Gerinnung anzusehen. Das wirksame Enzym Plasmin liegt im Plasma als inaktive Vorstufe (Plasminogen) vor. Die Umwandlung von Plasminogen in Plasmin erfolgt durch Gewebeaktivatoren (Extrinsic-System) oder durch Blutaktivatoren (Intrinsic-System).

Die Gewebeaktivatoren kommen in den verschiedenen Organen in unterschiedlicher Konzentration vor. Besonders aktivatorreich sind Uterus, Nebennieren, Lymphknoten, Prostata und Lunge. Im Gehirn sind die Konzentrationen des Aktivators gering, in der Leber fehlt er völlig. Bezüglich des Blutaktivators ist bekannt, daß der FXIIa Plasminogen zu Plasmin aktivieren kann. Damit wird der FXII zu einem Bindeglied zwischen der plasmatischen Gerinnung und der Fibrinolyse.

Die bei der Fibrinolyse entstehenden Abbauprodukte (Fibrinogenspaltprodukte, Splits, FDP) besitzen eine antikoagulatorische Wirkung, da sie entweder Antithrombineigenschaften haben (Fragment X, Fragment Y) oder die Fibrinpolymerisation blockieren können (Fragment D, Fragment E).

Bei der therapeutisch eingesetzten Fibrinolyse erfolgt die Aktivierung von Plasminogen zu Plasmin durch Streptokinase (bakterielles Protein mit einem Molekulargewicht von 47000) oder Urokinase (humanes Protein, gewonnen aus Urin bzw. Nierenzellgewebekulturen mit einem Molekulargewicht von 34000).

Bei einem angeborenen Mangel von FXII, Präkallikrein oder hochmolekularem Kininogen ergeben sich keine klinischen Blutungserscheinungen, so daß man annimmt, daß die analogen Aktivierungsvorgänge alternativ auch von FIX wahrgenommen werden können.

Auch das fibrinolytische System unterliegt der Kontrolle von Inhibitoren, die auf der Stufe des Plasminogenaktivators (Hedner 1973) wirksam sind oder gegen das gebildete Plasmin gerichtet sind (Collen 1976; Moroi u. Aoki 1976). Unter physiologischen Bedingungen besitzen α_2-Antiplasmin und α_2-Makroglobulin die größte Bedeutung. Als weitere Inhibitoren des Plasmins sind α_1-Antitrypsin, Antithrombin III und C1-Komplementinaktivator zu nennen, die aber bei normaler Konzentration von α_2-Antiplasmin und α_2-Makroglobulin keine wesentliche Funktion bei der Regulation der Fbirinolyse haben.

III. Charakteristik einiger Faktoren des Gerinnungs- bzw. Inhibitorsystems (Tabelle 1)

Die meisten Gerinnungsfaktoren werden im Gerinnungsvorgang zu Enzymen umgewandelt. FV und FVIII besitzen cofaktorähnliche Eigenschaften. Die Gerinnungsfaktoren (mit Ausnahme des FVIII), das Antithrombin III und Plasminogen werden in der Leber gebildet. Als Syntheseort das FVIII wird das Gefäßendothel angenommen.

1. Prothrombinkomplex

Die vier Faktoren Prothrombin (FII), FVII, FIX und FX werden wegen der großen Ähnlichkeit in ihrem biochemischen Verhalten bei einem Isolierungsprozeß zunächst als Komplex gewonnen und wurden daher als Prothrombinkomplex zusammengefaßt. Die Faktoren benötigen bei ihrer Synthese Vitamin K. Die enzymatische Aktivität der Faktoren ist im allgemeinen im C-terminalen Ende des Moleküls lokalisiert. Am N-terminalen Ende befinden sich bei den Vitamin-K-abhängigen Faktoren mehrere γ-Carboxyglutaminsäurereste (Stenflo u. Suttie 1977). Man weiß, daß erst die Verfügbarkeit des Vitamin K (als Cofaktor in der reduzierten Form als Hydrochinon) die Carboxylierung von Glutamylgruppen im präformierten Gerinnungsfaktor ermöglicht (Esmon et al. 1975). Die Verdrängung des Vitamin K durch Antagonisten vom Typ des Dicumarols führt beim Menschen zur Freisetzung des Acarboxyfaktors, der im Gerinnungssystem nicht aktiv ist (Jackson u. Suttie 1977). Durch die

Tabelle 1. Plasmatische Gerinnung

		Molekular-gewicht	Plasma-Konzentration (mg/dl)	Biol. Halbwertszeit in h	Synthese Vitamin-K-abhängig
FI	Fibrinogen	341 000	200–450	110–112	–
FII	Prothrombin	72 000	5– 10	41– 72	+
FIII	Gewebsthrombo-plastin				
FV	Proaccelerin	300 000		12– 15	–
FVII	Proconvertin	45 000	ca. 0,1	2– 5	+
FVIII	Antihämophiles Globulin A	ca. $2\cdot10^6$	ca. 0,5–1	10– 18	–
FIX	Antihämophiles Globulin B, Christmas-Faktor	57 000	0,5–0,7	18– 30	+
FX	Stuart-Prower-Faktor	54 000		20– 42	+
FXI	Plasma-Thrombo-plastin Antecedent	124 000	ca. 0,6	10– 20	–
FXII	Hageman-Faktor	80 000	1,5–4,7	50– 70	–
FXIII	Fibrinstabili-sierender Faktor, Plasmatransgluta-minase, Fibrinase	340 000	1,0–4,0	100–120	–

Carboxylgruppen wird es den Gerinnungsenzymen möglich, sich mit Hilfe von Calciumionen an Phospholipidoberflächen zu binden.

Außer bei der Fibrinogenumwandlung werden diese Anbindungen an Phospholipidmembranen bei allen Gerinnungsschritten benötigt.

2. Fibrinogen

Die Konzentration des Fibrinogens im Plasma ist um ein Vielfaches höher als die der übrigen, nur in Spuren vorliegenden Faktoren. Das Molekulargewicht des Fibrinogens liegt bei 340 000; seine Struktur entspricht dem Dimer aus jeweils zwei dreikettigen Einheiten ($A\alpha$, $B\beta$, γ) mit einer Verknüpfung über Disulfidbrücken am N-terminalen Ende. Wie auch bei den anderen Gerinnungsfaktoren sind die Fragen der Regulation bei der Synthese auch bei dem Fibrinogen nicht völlig abgeklärt. Durch Fibrinogenspaltprodukte wird offensichtlich die Synthese in der Leber angeregt, so daß man nach fibrinolytischen Vorgängen eine reaktive Hyperfibrinolyse feststellen kann. Des weiteren folgt die Fibrinogensynthese offensichtlich den gleichen Stimuli wie die sog. Akutphasenproteine (z.B. α_2-Globulin, Haptoglobin) und steigt nach entzündlichen Vorgängen, nach Gewebsuntergängen und nach anderen Streßreaktionen deutlich an. Dieser Vorgang ist für Zustände mit gesteigerter Gerinnungsbereitschaft von Bedeutung.

3. Antithrombin

Das Antithrombin ist ein Einzelkettenglykopotein mit einem Molekulargewicht von ca. 60 000. Antithrombin III geht eine äquimolare Komplexbildung mit Gerinnungsfaktoren ein, wodurch diese langsam inaktiviert werden. Die Reaktion wird durch Anwesenheit von Heparin um ein Vielfaches beschleunigt, so daß man das Antithrombin III auch als Heparin-Cofaktor bezeichnet hat. Der Begriff ist zutreffender, da durch das Antithrombin III außer Thrombin andere Serinproteasen gehemmt werden können. Bei niedrigerer Heparinkonzentration wird insbesondere der aktivierte FX inhibiert. Dies ist die Grundlage für die Wirksamkeit des niedrig dosierten Heparins bei der Thromboseprophylaxe. Die Wirkungsweise des Heparins besteht wahrscheinlich darin, daß es eine Komplexbildung zwischen Antithrombin III und dem Enzym durch Änderung der Molekularstruktur ermöglicht.

Es ist von großer Bedeutung, daß Antithrombin III unter physiologischen Bedingungen in der Gefäßwand an sulfatierten Aminoglykanen mit heparinähnlicher Struktur (z.B. Heparansulfat, Dermatansulfat, Chondroitinsulfat) Komplex-gebunden wird (Hatton et al. 1978). Antithrombin III kann auf diese Weise durch weitere Komplexbindung an Thrombin lokal antikoagulierend wirken.

Antithrombin-III-Mangelzustände sind als angeborene Störung seit 1965 bekannt (Egeberg 1965) und führen bei den Betroffenen zu einer erheblichen Thrombosedisposition (Thaler u. Lechner 1981).

D. Verbrauchskoagulopathien

I. Pathophysiologie und Vorkommen

Unter normalen Umständen ist die Neubildung von Gerinnungsfaktoren in der Weise reguliert, daß der physiologische Faktorenumsatz jederzeit ausgeglichen wird. Bei einer Verbrauchskoagulopathie besteht zunächst eine gesteigerte prokoagulatorische Stimulation, als deren Ergebnis Thrombin im zirkulierenden Blut freigesetzt wird. Dadurch wird aus Fibrinogen lösliches Fibrin gebildet, welches mit Fibrinogen und fibrinolytischen Spaltprodukten Komplexe bilden kann und unter bestimmten Bedingungen (Hypozirkulation, Überlastung des Clearancesystems des RES) in der Gefäßperipherie präzipitiert. Auf diese Weise können ausgedehnte Mikrothromben entstehen, zu denen auch die Thrombininduzierte Thrombozytenaggregation beitragen kann. Daraus resultiert eine schwere Beeinträchtigung der Mikrozirkulation. Bei akutem Verlauf führt die Phase der Hyperkoagulabilität zu einem Aufbrauch von Gerinnungsfaktoren und geht über in eine Phase der Hypokoagulabilität (Abb. 2), die noch verstärkt wird durch einen Abfall der Thrombozytenzahl. Die intravasalen Gerinnungsvorgänge setzen eine reaktive Steigerung der Fibrinolyse in Gang. Die kritische Abnahme des Gerinnungspotentials, die Thrombozytopenie und die gesteigerte Fibrinolyse können zu schweren Blutungskomplikationen führen. Die Gesamtheit der sich dynamisch verändernden Gerinnungsstörung wurde von Lasch

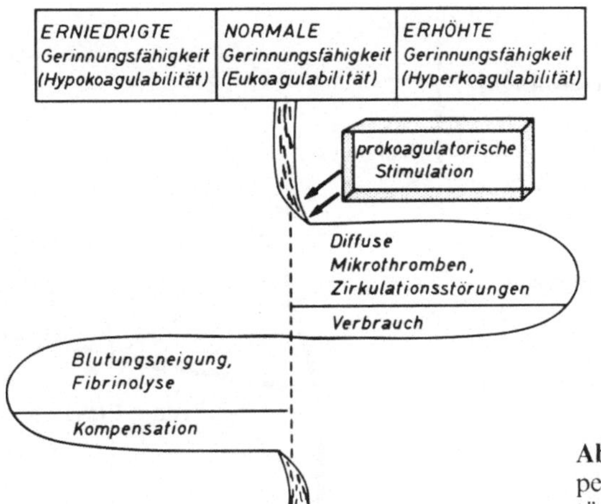

Abb. 2. Die Aufeinanderfolge von Hyperkoagulabilität und Hypokoagulatilität bei der Verbrauchskoagulopathie

Tabelle 2. Auslösemechanismen einer intravasalen Gerinnung und häufig mit Verbrauchskoagulopathie einhergehende Krankheiten

Mechanismus	Krankheitsbilder
Endotoxin	Sepsis mit gramnegativen Bakterien Leberinsuffizienz (systemische Belastung mit Darmendotoxin)
Verminderter Abstrom (Zirkulationsstörung) bzw. gestörter Abbau (RES-Schädigung) von Gerinnungsfaktoren	Schock (Kasabach-Merrit-Syndrom, Riesenhämangiom) Aortenaneurysma Leberschädigung Portale Hypertonie
(Gewebs-)Thromboplastin bzw. thromboplastinähnliche Substanzen; kolloidale Substanzen	Tumoren Leukämie Leberzellnekrose (z.B. Knollenblätterpilz) Polytrauma Virusinfekte (Endothelzerstörung) Septischer Abort, verhaltener Abort Fruchtwasserembolie Hämolyse (hämolytisch-urämisches Syndrom, thrombotisch-thrombozytopenische Purpura) Blutfetterhöhungen
Proteolytische Enzyme	Leukämie Schlangengifte
Fremdoberfläche	Extrakorporale Zirkulation
Antigen-Antikörperkomplexe	Fehltransfusionen Transplantatabstoßungen

durch die Bezeichnung Verbrauchskoagulopathie charakterisiert (LASCH 1959; LASCH et al. 1961c, 1967, 1971).

Disseminierte intravasale Gerinnung (McKAY 1964) und Verbrauchskoagulopathie sind Synonyme für eine komplexe Gerinnungsstörung, die als Begleiterscheinung zahlreicher Krankheiten auftreten kann und die Symptomatik der

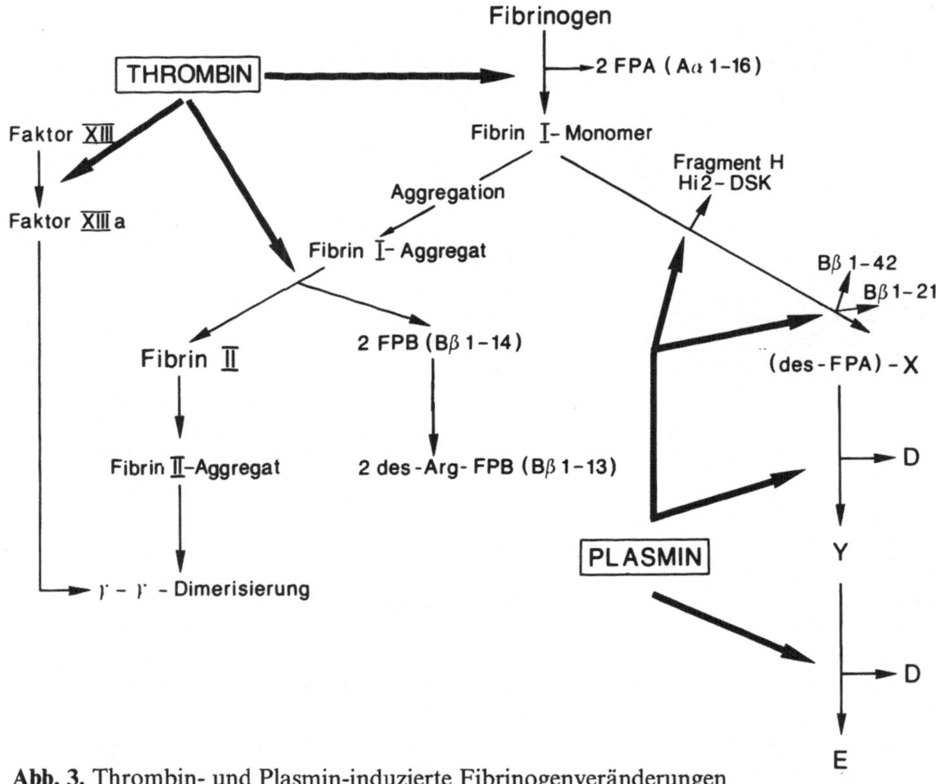

Abb. 3. Thrombin- und Plasmin-induzierte Fibrinogenveränderungen

Grundkrankheit superponiert. Mechanismen, die als Starter einer intravasalen Gerinnung in Frage kommen, sind zusammen mit beispielhaften Krankheitsbildern in der Tabelle 2 zusammengestellt.

II. Diagnose der Verbrauchskoagulopathie

Das klinische Bild ist gekennzeichnet von einer kombinierten plasmatischen und thrombozytären Hämostasestörung: Man findet nebeneinander flächenhafte und punktförmige petechiale Blutungen an Haut und Schleimhäuten. Chronische oder protrahiert verlaufende Formen der Verbrauchskoagulopathie (z.B. Leberzirrhose, Kasabach-Merrit-Syndrom) können ohne klinisch bemerkbare thrombotische oder hämorrhagische Symptome einhergehen.

Der Beweis für die Diagnose ist letztlich nur durch die Kombination verschiedener Laboruntersuchungen möglich. Die meisten im Routinelabor verwendeten Tests sind zwar methodisch unkompliziert, aber wenig spezifisch. Für eine Verbrauchskoagulopathie beweisend sind lediglich die Veränderungen im Fibrinogenmolekül, die durch Thrombin und Plasmin hervorgerufen werden (Abb. 3). Spezifische Methoden, die diese Veränderungen quantifizieren können, sind jedoch zeitlich und methodisch aufwendig und daher in der klinischen Gerin-

Tabelle 3. Verfahren zum Nachweis von Fibrinogen-Derivaten

Thrombin-induziert	Plasmin-induziert

1. Lösliches Fibrin
   a) Gelierungstests
      Äthanoltest
      Protaminsulfattest
      Protaminsulfatpräzipitation
      (Konkurrenz mit ^{125}J-Fibrin-
      monomer)
   b) Gel-Chromatographie
      Affinitätschromatographie
   c) N-terminale Aminosäureanalyse
   d) ^{14}C-Glycin-Äthylesterinkorporation
   e) Immunologische Methoden
      Hämagglutination
      Immunpräzipitation
      Latex-Agglutination
2. Peptide (Radioimmunassay)
    Fibrinopeptid A
    Fibrinopeptid B
    Desarginin-Fibrinopeptid B
3. Faktor XIII a
    cross-linking-peptide (Radio-
    immunassay)
    $\gamma-\gamma$-Fragment (Hitzeextraktion-
    SDS-Elektrophorese)
    D-D Radioimmunassay
	1. Fibrinolytische Spaltprodukte
	   a) Staphylococcus Clumping Test
	   b) Immunologische Methoden
	      Latexagglutinationshemmtest
	      Hämagglutinationshemmtest
	      Immunpräzipitation (SDS-PAG-
	      Elektrophorese
	      Immunaffinitätschromatographie
	      N-terminale Aminosäureanalyse
	   c) Radioimmunassays
	      Fragment D und E
	      E-Neoantigen
	      D-Neoantigen
	2. Peptide (Radioimmunassay)
	    Fragment H
	    Fragment Hi2-DSK
	    Bβ 1–42/Bβ 1–21

nungsdiagnostik zur Zeit noch nicht praktikabel (OEHLER u. ECKHARDT 1981). Die gebräuchlichen Methoden für die Bestimmung von Fibrinogenderivaten sind in Tabelle 3 zusammengefaßt.

1. Untersuchungen im Routinelabor

a) Faktoren, Thrombozyten

Von den sog. Globaltests reagiert die Thromboplastinzeit (Quick-Test) am empfindlichsten auf den intravasalen Verbrauch von Faktoren und ist auch bei leichteren Formen von Verbrauchskoagulopathie verlängert. Die partielle Thromboplastinzeit hingegen wird erst durch massives Absinken der Faktoren II, V und X eindeutig pathologisch. Die Thrombinzeit wird erst verlängert, wenn es zu einem Absinken des Fibrinogens unter etwa 60 mg/dl gekommen ist. Dennoch ist die Thrombinzeit in der Diagnostik der Verbrauchskoagulopathie unentbehrlich, da sie sehr empfindlich auf fibrinolytische Spaltprodukte reagiert. Globaltests alleine sind für die Diagnose und Verlaufskontrolle einer Verbrauchskoagulopathie unzureichend. Als besonders empfindlicher Indikator der Verbrauchsreaktion ist das Absinken der Faktoren V und VIII zu bewerten. Häufig läßt sich die beginnende Verbrauchskoagulopathie nur am Abfall der

Thrombozyten erkennen. Die Verlängerung der Blutungszeit wird verursacht durch eine Verminderung der Thrombozytenzahl und bei fortschreitender Verbrauchskoagulopathie auch durch eine Störung der Thrombozytenfunktion. Die gemeinsame Erfassung des plasmatischen und thrombozytären Gerinnungssystems wird mit dem Thrombelastogramm durchgeführt.

b) Nachweis des löslichen Fibrins

Zur Erfassung des durch Thrombin induzierten Fibrins im Plasma stehen im Routinelabor der Äthanoltest (Godal u. Abildgaard 1966) und der Protaminsulfattest (Lipinski u. Worowski 1968) zur Verfügung. Die Tests basieren auf dem Phänomen, daß sich lösliches Fibrin im Plasma durch Äthanol oder Protaminsulfat gelieren läßt (Parakoagulation). Die Gelierungstests sind zwar einfach durchzuführen, aber störanfällig (z.B. falsch positive Befunde bei erhöhten Fibrinogenkonzentrationen und bei Paraproteinämie und falsch negative Ergebnisse bei erniedrigten Fibrinogenwerten und Fibrinolyseaktivierung). Für den qualitativen Nachweis des löslichen Fibrins unter den Bedingungen des Routinelabors eignet sich eine Erythrozytenaggregationsreaktion (Largo et al. 1976), bei der der Fibringehalt einer Probe anhand der Agglutination von fibrinbeladenen menschlichen Erythrozyten erkannt wird.

c) Nachweis fibrinolytischer Spaltprodukte

Durch die reaktive Fibrinolyse werden Spaltprodukte im Plasma frei, die hauptsächlich durch Hemmung der Fibrinpolymerisation die Gerinnungstests beeinflussen. Thrombinzeit, Thrombinkoagulasezeit und Reptilasezeit werden verlängert. Die beiden letztgenannten Tests sind nicht heparinempfindlich und ermöglichen damit die Differenzierung zwischen Heparin-induzierter und fibrinolytischer Gerinnungsverzögerung.

Beim Staphylococcus-clumping-Test (Hawiger et al. 1970) und bei den Agglutinationshemmtesten (Mersky et al. 1966; Allington 1971) werden ungerinnbare fibrinolytische Spaltprodukte erfaßt, die bei der Gerinnselbildung nicht inkorporiert werden und deshalb im Serum nachweisbar sind.

2. Spezielle Analytik

a) Thrombin-induzierte Veränderungen

Spezialverfahren erlauben den Nachweis des Fibrins u.a. durch Analyse der N-terminalen Aminosäuren (Kierulf 1973) sowie auch mittels Gelfiltration (Fletcher et al. 1970). Eigene Erfahrungen wurden mit der von Matthias et al. (1977) entwickelten Affinitätschromatographie gesammelt (Oehler u. Matthias 1979) (Abb. 4).

Das durch Thrombineinwirkung aus dem Fibrinogen zunächst abgespaltene Fibrinopeptid A (FPA) läßt sich in einem spezifischen Radioimmunassay nachweisen (Nossel et al. 1971, 1974). Erhöhte FPA-Spiegel und damit eine Hyperkoagulabilität wurden bei disseminierter intravasaler Gerinnung (Nossel et al. 1979), bei Thromboembolie (Yudelmann et al. 1978) und bei Malignomen nachgewiesen. Fibrinopeptid B, welches offensichtlich erst sekundär nach Aggrega-

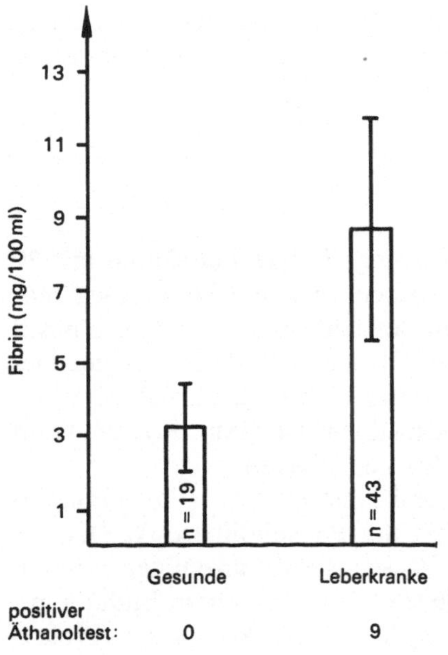

Abb. 4. Affinitätschromatographisch bestimmte Fibrinwerte bei Leberkranken (OEHLER u. MATTHIAS 1979). Als Zeichen der gesteigerten intravasalen Thrombinaktivierung findet sich eine signifikante Erhöhung des Fibrin im Plasma der Leberkranken. Der positive Äthanoltest zeigt die erhöhte Fibrinkonzentration nur bei 9 Patienten an

tion des sog. Fibrin I freigesetzt wird, läßt sich seit kurzem als des-Arginin-Fibrinopeptid B ebenfalls radioimmunologisch nachweisen (ECKHARDT et al. 1981).

Die durch das Thrombin bei der intravasalen Thrombozytenaggregation freigesetzten spezifischen Proteine (Thrombozytenfaktor 4 und β-Thromboglobulin) sind ebenfalls radioimmunologisch erfaßbar (PEPPER 1979).

b) Plasmin-induzierte Veränderungen

Spezialmethoden erlauben die Messung der durch Plasmin aus dem Fibrin-I-Molekül freigesetzten Peptidketten. Für verschiedene der dabei entstehenden Fragmente (H, Hi2-DSK, Bβ 1–21) wurden Radioimmunassays entwickelt (NOSSEL et al. 1979). Es ist auch möglich, die Fragmente D und E radioimmunologisch zu bestimmen (GORDON et al. 1975). Im Verlauf der fibrinolytischen Umwandlung des Fibrin(ogen)moleküls werden neue antigene Strukturen exponiert, die auf den Fibrinogenmolekülen nicht nachweisbar sind. So ist z.B. ein gut definiertes E-Neoantigen auf den Fragmenten X, Y und E vorhanden und radioimmunologisch bestimmbar (PLOW u. EDGINGTON 1977).

E. Die Rolle der Prostaglandine im Hämostasemechanismus

Prostaglandine bzw. Prostanoide (SMITH 1980) sind Gewebshormone (Autakoide) (DOUGLAS 1975), die am Syntheseort oder der unmittelbaren Nähe wirksam sind (WEBER et al. 1979). Die biologischen Effekte der Prostaglandine sind mannigfaltig und für verschiedene Derivate z.T. gegensätzlich, wie beispielsweise

Vasokonstriktion und Vasodilatation. Es gibt viele Hinweise, daß Prostaglandine einen modulierenden Effekt auf verschiedene neurale und humorale Systeme ausüben.

I. Chemie und Biosynthese (Abb. 5)

Chemisch handelt es sich um zyklisierte, hoch ungesättigte Fettsäuren mit 20 C-Atomen, die aus Arachidonsäure, Eicosapentaensäure und Dihomo-γ-Linolensäure entstehen. Diese Präkursoren sind in der Nahrung enthalten, können aber auch aus den essentiellen Fettsäuren Linolsäure und Linolensäure gebildet werden. Die jeweiligen Anteile der genannten Fettsäuren in der Ernährung sind in verschiedenen Bevölkerungsgruppen unterschiedlich (DE GAETANO 1981) und können das Muster der Prostaglandinmetabolite beeinflussen.

Die Freisetzung der Präkursoren aus Membranstrukturen (Phospholipidester) erfolgt durch die enzymatische Aktivität der Phospholipase A_2 (KUNZE u. VOGT 1971; BILLS et al. 1978; VOGT 1978). Ausgangssubstanzen der weiteren Prostaglandinsynthese sind die Endoperoxyde (PGG, PGH), deren Bildung mit Hilfe des Prostaglandin-Cyclooxygenase-Peroxydase-Enzymkomplexes (Prostaglandin-Endoperoxyd-Synthetase) erfolgt. Die äußerst instabilen Endoperoxyde (PGG_2 und PGH_2) wurden 1973 erstmals isoliert (HAMBERG u. SAMUELSON 1973); sie besitzen eine Halbwertszeit von wenigen Minuten. Aus den Endoperoxyden entstehen die Prostaglandine PGE_2, PGD_2 und $PGF_{2\alpha}$, die als klassische Prostaglandine bezeichnet werden. Zusätzlich sind in den letzten Jahren die Thromboxane (TXA_2; TXB_2) (HAMBERG et al. 1975) und das Prostazyklin (PGI_2) (MONCADA et al. 1976) in den Mittelpunkt des Interesses gerückt (MONCADA u. VANE 1978; MONCADA 1980; MUSTARD et al. 1980; SMITH 1980; HARLAN u. HARKER 1981). Diese Prostaglandine sind von großer Bedeutung für Interaktionen zwischen Thrombozyten und Gefäßwand.

Thromboxan wird vorwiegend in Thrombozyten mittels Thromboxan-Synthetase aus den Endoperoxyden gebildet und sehr rasch in biologisch inaktives Thromboxan B_2 abgebaut; dieses ist als relativ stabile Verbindung radioimmunologisch meßbar. Auch in der Gefäßwand kann prinzipiell die Thromboxan-A_2-Bildung erfolgen. Bei Wandverletzungen steigt die Syntheserate (ALLY u. HORROBIN 1980). Die wesentlichen Stimuli für die Thromboxan-A_2-Bildung sind Thrombin und Kollagen.

Thromboxan A_2 wirkt auf die Thrombozyten aggregierend und auf Gefäße konstriktorisch. Bei Gefäßwandverletzungen mit Freilegung von Kollagenstrukturen und aktiviertem Gerinnungssystem kann daher Thromboxan A_2 am Aufbau des Thrombozytenpfropfes mitwirken. Allerdings ist auch ohne Thromboxan A_2 die Thrombozytenaggregation möglich, da die Aggregation über mehrere Wege ablaufen kann (DE GAETANO 1981). Thrombin kann z.B. die Thrombozytenaggregation sowohl über Prostaglandinmetabolite als auch davon unabhängig herbeiführen (KINLOUGH-RATHBONE et al. 1977).

Prostazyklin (PGI_2) wird in Strukturen der Gefäßwand (Endothel, Muskelzellen) durch die Prostazyklinsynthetase gebildet. Es wirkt vasodilatierend und ist der stärkste bekannte körpereigene Aggregationshemmer der Thrombozyten.

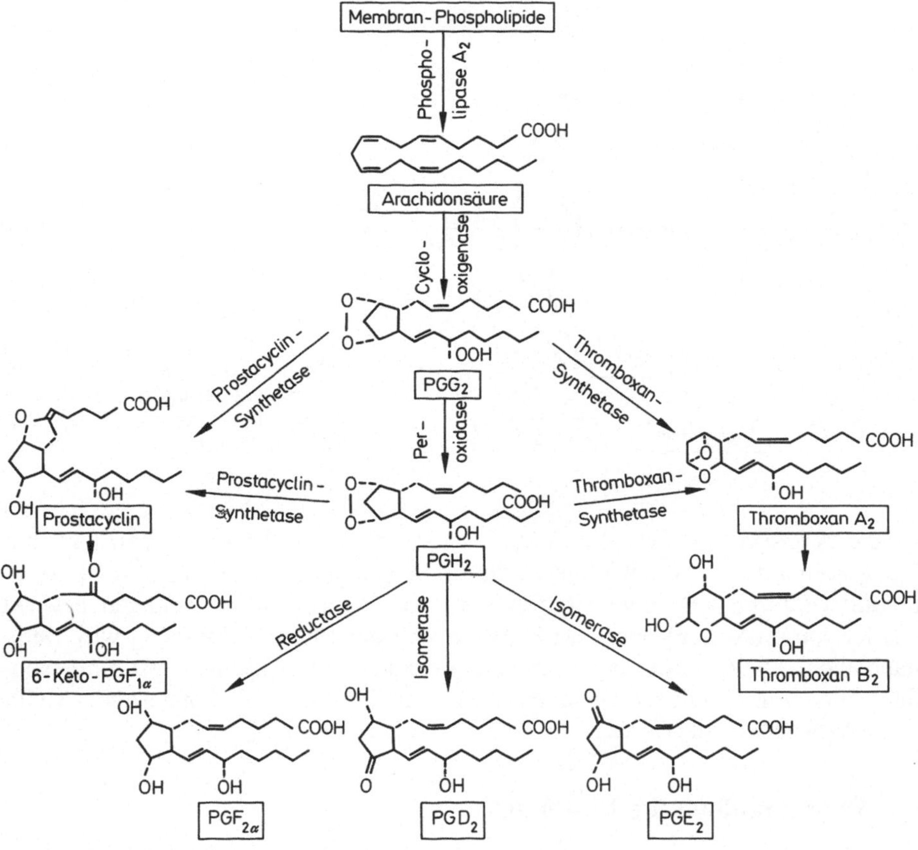

Abb. 5. Prostaglandine, Chemie und Biosynthese

Die Synthese des Prostazyklins kann möglicherweise durch Verletzungen des Gefäßendothels angeregt werden. Auch Thrombin ist ein Stimulus für die Prostazyklinbildung (WECKSLER et al. 1978). Nach HOPE et al. (1979) soll β-Thromboglobulin die Prostazyklin-Synthese hemmen.

II. Regulierende Funktionen der Prostaglandine

Thromboxan A₂ und Prostazyklin sind bezüglich der Aggregationstendenz der Thrombozyten und des Tonus der Gefäße antagonistisch wirksam. In den Plättchen steuern die beiden Prostaglandinderivate den Gehalt an zyklischem AMP durch entgegengesetzt gerichtete Beeinflussung membranständiger Adenylzyklasen (Abb. 6). Prostazyklin führt zur Erhöhung, Thromboxan zur Erniedrigung des c-AMP-Gehaltes der Thrombozyten. c-AMP regelt durch Calciumbindung die Verfügbarkeit des Calciums in den Plättchen, was für die Aggregation und Releasereaktion ausschlaggebend ist. Je höher die thrombozytäre c-AMP-Konzentration ist, desto weniger freies Calcium ist vorhanden und desto geringer

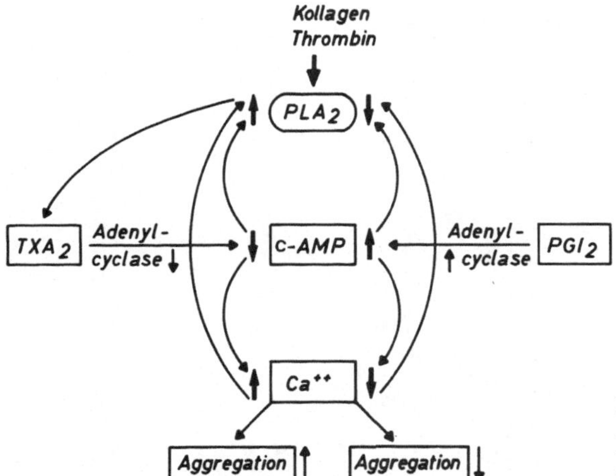

Abb. 6. Die Regulation der Thrombozytenaggregation durch Prostaglandinderivate (Erklärung im Text)

ist die Aggregation. Sowohl Calcium als auch c-AMP wirken „zurück" auf Phospholipase A_2 und beeinflussen damit die weitere Bereitstellung von Thromboxan, wodurch z.B. eine Perpetuierung von Aggregationsvorgängen bewirkt werden kann (Abb. 6). Der Aktivitätszustand der Phospholipase A_2 wird demnach nicht allein durch aggregationsauslösende Mechanismen bestimmt, sondern auch von den durch verschiedene Prostaglandine ausbalancierten c-AMP-Gehalt (Weber et al. 1979).

III. Pharmakologische Einflüsse

Die pharmakologische Beeinflussung des Prostaglandinstoffwechsels verfolgt das Ziel, die Aggregationsfähigkeit der Blutplättchen zu vermindern. Die größte Bedeutung erlangten Pharmaka, die die Zyklooxygenase inhibieren können. Acetylsalicylsäure acetyliert irreversibel aktive Stellen dieses Enzyms, so daß die Endoperoxydbildung für die Lebensdauer der betroffenen Thrombozyten gehemmt ist. Sulfinpyrazon bewirkt eine reversible Hemmung dieses Enzymsystems. Es ist offensichtlich, daß auf diese Weise der Weg zu der aggregatorischen Substanz Thromboxan ebenso inhibiert wird wie der zu seinem Gegenspieler Prostazyklin. Jedoch ist das thrombozytäre System gegenüber diesen Medikamenten empfindlicher als das gefäßständige System (Baenzinger et al. 1977), so daß sich in der Bilanz die erwünschte Aggregationshemmung erreichen läßt. Im gleichen Sinn sind auch die Befunde zu interpretieren, daß bei einem angeborenen Zyklooxygenasemangel eine milde Blutungsneigung beobachtet wird (Pareti et al. 1980). Allerdings sind weiterhin Fragen der Dosierung dieser Thrombozyten-Aggregationshemmer offen.

Ein weiterer Weg ist die Hemmung der Phosphodiesterase, die z.B. mit Dipyridamol erreicht werden kann. Damit steigt das zyklische AMP in den Thrombozyten an und bewirkt eine Aggregationshemmung.

Größere klinische Studien wurden durchgeführt, um den Einfluß von Thrombozytenaggregationshemmern nach Myokardinfarkt und nach transitorischen ischämischen Attacken zu prüfen.

F. Pathophysiologie schockbedingter Gerinnungsveränderungen

I. Gefäßendothel

Veränderungen des Gefäßendothels bei verschiedenen Schocksituationen sind wesentlich an der Entwicklung der Gerinnungsstörung beteiligt (THORGEIRSSON u. ROBERTSON 1978; MASON et al. 1977).

1. Antithrombotische Eigenschaften des intakten Endothels

Für das intakte Gefäßendothel ist kennzeichnend, daß es die Anhaftung von Thrombozyten und Leukozyten nicht begünstigt und weder über das Intrinsic- noch über das Extrinsic-System das plasmatische Gerinnungssystem aktiviert. Das Endothel besitzt antithrombotische Eigenschaften (sog. „Thromboresistenz"), mit denen es zur Erhaltung des hämostatischen Gleichgewichts beiträgt (JØRGENSEN 1971).

Die an das Gefäßlumen grenzende Endothelzellwand besitzt einen Schutzfilm (Glykokalyx) aus Glykoproteinen, der der Aktivierung des Gerinnungssystems und der Plättchenaggregation entgegenwirkt (SHIRAHAMA u. COHEN 1972; DANON u. SKUTELSKY 1976). Weiterhin kann das Endothel in der Blutbahn zirkulierendes Thrombin binden und dadurch möglicherweise eliminieren (AWBREY et al. 1975; LOLLAR u. OWEN 1980). Auch vasoaktive Substanzen mit thrombozytenaggregierendem Effekt wie Serotonin, ADP, werden von Endothelzellen metabolisiert. Dies ist insbesondere für Endothelien in der pulmonalen Strombahn gezeigt worden (SMITH u. RYAN 1972). Die Bildung des Fibrinolyseaktivators (Plasminogenaktivator) im Gefäßendothel wurde ebenfalls beschrieben (WARREN u. KAHN 1975; LOSKUTOFF u. EDGINGTON 1977). Das intakte Endothel kann daher Fibrinniederschläge sofort auflösen und Thrombusbildungen verhindern. Möglicherweise kann das Gefäßendothel Komplexbildungen zwischen Gerinnungsfaktoren und Inhibitoren bewirken.

Das in der Gefäßwand gebildete Prostazyklin übt einen starken antiaggregatorischen Effekt auf die Blutplättchen aus. Offenbar ist die Syntheseaktivität im Endothel im Vergleich zu den anderen Wandanteilen besonders ausgeprägt (MONCADA et al. 1977).

Experimentelle Untersuchungen an der Aorta des Kaninchens haben gezeigt, daß Prostazyklin alleine zwar die Adhäsion von Thrombozyten am Subendothel vermindert, aber nicht völlig verhindert (CAZENAVE et al. 1979).

2. Auswirkungen schockbedingter Endothelschäden auf die Hämostase

a) Thrombozyten

Im Zusammenhang mit einem Schock entwickeln sich frühzeitig Veränderungen im Bereich des Gefäßendothels, so daß die beschriebenen Schutzmechanismen gegen eine intravasale Aktivierung der Hämostase ganz oder teilweise verloren werden. Beispielsweise wurden morphologisch erkennbare Endothelzerstörungen unter Hypoxiebedingungen beschrieben (KJELDSEN u. THOMSEN 1975). In anderen Arbeiten wird aus ablaufenden Reparationsprozessen auf Endothelschäden geschlossen: GAYNOR (1971) hat bei Kaninchen nach Endotoxin-Einzelinjektionen eine gesteigerte Mitoseaktivität der Endothelien nachgewiesen. Auch

Freudenberg u. Riese (1976) haben in histochemischen Untersuchungen beim experimentellen Endotoxinschock der Ratte die gesteigerte Endothelproliferation nachgewiesen. Ihr Ausmaß wurde als Indikator der vorangegangenen Endothelschädigung herangezogen. Experimentelle Untersuchungen haben weiter gezeigt, daß nach einem schweren Eingriff in die Hämodynamik (Anlegen einer aortokavalen Fistel) im Bereich der unteren Hohlvene als Ausdruck endothelialer Schädigungen die Mitoseaktivität des Endothels rapide ansteigt (Fallon u. Stehbens 1972).

Zusammenfassend kann im Schock eine mehr oder minder generalisierte Gefäßendothelschädigung angenommen werden, die auch als generalisierte Vaskulitis der Gefäßinnenschicht aufgefaßt wurde (Freudenberg 1978). In verschiedenen Gefäßregionen sind die Endothelveränderungen in unterschiedlicher Stärke nachweisbar. Besonders ausgeprägte Veränderungen wurden in der Makrozirkulation (Aorta, Vena cava, Endokard) gefunden. Als makroskopisches Schockäquivalent ist eine Endokarditis mit Endocarditis verrucosa in der Mitralklappe möglich (Mittermayer et al. 1971).

Die Schädigung des Endothels führt zur Aggregation von Thrombozyten innerhalb der Gefäßbahn. Es herrschen noch kontroverse Ansichten, ob Thrombozyten an den veränderten Endothelzellen selbst haften können (Ashford u. Freiman 1968; Gabbiani u. Badonell 1975).

Die unterschiedlichen Reaktionen zwischen Thrombozyten und verändertem Gefäßendothel hängen ab vom Ausmaß der Schädigung und von den rheologischen Gegebenheiten (Mason et al. 1977). Bereits bei leichteren Endothelveränderungen können zytoplasmatische Substanzen, insbesondere ADP, in das Blut abgegeben werden und direkt zur Thrombozytenaggregation führen. Bei stärkeren Endothelschädigungen kommt es zum Absterben der Endothelzellen. Dabei wird das subendotheliale Gewebe freigelegt, so daß die Adhäsion und Aktivierung von Thrombozyten erfolgen kann (Maca u. Hoak 1974). Als reaktive Strukturen kommen Basalmembranen, Kollagenfasern, Elastin, Mikrofibrillen in Frage (Stemerman 1974). Im Bereich der Kapillaren geht die Aktivierung von den Basalmembranen aus.

Ein entscheidender Mechanismus bei der Ausbildung der Thrombozytenaggregate ist, daß infolge der Gefäßwandschäden (insbesondere des Endothelschadens) das Prostazyklin als stärkste natürliche antiaggregatorische Substanz in der Gefäßwand nicht mehr ausreichend gebildet wird. Es ist bekannt, daß die Ausschaltung von Prostazyklin in der Gefäßwand mit z.B. Tranylcypromine die Plättchenthrombenbildung stark begünstigt (Bourgain 1978; Rosenblum u. El-Sabban 1978). Beim hämolytisch urämischen Syndrom wurde das Auftreten von intravasalen Thromben mit einer mangelhaften Prostazyklinbereitstellung der Gefäßwand erklärt (Donati et al. 1980; Webster et al. 1980). Der Reduktion antiaggregatorisch wirksamer Prostaglandinderivate steht eine Steigerung der proaggregatorischen Prostaglandine gegenüber (Flynn et al. 1975).

Unter experimentellen Bedingungen wurde außerdem gezeigt, daß nach wiederholten Ischämien eine Erschöpfung der Prostazyklinbildung einsetzt (Serneri et al. 1980).

Abgesehen von den Interaktionen zwischen Thrombozyten und Endothelzellen werden im Schock auch blutständige, humorale Faktoren wirksam, die die

Thrombozytenaggregation fördern. Als Beispiel sind die bei allen Schockformen erhöhten Catecholaminspiegel zu erwähnen, die einen prokoagulatorischen Effekt besitzen.

Thrombozytenaggregate in der Gefäßbahn gelten als frühe morphologische Substrate der schockbedingten Hämostasestörung. Infolge der Sequestration der Plättchen entwickelt sich eine Thrombozytopenie, die als wesentliches diagnostisches Kriterium der schockbedingten Verbrauchskoagulopathie gilt (HEENE u. MATTHIAS 1978).

b) Plasmatisches Gerinnungssystem

Die Endothelveränderungen im Schock bewirken auch eine Aktivierung des plasmatischen Gerinnungssystems, so daß sich intravasal Fibrinablagerungen bilden können. Die untergehenden Gefäßendothelien setzen in großen Mengen Gewebefaktor frei (MAYNARD et al. 1975) und aktivieren über FVII das Extrinsic-System der Blutgerinnung.

Die freigelegten subendothelialen Kollagenstrukturen aktivieren FXII (Hageman-Faktor), so daß auch über das Intrinsic-System die intravasale Thrombinfreisetzung induziert wird. Es wurde bereits erwähnt, daß sich zwischen plasmatischen Gerinnungsvorgängen und Thrombozytenaggregation Wechselbeziehungen herausbilden. So steigert das im plasmatischen System freigesetzte Thrombin weiter die Thrombozytenaggregation, die wiederum über die Aktivierung von FXI das plasmatische Gerinnungssystem stimuliert (WALSH 1972).

II. Fibrinablagerungen

1. Thrombineffekte

Das freiwerdende Thrombin im Kreislauf kann nach Komplexbildung durch Antithrombin III inhibiert werden. Offenbar übersteigt dabei kurzzeitig der Verbrauch die Nachbildung des Antithrombin III, so daß sich im Schock eine Insuffizienz des Thrombininhibitors entwickelt (BICK et al. 1977, 1980). Bei Schockzuständen mit starker Thromboplastineinschwemmung wie z.B. beim traumatischen und septischen Schock wurden besonders deutlich absinkende Antithrombin-III-Konzentrationen gefunden (DEUTSCH u. THALER 1979).

Als Endprodukt der plasmatischen Gerinnung entsteht Fibrin, welches zunächst durch Komplexbildung mit Fibrinogen in Lösung bleibt. Zusätzliche metabolische (vor allem Azidose), humorale und zirkulatorische Bedingungen führen dann zur speziellen Lokalisation der Fibrinausfällung in bestimmten Gefäßregionen. Dieser Reaktionsschritt ist nicht thrombinabhängig und läßt sich daher durch Heparintherapie nicht mehr verhindern. Diffuse Fibrinausfällungen in der venösen Mikrozirkulation bedingen eine generalisierte Austrombehinderung und können für die Irreversibilität des Schocks verantwortlich sein.

2. Fibrinolyse

Die Ablagerung von Fibrin setzt eine reaktive Fibrinolyse in Gang, die unter Umständen die Fibringerinnsel wieder beseitigen kann. Die antikoagulatorisch wirksamen Fibrinolyseprodukte (Splits) können im gesamten Kreislaufsystem nachweisbar werden. Eine überschießende Fibrinolyse (Hyperfibrinolyse) kann zu einem Defibrinierungssyndrom mit schweren Blutungskomplikationen führen. Derartige Gerinnungsstörungen wurden insbesondere bei Schockzuständen im Rahmen geburtshilflicher Komplikationen beschrieben (Graef et al. 1974).

Andererseits ist zu berücksichtigen, daß der Plasminogenaktivator in der Gefäßwand synthetisiert wird, so daß die schockbedingte Beeinträchtigungen dieser Struktur zur Reduktion der Fibrinolyseaktivität führen. Saldeen (1976) hat im traumatischen Schock eine verminderte Freisetzung der Fibrinolyseaktivität am Gefäßendothel nachgewiesen. Außerdem ist eine Steigerung des Kinaseinhibitors bei septischem und traumatischem Schock bekannt (Bagge et al. 1978). Die Insuffizienz der lokalen Fibrinolyse muß somit als zusätzlicher Mechanismus bei der Ausbildung der Fibringerinnsel verantwortlich gemacht werden.

III. Retikuloendotheliales System (RES)

Das RES, das zu über 50% in den von Kupffer-Sternzellen der Leber lokalisiert ist, ist als wichtiges Klärorgan bei der Beseitigung von aktivierten Hämostaseprodukten und von partikel- bzw. toxinbeladenen Plättchen anzusehen (Altura 1980). Die Clearanceleistung kann beispielsweise anhand des Eliminationsmusters von radioaktiv markiertem Fibrin und seinen Komplexen verfolgt werden (Sherman et al. 1975).

Im Rahmen des Schocks wird die funktionelle Kapazität des RES deutlich eingeschränkt. Sowohl aktivierte plasmatische Gerinnungsfaktoren als auch mit Fibrin und Toxinen beladene Thrombozyten akkumulieren daher im Kreislauf und schaffen eine weitere Voraussetzung für intravasale Gerinnungsvorgänge.

Eine wichtige Funktion des RES besteht darin, daß es Endotoxin fixiert und abbaut. Daraus ergibt sich, daß die im Schock aus dem mikrozirkulatorisch geschädigten Darm (Zusammenbruch der Darmwandschrankenfunktion) vermehrt liberierten Endotoxine durch das funktionell gestörte RES unzureichend geklärt werden und in den Kreislauf einströmen (Fine 1975). Man hat dieses Phänomen als „Spill over" bezeichnet. Im Hinblick auf die Hämostase führt dieses Phänomen im wesentlichen zu einer prokoagulatorischen Wirkung, indem das Endotoxin Endothel schädigt und das endogene Gerinnungssystem aktiviert.

Zusammenfassend ist festzustellen, daß die beschriebenen pathophysiologischen Vorgänge zu einer disseminierten intravasalen Gerinnung führen (Matthias u. Lasch 1982), an deren Entwicklung die diffuse Gefäßendothelveränderung entscheidenden Anteil hat. Bei der Autopsie lassen sich daher mikrothrombotische Veränderungen bei 60% aller im Schock verstorbenen Patienten nachweisen (Rottér 1971; Mittermayer 1975). In einer Zusammenstellung von Colman et al. (1972) zeigte sich, daß bei 40% der Patienten mit DIC Endothelschäden vorliegen, deren Hauptursachen Infektionen und Hypoxie waren.

Aus der intravasalen Gerinnungsaktivierung kann sich eine Verbrauchskoagulopathie mit hämorrhagischer Diathese entwickeln. Spontane Blutungen werden bei Schockpatienten in etwa 20% gefunden (Heene u. Matthias 1978).

G. Spezielle Befunde bei verschiedenen Schockformen

I. Septischer Schock; Endotoxinschock

Der septische Schock tritt insbesondere als Komplikation bakterieller Infektionen auf, kann aber auch durch Viren, Parasiten und Pilze verursacht werden. Für die Pathogenese des Schockzustandes scheinen nicht die Bakterien selbst, sondern Bakterientoxine wie z.B. das Endotoxin ausschlaggebend zu sein.

In der Mehrzahl der Fälle (ca. 70%) nimmt der septische Schock seinen Ausgang von Infektionen mit gramnegativen Bakterien (E. coli, Klebsiella aerobacter, Proteus und Pseudomonas). Das von diesen Bakterien freigesetzte Endotoxin besitzt große Bedeutung für die Auslösung des Schocks und insbesondere auch für das Entstehen von Gerinnungsstörungen. Bei dem Endotoxin handelt es sich um Lipopolysaccharide, die Bestandteile der Bakterienzellwand sind (RAMADORI u. HOPF 1979; ORSKOV 1978). Auch unter physiologischen Bedingungen gelangen Endotoxine aus der intestinalen Bakterienflora ins Blut und werden im RES phagozytiert. Wesentlich seltener sind Ektotoxine von grampositiven Bakterien für einen septischen Schockzustand verantwortlich. Patienten mit resistenzmindernden Grundkrankheiten (Diabetes mellitus, Leberzirrhose, Malignome, Immunsuppression) neigen besonders zum septischen Schock (FREID u. VOSKI 1968; MILLER u. OAKS 1979). Schwerverlaufende septische Krankheitsbilder mit Schock und gravierenden Hämostasestörungen wurden auch bei Patienten nach Splenektomie beschrieben (ALESTIK u. NORRBY 1979; FINDLING et al. 1980).

1. Pathophysiologie

Im Tierexperiment kann durch Injektion von Endotoxin ein Kreislaufschock erzeugt werden. Dabei besteht eine Verminderung des Herzzeitvolumens, da infolge einer Wiederstandserhöhung in der Lungenstrombahn der venöse Zufluß zum linken Herzen vermindert ist (NEUHOF 1975). Dieser pathophysiologische Ablauf läßt sich auf den septischen Schock des Menschen nur sehr bedingt übertragen. Durch zusätzliche Einflüsse (z.B. funktionelle AV-Shunts im entzündlichen Gewebe) verläuft beim Menschen der Schock zumeist in der hyperdynamen Form mit gesteigertem Herzzeitvolumen. Die verschiedenen Verlaufsvarianten des septischen Schocks entwickeln sich zu einer Mikrozirkulationsstörung, die eine wesentliche Ursache für die gravierenden Gerinnungsstörungen ist. Entsprechend konnte in Experimenten an Hunden die Prognose des Endotoxinschocks verbessert werden, wenn durch extrakorporale Perfusion die Gerinnung ausgeschaltet wurde (BELLER-TODD et al. 1979). Die Beeinträchtigungen der Blutgerinnung führen zur hämorrhagischen Diathese mit Haut- und Schleimhautblutungen. Im klinischen Verlauf einer Sepsis sind der Abfall von Thrombozyten und Gerinnungsfaktoren wichtige Labordaten.

2. Tierexperimentelle Befunde; Shwartzman-Reaktion

Über den Einfluß des Endotoxins auf die Blutgerinnung liegen umfangreiche experimentelle Untersuchungen vor (MÜLLER-BERGHAUS u. LASCH 1975). In den letzten Jahren wurden auch mehrere Studien zur Endotoxinwirkung an Affen vorgelegt (Balis et al. 1978; Coalson et al. 1975). Im tierexperimentellen Modell kann mit Endotoxininjektionen die generalisierte Shwartzman-Reaktion hervorgerufen werden (McKay 1963). Darunter versteht man eine besondere Verlaufsform der disseminierten intravasalen Gerinnung, die gekennzeichnet ist durch die Verlegung von Glomerulumkapillaren mit fibrinreichen Mikrogerinnseln und nachfolgenden Nierenrindennekrosen. Die generalisierte Shwartzman-Reaktion wird ausgelöst durch zweimalige intravenöse Injektionen („preparatory" und „provoking" injection) von Endotoxin in ca. 24stündigen Abständen (Übersicht bei Müller-Berghaus u. Lasch 1975). McKay (1973) sieht eine wesentliche Erklärung für die Persistenz der glomerulären Thromben in der Erschöpfung des Fibrinolyseaktivators nach der ersten Injektion.

Auch eine kontinuierliche Endotoxininfusion kann zu einer generalisierten Shwartzman-Reaktion führen (Schöndorf et al. 1971). Unter bestimmten Bedingungen kann auch die Einzelinjektion von Endotoxin eine Shwartzman-Reaktion hervorrufen. Im Hinblick auf die klinische Bedeutung ist besonders herauszustellen, daß bei schwangeren Versuchstieren auch nach einmaliger Endotoxininjektion typische Mikrogerinnsel in den Glomerulumkapillaren auftreten (Rodriguez-Erdmann 1964).

Von verschiedenen Untersuchern wurde gezeigt, daß Endotoxin Schädigungen des Gefäßendothels bewirkt (Gaynor 1971; Gerrity et al. 1976; Freudenberg u. Riese 1976). Bei Kaninchen ließen sich nach Endotoxininjektionen elektronenmikroskopisch und lichtmikroskopisch im Blut zirkulierende Endothelzellen nachweisen (Gaynor et al. 1970), so daß man annehmen kann, daß die geschädigten Zellen von der Gefäßwand abgelöst wurden.

3. Der Einfluß des Endotoxins auf den Hämostasemechanismus

Die geschädigten Endothelzellen können thromboplastisches Material freisetzen. Endotoxinbedingte Endothelschäden und die von der Mikrozirkulationsstörung verursachten Veränderungen des Endothels sind im Einzelfall schwer voneinander abgrenzbar. Als Folge dieser Vorgänge werden subendotheliale Strukturen freigelegt, die die Aggregation von Thrombozyten ermöglichen und das plasmatische Gerinnungssystem aktivieren.

Es wird angenommen, daß Endotoxin den Hageman-Faktor aktiviert und damit das Intrinsic-System im Plasma in Gang setzt (Morrison u. Cochrane 1974). Der Mechanismus der Hageman-Faktor-Aktivierung ist noch nicht eindeutig geklärt. Nach Untersuchungen von Müller-Berghaus u. Schneeberger (1971) ist die endotoxinbedingte Auslösung intravasaler Gerinnungsvorgänge durch direkte Aktivierung des Hageman-Faktors nicht erklärbar, da dessen Ausschaltung durch Lysozym die Verbrauchskoagulopathie nicht verhindert. Auch läßt sich das Absinken des Hageman-Faktors nach Endotoxin durch Ausschaltung anderer Gerinnungsfaktoren mittels Vitamin-K-Antagonisten verhindern. Möglicherweise ist die endotoxinbedingte Abnahme des Hageman-Faktors erst als Folge intravasal ablaufender Gerinnungsvorgänge zu interpretieren (Müller-Berghaus 1977). Die Stimulation des Extrinsic-Systems im Rahmen der Endotoxinämie kann über die zerstörten Endothelzellen erfolgen. Weiterhin besitzen die Leukozyten besondere Bedeutung für die Auslösung intravasaler Gerinnungsvorgänge (LERNER et al. 1971; MÜLLER-BERGHAUS u. ECKHARDT 1975; MÜLLER-BERGHAUS 1977). Unter Endotoxineinfluß können größere Mengen thromboplastischen Materials aus Leukozyten freigesetzt werden (NIEMETZ 1972). Im Tierversuch wurde gezeigt, daß die Auslösung intravasaler Gerinnungsvorgänge mit Endotoxin nur in Anwesenheit von Leukozyten gelingt, während Thrombozyten dabei nicht unbedingt erforderlich sind (BOHN u. MÜLLER-BERGHAUS 1976; MÜLLER-BERGHAUS et al. 1976; KRAMER u. MÜLLER-BERGHAUS 1977).

Mikroangiopathische Veränderungen und direkte Endotoxineinwirkungen führen im Verlauf des Endotoxinschocks zu einer Hämolyse (BRAIN u. HOURIHANE 1967). Es wurden daher auch freigesetzte Erythrozytenbestandteile als Trigger der Gerinnung diskutiert. Die vorliegenden tierexperimentellen Untersuchungen der letzten Jahre, bei denen auch ultrastrukturelle Veränderungen der Erythrozyten geprüft wurden, lassen den Einfluß der Hämolyse für Induktion und Fortschreiten intravasaler Gerinnungsprozesse eher gering erscheinen (AASEN et al. 1978; DALE et al. 1980).

Abgesehen von der erwähnten Thrombozytenaggregation an subendothelialen Gefäßstrukturen ist zu berücksichtigen, daß Endotoxin an der Oberfläche der Thrombozyten fixiert wird und Aggregation und Freisetzungsreaktion der Plättchen bewirkt (DES PREZ et al. 1961). Es kommt außerdem zu Thrombozytendestruktionen. Als Resultat dieser Vorgänge tritt als Frühreaktion nach Endotoxin eine ausgeprägte Thrombopenie in Erscheinung, die wesentliche Ursache von hämorrhagischen Diathesen ist. Unter dem Einfluß von Endotoxin kommt es außerdem zur qualitativen Veränderung der Plättchen, die sich u.a. in der Verminderung des Plättchenfaktors 3 äußern (LASCH et al. 1960).

Zwischen dem Komplementsystem und dem Gerinnungssystem bestehen enge Beziehungen (KANE et al. 1973; BROWN 1975). Durch Endotoxin kommt es zu einer direkten Komplementaktivierung (HEIDEMANN et al. 1979). Nach MORRISON u. KLINE (1977) wird sowohl der klassische als auch der Properdinweg (alternative Weg) des Komplementsystems durch bakterielle Lipopolysaccharide aktiviert. Unabhängig vom Endotoxin führt die disseminierte intravasale Gerinnungsaktivierung per se zu einer Komplementaktivierung (KALOWSKI et al. 1975).

Die Komplementaktivierung fördert die Plättchenaggregation und ist möglicherweise an der Schädigung von Endothelzellen beteiligt. Allerdings konnte in Versuchen mit Kaninchen mit einem angeborenen C6-Mangel nach Endotoxin die Shwartzman-Reaktion in gleicher Weise wie bei normalen Tieren ausgelöst werden (MÜLLER-BERGHAUS u. LOHMANN 1974).

Die Bedeutung des RES beim Zustandekommen der endotoxinbedingten Gerinnungsveränderungen ergibt sich daraus, daß das RES durch Clearance von aktivierten Gerinnungsprodukten einer überschießenden intravasalen Gerinnung entgegenwirkt (LASCH u. RÒKA 1954; DEYKIN 1966; SPAET et al. 1961). Beim Endotoxinschock besteht eine besondere Belastung des RES durch Bakterientoxine. Es ist anzunehmen, daß dies eine reduzierte Elimination von Gerinnungsfaktoren zur Folge hat, so daß die Hyperkoagulabilität zusätzlich erhalten wird.

Als weiterer Kompensationsmechanismus gegen Auswirkungen diffuser intravasaler Gerinnungsprozesse ist die Aktivierung der Fibrinolyse zu sehen, durch die beispielsweise fibrinreiche Mikrogerinnsel der Glomerulumgefäße lysiert werden (Beller et al. 1969). Dieser Mechanismus ist offensichtlich in der Schwangerschaft gestört (Margaretten et all 1964). In der Niere ist während der Schwangerschaft der Fibrinolyseaktivator vermindert (Epstein et al. 1968). Weiterhin wird auch durch Endotoxin die Fibrinolyseaktivierung der Nierenrinde reduziert, wobei ein aus Plättchen freigesetzter Mediator wirksam sein soll (Bergstein 1976). Diese Zusammenhänge erklären die hohe Inzidenz von Nierenrindennekrosen bei septischen Zuständen im Zusammenhang mit Schwangerschaft und Geburt.

4. Klinische Aspekte

Die Berichte über klinische Beobachtungen zeigen, daß Veränderungen der Gerinnung (Verlängerung der PTT, Verlängerung der Prothrombinzeit, Abnahme der Thrombozyten) im Rahmen der Sepsis insbesondere bei Kreislaufschock auftreten (Corrigan et al. 1968). Als empfindliches Kennzeichen für die diffusen intravasalen Gerinnungsvorgänge im Rahmen der Sepsis muß auch die Verminderung des Antithrombin-III-Spiegels angesehen werden (Lasch et al. 1961 b; Deutsch u. Thaler 1979). Für die Beteiligung des Komplementsystems spricht die Verminderung des C3 bei Patienten mit schweren Infektionskrankheiten und Hinweisen für eine diffuse intravasale Gerinnung (Spath et al. 1973). Das Waterhouse-Friderichsen-Syndrom ist ein überwiegend bei Kindern auftretendes hochakutes septisches Krankheitsbild, bei dem sich ein Kreislaufsschock und hämorrhagische Diathesen entwickeln (Schönenberg 1970). Bei typischem Verlauf liegt dem Syndrom eine Meningokokkensepsis zugrunde; es kommen aber auch andere Erreger (z.B. Haemophilus) als Auslöser in Betracht. Als morphologischer Ausdruck einer Verbrauchskoagulopathie finden sich beim Waterhouse-Friderichsen-Syndrom ausgedehnte Mikrothromben und hämorrhagische Infarzierungen der Nebennieren (beidseitige Nierenrindenapoplexie) (Harms et al. 1973). Hinsichtlich der Pathogenese des Waterhouse-Friderichsen-Syndroms dürften die Mechanismen zu diskutieren sein, die bei der experimentellen Shwartzman-Reaktion beobachtet wurden. Eine exakte Definition der Lokalisationsfaktoren, die die bevorzugte Thrombosierung der Nebennierengefäße erklären, ist bisher schwierig.

Besonders schwere septische Krankheitsbilder entwickeln sich im Rahmen von geburtshilflichen Komplikationen (infizierter Abort, Chorionamnionitis) (Graeff et al. 1974, 1975). Verantwortlich für den schweren Verlauf ist das Vorliegen einer großflächigen Bakterieneintrittspforte sowie die günstigen Lebensbedingungen für die Bakterien im nekrotischen Plazentamaterial, das außerhalb der mütterlichen Abwehrreaktion liegt. Zusätzlich besteht eine besondere Neigung zur Verbrauchskoagulopathie und eine Empfänglichkeit für die Ablagerung von Fibrinthromben im Bereich der Nieren. Entsprechend ist die typische Organkomplikation mit septischen Aborten, die Nierenrindennekrose (Kuhn u. Graeff 1971 a), die zu einer mehr oder weniger ausgeprägten Niereninsuffizienz führt. Die entscheidende Bedeutung der Gerinnungsveränderungen für den weiteren Verlauf des septischen Aborts ist daraus zu entnehmen, daß die prophylaktische Heparintherapie und damit die Vermeidung intravasaler Gerinnungsvorgänge die Letalität des Leidens weitgehend ausschaltet (KUHN u. GRAEFF 1971b).

Während einerseits die Phänomene der Mikrothrombosierung in der Schwangerschaft durch eine Hypofibrinolyse zu erklären sind, kommt andererseits auch eine Hyperfibrinolyse bei Schockzuständen im Rahmen der Geburtshilfe zum Tragen und kann unter dem Bild des Defibrinierungssyndroms schwerste Blutungen bedingen. Bei intrauterinem Fruchttod (Dead-fetus-Syndrom) kommt es zum Einschwemmen von fibrinolyseaktivierenden Substanzen in die Blutbahn und damit zur protrahierten Fibrinolyse. Bei vorzeitiger Plazentalösung superponiert eine Verbrauchskoagulopathie infolge Einschwemmung von thromboblastischem Material gelegentlich einen hämorrhagischen Schock und verstärkt infolge reaktiver Hyperfibrinolyse die Blutung.

II. Hypovolämischer Schock

Am häufigsten geht der hypovolämische Schock auf einen akuten größeren Blutverlust, z.B. infolge Gefäßverletzungen (Ulkusblutung oder Ösophagusvarizenblutung), zurück und ist dann als hämorrhagischer Schock zu bezeichnen. Eine Hypovolämie kann sich auch auf dem Boden ausgedehnter Verluste von Plasma bzw. Wasser und Elektrolyte entwickeln (z.B. exsudative Peritonitis oder Pleuritis, Verbrennung, Erbrechen, Diarrhö, Polyurie). Dieser Schockverlauf führt im Unterschied zur reinen Hämorrhagie zu einer Hämokonzentration, die hinsichtlich der Fließeigenschaften des Blutes ungünstiger ist und die Entstehung von Mikrothromben begünstigt. Als Beispiel sei die polyuriebedingte Hämokonzentration im diabetischen Koma erwähnt, bei dem ausgedehnte Mikrothromben auch ohne typischen Kreislaufschock beschrieben werden (NOBIS et al. 1975). Der hypovolämische Schock tritt besonders häufig in Kombination mit anderen hämostasebeeinträchtigenden Mechanismen auf (Trauma, Sepsis). Typischerweise kommt es auch beim Verbrennungsschock zur Aktivierung der intravasalen Gerinnung.

Beim hypovolämischen Schock entwickelt sich infolge der vermehrten Katecholaminfreisetzung rasch eine „Kreislaufzentralisierung". In standardisierten Experimenten konnte bei Hunden im hämorrhagischen Schock eine Erhöhung des Epinephrinspiegels im Blut auf das 12fache der Norm nachgewiesen werden (WATTS u. BRAGG 1967). Andere Untersucher teilten einen 100fachen Anstieg des Katecholaminspiegels mit (JAKSCHIK et al. 1974). Der erhöhte Katecholaminspiegel kann die in der Initialphase des hämorrhagischen Schocks auffällige Zunahme der Thrombozytenadhäsivität (SWANK 1962) z.T. erklären. Im Tierversuch an Hunden wurde im hämorrhagischen Schock neben der plasmatischen Hyperkoagulabilität eine Vermehrung pathologischer Thrombozytenaggregationsstufen und eine Abnahme der Thrombozytenzahl nachgewiesen (HELLINGER et al. 1975).

Der hypovolämische Schock führt zu einer verlangsamten kapillären Blutströmung (HARDAWAY et al. 1979b), die eine gesteigerte Gerinnungstendenz des

Blutes bewirkt. Die eintretende Azidose kann nach Hardaway et al. (1966) ebenfalls eine Ursache der Hyperkoagulabilität darstellen. Dieses Konzept wurde allerdings von anderen Autoren nicht bestätigt (Neef et al. 1974). Zur Auslösung der intravasalen Gerinnung bedarf es eines zusätzlichen thromboplastischen Faktors, der wiederum bei normalen Kreislaufverhältnissen ohne Einfluß auf das Gerinnungssystem sein kann. Hardaway et al. (1976) haben dabei insbesondere die Bedeutung der Hämolyse als Auslöser intravasaler Gerinnungsprozesse herausgestellt: Ein hämorrhagischer Schock bei Hunden war nur dann tödlich, wenn autologes hämolytisches Blut in einer geringen Menge (2 ml/kg) injiziert wurde. Die verstorbenen Tiere wiesen Zeichen der disseminierten intravasalen Gerinnung auf; im Gerinnungssystem zeigte sich eine Zunahme von Fibrinsplitprodukten und PTT sowie eine Abnahme der Quick-Werte, des Fibrinogens und der Blutplättchen (Hardaway et al. 1979).

Die Konzentration des Plasmafibrinogens beeinflußt den Verlauf des hämorrhagischen Schocks. Wie Untersuchungen an Hunden gezeigt haben, ist die Mortalität eines experimentellen Schocks bei hohem Fibrinogen signifikant erhöht (Hardaway et al. 1980). Dabei wird bei Tieren mit erhöhten Fibrinogenwerten auch ein stärkerer Fibrinogenabfall beobachtet, so daß angenommen wird, daß die mit der Hyperfibrinogenämie verbundenen ausgeprägteren intravasalen Gerinnungsvorgänge die Prognose verschlechtern. Streßeinflüsse (wie Trauma, Infekt), die zum Anstieg des Fibrinogens führen, schaffen somit bei zusätzlichem Blut- bzw. Volumenverlust infolge stärkerer Beteiligung von intravasalen Gerinnungsprozessen ungünstigere Bedingungen.

Auch beim hypovolämischen bzw. hämorrhagischen Schock führen die Gerinnungsstörungen letztlich zur Verbrauchskoagulopathie und zur hämorrhagischen Diathese. Blutungen und Verbrauchskoagulopathie können sich gegenseitig verstärken. Die Blutung ist sowohl Ursache wie auch Folge der Verbrauchskoagulopathie (Lasch 1975).

III. Kardiogener Schock

Der kardiogene Schock entwickelt sich infolge einer kardial bedingten akuten Verminderung des Herzzeitvolumens. Wesentliche Ursache sind myogenes Versagen (Herzinfarkt, Rhythmusstörungen, Myokarditis), dekompensierte Herzvitien, Perikarderguß und im weiteren Sinne auch die Lungenembolie.

1. Plasmatisches System

Als Ausdruck der aktivierten intravasalen Gerinnung läßt sich bei Patienten im kardiogenen Schock in über 60% der Fälle mit dem Äthanoltest lösliches Fibrin nachweisen (Heene et al. 1976). Fibrinolysespaltprodukte fanden sich nur bei 17%. Die Mortalität des kardiogenen Schocks ist annähernd so hoch wie die des septischen Schocks (Tabelle 4), bei dem sich lösliches Fibrin bei fast allen Patienten, Fibrinolyseprodukte nur bei 18% nachweisen ließen. Andere Schockformen weisen bei höherem Anteil von Lyseprodukten eine deutlich niedrigere Mortalität auf. Man könnte diese Befunde dahingehend interpretieren, daß die Verbrauchskoagulopathie insbesondere dann eine ungünstige Pro-

Tabelle 4. Beziehung zwischen Schock, Blutung, Typ des Hämostasedefekts und Letalität. (Aus Heene et al. 1976)

		Schock kardiogen	Septisch	Traumatisch hämorrhagisch	Andere Ursache	Alle
Anzahl der Patienten		18	34	26	16	94 (100%)
Verstorben	n	13	27	11	4	55
	%	72	79	42	25	59
Blutung	n	0	3	10	8	21
	%	–	9	39	50	22
Verstorben + Blutung	n	0	2	3	2	7
	%	–	6	12	13	8
Überlebt + Blutung	n	0	1	7	6	14
	%	–	3	27	38	15
Lös. Fibrin positiv (DIC)	n*	11	32	13	6	62
	%	61	94	50	38	66
Spaltprodukte positiv	n	3	6	11	11	31
	%	17	18	42	69	33

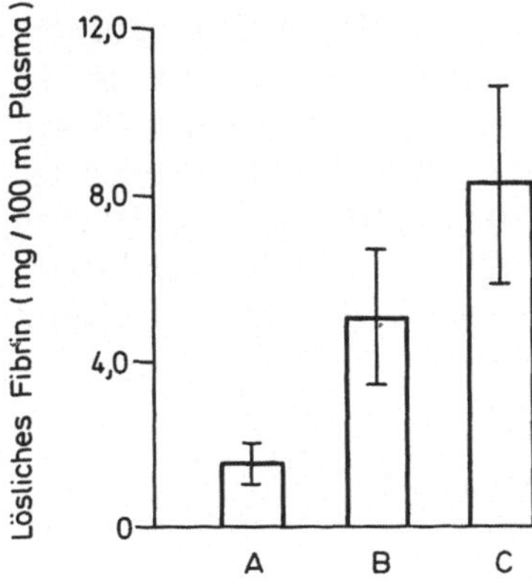

Abb. 7. Lösliches Fibrin im Plasma (Mittelwerte und Standardabweichungen). *A* Kontrollpersonen $(n = 11)$; *B* Patienten nach Myokardinfarkt $(n = 7)$; *C* Patienten nach Myokardinfarkt und Kreislaufinsuffizienz unter Katecholaminbehandlung $(n = 7)$. (Nach Matthias 1978)

gnose hat, wenn im Plasma der Fibrinspiegel erhöht ist und die Fibrinolysesteigerung fehlt (Matthias u. Lasch 1982).

Mit quantitativer Analytik wurde nach Herzinfarkt ein erhöhter Fibrinmonomergehalt im Plasma nachgewiesen (Reinicke et al. 1977). Ein Übergang in einen kardiogenen Schock mit Katecholaminbedürftigkeit geht mit einem zusätzlichen Anstieg des Fibrinmonomerspiegels auf etwa das 4fache der Norm einher (Abb. 7) (Matthias 1978).

Fibrinablagerungen wurden bei Patienten mit Herzinfarkt, bei denen wegen eines schweren kardiogenen Schocks eine externe Herzmassage durchgeführt wurde, bei der Autopsie am ausgeprägtesten in den Nieren, aber auch in den Lungen gefunden (Hartveit u. Halleraker 1970). Wenn die Patienten ohne

Reanimationsbemühungen starben, fanden sich keine Hinweise einer disseminierten intravasalen Gerinnung. Wegen der Tendenz zur disseminierten intravasalen Gerinnung raten die Autoren zur Heparingabe im Rahmen von Reanimationsmaßnahmen. Im Gegensatz dazu sahen Mehta et al. (1972) nach Herzstillstand und Reanimation bei der Autopsie keine Fibrinablagerungen. Allerdings zeigten sich bei 9 von 15 dokumentierten Patienten eindeutig klinische Zeichen der disseminierten intravasalen Gerinnung (Abnahme des Fibrinogenspiegels, der Faktorenaktivitäten, der Plättchenzahl sowie Ansteigen der Fibrinolysespaltprodukte). Die Autoren messen den Gerinnungsveränderungen einen geringen Stellenwert für die Prognose zu. Nach ihrer Ansicht kehrt der Hämostasemechanismus schnell zum Normalen zurück, wenn die Patienten überleben. Die Indikation zur Heparintherapie wird daher sehr zurückhaltend beurteilt. Nach unserer Ansicht ist beim kardialen Schock zu berücksichtigen, daß die Verlegung der peripheren Strombahn mit Mikrogerinnseln die mikrozirkulatorische Versorgung zusätzlich belastet und zu einem ungünstigen Schockverlauf führen muß. Dies läßt sich durch die Beobachtung stützen, daß die Beseitigung von Fibringerinnseln durch Fibrinolyse in der Strombahn nach Myokardinfarkt zur Senkung des peripheren Gefäßwiderstands führt (Neuhof et al. 1975), so daß das Herzzeitvolumen wieder ansteigen kann.

2. Thrombozyten

Das Verhalten von Thrombozyten ist insbesondere bei Herzinfarktpatienten ohne voll ausgebildeten kardiogenen Schock studiert worden. Typisch ist die bereits seit längerem bekannte Steigerung der Thrombozytenaggregation (Breddin u. Baucke 1965), die offenbar zu einer verkürzten Thrombozytenüberlebenszeit Anlaß gibt (Steele et al. 1973). Gjesdahl (1976) diskutierte einen möglichen Zusammenhang zwischen gesteigerter Thrombozytenaggregatbildung und streßbedingter Erhöhung der freien Fettsäuren, wie sie nach Herzinfarkt bekannt

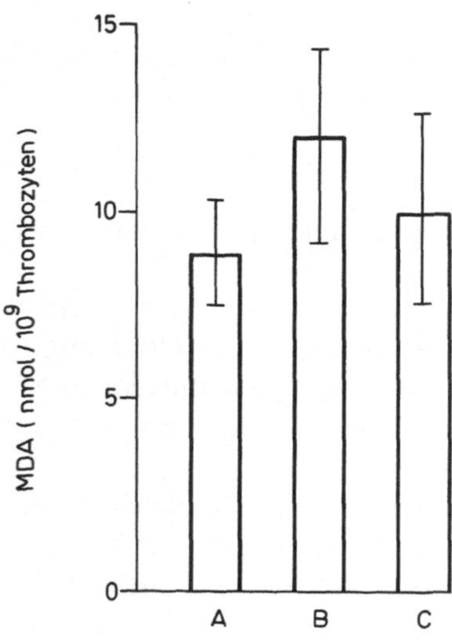

Abb. 8. Prostaglandinendoperoxyde (gemessen als nmol Malonsäuredialdehyd, *MDA*) pro 10^9 Thrombozyten. Gleiche Patienten wie in Abb. 7. Der Unterschied zwischen *A* und *B* ist signifikant (p < 0,01). (Nach Matthias 1978)

ist (KURIEN u. OLIVER 1966; VETTER et al. 1974). Er fand eine signifikante Korrelation zwischen freien Fettsäuren und Plättchenaggregatbildung gleichermaßen nach Myokardinfarkt und schwerer Angina pectoris.

Hinsichtlich der veränderten Thrombozytenfunktion ist auch das Prostaglandinsystem einzubeziehen. Es ist nachgewiesen worden, daß bei Herzinfarktpatienten die Fähigkeit zur Endoperoxydbildung in den Thrombozyten gesteigert ist (Abb. 8) (MATTHIAS 1978). Damit dürfte auch eine gesteigerte Thromboxanbildung die Thrombozytenaggregabilität erhöhen. Akut verstorbene Patienten mit koronarer Herzkrankheit weisen insbesondere im Bereich der intramyokardialen Blutgefäße Plättchenthromben auf (HAEREM 1972, 1974), die Ausdruck lokaler proaggregatorischer Einflüsse sind.

Im Tierversuch konnten im Anschluß an einen Myokardinfarkt die zirkulierenden Plättchenaggregate im Sinus coronarius direkt nachgewiesen werden (VIK-MO 1977).

IV. Traumatischer Schock

Der traumatische Schock entsteht nach schweren Zerstörungen von Knochen und Weichteilen in Verbindung mit Blut- bzw. Plasmaverlusten. Als besondere Form wird der Verbrennungsschock einbezogen.

Hinsichtlich der Hämostase ist von Bedeutung, daß die Gewebstraumatisierung eine Aktivierung der plasmatischen Gerinnung und eine Thrombozytenaggregation nach sich zieht (BERGENTZ u. NIELSSON 1961). Eine besondere Bedeutung für die prokoagulatorische Stimulation kommt der meist vorliegenden Hämolyse zu (HARDAWAY 1980). Der Effekt beruht offenbar nicht auf dem freigesetzten Hämoglobin, sondern auf dem Stroma der zerstörten Erythrozyten (SURGENOR 1974).

1. Befunde bei traumatisierten Patienten

Bei Schockpatienten mit Polytrauma wurde ein gesteigerter Umsatz von Gerinnungsfaktoren in 45% und eine reaktive Fibrinolyse in 30% der Fälle beschrieben (SEFRIN et al. 1977; POPOV-CENIĆ et al. 1972). Eigene Untersuchungen zeigten bei Patienten mit traumatischem Schock bei 65% einen positiven Fibrinmonomernachweis (Äthanoltest) und bei 35% einen positiven Fibrinspaltproduktnachweis (Staphylokokken-clumping-Test) (HEENE et al. 1976). Darin dokumentiert sich eine Verbrauchskoagulopathie, die profuse Nachblutungen aus den verletzten Organen verursachen kann und damit den klinischen Verlauf erheblich beeinflußt (STRING et al. 1971). Außerdem kann in der postakuten Phase der reaktive Anstieg des Fibrinogens zusammen mit anderen thrombosedisponierenden Faktoren (Gefäßwandverletzungen, Immobilisation) bei anhaltender prokoagulatorischer Stimulation das Auftreten von Venenthrombosen erklären.

Systematische Untersuchungen der Blutgerinnung wurden von SEFRIN et al. (1977) bzw. SEFRIN (1979) bei 71 polytraumatisierten Patienten durchgeführt. Um ein möglichst umfassendes Bild zu erhalten, wurden die ersten Blutentnahmen unmittelbar nach Eintreffen des Notarztes am Unfallort vorgenommen.

Die Thrombozytenzahl sank in den ersten 36 Stunden deutlich; der Abfall war bei höherem Schweregrad (III) ausgeprägter als bei geringeren Schweregraden. Das Plasmafibrinogen war bereits unmittelbar nach dem Unfall bei allen Patienten erniedrigt. PTT und Thrombinzeit wurden nur bei Schweregrad III pathologisch. Quick-Werterniedrigungen fanden sich ebenfalls bei allen Patienten, im Schweregrad III waren die Quick-Werte mit 40% initial am deutlichsten erniedrigt. Die Euglobulinlysezeit war in Abhängigkeit zum Schweregrad erniedrigt. Die Ergebnisse sind als Ausdruck einer Verbrauchskoagulopathie mit Fibrinolyse zu interpretieren (Sefrin u. Brunswig 1978). Auf die Bedeutung der unmittelbar posttraumatisch eintretenden Thrombozytopenie haben aufgrund der Verlaufsbeobachtungen bei über 200 traumatisierten Patienten auch Heller et al. (1979) hingewiesen. Avikainen (1977) konnte in einer Studie an 45 traumatisierten Patienten bei einem Teil der Patienten in einer Erstphase nach dem Trauma Zeichen der Hyperkoagulabilität (verminderte PTT- und r-Werte im Thrombelastogramm) nachweisen. Im weiteren Verlauf (12–24 Stunden nach Trauma) zeigten sich bei einem Drittel der Patienten Gerinnungsstörungen im Sinne der Hypokoagulabilität. Eine Blutungsneigung bestand bei 16%. Hypokoagulabilität und Blutungen traten insbesondere bei schweren (kritischen) Verletzungen auf.

Im Rahmen eines traumatischen Ereignisses wird auf verschiedenen Wegen das fibrinolytische System beeinflußt (Risberg 1978). Zunächst kommt es zu einer gesteigerten systemischen Fibrinolyseaktivität, wobei die Freisetzung des Plasminaktivators aus Lysosomen (Smith et al. 1973) von besonderer Bedeutung sein soll. Nach unterschiedlich langen Zwischenphasen kommt es zur Erschöpfung des fibrinolytischen Systems. Weiterhin steigt der Spiegel des Inhibitors gegen Plasmin und seine Aktivatoren an (Ygge 1970; Bagge et al. 1978).

Eine primäre systemische Hyperfibrinolyse entwickelt sich, wenn eine fortgesetzte Aktivierung des Fibrinolysesystems nicht durch Inhibitorwirkung ausgeglichen wird. Dies kann insbesondere bei Verletzungen oder Operationen an aktivatorreichen Organen (Lunge, Prostata, Niere, Ovar, Nebennieren, Uterus) auftreten. Ein derartiger hyperfibrinolytischer Zustand kann zu schweren Blutungszwischenfällen Anlaß geben. Labordiagnostisch ist die Situation an einer Erhöhung der Fibrinogenspaltprodukte (FDP), einer verkürzten Euglobulinlysezeit sowie an einer Verlängerung von Reptilasezeit und Thrombinzeit erkennbar.

Bei der sekundären systemischen Hyperfibrinolyse handelt es sich um ein reaktives Geschehen als Folge der gesteigerten intravasalen Gerinnungsaktivierung. Dabei stellt möglicherweise der FXII ein wichtiges Bindeglied zwischen Gerinnungsaktivierung und Fibrinolyseaktivierung dar, da FXII sowohl das endogene Gerinnungssystem in Gang setzt als auch den Plasminogenaktivator stimuliert. Auch im Rahmen der sekundären Hyperfibrinolyse können sich schwere Blutungskomplikationen einstellen, die auch als sog. Defibrinierungssyndrom bezeichnet werden.

2. Verbrennungen

Auch bei Verbrennungen sind ausgeprägte Veränderungen des Gerinnungssystems mit disseminierten intravasalen Gerinnungsvorgängen beschrieben

(McManus et al. 1973). Kurz nach der Verbrennung zeigte sich ein Thrombozytenabfall (Gerhke et al. 1971). Offenbar werden an der Verbrennungsfläche Thrombozyten sequestriert (Eurenius et al. 1972). Im plasmatischen System wurden Hypofibrinogenämie, Verlängerung der Gerinnungszeiten und das Auftreten von Fibrinogen-Fibrinspaltprodukten gefunden (Eurenius et al. 1974).

Das Verhalten des Heparincofaktors (Antithrombin III) nach Verbrennungen wurde an 20 Patienten untersucht (Braunstein et al. 1978). Bei leichteren Verbrennungen wurde ein geringer Ansteig von Antithrombin III festgestellt, während schwere bzw. infizierte Verbrennungen zu einem Absinken von Antithrombin III führten. Die Befunde zeigen, daß bei schweren Verbrennungen eine gesteigerte Aktivität des Gerinnungssystems stattfindet, die auch einen Aufbrauch des Inhibitorpotentials bewirkt. Es bleibt offen, ob der Anstieg des Antithrombin III bei leichten Verbrennungen im Sinne einer akuten Phase-Reaktion zu interpretieren ist.

3. Fettembolie

Zwischen posttraumatischer Fettembolie, Kreislaufschock und dem Gerinnungssystem bestehen enge Beziehungen (Scully 1956).

In Versuchen an Ratten wurden Fettembolien der Lunge durch intravenöse Injektionen von homologen Fettgeweben induziert (Saldeen 1970). Bei Vorbehandlung der Tiere mit Heparin oder Plasmin war die Toleranz gegenüber der Fettinjektion signifikant höher. In den Lungen der Tiere war nach der Fettembolie eine Akkumulation von radioaktiv markiertem Fibrinogen erkennbar. Bei Plasminvorbehandlung war kein Anstieg der Radioaktivität über der Lunge nachzuweisen. Die Untersuchungen zeigten, daß intravasale Gerinnungsprozesse in der Umgebung des embolisierten Fetts stattfinden, die für den weiteren Verlauf des Fettemboliesyndroms entscheidend sind. Dies wird aus den günstigen Effekten der Antikoagulation (mit Heparin) und Fibrinolyse (mit Plasmin) einerseits und andererseits aus der nachteiligen Auswirkung der Fibrinolysehemmung (EACA) geschlossen.

In diesem Zusammenhang ist aber auch zu berücksichtigen, daß das Heparin dadurch zu einem günstigeren Verlauf der Fettembolie beiträgt, daß es den lipolytischen Abbau des intravasalen Fetts (durch Aktivierung der Lipoproteinlipase) fördert. Eigenen Untersuchungen zufolge ist nach experimenteller Femurfraktur mit einer verminderten Lipoproteinlipaseaktivität zu rechnen (Oehler et al. 1974), so daß bei den unbehandelten Tieren sicher auch die Fettklärung gestört ist.

V. Schocklunge

Die im Zusammenhang mit einem Schock entstehende Schocklunge (adult respiratory distress syndrome, ARDS) gilt heute als die wichtigste lebensbegrenzende Schockkomplikation (Lamy et al. 1976; Lasch 1976; von Wichert u. Riesner 1977; Mittermayer et al. 1978; von Wiechert 1979; Flenker 1981).

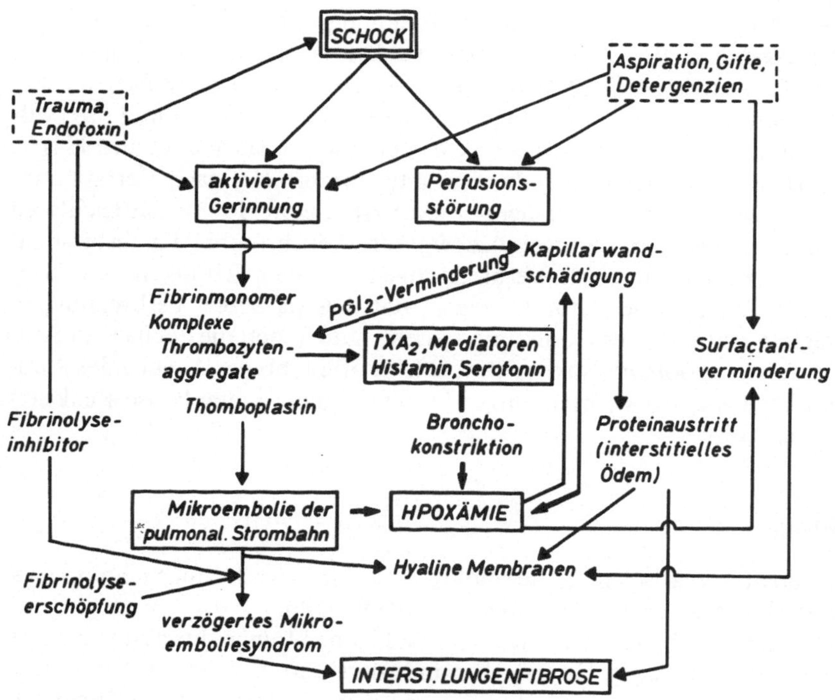

Abb. 9. Pathophysiologie der Schocklunge

1. Ursachen, klinische Symptome

Es handelt sich um ein akutes Lungenversagen, das auf einem primären Schaden der Alveolarwand beruht und durch Toxine, Permeabilitätsstörungen, Gerinnungsveränderungen und Störungen des oberflächenaktiven Systems der Lunge vermittelt oder verstärkt wird (Lanser u. von Wichert 1981). Dem Ereignis muß nicht in allen Fällen ein voll ausgebildeter Kreislaufschock vorausgehen. Folgende klinische Bilder disponieren zur Ausbildung der Schocklunge: Traumen (insbesondere mit Infektionen), große Blutverluste, septische Zustände, Intoxikationen, diffuse Perfusionsstörungen, Reizgasinhalationen.

Es wird angenommen, daß die Schocklunge etwa bei 5% der Schockpatienten auftritt. Die klinische Symptomatik ist gekennzeichnet durch eine respiratorische Insuffizienz, die oft erst mit einer Latenz von einigen Tagen nach dem auslösenden Ereignis deutlich in Erscheinung tritt (Lasch 1976). In der Frühphase ist die Hypoxämie führend, später tritt eine globale respiratorische Insuffizienz mit Hypoxämie und Hyperkapnie auf (Schulz et al. 1974).

2. Pathophysiologie (Abb. 9)

In der Anfangsphase der Schocklungenentwicklung werden die pathophysiologischen Vorgänge von Perfusionsstörung und Veränderungen der Hämostase geprägt. Beide Mechanismen beeinflussen sich gegenseitig (RIEDE et al. 1982).

Die gestörte Perfusion der pulmonalen Strombahn führt zu hypoxiebedingten Endothelschädigungen und zu einer gesteigerten Kapillarpermeabilität, die die Empfindlichkeit der Schocklunge gegenüber Flüssigkeitsüberladung zum Teil erklärt. Es tritt ein Ödem des alveolaren Interstitiums auf (exsudative Alveolitis). Erst bei zusätzlicher Schädigung des Alveolarendothels sammelt sich die Flüssigkeit auch intraalveolär an. Etwa eine Woche nach dem Schockereignis setzt die Spätphase der Schocklunge ein, die durch rapide zunehmende bindegewebige Durchsetzung des Lungeninterstitiums gekennzeichnet ist (BACHOFEN u. WEIBEL 1974). Die exsudative Alveolitis schlägt in eine sklerosierende Alveolitis um (RIEDE et al. 1982).

Die Hämostasestörung manifestiert sich bei der Schocklunge in Mikrothromben, deren Entstehung sowohl auf systemische wie auf lokale Stimuli zurückzuführen ist. Als frühes morphologisches Substrat des Schocks gelten reversible Thrombozytenaggregate der pulmonalen Strombahn. Dies ist damit zu erklären, daß die Lunge die erste Filterstation für die während des Schocks in der Peripherie entstandenen Aggregate darstellt. Die Thrombozytenansammlung in der Lungenstrombahn wird als systemische Thrombozytopenie meßbar (HARDAWAY 1978). Lokale Bedingungen in den pulmonalen Gefäßen aktivieren die Thrombozyten weiter und initiieren neben der Bildung von irreversiblen Aggregaten die „Freisetzungsreaktion", d.h. die Liberierung von Thrombozyteninhaltsstoffen (ADP, Serotonin, Histamin, Prostaglandin). Diese vasoaktiven Substanzen bewirken eine Gefäßkonstriktion mit Drucksteigerung im kleinen Kreislauf (NEUHOF 1975) und eine weitere Steigerung der Gefäßwandpermeabilität.

Die aktivierte plasmatische Blutgerinnung führt in der Kreislaufperipherie zur Bildung von Fibrinogen-Fibrinmonomerkomplexen, die ebenfalls in der Lunge „gesammelt" werden. Die Kapazität der Lunge, diese Komplexe (mittels RES, Fibrinolyse, Granulozyten) zu eliminieren, wird im Schock überschritten, und es kommt zu fibrinreichen Mikrothromben. Diese stellen das wesentliche morphologische Korrelat der Verbrauchskoagulopathie dar (LASCH et al. 1967). Die Persistenz der evtl. auch fetthaltigen Mikrothromben kann auch damit erklärt werden, daß die im gesunden Endothel lokalisierten Aktivatoren der Fibrinolyse und Lipolyse (RYAN u. RYAN 1977) bei der Schocklunge reduziert sind.

Im weiteren Verlauf kann das Fibrin aus den Kapillaren in das Interstitium und in die Alveolen austreten. Dieser Vorgang wird durch die zunehmende Schädigung der für die Bildung des Surfactant-Faktor verantwortlichen Pneumozyten II begünstigt (VON WICHERT 1979). Die Reduktion des Surfactant-Faktors (Antiatelektasefaktors) steigert das Druckgefälle vom Gefäßlumen zum Interstitium und in die Alveolen. Fibrinextravasate in die Alveolen bilden dort zusammen mit Zelltrümmern die hyalinen Membranen, die insbesondere im Rahmen des Atemnotsyndroms der Neugeborenen auftreten (KÜNZER et al. 1970, 1974). Die Existenz von hyalinen Membranen ist das Zeichen des protrahiert verlaufenden Schocklungensyndroms (MITTERMAYER et al. 1978).

Das in das Lungeninterstitium ausgetretene Fibrin und seine Spaltprodukte sind an der Auslösung der interstitiellen Fibrosierung maßgeblich beteiligt, d.h.

Tabelle 5. Mögliche Mechanismen bei der Auslösung von Lungenschädigung bei Sepsis. (Nach Clowes 1974)

1. Die Anwesenheit von bakteriellem Endotoxin mit direktem Schädigungseinfluß auf die Kapillarmembranen in der Lunge

2. Die Anwesenheit von Thrombin in Zusammenhang mit einer disseminerten intravasalen Gerinnung

3. Die Anwesenheit von Fibrinopeptiden aufgrund von Plasminwirkung in Verbindung mit disseminierter intravasaler Gerinnung

4. Aggregation von Plättchen und Freisetzung von Serotonin, Histamin, ADP oder Prostaglandin

5. Aktivierung des Kininsystems

6. Vasoaktive Peptide von untergehenden Zellen, die durch die Freisetzung von proteolytischen lysosomalen Enzymen gebildet wurden

Fibrinderivate sind Cofaktoren der Lungenfibrose, welche eine therapieresistente Sauerstoffdiffusionsstörung bewirken und die terminale Phase der Schocklunge markiert (Riede et al. 1982).

Im Rahmen der Schocklungenentwicklung kommt es zur Aktivierung des Komplementsystems (Jacob 1981) mit einer Erhöhung von C5a im Plasma (Hammerschmidt et al. 1980). Dies führt zur Aggregation von Granulozyten mit nachfolgender Einschwemmung der Aggregate in die pulmonale Endstrombahn (Craddock et al. 1977; Heine 1981). Diesem Vorgang entspricht im histologischen Bild das sog. Granulozytensticking. Die pathophysiologische Bedeutung der Leukozyten dürfte in der Freisetzung lysosomaler Enzyme bestehen, die lokale Gerinnungsvorgänge aktivieren und alveolares Bindegewebe depolarisieren. Granulozyten und aktivierte Komplementfaktoren sind an der Schädigung des pulmonalen Gefäßendothels beteiligt.

Bezüglich der Rolle der Prostaglandine bei der Entstehung der Schocklunge sind noch viele Fragen ungeklärt (Rinaldo u. Rogers 1982; Schrör 1982). In Tierversuchen waren nach Endotoxin erhöhte Prostaglandinwerte in Blut- und Lymphgefäßen der Lunge nachweisbar (Demling et al. 1981). Die im Rahmen der Schocklungenentwicklung entstehende Vasokonstriktion in der Lunge könnte durch gesteigerte Thromboxanspiegel verursacht sein (Fröhlich et al. 1980). Ob eine reduzierte Bereitstellung von Prostazyklin durch das Gefäßendothel die Desaggregation der Thrombozytenaggregate verhindert, läßt sich bisher nur vermuten.

Experimentelle Befunde am Modell der zellfrei perfundierten isolierten Kaninchenlunge deuten darauf hin, daß die Vasokonstriktion in der pulmonalen Strombahn durch Prostaglandinmetabolite aus dem Zyklooxygenaseweg (Thromboxan) in Gang gesetzt werden, während die gesteigerte Permeabilität der Gefäßwände durch Metabolite des Lipooxygenaseweges ermittelt werden (Seeger et al. 1981).

In Tabelle 5 werden die Schädigungsmechanismen für die Lunge im Rahmen der Sepsis zusammengestellt.

3. Morphologische Befunde, Mikroemboliesyndrom

Da das gesamte aus der Körperperipherie abströmende Blut die Lungenstrombahn passieren muß, wird die Lunge zum Zielorgan der aktivierten Gerinnungsprodukte. Entsprechend fanden sich bei der Autopsie von 51 Patienten mit klinischer Schocklunge Fibrinablagerungen in 50 Fällen in der Lunge und nur in 3 Fällen in anderen Organen (DIFFANG et al. 1973). Nach operativem Hüftgelenksersatz zeigte sich eine Fibrinogenansammlung (sog. „Trapping") in den Lungengefäßen. Das Ausmaß der Fibrinansammlung war dem Abfall des arteriellen O_2-Drucks proportional (SALDEEN et al. 1975).

Die intravasalen Mikrothromben stellen ein Strömungshindernis dar, so daß die bestehende Perfusionsstörung weiter verschlechtert wird und in einem Circulus vitiosus lokale Gerinnungsvorgänge aktiviert. Elektronenmikroskopische Untersuchungen von intravital (per Lungenbiopsie) gewonnenem Lungengewebe bei Schockpatienten zeigten eine Anhäufung von Granulozyten in der Lungenstrombahn (SCHLAG et al. 1976). In dieser Studie fiel auf, daß Thrombozyten und Fibrin intravasal eher selten gefunden wurden.

Der morphologische Aufbau der Mikrothromben ist vielgestaltig. Nach MITTERMAYER et al. (1978) finden sich folgende charakteristische Thrombenstrukturen: Hyaline Kugeln bzw. shock bodies bei starker Azidose, hochpolymere fibrinreiche Thromben bei geburtshilflichen Schockzuständen, Thrombozyten, Thromben bei immunologischem Schock, fetthaltige Thromben bei traumatischem Schock.

Die Verlegung der Blutgefäße bei der Schocklunge mit Mikrothromben wird begünstigt durch die Erschöpfung des fibrinolytischen Systems. BÜSSING u. BLEYL (1977) haben mit Hilfe der postmortalen Fibrinolyseautographietechnik bei Schockpatienten eine signifikante Korrelation zwischen der ansteigenden Schockdauer und dem Abfall des Plasminogenaktivators in Lungengefäßendothel gezeigt. Andererseits muß auch mit dem Auftreten von Fibrinolyseinhibitoren (BAGGE et al. 1978) im Zusammenhang mit dem Schocklungen-auslösenden Ereignis gerechnet werden.

SALDEEN (1979a, b) stellt die Mikrothromben in den Lungengefäßen als entscheidendes pathophysiologisches Ereignis als sog. Mikroembolie-Syndrom dar. Wie bereits erwähnt, beruht die Disposition der Lunge für Mikrothrombosen auf deren Eigenschaft als Filterorgan der venösen Zirkulation. Für diese Filtertheorie sprechen experimentelle Befunde an Hunden mit einer kavoportalen Fistel. Bei diesen Tieren sammelt sich nach intraarterieller Injektion von Thrombin die Fibrinablagerung nicht mehr in der Lunge, sondern überwiegend in der Leber an (BUSCH et al. 1975).

Es wurden zwei Formen des Mikroembolie-Syndroms unterschieden (SALDEEN 1976). Beim „early microembolism syndrome" kommt es zu einem vorübergehenden Abfall des arteriellen O_2-Drucks infolge Verlegung der pulmonalen Mikrozirkulation mit Thrombozytenaggregaten und Fibrin. Dabei werden auch Prostaglandine frei, die eine Bronchokonstriktion verursachen. Zusätzlich bewirken Fibrinogenabbauprodukte (Fibrinopeptid A und B sowie ein Pentapeptid) eine Vasokonstriktion (BAYLEY et al. 1967; BELEW et al. 1978). Im Gegensatz zu dieser benignen Form des Mikroembolie-Syndroms führt das delayed microembolism syndrome zu einer progressiven arteriellen Hypoxämie. Ätiologisch steht im Vordergrund die Einlagerung von Fibrin in die Lungenstrombahn bei verzögerter Fibrinolyse, z.B. infolge Fibrinolyseinhibitoren.

H. Therapie

Da die schockbedingten Gerinnungsstörungen durch völlig unterschiedliche Grundkrankheiten ausgelöst werden, ist die Angabe eines allgemein gültigen Therapiekonzepts kaum möglich. Prospektive Studien mit dem Ziel, eine optimale Therapie der Gerinnungsstörungen im Schock zu erarbeiten, sind bisher nicht durchgeführt worden. Im wesentlichen folgt die Behandlung der schockbedingten Gerinnungsstörung den Prinzipien, die für die Behandlung der akuten Verbrauchskoagulopathie bzw. disseminierten intravasalen Koagulation gelten (Heene 1977). Damit ergeben sich die folgenden therapeutischen Möglichkeiten:
  I. Behandlung der Grundkrankheit
 II. Verhütung bzw. Beseitigung von Mikrothromben
III. Ersatz von Blut- bzw. Plasmaanteilen
IV. Inhibition der Hyperfibrinolyse

I. Behandlung der Grundkrankheit

Selbstverständliche Voraussetzung ist die Behandlung der Grundkrankheit, so daß der Trigger für die Verbrauchskoagulopathie eliminiert wird. Als Beispiele seien der Volumenersatz beim hypovolämischen Schock, die antibiotische Behandlung bei der Sepsis und der Azidoseausgleich bei der Azidose genannt. Die chirurgische Entfernung eines Sepsisherdes (z.B. beim septischen Abort) ist unbedingt erforderlich. Wenn gesichert ist, daß von einem septischen Streuherd die Verbrauchskoagulopathie unterhalten wird, ist die Indikation zu einer operativen Sanierung auch bei schlechterem Allgemeinzustand des Patienten gegeben. Im Fall einer Endotoxinämie bei Infektionen mit gramnegativen Erregern kommt die Therapie mit Polymyxin B in Frage, das möglicherweise aufgrund einer detoxifizierenden Eigenwirkung den gerinnungsstimulierenden Effekt des Endotoxins ausschalten kann.

Es ist zu beachten, daß bei der Behandlung der Grundkrankheiten öfters Effekte auf die Blutgerinnung in Kauf genommen werden müssen, beispielsweise kann das beim Schocklungensyndrom eingesetzte Cortison möglicherweise antifibrinolytisch wirken, so daß die Lyse von Mikrothromben behindert werden kann. Antibiotika und Antipyretika besitzen thrombozytenaggregationshemmende Wirkungen, die sich im Fall einer hämorrhagischen Diathese nachteilig auswirken können.

II. Antithrombotische Behandlung

1. Heparin

Wegen der zentralen Rolle des Thrombins im pathophysiologischen Ablauf bei der Verbrauchskoagulopathie erscheint die Blockierung des Thrombins durch eine Heparintherapie sinnvoll (Lasch u. Heene 1974; Lasch u. Müller-Berg-

HAUS 1980). Allerdings werden gegen die Heparinbehandlung auch prinzipielle Einwände geäußert (STRAUB 1980).

Heparin bildet mit dem im Blut vorhandenen Antithrombin III einen Komplex, der die Inaktivierung von Thrombin und anderen Gerinnungsfaktoren bewirkt (ROSENBERG 1975). Eine Reduktion des Antithrombin-III-Spiegels kann eine unzureichende Heparinwirkung bedingen. Die Erniedrigung des Antithrombin III tritt nicht nur im Rahmen der Verbrauchskoagulopathie auf (LASCH et al. 1961 b), sondern ist häufig auch durch Katabolie und exogenen Proteinverlust bei Schwerkranken zu erklären (OEHLER et al. 1982).

In tierexperimentellen Untersuchungen wurde bereits früher gezeigt, daß eine vor oder gleichzeitig mit der Gerinnungsaktivierung verabreichte hochdosierte Heparingabe die Ausbildung der Verbrauchskoagulopathie verhindert (GOOD u. THOMAS 1953). Durch Tierexperimente ist weiterhin gesichert, daß die Präzipitation von bereits gebildetem Fibrin nicht durch Heparin verhindert wird.

Die Angaben zur Heparindosierung liegen zwischen 150 und 500 E/kg Körpergewicht und Tag (HEENE 1977). COLMAN et al. (1972) geben eine durchschnittliche Dosis von 100 E/kg/24 h an. Die Applikation des Heparins im Schock ist nur intravenös durchzuführen.

Der Nutzen einer prophylaktischen Heparintherapie konnte in einer Studie bei Patienten mit septischem Abort nachgewiesen werden (KUHN u. GRAEFF 1971 b). In einer Gruppe von 164 Patienten mit Temperaturen von über 39° C mit einer prophylaktischen Heparintherapie war die Mortalität 0%. Dagegen war bei Patienten mit einer derartigen Befundkonstellation in der Phase ohne Heparintherapie die Mortalität 12%. SCHWARZ (1977) bestätigte bei 62 Patienten mit septischem Abort den günstigen Effekt der Heparinprophylaxe, betonte aber, daß trotz Heparin in diesem Krankengut 2 Patienten verstarben. Die Heparinprophylaxe beim septischen Abort wurde aufgrund eigener Erfahrungen von anderen Autoren empfohlen (BONNAR 1972; KOCH u. KELLER 1973).

Der positive Effekt einer Heparintherapie bei Patienten mit Schock und manifester Verbrauchskoagulopathie unter klinischen Bedingungen ist nur schwer nachweisbar. Der mögliche Vorteil auf den Verlauf der Verbrauchskoagulopathie muß abgewogen werden gegen das Risiko, durch die Heparingabe bei Patienten mit defektem Hämostasesystem weitere Hämorrhagien zu provozieren. Die Auswertung der vorliegenden Literatur gibt aber keine Hinweise auf ernste Blutungskomplikationen, die auf die Heparinbehandlung der Verbrauchskoagulopathie zurückzuführen sind (HEENE 1977). Nach KAZMIER et al. (1974) besteht die Indikation zur Heparintherapie bei Blutungen im Rahmen einer Verbrauchskoagulopathie, wenn eine lebensbedrohliche Situation vorliegt und der Triggermechanismus der Verbrauchskoagulopathie nicht sofort unterbrochen werden kann.

Verschiedene Untersuchungen haben gezeigt, daß es bei Schockzuständen nach der Heparintherapie zu einer Verbesserung der gerinnungsanalytischen Befunde kommt. COLMAN et al. (1972) fanden bei 18 von 19 Patienten mit Verbrauchskoagulopathien verschiedener Genese einen Therapieeffekt innerhalb von 4 Tagen. Allerdings verstarben die meisten Patienten an der Grundkrankheit. CORRIGAN u. JORDAN (1970) fanden bei Kindern im septischen Schock, die zusätzlich zur Standardtherapie mit Heparin behandelt wurden, eine Mortalität von 58%. Dieses Ergebnis ist nicht wesentlich günstiger als bei anderen

Patienten, die nicht mit Heparin behandelt wurden. Es zeigte sich bei den Überlebenden und in drei Fällen auch bei den Verstorbenen eine Verbesserung der Gerinnungsanalyse. Eine Steigerung der Überlebensrate bei Patienten im septischen Schock durch die Heparintherapie wurde in diesen Studien somit nicht bewiesen. Die Autoren betonen, daß die Beseitigung der Hypotension die größte Rolle bei der Abwendung der Verbrauchskoagulopathie spielt. Auch von Miller u. Oaks (1979) wird festgestellt, daß Heparin die Verbrauchskoagulopathie bessert, aber keine Steigerung der Überlebensrate bewirkt.

Als Beispiel für den hämorrhagischen Schock hat Heene (1975) bei Leberzirrhose-Patienten mit blutenden Ösophagusvarizen Gerinnungsdaten einer heparinbehandelten Gruppe mit denen einer heparinfreien Gruppe verglichen. Es fanden sich keine wesentlichen Unterschiede; lediglich die Thrombozyten waren am 5. Tag bei den heparinbehandelten Patienten signifikant höher als in der Kontrollgruppe. Bei Patienten mit Zirrhose ohne Blutungen ließ sich eine signifikante Erhöhung der Plättchenzahl, des Fibrinogens und des FV unter Heparin nachweisen.

Als Kriterien für die Effektivität der Heparintherapie werden neben dem klinischen Bild insbesondere der Ansteig des Quick-Wertes, des Fibrinogens und der Plättchen angesehen. Nach Minna et al. (1974) ist mit einem Sistieren der Blutungsneigung erst nach 3–4 Tagen zu rechnen. Veränderungen der Plättchenzahl sind sehr variabel. Es muß berücksichtigt werden, daß Heparin selbst Thrombozytopenien verursachen kann. Richtlinien zur Steuerung der Heparintherapie sind kaum zu geben. Die Thrombinzeit zeigt bei kompensierten Fibrinogenwerten und fehlender Hyperfibrinolyse die Heparinwirkung an. Angestrebt wird dabei eine Thrombinzeitverlängerung auf den dreifachen Normwert.

Die Kontraindikationen der Heparintherapie treten in der akut bedrohlichen Situation einer schockbedingten Verbrauchskoagulopathie naturgemäß zurück. Als absolute Kontraindikation der Heparintherapie sind Blutungen im Bereich des zentralen Nervensystems zu nennen.

2. Andere Antikoagulantien

Antikoagulantien vom Typ der Cumarine haben wegen ihres langsamen Wirkungseintritts in der Therapie der schockbedingten Verbrauchskoagulopathie keine Bedeutung. Wegen der Beteiligung der Thrombozyten an der Bildung intravasaler Thromben bei der Verbrauchskoagulopathie ist auch eine medikamentöse Thrombozytenaggregationshemmung diskutiert worden (Hinshaw et al. 1967). Damit sollte außerdem die Freisetzung von Thrombozyteninhaltsstoffen aufgehalten werden. Tierexperimentelle Untersuchungen hierzu haben kein einheitliches Bild ergeben. Nach experimenteller Endotoxingabe konnte bei gleichzeitiger Thrombozytenaggregationshemmung (mit Acetylsalicylsäure) die Thrombozytopenie aufgehalten werden (Slabber et al. 1972). In einem anderen Versuchsansatz (Infusion von Thrombin) zeigte die Vorbehandlung mit Acetylsalicylsäure keinen Einfluß auf Thrombozytopenie und Mikrothrombosen (Moriau et al. 1974).

Für die klinische Anwendung ist bisher eine Thrombozytenfunktionshemmung im Rahmen des Schocks nicht begründet. Verschiedene experimentelle

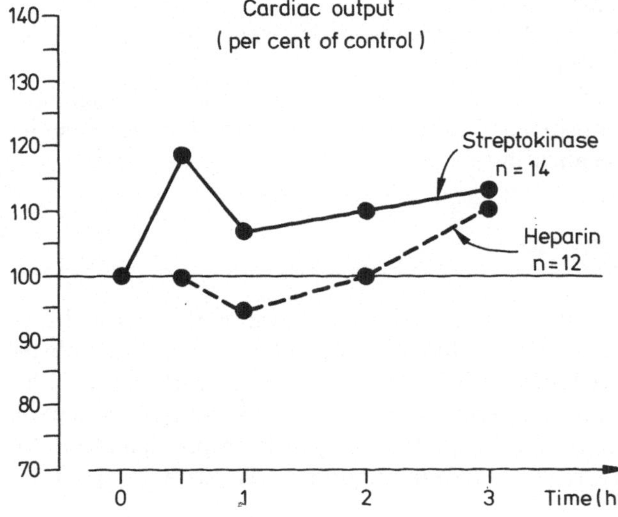

Abb. 10. Erhöhung des Herzminutenvolumens bei Patienten mit kardiogenem Schock nach Streptokinasetherapie. (Nach NEUHOF et al. 1975)

Befunde lassen es aussichtsreich erscheinen, durch Blockierung der Thromboxansynthese die vasokonstriktorischen Effekte im Rahmen der Thrombozytenaggregation zu beeinflussen (SEEGER et al. 1981).

3. Fibrinolytika

Die fibrinolytische Behandlung von intravasalen Mikrothromben erschien aufgrund verschiedener tierexperimenteller Untersuchungen als eine vielversprechende Therapiemaßnahme. LASCH et al. (1961 c) konnte nach experimentell ausgelöstem Endotoxinschock die Letalität um 90% senken, wenn eine Fibrinolyseaktivierung mittels Streptokinase eingesetzt wurde. Sogar der experimentelle hämorrhagische Schock ließ sich hinsichtlich der Letalität durch die Fibrinolyse günstig beeinflussen (LASCH et al. 1961 a, 1963; ENCKE et al. 1969).

Trotz dieser experimentellen Grundlagen bleibt der klinische Einsatz der Fibrinolyse bei der Verbrauchskoagulopathie und beim Schock mit zahlreichen Problemen verbunden (LASCH u. OEHLER 1981), wobei insbesondere die invasiven diagnostischen und therapeutischen Maßnahmen im Rahmen der Intensivbehandlung gegen die Fibrinolyse sprechen. Zudem fehlen auch klinische Vergleichsstudien, die den Erfolg einer fibrinolytischen Therapie belegen könnten.

Bei bestehenden Blutungen ist die Fibrinolyse-aktivierende Therapie kontraindiziert, so daß diese Behandlung bei Patienten mit hämorrhagischem oder traumatischem Schock nicht in Frage kommt. Die Indikation zur Fibrinolyse reduziert sich damit auf den septischen Schock und auf den kardiogenen Schock. Bei Patienten mit Herzinfarkt konnte mit der Fibrinolysetherapie eine Senkung des peripheren Widerstands und eine Erhöhung des Herzminutenvolumens gezeigt werden (NEUHOF et al. 1975) (Abb. 10). Verschiedene klinische Studien haben gezeigt, daß eine Streptokinasebehandlung insbesondere in einem frühen Stadium des Herzinfarkts eine Verbesserung der Überlebensrate bewirkt.

Als spezielle Indikation einer fibrinolytischen Behandlung werden das Waterhouse-Friderichson-Syndrom, das Atemnotsyndrom der Neugeborenen und das hämolytisch-urämische Syndrom angegeben.

Die durch die fibrinolytische Behandlung erzielte Viskositätsabnahme (EHRLY 1974) ist in seinem positiven Einfluß auf die Mikrozirkulation als ein Argument für die Fibrinolyse anzuführen.

III. Substitutionstherapie

Wenn infolge der schockbedingten Verbrauchskoagulopathie eine kritische Minderung des Gerinnungspotentials mit Blutungen eingetreten ist, wird die Substitution von Gerinnungsfaktoren erforderlich. Die Maßnahme ist mit der Gefahr verbunden, daß eine Erhöhung des gerinnungsaktiven Substrates zur erneuten intravasalen Thrombenbildung führt. Daher wird allgemein empfohlen, die Substitution von Gerinnungsfaktoren nur in Kombination mit Heparin durchzuführen.

Bei der Verbrauchskoagulopathie handelt es sich um einen komplexen Gerinnungsdefekt, bei dem auch Inhibitoren reduziert sind (LASCH et al. 1961 b). Es hat sich daher bewährt, einen globalen Ersatz aller Gerinnungsfaktoren einschließlich Inhibitoren mittels Frischplasma bzw. frischem Gefrierplasma (fresh frozen plasma) durchzuführen. Die Dosierungen liegen bei 1–2 Bluteinheiten (entsprechend 250–500 E der verschiedenen Gerinnungsfaktoren). Man kann erwarten, daß eine Einheit/kg Körpergewicht zu einem Anstieg des jeweiligen Faktors um 1–2% führt. Lediglich bei Einschränkungen hinsichtlich der Volumenbelastung ist die Gabe von Faktorenkonzentraten vorzuziehen. Die Indikation zur Fibrinogenzufuhr wird streng gestellt. Bei Absinken des Fibrinogenspiegels auf 50–100 mg% und dem Vorliegen von Blutungen muß der Fibrinogenersatz erwogen werden.

Bei stärkerem Absinken des Antithrombin-III-Spiegels (auf ca. 50–60% der Norm) ist die Zufuhr von Antithrombin-III-Konzentraten erforderlich. Insbesondere bei verzögerter Antithrombin-III-Nachbildung infolge massiver Leberschädigungen hat sich die Gabe von Antithrombin-III-Konzentraten (zusammen mit Heparin) bei der Behandlung der Verbrauchskoagulopathie bewährt (VOGEL u. GAIN 1982).

Die Substitution von Thrombozyten (Thrombozytenkonzentrate, thrombozytenreiches Plasma) kann im Rahmen akuter bzw. subakuter Verbrauchskoagulopathie notwendig werden, wenn zusätzliche Störungen der Neubildung bestehen. Es ist zu berücksichtigen, daß auch bei normalem intravasalem Umsatz die mittlere Halbwertszeit der Thrombozyten (in Abhängigkeit von der Lagerung) nur 2–5 Tage beträgt.

Bei verschiedenen Schocksituationen ist die Zufuhr größerer Mengen von Blutkonserven (Massivtransfusionen) notwendig. Infolge der zerfallenen Blutzellen sind in den Butkonserven prokoagulatorische und fibrinolytisch aktive Substanzen enthalten, so daß weitere Gerinnungsdefekte und Blutungen provoziert werden können (MILLER et al. 1971). Gerinnungsanalytische Befunde sind bei Patienten mit Massivtransfusionen im allgemeinen schwer verwertbar.

IV. Fibrinolyseinhibitoren

Die reaktive Fibrinolyse ist eine sinnvolle Gegenregulation des Organismus bei thrombotischer Verlegung von Gefäßen. Wenn dieser Mechanismus im Sinne einer Hyperfibrinolyse verstärkt wirksam wird und Blutungen unterhält bzw. verstärkt, ist eine Inhibition der Plasminwirkung in Erwägung zu ziehen, wenn gleichzeitig das Fortschreiten weiterer Thromben unterbunden wird.

Es besteht Übereinstimmung, daß der Einsatz von synthetischen Fibrinolysehemmern (Epsilon-Aminokapronsäure, EACA, p-Aminomethylbenzoesäure, PAMBA) bei den schockbedingten Gerinnungsstörungen – auch wenn sie mit starker Fibrinolyse verbunden sind – nicht indiziert ist (RATNOFF 1969; COLMAN et al. 1972; HEENE 1977).

Eine antifibrinolytische Therapie kann auch mit dem Proteinaseinhibitor Aprotinin durchgeführt werden. Aprotinin wirkt durch Inaktivierung des Plasminaktivators und des Plasmins. Außerdem hemmt das Aprotinin das Kininsystem und lysosomale Enzyme, die bei Gewebsschäden freigesetzt werden.

Die Therapie hyperfibrinolytischer Blutungen mit Aprotinin ist indiziert, wenn die Blutung durch lokale Maßnahmen nicht zu stillen ist und als wesentliche Schockursache in den Vordergrund tritt. Dabei muß in Kauf genommen werden, daß die intravasale Thrombenbildung durch Wegfall der Fibrinolyse begünstigt wird. In den meisten Fällen muß daher die Thrombinwirkung mit Heparin gehemmt werden. Die Dosierung des Aprotinins liegt bei ca. 300000 KIE (Kallikreininhibitoreinheiten) akut intravenös mit anschließend ca. 50000 KIE/h per infusionem. Als seltene Nebenwirkungen können allergische Erscheinungen auftreten.

Der Wert einer allgemeinen Aprotinintherapie bei Schockzuständen ist durch keine Studie zu belegen. Unter dem Gesichtspunkt der Blutgerinnungsveränderungen ist der Einsatz von Aprotinin nur mit größter Zurückhaltung vorzunehmen, da Aprotinin einen wichtigen Mechanismus bei der Wiedereröffnung der thrombotisch verschlossenen Mikrozirkulation blockiert. Nur durch die unmittelbar bedrohliche Blutung kann die Ausschaltung der Fibrinolyse gerechtfertigt werden.

Literatur

Aasen AO, Dale J, Ohlsson K, Gallimore M (1978) Effects of slow intravenous administration of endotoxin on blood cells and coagulation in dogs. Eur Surg Res 10:194–205
Alestik K, Norrby R (1979) Fatal pneumococcal septicaemia in a young asplenic man. Acta Chir Scand 145:273–275
Allington MJ (1971) Detection of (fibrin)ogen degradation products by a latex clumping method. Scand J Haematol [Suppl] 13:115–119
Ally AI, Horrobin DF (1980) Thromboxane A_2 in blood vessel walls and its physiological significance: relevance to thrombosis and hypertension. Prostaglandins and Med 4:431–438
Altura BM (1980) Reticuloendothelial cells and host defense. Acta Microcirc 9:252–294
Ashford TP, Freiman DG (1968) Platelet aggregation at sites of minimal endothelial injury: An electron microscopy study. Am J Pathol 53:599–607

Avikainen V (1977) Coagulation disorders in severely and critically injured patients. Ann Chir Gynaecol 66:269–277

Awbrey BJ, Owen WG, Fry GL, Cheng FH, Hoak JG (1975) Binding of human thrombin to human endothelial cells and platelets. Blood 46:1046

Bachofen M, Weibel ER (1974) Basic pattern of tissue repair in human lungs following unspecific injury. Chest 65:14–19

Baenzinger NL, Dillender MJ, Majerus PW (1977) Cultured human skin fibroblasts and arterial cell produce a labile platelet-inhibitory prostaglandin. Biochem Biophys Res Commun 78:294–301

Bagge L, Björk I, Saldeen T, Wallin R (1978) Purification of a fibrinolysis inhibitor in serum from posttraumatic patients. Thromb Haemostas 39:97–108

Balis JU, Rappaport ES, Gerber L, Fareed J, Budding F, Messmore L (1978) A primate model for prolonged endotoxin shock. Blood-vascular reactions and effects of glucocorticoid treatment. Lab Invest 38:511–523

Bayley MB, Clements JA, Osbahr AJ (1967) Pulmonary and circulatory effects of fibrinopeptides. Circ Res 21:469–485

Belew M, Gerdin B, Porath J, Saldeen T (1978) Isolation of vasoactive peptides from human fibrin and fibrinogen degraded by plasmin. Thromb Res 13:983–994

Beller FK, Graeff H, Gorstein F (1969) Disseminated intravascular coagulation during the continuous infusion of endotoxin in rabbits. Am J Obstet Gynecol 103:544–554

Beller-Todd B, Archer LT, Hinshaw LB (1979) Recovery from endotoxin shock after extracorporal perfusion without anticoagulation. Circulatory Shock 6:261–269

Bergentz SE, Nilsson IM (1961) Effect of trauma on coagulation and fibrinolysis in dogs. Acta Chir Scand 122:21–29

Bergstein JM (1976) Platelet inhibition of renal cortical fibrinolytic activity in the rabbit. Lab Invest 35:171–178

Bick RL, Bick MD, Fekete LF (1980) Antithrombin III-patterns in disseminated intravascular coagulation. Am J Clin Pathol 73:577–583

Bills TK, Smith JB, Silver MJ (1978) Intracellular regulation of the metabolism of arachidonic acid in human platelets. Thromb Haemostas 40:219–223

Bohn E, Müller-Berghaus G (1976) The effect of leukocyte and platelet transfusion on the activation of intravascular coagulation by endotoxin in granulocytopenic and thrombocytopenic rabbits. Am J Pathol 84:239–258

Bonnar J (1972) Bacteriemic shock in pregnancy. In: Ledingham I McA (ed) Conference on Shock. Kimpton, London, pp 178–187

Bourgain RH (1978) Inhibition of PGI_2 (Prostacyclin) synthesis in the arterial wall enhances the formation of white platelet thrombi in vivo. Haemostasis 7:252–255

Braasch D (1967) Deformierung und Zerstörung von Erythrozyten durch Noradrenalin in normalen und hämorrhagischen Hunden. Pflügers Arch Ges Physiol 296:143–147

Brain MG, Hourihane DOB (1967) Microangiopathic haemolytic anaemia. The occurence of haemolysis in experimentally produced vascular disease. Br J Haematol 13:135–142

Braunstein KM, Dodds EA, Stewart G, Shull KC, Eurenius K (1978) Heparin cofactor activity following thermal injury. Am J Clin Pathol 70:632–636

Breddin K, Báuke J (1965) Thrombozytenagglutination und Gefäßkrankheiten. Blut 11:144–164

Brown DL (1975) Complement und coagulation. Br J Haematol 30:377–382

Büsing CM, Bleyl U (1977) Plasminogen activator activity of pulmonary vessels in shock. Thromb Res 11:285–295

Busch C, Saldeen T, Thorén L (1975) Effect of cavoportal shunt on pulmonary fibrin deposition after intraaortal infusion of thrombin in dog. Acta Chir Scand 141:455–460

Cazenave JP, Dejana E, Kinlough-Rathbone R, Packham MA, Mustard JF (1979) Platelet interactions with the endothelium and the subendothelium: the role of thrombin and prostacyclin. Haemostasis 8:183–192

Chien S (1967) Role of the sympathetic nervous system in hemorrhage. Phys Rev 47:214–218

Chien S (1969) Blood rheology and its relation to flow resistance and transcapillary exchange, with special reference to shock. Adv Microl 2:89–103

Chien S, Usami S, Dellenback RJ, Gregorsen MI (1970) Sheardependent interaction of plasma protein with erythrocytes in blood rheology. Am J Physiol 219:143–153

Chignard M, LeCouedic JP, Vargaftig BB, Benveniste J (1980) Platelet-activating factor (PAF-Acether) secretion from platelets: effect of aggregating agents. Br J Haematol 46:455–464

Clowes GHA (1974) Pulmonary abnormalities in sepsis. Surg Clin North Am 54:993–1013

Coalson JJ, Hinshaw LB, Guenther CA, Berell EL, Greenfield LJ (1975) Pathophysiologic responses of the subhuman primate in experimental septic shock. Lab Invest 32:561–569

Collen D (1976) Identification and some properties of a new fast reacting plasmin inhibitor in human plasma. Eur J Biochem 69:209–216

Colman RW, Robboy SJ, Minna JD (1972) Disseminated intravascular coagulation (DIC): An approach. Am J Med 52:679–689

Corrigan JJ, Jordan CM (1970) Heparin therapy in septicemia with disseminated intravascular coagulation. Effect on mortality and on corretion of hemostatic defects. N Engl J Med 283:778–782

Corrigan JJ, Ray WL, May N (1968) Changes in the blood coagulation system associated with septicemia. N Engl J Med 279:851–855

Craddock PR, Hammerschmidt DE, White JG, Dalmasso AP, Jacob HS (1977) Complement (C5a) induced granulocyte aggregation in vitro: a possible mechanism of complement-mediated leukostasis and leukopenia. J Clin Invest 60:261–264

Dale J, Ohlsson K, Nordstoga K, Aasen AO (1980) Intravascular hemolysis and ultrastructural changes of erythrocytes in lethal canine endotoxin shock. Eur Surg Res 12:39–51

Danon D, Skutelsky E (1976) Endothelial surface charge and its possible relationship to thrombogenesis. Ann NY Acad Sci 275:47–63

Davie EW, Fujikawa K (1975) Basic mechanism in blood coagulation. Ann Rev Biochem 44:799–829

Demling RH, Smith M, Gunther R, Flynn JT, Gee MH (1981) Pulmonary injury and prostaglandin production during endotoxemia in conscious sheept. Am J Physiol 240:348–353

Deutsch E, Thaler E (1979) Acquired antithrombin III (AT III) deficiency in septicaemia. Thromb Haemostas 42:375

Deykin D (1966) The role of the liver in serum-induced hypercoagulability. J Clin Invest 45:256–263

Diffang C, Lindquist O, Saldeen T (1973) Distribution of intravascular fibrin deposits in various organs in the microembolism syndrome. Forensic Sci 2:53

Donati MB, Misiani R, Marchesi D, Livio M, Mecca G, Remuzzi G, de Gaetano G (1980) Hemolytic-uremic syndrome, prostaglandins and plasma factors. In: Remuzzi G, Mecca G, Gaetano G de (eds) Haemostasis, prostaglandins and renal disease. Raven Press, New York, pp 283–290

Dormandy JA (1980) Haemorrheological aspects of thrombosis. Br J Haematol 45:519–522

Douglas WW (1975) Autacoids. In: Goodman LS, Gilman A (eds) The pharmacological basis of therapeutics, 5th edn. Macmillan, New York, pp 589–590

Driessen GK, Heidtmann H, Schmid-Schönbein H (1979) Effect of hematokrit on red cell flow velocity in the capillaries of rat mesentary during hemodilution and hemoconcentration. Pfluegers Arch 380:1–6

Duesberg R, Schröder W (1944) Pathophysiologie und Klinik der Kollapszustände, Hirzel, Leipzig

Eckhardt TH, Nossel HL, Hurlet-Jensen A, LaGamma KS, Owen J, Auerbach M (1981) Measurement of desarginine fibrinopeptide B in human blood. J Clin Invest 67:809–816

Egeberg O (1965) Inheritde antithrombin deficiency causing thrombophilia. Thrombos Diathes Haemorrhag 13:516–530

Ehrly AM (1971) Rheologische Probleme beim Schock. Med Welt 22:1167–1168

Ehrly AM (1972) Rheologische Probleme beim Schock. In: Gros D (Hrsg) Kardiogener, baktiotoxischer und Volumen-Mangelschock. Schattauer, Stuttgart, S 67–70

Ehrly AM (1974) Beeinflussung der gestörten Mikrozirkulation durch rheologisch wirksame Pharmaka. In: Ahnefeld FW, Burri G, Dick W, Halmagyi (Hrsg) Klinische Anästhesiologie und Intensivtherapie. 5. Mikrozirkulation. Springer, Berlin Heidelberg New York, S 196

Encke A, Lasch HG, Peterich J, Schmidt HD, Schmier J (1969) Blood coagulation and fibrinolytic therapy in normotensive haemorrhagic shock of the dog. Z Kreislaufforsch 58:1298–1307

Epstein MD, Beller F, Douglas GW (1968) Kidney tissue activator of fibrinolysis in relation to pregnancy. Obstet Gynecol 32:494–504

Esmon CT, Suttie JW, Jackson CM (1975) The functional significance of Vitamin K action. Difference in phospholipid binding between normal and abnormal protrhombin. J Biol Chem 250:4095–4099

Eurenius K, Mortensen RF, Meserol PM (1972) Platelet and megakaryocyte kinetics following thermal injury. J Lab Clin Med 79:247–257

Eurenius K, Rossi TD, McEnen DD (1974) Blood coagulaton in burn injury. Proc Soc Exp Biol Med 147:878–882

Fallon YT, Stehbens WE (1972) Venous endothelium of experimental arteriovenous fistulas in rabbits. Circ Res 31:546–556

Findling JW, Pohlmann GP, Rose HD (1980) Fulminant gram-negative bacillemia (DF-2) following a dog bite in an asplenic woman. Am J Med 68:154–156

Fine J (1975) Reflexions. Contempory Surgery 7:48–56

Flenker H (1981) Pathophysiologie und Pathologie der Schocklunge. Klinikarzt 10:658–667

Fletcher AP, Alkjaersig N, O'Brien J, Tulevski VC (1970) Blood hypercoagulability and thrombosis. Trans Assoc Am Physicians 83:159–167

Flynn JT, Appert HE, Howard JM (1975) Arterial prostaglandin A_1, E_1 and F_2 concentrations during hemorrhagic shock in dog. Circulatory Shock 2:155–163

Folkow B, Neil E (1971) Circulation. New York University Press, New York

Freid MA, Voski KL (1968) The importance of underlying diseases in patients with gram-negative bacteriemia. Arch Intern Med 121:418–423

Freudenberg N (1978) Endothelium and shock. Pathol Res Pract 162:105–114

Freudenberg N, Riese KH (1976) Characterization of the normal cortic endothelium of adult rats and changes due to endotoxin shock. I. Communication: Light microscopy, autoradiographie, DNA-cytophotometry, and enzyme histochemistry. Beitr Pathol 159:125–142

Fröhlich JG, Ogletree M, Peskar BA, Brigham KL (1980) Pulmonary hypertension correlated to pulmonary thromboxane synthesis. Adv Prostaglandin Thromboxane Res 7:745–750

Fujikawa K, Coan MH, Legaz ME, Davie EW (1974) The mechanism of activaton of bovine Factor X (Stuart factor) by intrinsic and extrinsic pathways. Biochem 13:5290–5299

Fung YC (1966) Theoretical considerations of the elasticity of red cells and small clood vessels. Fed Proc 25:1761–1762

Gabbiani F, Badonell MC (1975) Early changes of endothelial clefts after thermal injury. Microvasc Res 10:65–75

Gaetano G de (1981) Platelets, prostaglandines and thrombotic disorders. Clin Haematol 10:297–326

Gaynor E (1971) Increased mitotic activity in rabbit endothelium after endotoxin. An autoradiographic study. Lab Invest 24:318–320

Gaynor E, Bouvier C, Spaet Th (1970) Vascular lesions: possible pathogenetic basis of the generalized Shwartzman reaction. Science 170:986–988

Gehrke CF, Penner JA, Neiderhuber J (1971) Coagulation defects in burned patients. Surg Gynecol Obstet 133:613–616

Gerrity RG, Richardson M, Caplan BA, Cade JF, Hirsh J, Schwartz CJ (1976) Endotoxin

induced vascular endothelial injury, enface morphology, 3H-thymidine uptake and circulating endothelial cells in dogs. Exp Mol Pathol 24:59–69
Ginsberg MH, Painter RG, Forsyth J, Birdwell C (1980) Thrombin increases expression of fibronectin antigen on the platelet surface. Proc Natl Acad Sci USA 77:1049–1053
Gjesdahl K (1976) Platelet function and plasma free fatty acids during acute myocardial infarction and severe angina pectoris. Scand J Haematol 17:205–212
Godal HC, Abildgaard U (1966) Gelation of soluble fibrin in plasma by ethanol. Scand J Haematol 3:342–350
Goldstone J, Schmid-Schönbein H, Wells R (1970) The rheology of red blood cell aggregates. Microvasc Res 2:273–286
Good RA, Thomas L (1953) Studies on the generalized Shwartzman reaction. IV Prevention of the local and generalized Shwartzman reactions with heparin. J Exp Med 97:871–888
Gordon YB, Martin MH, Landon J, Cherd T (1975) The development of radioimmunassays for fibrinogen fragments D and E. Br J Haematol 29:109–119
Graeff H, Kuhn W, Zander J (1974) Sepsis in der Geburtshilfe. Therapiewoche 24:6173–6174
Graeff H, Kuhn W, Zander J (1975) Endotoxin shock in obstretics. In: Urbaschek R, Neter E (eds) Gram-negative bacterial infections. Springer, Wien, pp 446
Guyton AC, Granger HJ, Taylor AE (1971) Interstitial fluid pressure. Physiol Rev 51:527–530
Haerem JW (1972) Platelet aggregates in intramyocardial vessels of patients dying suddenly and unexspectedly of coronary artery disease. Atherosclerosis 15:199–213
Haerem JW (1974) Mural platelet microthrombi and major acute lesions of main epicardial arteries in sudden coronary death. Atherosclerosis 19:529
Hamberg M, Samuelsson B (1973) Detection and isolation of an endoperoxide intermediate in prostaglandin biosynthesis. Proc Natl Acad Sci USA 70:899–903
Hamberg M, Svensson J, Samuelsson B (1975) Thromboxanes: a new group of biologically active compounds derived from prostaglandin endoperoxydes. Proc Natl Acad Sci USA 72:2994–2998
Hammerschmidt DE, Weaver LJ, Hudson LD, Craddock PR, Jacob HS (1980) Association of complement activation and elevated plasma C5a with adult respiratory distress syndrome: pathological relevance and possible prognostic value. Lancet 1:947–949
Hardaway RM (1978) Acute respiratory distress syndrome and disseminated intravascular coagulation. South Med J 71:596–598
Hardaway RM (1979a) Cellular and metabolic effects of shock. J Am Vet Med Assoc 175:81–86
Hardaway RM (1979b) Importance of capillary perfusion. Am J Surg 138:678–679
Hardaway RM (1980) Mechanism of traumatic shock. Surg Gynecol Obstet 151:65–69
Hardaway RM, Brewster WR, Elovitz MJ (1966) The influence of vasoconstriction and acidosis on disseminated intravascular coagulation. Surgery 59:804–811
Hardaway RM, James PM Jr, Andersen RW, Bredenberg CE, West RL (1967) Intensive study and treatment of shock in man. JAMA 199:779–790
Hardaway RM, Dixon RS, Foster EF (1976) The effect of hemorrhagic shock on disseminated intravascular coagulation. Ann Surg 184:43–45
Hardaway RM, Dumke R, Gee T, Meyers T, Joyner J, Graf J, Lee D, Revels J (1979) The danger of hemolysis in shock. Ann Surg 189:373–376
Hardaway RM, Dumke R, Gee T, Meyers T, Joyner J, Graf J, Lee D, Revels J (1980) Influence of fibrinogen levels in dogs on mortality from hemorrhagic and traumatic shock. J Trauma 20:417–419
Harlan JM, Harker LA (1981) Hemostasis, thrombosis and thromboembolic disorders. The role of arachidonic acid metabolites in platelet-vessel wall interactions. Med Clin North Am 65:855–880
Harms D, Pape GR, Bohle A (1973) Pathologische Anatomie des Waterhouse-Fridrichsen-Syndroms unter besonderer Berücksichtigung der disseminierten intravaskulären Koagulation. Dtsch Med Wochenschr 38:542–547

Hartveit F, Halleraker B (1970) Intravascular changes in kidney and lungs after external cardic massage: A preliminary report. J Pathol 102:54–58

Hatton MWC, Berry CR, Regoezi E (1978) Inhibition of thrombin by antithrombin III in the presence of certain glycosaminoglycans found in the mammalian aorta. Thromb Res 13:655–670

Hauck G (1971) Organisation und Funktion der terminalen Strombahn. In: Braueisen E (Hrsg) Physiologie des Kreislaufs, Bd I. Springer, Berlin Heidelberg New York, S 99–144

Hauck G, Schröer H (1975) Instability of the postcapillary blood flow. Bibl Anat 12:169–170

Hawiger J, Niewiarowski S, Gurewich V, Thomas DP (1970) Measurement of fibrinogen and fibrin degradation products in serum by staphylococcal clumping test. J Lab Clin Med 75:93

Hedner U (1973) Studies on an inhibitor of plasminogen activation in human serum. Thrombos Diathes Haemarrhag 30:414–424

Heene DL (1975) Gerinnungsstörungen bei portaler Hypertension. Z Gastroenterol 13:147–157

Heene DL (1977) Disseminated intravascular coagulation: Evaluation of therapeutic approaches. Semin Thromb Haemostas 3:291–317

Heene DL, Lasch HG (1977) Klinische Aspekte der Mikrozirkulationsstörung unter besonderer Berücksichtigung des Schocks. In: Handbuch der allgemeinen Pathologie, Bd III/7. Springer, Berlin Heidelberg New York, S 889–995

Heene DL, Matthias FR (1978) Hämostasestörungen im Schock. Verh Dtsch Ges Pathol 62:103–111

Heene DL, Lasch HG, Matthias FR (1976) Gerinnungsstörungen und Verbrauchskoagulopathie bei polytraumatisierten Patienten. Intensivbehandlung 1:42–48

Heideman M, Kaijser B, Gelin LE (1979) Complement activation early in endotoxin shock. J Surg Res 26:74–78

Heine H (1981) Die initiale Granulozytose der Lunge nach Eintritt eines Schockereignisses. Ursachen und Entwicklung. Med Welt 37:2–12

Heller L, Halberstadt E (1970) Der septische Schock. Gynaekologie 92:111–119

Heller W, Domres B, Hausdörfer J, Veihelmann D (1979) Stoffwechseluntersuchungen im traumatischen Schock unter Berücksichtigung therapeutischer Maßnahmen. Med Welt 30:965–970

Hellinger J, Sturm G, Oltmanns G, Heuse E, Schuh W, Seidel M (1975) Untersuchungen der Blutgerinnung und Thrombozytenfunktion im reversiblen hämorrhagischen Schock. Z Exp Chir 8:185–189

Hinshaw LH, Solomon LA, Erdös EG, Reins DA, Gunter BJ (1967) Effect of acetylsalicylic acid on the canine response to endotoxin. J Pharmacol Exp Ther 157:665–671

Hope W, Martin TJ, Chesterman CN, Morgan FJ (1979) Human β-thromboglobulin inhibits PGI_2-production and binds to a specific site in bovine aortic endothelial cells. Nature 282:210–212

Jackson CM, Suttie JW (1977) Recent developments in understanding the mechanisms of vitamin K and vitamin K antagonist drug action and the consequences of vitamin K action in blood coagulation. Prog Hematol 10:233–259

Jacob HS (1981) The role of activated complement and granulocytes in shock states and myocardial infarction. J Lab Clin Invest 38:645–653

Jakschik BA, Marshall GR, Kourik JL, Needleman P (1974) Profile of circulating vasoactive substances in hemorrhagic shock and their pharmacological manipulation. J Clin Invest 54:842–852

Jesty J (1978) The inhibition of activated bovine coagulation factors X and VII by antithrombin III. Arch Biochem Biophys 185:165–173

Jørgensen L (1971) Mechanism of thrombosis. Pathobiol Annu 1:139–204

Kalowski S, Howes EL, Margaretten W, McKay DG (1975) Effects of intravascular clotting on the activation of the complement system. Am J Pathol 78:525–536

Kane MA, May JE, Frank MM (1973) Interactions of the classical and alternate complement pathway with endotoxin lipolysesaccharide. J Clin Invest 52:370–376

Kazmier FJ, Bowie EJW, Hagedorn AB, Owen CA (1974) Treatment of intravascular coagulation and fibrinolysis (ICF) syndromes. Mayo Clin Proc 49:665–672
Kierulf P (1973) Studies of soluble fibrin in plasma. II. N-terminal analysis of a modified fraction I (Cohn) from patient plasmas. Scand J Clin Lab Invest 31:37–42
Kinlough-Rathbone RL, Packham MA, Reimer HJ, Cazenave JP, Mustard JF (1977) Mechanism 'of platelet shape change, aggregation and release induced by collagen, thrombin or A23, 187. J Lab Clin Med 90:707–719
Kjeldsen K, Thomsen HK (1975) The effect of hypoxia on the fine structure of the aortic intima in rabbits. Lab Invest 33:533–543
Koch HH, Keller O (1973) Unsere Erfahrungen mit den prophylaktischen Maßnahmen zur Verhinderung des Sanarelli-Shwartzman-Phänomens (SSP) beim septischen Abort. Geburtshilfe Frauenheilkd 33:460–463
Kramer W, Müller-Berghaus G (1977) Effect of platelet antiserum on the activation of intravascular coagulation by endotoxin. Thromb Res 10:47–70
Künzer W, Karitzky D, Pringsheim W (1970) Atemnotsyndrom und disseminierte intravasale Gerinnung. Dtsch Med Wochenschr 95:2141–2144
Künzer W, Sutor AH, Niederhoff H, Pringsheim W, Karitzky D, Altemeyer KH, Schenk W, Schreiber R (1974) Gerinnungsphysiologische Aspekte und fibrinolytische Therapie des Schocks. Monatsschr Kinderheilkd 122:116–126
Kuhn W, Graeff H (1971a) Gerinnungsstörungen in der Geburtshilfe. Thieme, Stuttgart, S 90–105
Kuhn W, Graeff H (1971b) Infizierter Abort und disseminierte intravasale Gerinnung (DIG). Heparinprophylaxe und Frühdiagnostik der DIG. Med Welt 22:1199–1200
Kunze J, Vogt W (1971) Significance of phospholipase A for prostaglandin formation. Ann NY Acad Sci 180:123–125
Kurien VA, Oliver MF (1966) Serum-free-fatty-acids after acute myocardial infarction and cerebral vascular occlusion. Lancet 2:122–127
Lamy M, Fallat RJ, Koeniger E, Dietrich HP, Ratliff JL, Eberhard RC, Tucker HJ, Hill JD (1976) Pathologic features and mechanisms of hypoxemia in adult respiratory distress syndrome. Am Rev Respir Dis 114:267–284
Lanser K, Wichert P von (1981) Akutes Lungenversagen – Schocklunge. Internist Welt 6:217–223
Largo R, Heller V, Straub PW (1976) Detection of soluble intermediates of the fibrinogen-fibrin-conversion using erythrocytes coated with fibrin nomomers. Blood 47:991–1002
Lasch HG (1959) Untersuchungen zur Dynamik im System der Blutgerinnungsfaktoren („latente Gerinnung" in der Blutbahn). Habilitationsschrift, Heidelberg
Lasch HG (1975) Verbrauchskoagulopathie – Ursache oder Folge von Blutungen. Med Welt 26:697–703
Lasch HG (1976) Akute Atmungsinsuffizienz – Schocklunge. Therapiewoche 26:8767–8774
Lasch HG (1978) Klinik und Pathophysiologie des Schocks. Verh Dtsch Ges Pathol 62:2–10
Lasch HG, Heene DL (1974) Heparin therapy of diffuse intravascular coagulation (DIC). Thrombos Diathes Haemorrhag 33:105–106
Lasch HG, Müller-Berghaus G (1980) Pro-Kontra: Verbrauchskoagulopathie – Heparinbehandlung? Argumente für eine Heparinbehandlung. Internist 21:382–384
Lasch HG, Róka L (1954) Über den Bildungsmechanismus der Gerinnungsfaktoren Prothrombin und Faktor VII. Klin Wochenschr 32:460–464
Lasch HG, Rodriguez-Erdmann F, Krecke HJ (1960) Quantitative und qualitative Veränderungen der Thrombozyten beim Sanrelli-Shwartzman-Phänomen. Verh Dtsch Ges Inn Med 66:992–998
Lasch HG, Mechelke K, Nusser E, Daoud F (1961a) Der Einfluß der Fibrinolyse auf den Verlauf des hämorrhagischen Schocks. Klin Wochenschr 39:1137–1141
Lasch HG, Rodriguez-Erdmann F, Schimpf K (1961b) Antithrombin III und Anti-Blutthrombokinase bei experimenteller Verbrauchskoagulopathie (am Beispiel des Sanarelli-Shwartzman-Phänomens). Klin Wochenschr 39:645–647

Lasch HG, Rodriguez-Erdmann F, Westenhöfer D (1961c) Der Einfluß der Fibrinolyse auf den Verlauf des Sanarelli-Shwartzman-Phänomens. Proc 8th Congress Europ Soc Haematol, Wien. Karger, Basel, S 469

Lasch HG, Mechelke K, Nusser E, Sessner HH (1963) Fibrinolysetherapie im Schock. Experimentelle und klinische Ergebnisse. Thrombos Diathes Haemorrhag [Suppl 3] VII:237–242

Lasch HG, Heene DL, Huth K, Sandritter W (1967) Pathophysiology, clinical manifestations and therapy of consumption coagulopathy („Verbrauchskoagulopathie"). Am J Cardiol 20:381–391

Lasch HG, Huth K, Heene DL, Müller-Berghaus G, Hörder MH, Janzarik H, Mittermayer C, Sandritter W (1971) Die Klinik der Verbrauchskoagulopathie. Dtsch Med Wochenschr 96:715–728

Lerner RG, Goldstein R, Cummings G (1971) Stimulation of human leukocyte thromboplastic activity by endotoxin. Proc Soc Exp Biol Med 138:145–148

Lewis DH, Mellander S (1962) Competitive effects of sympathetic control and tissue metabolites on resistance and capacitance vessels and capillary filtration in skeletal muscle. Acta Physiol Scand 56:162

Lewy RJ, Smith JB, Silver MJ, Saia J, Walinsky P, Wiener L (1979) Detection of thromboxane B_2 in peripheral blood of patients with Prinzmetal's angina. Prostaglandines and Medicine 5:243–248

Lipinski B, Worowski K (1968) Detection of soluble fibrin monomer complexes in blood by means of protamine sulfate test. Thrombos Diathes Haemorrhag 20:44

Lollar P, Owen WG (1980) Clearance of thrombin from the circulation by high-affinity binding sites on endothelium: possible role in the interactivation of thrombin by antithrombin III. Circulation [Suppl III] 62:278

Loskutoff DJ (1979) Effect of thrombin on the fibrinolytic activity of cultured bovine endothelial cells. J Clin Invest 64:329–332

Loskutoff DJ, Edgington TS (1977) Synthesis of a fibrinolytic activator and inhibitor by endothelial cells. Proc Natl Acad Sci (USA) 74:3903–3907

Lowe GDO, Forbes CD (1981) Blood rheology and thrombosis. Clin Haematol 10:343–367

Lowe GDO, Barbenel JG, Forbes CD (eds) (1981) Clinical aspects of blood viscosity and cell deformability, Springer, Berlin Heidelberg New York

Maca RD, Hoak JC (1974) Endothelial injury and platelet aggregation associated with acute lipid mobilization. Lab Invest 30:589–595

Mammen EF (1981) Die Physiologie der Hämostase und ihre pharmakologische Beeinflussung: In: Gross R, Holtmeier HJ (Hrsg) Blutgerinnung und Fibrinolyse. Thieme, Stuttgart New York, S 21–33

Marcus AJ (1979) The role of prostaglandins in platelet function. Prog Hematol 11:147–171

Margaretten W, Zunker HO, McKay DG (1964) Production of the generalized Shwartzman reaction in pregnant rats by intravenous infusion of thrombin. Lab Invest 13:552–559

Mason RG, Sharp D, Chuang H, Mohammad S (1977) The endothelium. Arch Pathol Lab Med 101:61–64

Matthias FR (1978) Soluble plasma fibrin and platelet prostaglandin endoperoxides following myocardial infarction. Haemostasis 7:273–281

Matthias FR, Lasch HG (1982) Disseminierte intravaskuläre Gerinnung und Kreislaufschock. Hämostaseologie 2:60–67

Matthias FR, Reinicke R, Heene DL (1977) Affinity chromatography and quantitation of soluble fibrin from plasma. Thromb Res 10:365–384

Maynard YR, Dreyer BE, Pitlick FA, Nemerson Y (1975) Tissue factor activity of endothelial and other cultured human cells. Blood 46:1046

McKay DG (1963) A partial synthesis of the generalized Shwartzman reaction. Fed Proc 22:1373–1379

McKay DG (1964) Disseminated intravascular coagulation. An intermediary mechanism of disease. Hoeber, Harper & Row, New York

McKay DG (1973) Vessel wall and thrombogenesis – Endotoxin. Thrombos Diathes Haemorrhag 29:11–26

McManus WF, Eurenius K, Bruitt BA (1973) Disseminated intravascular coagulation in burned patients. J Trauma 13:416–422

Mehta B, Briggs DK, Sommers SC, Karpatkin M (1972) Disseminated intravascular coagulation following cardiac arrest: a study of 15 patients. Am J Med Sci 264:353–363

Mellander S, Lewis DH (1963) Effect of hemorhagic shock on the reactivity of resistance and capacitance vessels and on capillary filtration transfer in cat skeletal muscle. Circulation Res 13:105–118

Mersky C, Kleiner GJ, Johnson AJ (1966) Quantitative estimation of split products of fibrinogen in human serum, relation to diagnosis and treatment. Blood 28:1

Messmer K, Brendel W (1971) Pathophysiologische Aspekte des hypovolämischen kardiogenen und bakteriotoxischen Schocks. Med Welt 22:1159–1164

Miller H, Oaks W (1979) Therapy for septic shock. Compr Ther 5:26–32

Miller RD, Robbins TO, Tang MJ, Barton SL (1971) Coagulation defects associated with massive blood transfusion. Ann Surg 174:794–801

Minna JD, Robboy SJ, Colman RW (1974) Disseminated intravascular coagulation in man. Thomas, Springfield

Mittermayer C (1975) Pathology of shock. Med Welt 26:1473–1474

Mittermayer C, Madreiter M, Schindera F, Hugh K (1971) Über Endokarditis verrucosas simplex bei Schock und Verbrauchskoagulopathie. Verh Dtsch Ges Pathol 55:350–353

Mittermayer C, Riede Un, Bleyl U, Herzog H, Wichert P von, Riesner K (1978) Schocklunge. Verh Dtsch Ges Pathol 62:11–65

Moncada S (1980) Prostacyclin and thromboxane A_2 in the regulation of platelet-vascular interactions. In: Reunuzzi G, Mecca G, Gaetano G de (eds) Hemostasis, prostaglandins and renal disease. Raven, New York, pp 175–184

Moncada S, Vane JR (1978) Unstable metabolites of arachidonic acid and their role in haemostasis and thrombosis. Br Med Bull 34:129–135

Moncada S, Gryglewski R, Bunting S, Vane JR (1976) An enzyme isolated from arteries transforms prostaglandin endoperoxides to an unstable substance that inhibits platelet aggregation. Nature 263:663–665

Moncada S, Herman AG, Higgs EA, Vane JR (1977) Differential formation of prostacyclin (PGX or PGI_2) by layers of the arterial wall. An explanation for the antithrombotic properties of vascular endothelium. Thromb Res 11:323–344

Moriau M, Rodhain J, Noel H (1974) Comparative effects of proteinase inhibitors, plasminogen antiactivators, heparin and acetylsalicylic acids on the experimental disseminated intravascular coagulation induced by thrombin. Thrombos Diathes Haemorrhag 32:171–188

Moroi M, Aoki N (1976) Isolation and characterization of α_2-plasmin inhibitor from human plasma. J Biol Chem 251:5956–5965

Morrison DC, Cochrane CG (1974) Direct evidence for Hageman factor (Factor XII) activation by bacterial lipopolysaccharides (endotoxin). J Exp Med 140:797–811

Morrison DG, Kline LF (1977) Activation of the classical and properdin pathways of complement by bacterial lipopolysaccharides. J Immunol 118:362–368

Müller-Berghaus G (1977) Pathogenese der Blutgerinnungsstörungen bei Sepsis. In: Marx R, Thies HA (Hrsg) Infektionen, Blutgerinnung und Hämostase. Schattauer, Stuttgart, S 215–220

Müller-Berghaus G, Eckhardt T (1975) The role of granulocytes in the activation of intravascular coagulation and the precipitation of soluble fibrin by endotoxin. Blood 45:631–641

Müller-Berghaus G, Lasch HG (1975) Microcirculatory disturbances induced by generalized intravascular coagulation. In: Born GVR, Eichler O, Farah A, Herken H, Welch AD (eds) Handbook of experimental pharmacology, vol XVI/3. Springer, Berlin Heidelberg New York, pp 429–513

Müller-Berghaus G, Lohmann F (1974) The role of complement in endotoxin-induced disseminated intravascular coagulation. Studies in congenitally C6-deficient rabbits. Br J Haematol 28:403–418

Müller-Berghaus G, Schneeberger R (1971) Hageman factor activation in the generalized Shwartzman reaction induced by endotoxin. Br J Haematol 21:513–527

Müller-Berghaus G, Bohn E, Höbel W (1976) Activation of intravascular coagulation by endotoxin: the significance of granulocytes and platelets. Br J Haematol 33:213–220

Mustard JF, Kinlough-Rathbone RL, Packham MA (1980) Prostaglandins and platelets. Ann Rev Med 31:89–96

Neef H, Richter M, Fischer U (1974) Veränderungen des Blut pH und Gerinnungspotential. Anaesthesist 23:158–161

Neuhof H (1975) Changes in hemodynamics and gas metabolism after endotoxin injecton. In: Urbaschek B, Urbaschek R, Neter E (eds) Gram-negative bacterial infections. Springer, Wien New York, pp 256–264

Neuhof H (1979) Kreislaufinsuffizienz, Schock. In: Vossschulte K, Lasch HG, Heinrich F (Hrsg) Innere Medizin und Chirurgie. Ein integriertes Lehrbuch unter Berücksichtigung des Gegenstandskatalogs. Thieme, Stuttgart, S 154–171

Neuhof H, Wolf H (1976) Die Sauerstoffaufnahme des Organismus in Abhängigkeit von der Kreislauffunktion. In: Zinderl M, Purschke R (Hrsg) Neue kontinuierliche Methoden zur Überwachung der Herz-Kreislauffunktion. Thieme, Stuttgart,

Neuhof H, Hey D, Glaser E, Wolf H, Lasch HG (1975) Hemodynamic reactions induced gy streptokinase therapy in patients with acute myocardial infarction. Eur J Intensive Care Med 1:27–30

Neuhof H, Mittermayer C, Freudenberg N (1978) Makro- und Mikrozirkulation im Schock. Verh Dtsch Ges Pathol 62:80–102

Niemetz J (1972) Coagulant activity of leukocytes tissue factor activity. J Clin Invest 51:307–313

Nobis H, Bruneder H, Falkensammer C, Fischer M, Gauss P, Korp W, Ogris E, Pracher H, Weißmann A, Wuketich S (1975) Untersuchungen der Blutgerinnung im Coma diabeticum. Intensivmedizin 12:52–60

Nossel H, Younger LR, Wilner GD, Procupez T, Canfield RE, Butler VP (1971) Radioimmunassay of human fibrinopeptide A. Proc Natl Acad Sci USA 68:2350

Nossel HL, Yudelmann J, Canfield RE, Butler VP, Spanondis K, Wilner GD, Qureshi GD (1974) Measurement of fibrinopeptide A in human blood. J Clin Invest 54:43

Nossel HL, Wasser J, Kaplan KL, Gamma KS, Yudelmann J, Canfield RE (1979) Sequence of fibrinogen proteolysis and platelet release after intrauterine infusion of hypertonic saline. J Clin Invest 64:1371–1378

Oehler G, Eckhardt T (1981) Labordiagnostische Möglichkeiten bei Verbrauchskoagulopathie. Lab Med 5:204–210

Oehler G, Matthias FR (1979) Affinitätschromatographische Fibrinmonomerbestimmung bei chronischen Leberkranken. Verh Dtsch Ges Inn Med 85:481

Oehler G, Wolf H, Schmahl FW, Róka L (1974) Veränderungen der Lipoproteinlipase nach experimenteller Femurfraktur. Res Exp Med 163:31–38

Oehler G, Reinhold L, Trüschler A, Schöndorf T (1982) Antithrombin III-Verminderung unter katabolen Bedingungen. Vortrag, 2. Kongr Thrombose und Blutgerinnung, Münster, 25.–27.2.82

Orskov F (1978) Virulence factors of the bacterial cell surface. J Infect Dis 137:630

Pareti FI, Manucci PM, D'Angelo A, Smith JB, Santebin L, Galli G (1980) Congenital deficiency of thromboxane and prostacyclin. Lancet I:898–900

Pepper DS (1979) Macromolecules released from platelet storage organelles. Thromb Haemostas 42:1667–1672

Plow EF, Edgington TS (1977) Localization and characterization of the cleavage-associated neoantigen in the E-domain of fibrinogen. Thromb Haemostas 38:27

Popov-Cenić S, Dohmen M, Baymann E (1972) Reaktive Fibrinolyse unter Heparinbehandlung im hämorrhagisch-traumatischen und septischen Schock. Med Welt 23:221–224

Prez RM Des, Horowitz HJ, Hook EW (1961) Effects of bacterial endotoxin on rabbit platelets. I. Platelet aggregation and release of platelet factors in vitro. J Exp Med 114:857–873

Ramadori G, Hopf U (1979) Die klinische Bedeutung von Endotoxin. Inn Med 6:99–108

Rand JH, Sussmann JJ, Gordan RE, v. Chu S, Soloman V (1980) Localization of factor-VIII-related antigen in human vascular subendothelium. Blood 55:752–756

Ratnoff OD (1969) Epsilon amino caproic acid – a dangerous weapon. N Engl J Med 280:1124–1126

Ratnoff OD (1981) The role of haemostatic mechanism. Clin Haematol 10:261–281

Reinicke R, Matthias FR, Lasch HG (1977) Content of soluble fibrin in plasma of patients after myocardial infarction, with carcinomas and consumption coagulopathy. Thromb Res 11:365–375

Riede UN, Mittermayer C, Rohrbach R, Joh K, Vogel W, Fringes B (1982) Mikrothrombosierung der Endstrombahn als Ursache schockbedingter Organkomplikationen (unter besonderer Berücksichtigung der Schocklunge). Hämostaseologie 2:49–59

Rinaldo JE, Rogers RM (1982) Adult respiratory distress syndrome. N Engl J Med 306:900–909

Risberg B (1978) Fibrinolysis and Trauma. Eur Surg Res 10:373–381

Rodriguez-Erdmann F (1964) Studies on the pathogenesis of the generalized Shwartzman reaction. I. Alteration in the coagulation system during the generalized Shwartzman reaction of the pregnant rabbit. Thrombos Diathes Haemorrhag 12:452–461

Rosenberg RD (1975) Actions and interactions of antithrombin and heparin. N Engl J Med 292:146

Rosenblum WJ (1972) Erythrocyte velocity and fluorescein transit time through the cerebral microcirulation in experimental polycythemia. J Neuropathol Exp Neurol 31:126–131

Rosenblum W, El-Sabban F (1978) Enbancement of platelet aggregating by tranylcypromine in mouse cerebral microvessels. Circ Res 43:238–241

Rotter W (1971) Das morphologische Substrat des Schocks. Med Welt 22:1175–1180

Ryan SF, Ryan US (1977) Pulmonary endothelials cells. Fed Proc 36:2683–2691

Sakkariassen KS, Bolhuis PA, Sixma JJ (1979) Human blood platelet adhesion to artery subendothelium is mediated by factor VIII – von Willebrand-factor bound to subendothelium. Nature 279:636–638

Saldeen T (1970) The importance of intravascular coagulation and inhibition of the fibrinolytic system in experimental fat embolism. J Trauma 10:287–298

Saldeen T (1976) The microembolism syndrome. Microvasc Res 11:227

Saldeen T (1979a) Blood coagulation and shock. Pathol Res Pract 165:221–252

Saldeen T (1979b) The microembolism syndrome: A review. In: Saldeen T (ed) The microembolism syndrome. Almquist & Winsell, Stockholm, pp 7–44

Saldeen T, Busch C, Modig J, Olerud S (1975) The importance of fibrin, platelets and fat droplets in the pulmonary vessel for decrease in PaO$_2$ during a standardized trauma, total hip replacement. Microvasc Res 10:239

Schiffmann S, Rapaport SI, Chong MMY (1973) Platelets and initiation of intrinsic clotting. Br J Haematol 24:633–642

Schildt BE (1976) The present view of RES and shock. Adv Exp Med Biol 73A:375–387

Schlag G, Voigt WH, Schnells G, Glatzl A (1976) Die Ultrastruktur der menschlichen Lunge im Schock. Anaesthesist 25:512–521

Schmid-Schönbein H (1971) Normale Fließeigenschaften des Blutes und deren krankhafte Veränderungen. Schweiz Med Wochenschr 101:1766–1772

Schmid-Schönbein H (1976) Microrheology of erythrocytes blood viscosity, and the distribution of blood flow in the microcirculation. Int Rev Physiol 9:1–62

Schmid-Schönbein H (1981) Interactions of vasomotion and blood rheology in haemodynamics. In: Lowe GDO, Barbanel JC, Forbes CD (eds) Clinical aspects of blood viscosity and cell deformability. Springer, Berlin Heidelberg New York, pp 49–66

Schmid-Schönbein H, Reiger H (1981) Isovolaemic haemodilution. In: Lowe GDO, Barband JC, Forbes CD (eds) Clinical aspects of blood viscosity and cell deformability. Springer, Heidelberg New York, pp 221–226

Schmid-Schönbein H, Gallasch G, Gosen J von, Volger E, Klose HJ (1976) Red cell aggregation in blood flow. Klin Wochenschr 54:149–157

Schöndorf TH, Rosenberg M, Beller FK (1971) Endotoxin-induced disseminated intravascular coagulation in nonpregnant rats. A new experimental model. Am J Pathol 65:51–58

Schönenberg H (1970) Zur Pathogenese und Therapie der perakuten Meningokokkensepsis (Waterhouse-Friedrichsen-Syndrom). Monatsschr Kinderheilkd 118:89

Schröder P (1978) Pathophysiologie des Schocks. In: Gersmayer EF, Yasergil EC (Hrsg) Schock und hypotone Kreislaufstörungen. Thieme, Stuttgart, S 25–100

Schrör K (1982) Bedeutung von Prostaglandinen und anderen Eicosanoiden für das Verhalten der Mikrozirkulation beim Schock. Biochemische, pathophysiologische und pharmakologische Aspekte. Haemostaseologie 2:73–81

Schulz V, Schnabel KM, Schmidt W (1974) Untersuchungen zum pulmonalen Gasaustausch in der akuten Schockphase und nach Übergang in eine Schocklunge. Klin Wochenschr 52:624–630

Schwarz R (1977) Erfahrungen mit der Heparinprophylaxe des septischen Aborts. Zentralbl Gynaekol 100:487–489

Scully RE (1956) Fat embolism in korean battle casualities. Its incidence, clinical significance and pathological aspects. Am J Pathol 32:379–403

Seeger W, Wolf H, Stähler G, Neuhof H, Róka L (1981) Zunahme des Strömungswiderstandes und der Gefäßpermeabilität in der pulmonalen Strombahn als Folge des Metabolismus freier Arachidonsäure. Klin Wochenschr 59:459–461

Sefrin P (1979) Stoffwechselveränderungen bei Polytraumatisierten. Fortschr Med 97:1617–1622

Sefrin P, Brunswig D (1978) Gerinnungsveränderungen bei Polytraumatisierten. Infusionstherapie 5:225–228

Sefrin P, Brunswig D, Seybolt A (1977) Untersuchungen zur Dynamik der Blutgerinnungsstörung beim traumatisch-hämorrhagischen Schock. Chirurg 48:227–231

Selye H (1966) Thrombohemorrhagic phenomena. Thomas, Springfield

Serneri GCN, Masotti G, Poggesi L, Galanti G (1980) Release of prostacyclin into the bloodstream in humans after local blood flow changes. Adv Prostaglandin Thromboxane Res 7:715–719

Shattil SJ, Bennett JS (1980) Platelets and their membranes in hemostasis: physiology and pathophysiology. Ann Intern Med 94:108–118

Sherman AA, Harwig S, Lee J (1975) In vitro formation and in vivo clearance of fibrinogen/fibrin complexes. J Lab Clin Med 86:100–111

Shirahama T, Cohen AS (1972) The role of mucopolysaccharides in vesicle archtecture and endothelial transport. J Cell Biol 52:198–206

Siegel HJ, Greenspan M, DelGuercio LRM (1967) Abnormal vascular tone, defective oxygen transport and myocardial failue in human septic shock. Ann Surg 504:165–172

Slabber CF, Theiss W, Beller FK (1972) The prevention of endotoxin induced glomerular fibrin deposition by pyrimido-pyrimidine compounds. J Med 3:341–348

Smith JB (1980) The prostanoids in haemostasis and thrombosis. Am J Pathol 99:743–804

Smith JJ, Loegering DJ, McDermatt DJ, Bonin ML (1973) The role of lysosomal hydrolases in the mechanism of shock. Adv Exp Med Biol 33:535–543

Smith U, Ryan JW (1972) Pulmonary endothelial cells and the metabolism of adenine nucleotides, kinins and angiotensin I. Adv Exp Med Biol 21:267–276

Spaet TH, Horowitz HI, Zucker-Franklin D, Cintron J, Bizensky JJ (1961) Reticuloendothelial clearance of blood thromboplastin by rats. Blood 17:196–205

Spath P, Kunz F, Kroesen G, Gabl F, Holzknecht F, Braunssteiner H (1973) Quantitation of C3 and C4 in patients with severe infections or trauma with and without disseminated intravascular coagulation (DIC). J Immunol 111:312

Spink WW, Reddin J, Zack SJ, Peterson M, Starzecki B, Seljeskog E (1966) Correlation of plasma catecholamine levels with hemodynamic changes. J Clin Invest 45:78–85

Steele PP, Weily HS, Davies H, Genton E (1973) Platelet function studies in coronary artery disease. Circulation 48:1194–1200

Stemerman MB (1974) Vascular intimal components: precursors of thrombosis. Prog Haemostas Thromb 2:1–48

Stenflo J, Suttie JW (1977) Vitamin K-dependent formation of gammacarboxyglutamic acid. Annu Rev Biochem 46:157–172

Straub PW (1980) Pro-Kontra: Verbrauchskoagulopathie – Heparinbehandlung. Argumente gegen eine Heparinbehandlung. Internist 21:385–386

String T, Robinsson AJ, Blaisdell FW (1971) Massive trauma: Effect of intravascular coagulation on prognosis. Arch Surg 102:406–411

Sunder-Plassmann L, Messmer K (1972) Die Dynamik der Mikrozirkulation im Schock: Hämorheologische und hämodynamische Veränderungen. Z Prakt Anaesth Wiederbel 7:95–106

Surgenor D (1974) Erythrocytes and blood coagulation. Thrombos Diathes Haemorrhag 32:247–259

Swank RL (1962) Adhesiveness of platelet and leukocytes during acute exsanguination. Am J Physiol 202:261–264

Thaler E, Lechner K (1981) Antithrombin III deficiency and thromboembolism. Clin Haematol X/2:369–390

Thomas DP (1967) Effect of catecholamines on platelet aggregation caused by thrombin. Nature 215:298–299

Thorgeirsson G, Robertson AL (1978) The vascular endothelium – pathobiologic significance. A review. Am J Pathol 93:803–846

Trobisch H, Rick W (1974) Physiologie der Hämostase. Deutsches Aerzteblatt 1617–1620

Vetter NJ, Strange RC, Adam W, Oliver MF (1974) Initial metabolic and hormonal response to acute myocardial infarction. Lancet 1:284–289

Vik-Mo H (1977) Effects of acute myocardial ischaemia on platelet aggregation in the coronary sinus and aorta in dogs. Scand J Haematol 19:68–74

Vogel GE, Gain T (1982) Behandlung mit Antithrombin III: Indikationen und erste Ergebnisse. Diagnostik und Intensivtherapie 7:179–191

Vogt W (1978) Role of phospholipase A_2 in prostaglandin formation. Adv Prostaglandin Thromboxane Res 3:89–93

Walsh PN (1972) The effects of collagen and kaolin on the intrinsic coagulant activity of platelets. Br J Haematol 22:393–405

Warren BA, Khan S (1975) The scanning electron microscopy of the lysis of fibrin by endothelium. Br J Exp Pathol 56:340–348

Watts DT, Bragg AD (1967) Blood epinephrine levels and automatic reinfusion of blood during hemorrhagic shock in dogs. Proc Soc Exp Biol Med 96:609–612

Weber PC, Siess W, Scherer B (1979) Vaskuläre, thrombozytäre und renale Prostaglandine. Biochemie, Funktion, klinische Aspekte. Klin Wochenschr 57:425–444

Webster J, Rees AJ, Lewis PJ, Hensby CW (1980) Prostacyclin deficiency in haemolytic-uraemic syndrome. Br Med J 281:271

Wecksler BB, Ley CW, Jaffe EA (1978) Stimulation of endothelial cell prostacyclin production by thrombin, trypsin, and ionophore A 23187. J Clin Invest 62:923–930

Weiss HJ, Baumgartner HR, Tschopp TB, Turitto VT, Cohen D (1978) Correction by factor VIII of the impaired platelet adhesion to subendothelium in von Willebrand Disease. Blood 51:267–279

Wichert P von (1979) Die Schocklunge. Med Klin 74:1–8

Wichert P von, Riesner K (1977) Die sog Schocklunge, ein Krankheitsbild des Lungenparenchyms. Langenbecks Arch Chir 344:157

Ygge J (1970) Changes in blood coagulation and fibrinolysis during the postoperative period. Am J Surg 119:225–232

Yudelmann J, Nossel HL, Kaplan KL, Hirsh J (1978) Plasma fibrinopeptide A levels in symptomatic venous thromboembolism. Blood 51:1189–1195

Zweifach BW (1973) Microcirculation. Annu Rev Physiol 35:117–150

Die Niere im Schock und Schockniere –
Nosologie, Pathophysiologie,
Klinik und Therapie

D. SEYBOLD und U. GESSLER

Mit 13 Abbildungen und 11 Tabellen

A. Einleitung

I. Definition des akuten Nierenversagens

Die „Niere im Schock" und die Schockniere sind Teilaspekte des akuten Nierenversagens, das folgendermaßen zu definieren ist: Unter akutem Nierenversagen verstehen wir jenes klinische Syndrom, welches gekennzeichnet ist durch die rasche Entwicklung einer Niereninsuffizienz bei vorbestehender normaler Nierenfunktion oder im Fall einer Vorschädigung durch Nierenerkrankung bei fehlenden Zeichen einer chronischen Niereninsuffizienz (BUCHBORN u. EDEL 1968).

Diese Definition umfaßt jede akute Einschränkung der Nierenleistung, die zu einem Anstieg der Konzentration harnpflichtiger Substanzen im Serum führt. Sie erfaßt dagegen nicht die kurzfristige Verminderung der glomerulären Filtration, welche nicht zur Niereninsuffizienz führt. Der Oberbegriff akute Niereninsuffizienz wäre daher treffender, der Begriff akutes Nierenversagen ist jedoch seit Jahren in der deutschen und angelsächsischen Literatur (acute renal failure) üblich (OKEN 1971; MERRILL 1976; STEIN et al. 1978; FINN 1979; ANDERSON u. SCHRIER 1980; LINTON 1980; LEVINSKY et al. 1981).

Eine Reihe sehr unterschiedlicher Erkrankungen können ein akutes Nierenversagen verursachen. Wir unterscheiden zwischen prärenalen, renalen und postrenalen Formen des akuten Nierenversagens. Über die Einteilung informiert Tabelle 1.

Beim renalen Nierenversagen sind Nierenerkrankungen wie die Glomerulonephritis, die akute interstitielle Nephritis und die Erkrankungen der kleinen und großen Nierenarterien gegenüber dem akuten Nierenversagen nach hypoxischer oder toxischer Schädigung abzugrenzen. Da die ischämischen und toxischen Schädigungen bevorzugt funktionelle oder histologisch faßbare tubuläre Läsionen bewirken, wird ein Nierenversagen mit dieser Ätiologie auch als akutes Nierenversagen aus tubulärer Ursache bezeichnet. Über die möglichen Ursachen berichtet Tabelle 2.

II. Definition der „Schockniere"

Die enge Verknüpfung von Nierendurchblutung und glomerulärer Filtration ist die Ursache dafür, daß im Schock und durch den Schock ein akutes Nieren-

Tabelle 1. Einteilung des akuten Nierenversagens nach Buchborn u. Edel (1968)

I. Prärenal	Exsikkose Natriummangel Sequestration Schock, Herzinsuffizienz

II. Renal	a) *Renale Grunderkrankung*
	   glomeruläre Erkrankungen
	   interstitielle Erkrankungen
	   vaskuläre Erkrankungen
	
	b) *Akutes Nierenversagen aus tubulärer Ursache*
	   zirkulatorisches Nierenversagen
	   nephrotoxisches Nierenversagen

III. Postrenal:	Lithiasis Tumorverschluß u.a.

Tabelle 2. Ursachen des akuten Nierenversagens aus tubulärer Ursache

1. Zirkulatorisch
   postoperativ
   hämorrhagischer Schock
   posttraumatisch
   septischer Schock (gramneg. Sepsis)
   Pankreatitis

2. Hämolyse
   chemisch: Laugen, Natriumchlorat, Arsenwasserstoff, Phenole, Kresole
   Schlangengift
   thermisch: Hitzschlag
   Isoagglutinine: Fehltransfusion

3. Myolyse
   Crush-Syndrom, Rhabdomyolyse
   Starkstromunfall

4. Tubulo-toxisch
   a) Metalle: Quecksilber, Cadmium, Arsen, Wismut, Uranyl
   b) Salze: Kaliumbromat, Kaliumchromat, Chlorate
   c) organische Verbindungen: Tetrachlorkohlenstoff, Glycol, Pflanzenschutzmittel, (Paraquat), Oxalsäure u.a.
   d) Antibiotika: Streptomycin, Kanamycin, Aminoglykoside, Polymyxin B (Sulfonamide), Colistin, Cephalosporine, Amphotericin B, Rifampicin

versagen auftreten kann. Wir unterscheiden dabei das funktionelle Nierenversagen im Schock („Niere im Schock") von der sog. Schockniere.

1. Beim *funktionellen Nierenversagen* ist die Verminderung oder das Sistieren der glomerulären Filtration direkte Folge des Kreislaufschocks. Der effektive glomeruläre Filtrationsdruck ist so weit herabgesetzt, daß kein ausreichendes Filtrat mehr gebildet wird. Der Bereich der Autoregulation von Nierendurchblutung und glomerulärer Filtration ist unterschritten. Die Niere selbst ist jedoch noch funktionsfähig, was daraus ersichtlich wird, daß nach Einsetzen einer ausreichenden Durchblutung die glomeruläre Filtration sofort wieder beginnt. Die-

ses funktionelle Nierenversagen wird auch mit den Begriffen prärenales Nierenversagen oder extrarenale Azotämie bezeichnet (SCHÜTTERLE u. WITZEMANN 1982). Für das prärenale Nierenversagen sind die wichtigsten Ursachen neben dem Kreislaufschock die Herzinsuffizienz und die Hypovolämie bei Exsikkose.

2. Bei der *Schockniere* besteht das Nierenversagen auch nach Behebung des Kreislaufschocks fort. Die Störung ist nicht unmittelbar reversibel, auch nach Beseitigung des Schocks setzt die glomeruläre Filtration nicht sofort wieder ein. Dieses Sistieren der glomerulären Filtration nach Beseitigung eines Schocks, mit anderen Worten die Pathogenese des akuten Nierenversagens, stellt ein pathophysiologisches Problem dar, dessen endgültige Lösung noch aussteht. Mit der Bezeichnung „Schockniere" ist ein wesentlicher ätiologischer Faktor für das akute Nierenversagen aus tubulärer Ursache hervorgehoben. Das zirkulatorische Nierenversagen wird damit gegenüber dem nephrotoxischen Nierenversagen abgegrenzt.

B. Pathophysiologie

I. Pathophysiologie des Schocks

Ein zirkulatorisches Nierenversagen entwickelt sich aus verschiedenen Krankheitsbildern wie
- kardiogener Schock bzw. Herzinsuffizienz,
- Sepsis,
- hämorrhagischer Schock,
- posttraumatischer/postoperativer Schock,
- sog. hepato-renales Syndrom,
- Verbrennungen u.a.

Bei der Entstehung des Schocksyndroms sind pathogenetisch verschiedene Mechanismen wirksam:
- verminderter venöser Rückfluß,
- vermindertes Herzzeitvolumen,
- Abnahme des peripheren Gefäßwiderstandes,
- mechanische Behinderung des Blutflusses.

Abhängig von der Ätiologie des Schocks sind diese Faktoren in unterschiedlichem Maß pathogenetisch wirksam. Beim hämorrhagischen Schock besteht initial ausschließlich ein vermindertes Herzzeitvolumen infolge eines verminderten venösen Rückflusses. Kompensatorisch wird der periphere Widerstand gesteigert. An der kompensatorischen Widerstandszunahme sind anfänglich die Katecholamine, später das Renin-Angiotensin-II-System und möglicherweise Vasopressin beteiligt (CORDAY u. WILLIAMS 1960; GRANDCHAMP et al. 1971; CONSINEAU et al. 1973; ERRINGTON u. SILVA 1974; JAKSCHICK et al. 1974; HARDAKER et al. 1975; HENRICH et al. 1978; LAYCOCK et al. 1979). Auch beim kardiogenen Schock und der Herzinsuffizienz folgt aus dem inadäquaten Herzzeitvolumen eine kompensatorische Vasokonstriktion (COHN et al. 1981; RIEGGER et al. 1982). Beim septischen Schock besteht initial oft eine Hyperzirkulation mit verminderten peripherem Widerstand. In einer späteren Phase ist das Herzzeitvolumen bei peripherer Vasokonstriktion reduziert (Hess 1981). Intravasaler Volumenmangel und toxische Herzmuskelschädigungen sind Teilursache für diese Veränderungen.

II. Pathogenese des prärenalen Nierenversagens durch Kreislaufschock („Niere im Schock")

1. Beziehung zwischen Herzzeitvolumen, Nierendurchblutung und glomerulärer Filtrationsrate

Nierendurchblutung und glomeruläre Filtration unterliegen einer Autoregulation. Änderungen des arteriellen Blutdruckes zwischen 80 und 180 mm Hg bewirken unter physiologischen Bedingungen keine Änderung der Nierendurchblutung und -funktion (Navar 1978). Beim Abfall des arteriellen Mitteldrucks unter 80 mm Hg wird der Bereich der Autoregulation unterschritten, Nierendurchblutung und glomeruläre Filtration vermindern sich parallel zur Blutdrucksenkung. Bei einem arteriellen Druck unter 60–70 mm Hg kann bereits Oligurie auftreten, wenn das verminderte glomeruläre Filtrat weitgehend tubulär rückresorbiert wird. Beim arteriellen Druck unter 40 mm Hg ist ein effektiver Filtrationsdruck nicht mehr zu erzielen, die glomeruläre Filtration sistiert vollkommen (Schröder u. Gessler 1971).

Bei einer Nierendurchblutung von etwa 1 200 ml/min erhalten die Nieren mehr als 20% des Herzzeitvolumens, damit könnten sie im Kreislaufschock im großen Ausmaß an der Zentralisation des Kreislaufs teilnehmen. Die Nieren reagieren dabei als erste mit einer Vasokonstriktion, sie normalisieren den Gefäßwiderstand nach behobenem Schock zuletzt von allen Organen (Truninger et al. 1966; Shier et al. 1975). Unabhängig von der Schockursache ändert sich dabei der periphere Gefäßwiderstand und der renale Gefäßwiderstand im gleichen Verhältnis (Abb. 1) (Tristani u. Cohn 1970). Tierexperimentelle Befunde über fehlende renale Vasokonstriktion in der Frühphase eines hämorrhagischen Schocks sind durch die Abschwächung einer adrenergen Schockkompensation während der Narkose erklärbar (Birch u. Boyce 1979).

Ein Schocksyndrom kann bei kompensatorischer peripherer Vasokonstriktion auch ohne Blutdruckabfall einhergehen (Wade u. Bishop 1972). Die vasokonstriktorischen Stimuli verhindern dabei diejenige renale Vasodilatation, welche für die Autoregulation des renalen Blutflusses bei abfallendem Perfusionsdruck verantwortlich ist. Bei Beginn der Kreislaufzentralisation kann zwar die Autoregulation des renalen Blutflusses, wenn auch auf einem niedrigeren Niveau, noch erhalten sein. Bei stärker werdenden vasokonstriktorischen Stimuli wird die Autoregulation aufgehoben, die Beziehung zwischen Druck und renalem Blutfluß entsprich dann einer passiven Druckflußkurve (Abb. 2). Trotz fehlenden Abfalls des arteriellen Drucks ist dabei die Nierendurchblutung und die glomeruläre Filtration beeinträchtigt. Es ergibt sich damit zwischen der Höhe des arteriellen Drucks und dem Ausmaß der renalen Funktionsstörung im Kreislaufschock keine feste Beziehung.

Im Gegensatz dazu besteht eine direkte Korrelation zwischen den Änderungen des Herzzeitvolumens und denen der Nierendurchblutung (Abb. 3) (Maher 1981).

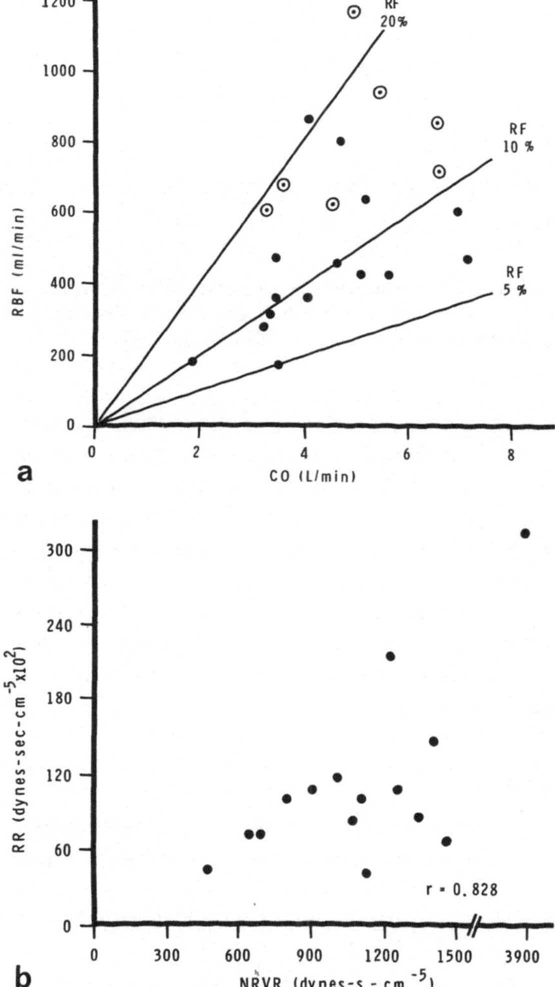

Abb. 1. a Verhältnis zwischen Herzzeitvolumen (*CO*) zu renalem Blutfluß (*RBF*) bei Patienten mit Kreislaufschock unterschiedlicher Genese (•). Vergleich zu Gesunden (⊙), im Kreislaufschock vermindert sich die Nierenfraktion des Herzzeitvolumens (*RF*). **b** Verhältnis zwischen renalem Gefäßwiderstand (*RR*) und systemischem nicht renalem Gefäßwiderstand (*NRVR*) bei Patienten mit Kreislaufschock. (Nach TRISTANI u. COHN 1970)

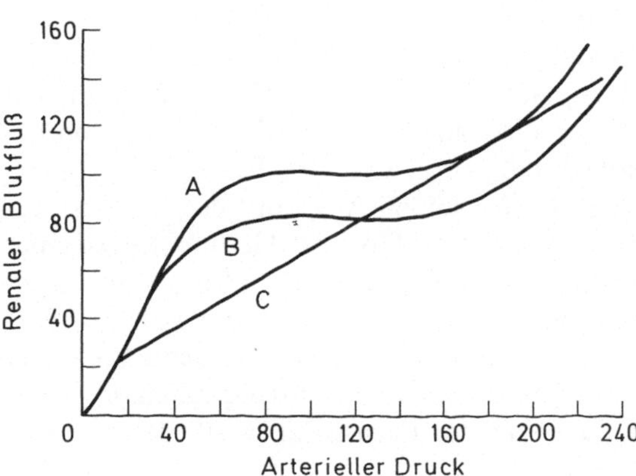

Abb. 2. Änderungen der renalen Autoregulation bei unterschiedlichem Grad eines Kreislaufschocks. *A* Normale Beziehung zwischen arteriellem Druck und renalem Blutfluß. *B* Im beginnenden Schock mit milder Vasokonstriktion bleibt die Autoregulation grundsätzlich auf einem niederen Niveau erhalten. *C* Verlust der Autoregulation bei schwerem Schock mit ausgeprägter renaler Vasokonstriktion. (Nach STEIN et al. 1978)

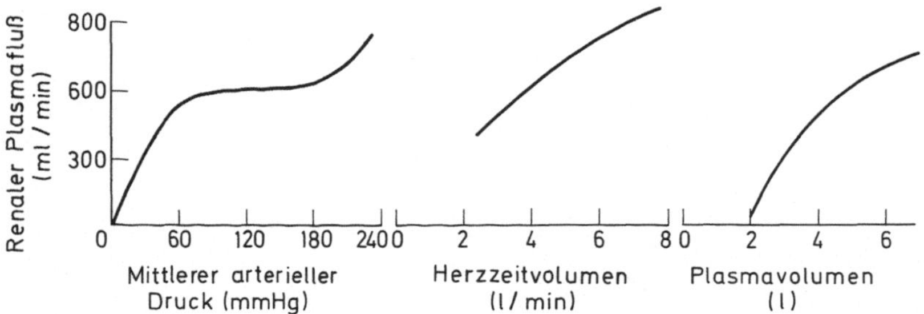

Abb. 3. Der renale Plasmafluß bleibt konstant bei Änderungen des arteriellen Blutdrucks der zwischen 80 und 180 mmHg liegt. Parallel vermindert sich der renale Plasmafluß bei Abfall des Herzzeitvolumens oder des Plasmavolumens. (Nach Maher 1981)

Tierexperimentell konnte allerdings gezeigt werden, daß die Beziehung zwischen dem Herzzeitvolumen und der Nierendurchblutung bzw. der glomerulären Filtration abhängig von den experimentellen Voraussetzungen ist (Gorefinkel et al. 1972). Im experimentellen kardiogenen Schock nach Embolisation einer Koronararterie war die Nierendurchblutung gegenüber der Vergleichsgruppe mit dem Blutungsschock weniger beeinträchtigt, obwohl das Ausmaß der Blutdrucksenkung und die Verminderung des Herzzeitvolumens gleich waren. Ursachen des unterschiedlichen Verhaltens sind unterschiedliche Mechanismen der Schockkompensation. Auch der tubuloglomeruläre Rückkopplungsmechanismus wird unterschiedlich beeinflußt (Kaufman et al. 1982).

2. Regulation der glomerulären Filtration

Die Größe des glomerulären Filtrats ist das Resultat der Wirkung verschiedener Faktoren (Tucker u. Blantz 1977; Brenner et al. 1981; Oken 1982). Diese sind:

a) der Plasmafluß in der Glomeruluskapillare und der onkotische Druck des Plasmas;

b) die Permeabilität der glomerulären Membran, welche sich aus der effektiven filtrierenden glomerulären Oberfläche und den Filtrationseigenschaften der Membran (Permeabilität) zusammensetzt;

c) der hydrostatische Druckgradient zwischen Glomeruluskapillare und Bowman-Kapselraum (Filtrationsdruck).

Zu a) Im Verlauf der einzelnen Glomeruluskapillare steigt der onkotische Druck des Plasmas in dem Maß an, wie das eiweißarme Ultrafiltrat in den Bowman-Kapselraum übertritt. Dieser ansteigende onkotische Druck kann bewirken, daß der effektive Filtrationsdruck schon vor dem Ende der Kapillarschlinge den Wert Null unterschreitet. Im folgenden Abschnitt der Glomeruluskapillare findet daher keine Filtration mehr statt. Über die Gesamtstrecke einer Glomeruluskapillare werden hydrostatischer und onkotischer Druck somit äquilibriert. Dieses wird als Filtrationsäquilibrium gezeichnet (Oken u. Choi 1981).

Gehen wir davon aus, daß ein Filtrationsäquilibrium vorhanden ist, so muß das Glomerulusfiltrat weniger mit dem hydrostatischen Druckgradienten korreliert sein als mit dem Plasmafluß. Je höher der Plasmafluß wird, desto größer

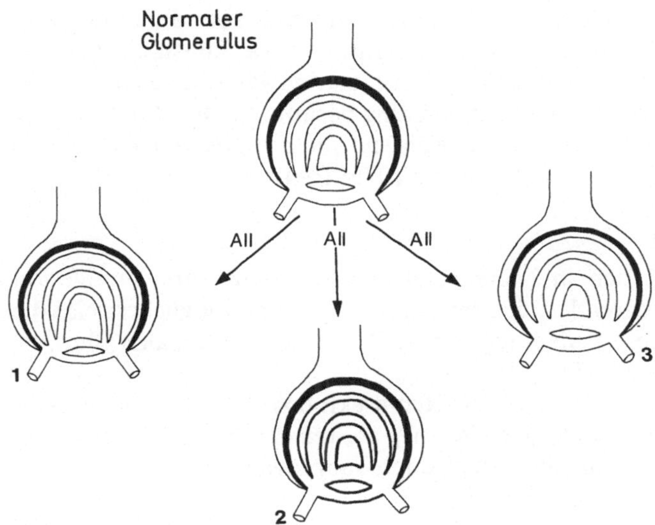

Abb. 4. Drei mögliche Mechanismen, über die Angiotensin II (A II) die glomeruläre Permeabilitätskoeffizienz vermindern kann. *1* Durch kapilläre Vasokonstriktion kann die glomeruläre Filtrationsfläche vermindert werden. *2* Die Permeabilität der Kapillarmembran nimmt ab. *3* Durch Umverteilung des glomerulären Kapillarflusses zu kürzeren Kapillarsegmenten kann ebenfalls die Filtrationsfläche vermindert werden. (Nach BLANTZ 1980)

ist das Glomerulusfiltrat, weil das Filtrationsäquilibrium, d.h. der Schnittpunkt von hydrostatischem und onkotischem Druck später erreicht wird. Der renale Plasmafluß wird damit zu einer wesentlichen Determinante der glomerulären Filtration.

Zu b) Auch Änderungen des Permeabilitätskoeffizienten beeinflussen das Glomerulusfiltrat (Abb. 4). Die effektive Filtrationsfläche kann z.B. durch Kontraktion der glomerulären Mesangiumzellen kleiner werden, wodurch eine Umverteilung des Plasmaflusses zu kürzeren Kapillarsegmenten hin erfolgt. Im einzelnen herrscht noch keine Klarheit, welche Mechanismen den Permeabilitätskoeffizienten verändern.

Zu c) Der effektive Filtrationsdruck in der Glomeruluskapillare setzt sich zusammen aus der Differenz des intrakapillaren Drucks und des intratubulären Drucks. Der intrakapilläre Druck kann variiert werden durch Änderung des Tonus der prä- bzw. postglomerulären Arteriole.

Verschiedene vasoaktive Hormone und Substanzen können Einfluß auf die Nierendurchblutung und die glomeruläre Filtration haben.

3. Humorale Einflüße auf die glomeruläre Filtrationsrate

a) Adrenerges System

Alphaadrenerge Agonisten

Sie verstärken den Tonus der afferenten und efferenten Arteriolen. Bei stärkerer Vasokonstriktion des Vas efferens steigt der intrakapilläre Druck im Glomerulus an. Damit wird die glomeruläre Durchblutung gedrosselt, aber durch den Anstieg der Filtrationsfraktion das Glomerulusfiltrat etwa konstant gehalten (Blantz et al. 1976). Unter alphaadrenerger Stimulation wird die renale Durchblutung nicht in allen Gefäßregionen gleichmäßig beeinflußt. Die Durchblutung der Nierenrinde wird stärker gedrosselt, während die des Nierenmarks relativ gut erhalten bleibt (Selkurt 1974; Carriere 1975; Rentsch et al. 1976).

Betaadrenerge Agonisten

Beta$_2$-Rezeptoren lassen sich in Nierengefäßen nachweisen, ihre Stimulation steigert, ihre Blockade vermindert den renalen Blutfluß und möglicherweise die glomeruläre Filtration. Ihre Bedeutung für die Regulation des renalen Blutflusses ist noch unklar (Weber u. Drayer 1980).

Die Beta$_1$-Rezeptoren beeinflussen die Reninsekretion. Ihre Stimulation läßt eine Abnahme und ihre Blockade einen Anstieg des renalen Blutflusses erwarten in Abhängigkeit von der Reninstimulation oder -suppression.

b) Prostaglandine

Prostaglandine sind ubiquitär nachweisbare Gewebshormone. Von der Arachidonsäure ausgehend werden verschiedene Prostaglandine mit unterschiedlicher Wirkung gebildet. Die wichtigsten in der Niere nachweisbaren Prostaglandine sind PGE$_2$ (mit A$_2$ als saurem Umwandlungsprodukt), PGF$_2\alpha$, PGI$_2$ (Thrombocyclin) und PGD (Anggard u. Oliw 1981). Unterschiede der regionalen Verteilung wurden für PGE$_2$ und PGF$_2\alpha$ beschrieben. Beide finden sich im Nierenmark in höherer Konzentration als in der Nierenrinde. PGI$_1$ ist das wichtigste Prostagladin der Nierenrinde (Fröhlich u. Fejes-Toth 1982).

Nachweisbar sind die Prostaglandine in den Enthothelzellen, den afferenten und efferenten Arteriolen, sowie in den Mesangiumzellen und in den Epithelzellen der Bowman-Kapsel.

PGE$_2$ und PGI$_2$ sind Vasodilatoren, PGF$_2\alpha$ ist wenig gefäßaktiv, vasokonstriktorisch wirken die Thomboxane (McGiff et al. 1978; Lifschitz 1981).

In der Wirkung der Prostaglandine auf den renalen Gefäßwiderstand wurden Speziesunterschiede beschrieben. So wirkt PGE$_2$ bei der Ratte gefäßverengend. Da Prostaglandine das Renin-Angiotensin-System aktivieren, kann der vasokonstriktorische Effekt von PGE$_2$ auf verstärkter Angiotensin-II-Bildung beruhen, ohne daß die direkte Wirkung auf den Tonus der Nierengefäße gegenüber anderer Spezies differieren muß (Schnermann u. Briggs 1981).

Der Tonus der Nierengefäße wird bei normaler Nierendurchblutung nicht von den Prostaglandinen bestimmt (Nowak u. Wennmalm 1978). Sie modulieren aber die Wirkung einer renalen Vasokonstriktion. Die Prostaglandinsynthese in der Niere wird stimuliert durch Noradrenalin und Angiotensin II. Deren vasokonstriktorischer Einfluß auf die Nierengefäße wird dadurch z.T. aufgehoben (Oliver et al. 1981). Entsprechend verstärkt eine Hemmung der Prostaglandinsynthese mit Indomethacin im Kreislaufschock den Anstieg des renalen Gefäßwiderstands und mindert dadurch zusätzlich die Nierendurchblutung (Bell et al. 1975; Tyssebotn u. Kirkebo 1977; Henrich et al. 1978).

c) Angiotensin II

Angiotensin II (AII) wirkt in allen Gefäßabschnitten der Niere vasokonstriktorisch, sowohl die Rinden- als auch die Markdurchblutung wird beeinflußt. Eine Umverteilung des renalen Blutflusses findet nicht statt. Die Vasokonstriktion betrifft die afferente und efferente Arteriole.

AII kann die glomeruläre Arteriole direkt über das Interstitium des JGA erreichen. Dieses intrarenale Renin-Angiotensin-System (mit lokaler A-II-Wirkung an der afferenten Arteriole des dazugehörigen JGA) ist abzugrenzen von dem Plasma-Renin-Angiotensin-System (LEVENS et al. 1981).
Die Reninfreisetzung im JGA erfolgt durch (PEART 1978):
1. den Macula-densa-Mechanismus,
2. Stimulation des adrenergen Systems,
3. Barorezeptoren im Bereich der Nierengefäße,
4. direkte Prostaglandinwirkung.

THURAU u. SCHNERMANN (1965) haben zuerst einen negativen Rückkopplungsmechanismus zwischen NaCl-Konzentration im frühdistalen Tubulus und glomerulärer Filtration beschrieben. Bei Perfusion des distalen Tubulus war das Filtrat des zugehörigen Glomerulus um so stärker vermindert, je höher die NaCl-Konzentration des Perfusats war. SCHNERMANN et al. (1980) beobachteten später die Abhängigkeit des Glomerulusfiltrats von der tubulären Flußrate: Je höher die Perfusionsgeschwindigkeit im distalen Tubulus war, um so kleiner wurde das Filtrat des Glomerulus des gleichen Nephrons.

Es liegt nahe, die Vermittlung dieser tubuloglomerulären Rückkoppelung dem intrarenalen Renin-Angiotensin-System zuzuschreiben (NAVAR et al. 1982). Der juxtaglomeruläre Apparat stellt eine enge anatomische Verbindung zwischen dem Vas afferens und dem frühdistalen Tubulus seines Glomerulus her. Im juxtaglomerulären Apparat sind alle Substrate zur Bildung von Angiotensin II vorhanden (THURAU et al. 1972). Der tubuloglomeruläre Rückkoppelungsmechanismus läßt sich in seiner Stärke mit dem Reningehalt des juxtaglomerulären Apparats variieren. Bei Reninverarmung durch chronische Kochsalzfütterung oder durch Vorbehandlung mit DOCA und auch bei Goldblatt-Hypertonie in der kontralateralen Niere ist der Rückkoppelungsmechanismus abgeschwächt, in der stenosierten Niere oder auch bei chronischer Kochsalzverarmung dagegen verstärkt.

Änderungen der glomerulären Filtration über den Rückkoppelungsmechanismus gehen mit Änderungen des präglomerulären Gefäßtonus und des intraglomerulären Filtrationsdrucks einher (SCHNERMANN et al. 1980). Angiotensin-II-Antagonisten oder Hemmer des Convertingenzyms heben den tubuloglomerulären Rückkoppelungsmechanismus weitgehend auf.

Distale NaCl-Konzentration und distale Flußstärke sind das Resultat der resorptiven Leistung des Tubulus. Die tubuloglomeruläre Rückkoppelung bewirkt die Anpassung des Glomerulusfiltrats an die resorptive Kapazität des Tubulus und wirkt Natriumchloridverlusten entgegen. Wird beispielsweise die proximale Natriumresorption durch Carboanhydrase gehemmt, so kommt es kurzfristig zu einem erhöhten distalen Fluß, worauf die Angiotensin-II-abhän-

gige glomeruläre Vasokonstriktion das Glomerulusfiltrat sofort reduziert (Tuk-
ker et al. 1978).

Welches Signal die Reninfreisetzung am juxtaglomerulären Apparat tatsächlich bewirkt, ist nicht gesichert. Schnermann postuliert, daß die Cloridionen
von Bedeutung seien (Schnermann u. Briggs 1982). Da der Rückkoppelungsmechanismus jedoch sowohl bei Chlorid-freien als auch bei Natrium-freien Per-
fusionslösungen nachweisbar ist, könnte es auch sein, daß das Signal für die
Reninfreisetzung nicht von der Konzentration eines bestimmten Ions abhängig
ist (Bell et al. 1980; Wolgast et al. 1982).

Unter normalen Bedingungen und normalen tubulären Flußraten und niedriger distaler Natriumchloridkonzentration wird der Rückkoppelungsmechanismus wenig in Anspruch genommen (Hollenberg et al. 1977). Die afferenten
Arteriolen sind bei geringerer Angiotensinbildung dilatiert. Das Glomerulusfiltrat läßt sich daher nur wenig über die normale Rate steigern. Für die Autoregulation der Niere ist der tubuloglomeruläre Rückkopplungsmechanismus von
Bedeutung (Ulfendahl et al. 1982).

d) Vasopressin (ADH)

Die ADH-Freisetzung erfolgt sowohl von Volumenrezeptoren im Bereich des
linken Vorhofs wie von Osmorezeptoren im Bereich der Carotis interna. ADH-
Konzentrationen, wie sie im physiologischen Bereich erreicht werden, beeinflussen die renale Hämodynamik nicht (Schmidt et al. 1974; Johnson et al. 1977).
Dagegen steigt beim experimentellen hämorrhagischen Schock die ADH-Kon-
zentration im Plasma in einem Ausmaß an, daß eine renale Vasokonstriktion
resultieren kann (Yamane et al. 1979). ADH scheint daher nur unter Extrembe-
dingungen für die renale Vasokonstriktion von Bedeutung zu sein.

e) Interaktionen

Die verschiedenen intrarenal wirksamen Hormonsysteme beeinflussen sich in
positiven und negativen Rückkoppelungskreisen, wobei die quantitativen Beziehungen weitgehend unbekannt sind. Neuere Befunde zeigen aber, daß die glomeruläre Filtrationsrate exakt reguliert wird und nicht nur die passive Folge von
unkontrollierten renalen und nichtrenalen Faktoren ist. Die folgenden Aussagen
lassen sich machen:

1. Die Reninaktivität wird gesteigert durch alle vasodilatorischen Einflüsse
wie β_2-adrenerge Stimulation, Hydralazin, Nitroprussid-Natrium, alphaadrenerge Blockade, Prostaglandine, Furosemid, Kinine. Sie wird supprimiert durch
Vasokonstriktion infolge adrenerger Stimulation, Vasopressin, Angiotensin II,
betaadrenerger Blockade (Peart 1978).

2. Die vasoaktiven Substanzen Prostaglandine, Acetylcholin, Bradykinin,
Parathormon und ADH verändern den renalen Plasmafluß in unterschiedlicher
Richtung, sie steigern oder vermindern den Tonus der afferenten und efferenten
Arteriolen des Glomerulus (Blantz 1980).

3. Der Permeabilitätskoeffizient wird von allen genannten vasoaktiven Substanzen herabgesetzt. Da diese alle außer Bradykinin und Angiotensin II die
Bildung zyklischer Phosphate cAMP oder cGMP stimulieren (Munday et al.

1976), besteht die Möglichkeit, daß sie über einen gemeinsamen Mechanismus die Permeabilität verändern (ICHIKAWA u. BRENNER 1977; BLANTZ 1980; SCHOR et al. 1981).

Ihr Einfluß auf die Permeabilität (mit Ausnahme von ADH) wird durch den Angiotensin-II-Antagonisten Saralasin wieder aufgehoben. Mesangiumzellen kontrahieren sich in vitro nur nach Zusatz von Angiotensin II und ADH. Direkt ist demnach die Permeabilität offenbar nur von Angiotensin II und ADH beeinflußbar, während die anderen vasoaktiven Substanzen sie nur indirekt über die cAMP vermittelte Angiotensin-II-Bildung verändern.

4. Der Einfluß von Angiotensin II auf den renalen Plasmafluß und die Permeabilität wird durch Verapamil aufgehoben (ICHIKAWA et al. 1979). Dabei handelt es sich um einen unspezifischen Effekt durch Hemmung des Calciumeinstroms in die Mesangiumzelle, die mit der glatten Muskelzelle verwandt ist.

5. Die Prostaglandine entfalten ihre Wirkung in der Beeinflussung anderer Hormonsysteme. Sie werden durch die Wirkung von A II und Noradrenalin verstärkt gebildet, andererseits stimulieren sie die Reninfreisetzung und können so indirekt vasokonstriktorisch wirken, den vasodilatorischen Effekt von Bradykinin können sie verstärken.

Prostaglandine beeinflussen auch den tubuloglomerulären Rückkoppelungsmechanismus. Unter Prostaglandinsynthesehemmung mit Indomethacin ist der Feedbackmechanismus vermindert (SCHNERMANN u. BRIGGS 1981). Über welchen Mechanismus die Beeinflussung des Rückkoppelungsmechanismus erfolgt, ist unklar.

4. Prärenales Nierenversagen beim hämorrhagischen Schock

Beim Patienten mit beginnendem hypovolämischen Schock steigt in Abhängigkeit von der Abnahme des Herzzeitvolumens der renale Gefäßwiderstand von 5000 auf 8000 dynes/s/cm^3, dadurch vermindert sich der renale Blutfluß von 1200 auf etwa 800 ml/min (LUCAS 1976). Die renale Vasokonstriktion wird initial überwiegend adrenerg vermittelt (GRANDCHAMP et al. 1971) und konstringiert damit stärker die afferenten Arteriolen wodurch die Filtrationsfraktion von 20 auf 30% ansteigen kann (GUTHRIE u. CUCIN 1967). Dies ist der Grund dafür, daß trotz Abfall des renalen Blutflusses auf 70% die glomeruläre Filtrationsrate oft wenig beeinträchtigt ist (ROSENBERG et al. 1971; HAYES et al. 1974; SHIER et al. 1975). Die renale Vasokonstriktion betrifft nach den angiographischen und szintigraphischen Untersuchungen vorwiegend die Nierenrinde und weniger das Nierenmark (TRUNINGER et al. 1966; AUKLAND 1980; LAMEIRE et al. 1980). Nach tierexperimentellen Befunden an Hunden sinkt im hämorrhagischen Schock die kortikale Flußfraktion von ihrem Ausgangswert um 80% auf Werte um 10% der Gesamtdurchblutung der Niere ab. Gleichzeitig steigt der kortikomedulläre Durchfluß von 14 auf 80% des Gesamtflusses, während sich die Durchblutung der inneren Markzone nur unwesentlich ändert. Autoradiographisch zeigt sich dabei das Bild der fleckigen Rindenischämie, die mit der Dauer der hypotensiven Phase an Ausdehnung zunimmt (TRUNINGER et al. 1966).

Bei extremer Hypovolämie verstärkt sich der renale Gefäßwiderstand beim Menschen bis auf 14000–16000 dynes/s/cm^3, zu diesem Zeitpunkt sind sowohl die afferenten als auch die efferenten Arteriolen konstringiert, die renale Vasokonstriktion ist jetzt zusätzlich durch Aktivierung des Renin-Angiotensin-Systems bestimmt (Lucas 1976). Diese starke Zunahme des renalen Gefäßwiderstands bedingt einen Abfall des renalen Blutflusses auf Werte unter 500 ml/min. Je stärker der renale Blutfluß fällt, um so mehr wird die glomeruläre Filtrationsrate beeinträchtigt sein. Bei einer renalen Organdurchblutung unter 700 ml/min kann sich ein akutes Nierenversagen entwickeln. Nach Überwinden eines hämorrhagischen Schocks überdauert die postglomeruläre Vasokonstriktion das Schockereignis, die Nierenfunktion erholt sich daher eher nach Behebung des Schocks als die renale Durchblutung (Shrier et al. 1975).

Die Harnausscheidung wird im prärenalen Nierenversagen durch den Abfall der glomerulären Filtrationsrate bestimmt. Da die Resorptionskapazität des Tubulus nicht beeinträchtigt ist, kann trotz noch vorhandener Restfiltration bereits eine Oligurie auftreten.

5. Prärenales Nierenversagen bei kardiogenem Schock und Herzinsuffizienz

Die Abnahme der Nierendurchblutung und der glomerulären Filtration ist beim kardiogenen Schock und der Herzinsuffizienz ebenfalls durch das inadäquate Herzzeitvolumen und die kompensatorische renale Vasokonstriktion erklärt (Barger 1966; Beck u. Siegenthaler 1965; Davis 1971; Brod 1975; Katholi et al. 1979). Bei herzkranken Patienten mit noch normalem Herzzeitvolumen in Ruhe wurde bereits eine Einschränkung der Nierendurchblutung beobachtet. Heidland et al. (1971) fanden bei Patienten mit kompensierter Herzinsuffizienz einen Abfall des renalen Blutflusses auf durchschnittlich 600 ml/min, wobei die Nierenfraktion des Herzzeitvolumens auf 10% abfiel, das entspricht etwa der Hälfte des normalen (Abb. 5). Das umgekehrt proportionale Verhalten zwischen dem Blutvolumen und der Nierendurchblutung zeigt, daß die verminderte Nierendurchblutung ein wesentlicher Stimulus für die Natriumretention und damit für die Ödempathogenese darstellt (Eichna et al. 1953; Kilkoyne et al. 1973; Canon 1977; Skorecki u. Brenner 1981) (Abb. 6). Brod u. Fejar (1954) konnten zeigen, daß bei herzinsuffizienten Patienten nach alphaadrenerger Blockade der renale Blutfluß normalisiert werden konnte. Für die beeinträchtigte Nierendurchblutung bei Patienten mit kompensierter Herzinsuffizienz bei noch normalem Herzzeitvolumen in Ruhe sind damit nicht unmittelbar die hämodynamischen Parameter verantwortlich, sondern humorale Faktoren, die an der kompensatorischen peripheren Vasokonstriktion beteiligt sind. Aus der beeinträchtigten Nierendurchblutung folgt keine Niereninsuffizienz, solange ein Anstieg der Filtrationsfraktion die glomeruläre Filtrationsrate konstant hält. Mit einem prärenalen Nierenversagen im kardiogenen Schock wäre somit erst beim Abfall des renalen Blutflusses unter 70% des normalen zu rechnen.

Wenn auch im Tierexperiment eine Behinderung des venösen Abflusses der Niere zu einer Abnahme der glomerulären Filtration und des renalen Plasmaflusses führte (Lewy u. Windhager 1968; Kishimoto et al. 1973), so ließ sich bei Patienten mit einer Rechtsherzinsuffizienz und Erhöhung des zentralvenösen

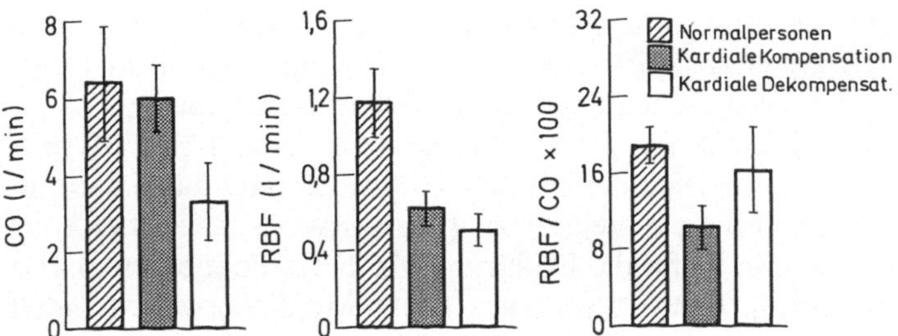

Abb. 5. Herzminutenvolumen (*CO*), Nierendurchblutung (*RBF*) und Nierenfraktion des CO (*RBF/CO* · 100) bei 10 nieren- und kreislaufgesunden Normalpersonen (*N*), 9 Kranken mit kompensiertem Mitralvitium bzw. Cor pulmonale (*CK*) und 7 Patienten mit dekompensiertem Vitium (*CD*). (Nach HEIDLAND et al. 1971)

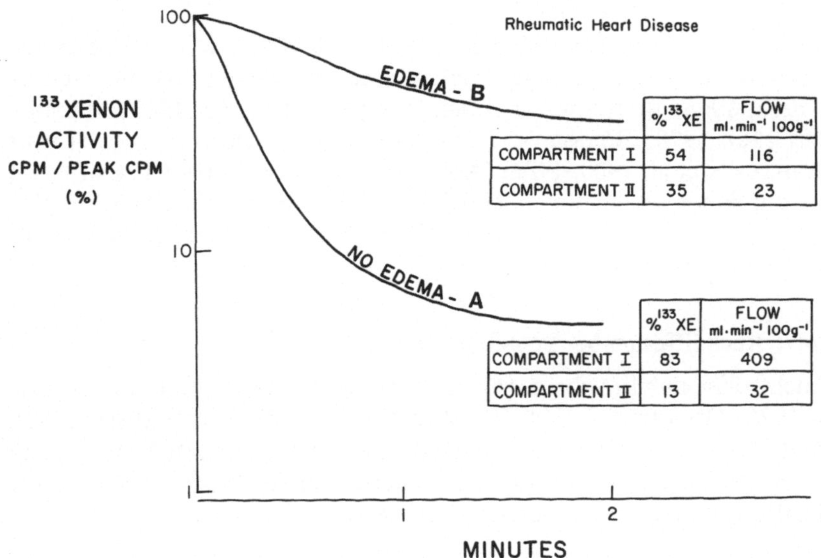

	%133XE	FLOW ml·min⁻¹ 100g⁻¹
COMPARTMENT I	54	116
COMPARTMENT II	35	23

	%133XE	FLOW ml·min⁻¹ 100g⁻¹
COMPARTMENT I	83	409
COMPARTMENT II	13	32

Abb. 6. Renale Xenon-Auswaschkurven bei Patienten mit rheumatischem Herzfehler. Patient *A* zeigte keine Ödeme, die Auswaschkurve ist nicht signifikant verschieden von gesunden Personen. Patient *B* zeigt eine hydropische Herzinsuffizienz, die Xenon-Auswaschkurve zeigt eine kritische Abnahme des renalen Blutflusses. (Nach KILCOYNE et al. 1973)

Drucks keine regelmäßige oder typische Einschränkung der Nierenfunktion beobachten. Die Erhöhung des Nierenvenendrucks allein scheint ohne wesentlichen Einfluß auf die Nierenfunktion zu sein (EICHNA et al. 1953; FISHMAN et al. 1954; HEIDLAND et al. 1971).

6. Prärenales Nierenversagen bei Sepsis

In der hypodynamischen Phase der Sepsis mit niedrigem Herzzeitvolumen und hohen peripheren Gefäßwiderstand besteht eine renale Vasokonstriktion mit vermindertem renalen Blutfluß und Abnahme der glomerulären Filtration (Oyama et al. 1978; Stone et al. 1979; Hess 1981). Wird das Restfiltrat resorbiert, kann wie beim hämorrhagischen Schock eine Oligurie entstehen.

Im anfänglich hyperdynamischen Stadium einer Sepsis findet sich oft eine Polyurie (Lucas et al 1973), obgleich der renale Gefäßwiderstand dabei vermindert und die Nierendurchblutung gesteigert ist (Cronenwett u. Lindenauer 1978; Gagnon et al. 1978). So bleibt die Erklärung für dieses Phänomen unklar (Lucas et al. 1973; Whang u. Brandfonbrener 1975). Möglicherweise handelt es sich um einen stärkeren Auswascheffekt des Nierenmarks bei gesteigerter Markdurchblutung oder um direkte toxische Effekte auf die juxtaglomerulären Tubuluszellen. Die glomeruläre Filtrationsrate ist in dieser Phase nicht beeinträchtigt.

III. Pathogenese der Schockniere

Zur Pathogenese der nach Überwinden eines Kreislaufschocks persistierenden Oligurie beim akuten Nierenversagen werden drei Hypothesen diskutiert (Gessler et al. 1965, 1966; Buchborn u. Edel 1968; Oken 1976a, 1982; Merrill 1976; Stein et al. 1978; Börner u. Klinkmann 1980; Smolens u. Lifschitz 1980; Steinhausen et al. 1980, 1982) (Abb. 7): 1. die unselektive Rückdiffusion des Filtrats durch den geschädigten Tubulus (Tubulo rhexis) bei erhaltener glomerulärer Filtration; 2. die tubuläre Obstruktion durch Zylinder; 3. die verminderte glomeruläre Filtration.

1. Die passive Rückdiffusion bei Tubulo rhexis

Sie trägt nicht oder nur in sehr geringem Umfang zur Entstehung der Anurie bei (Oken 1975; Donohoe et al. 1978; Myers et al. 1979; Steinhausen 1982). Das Ausmaß der Rückdiffusion ist im quecksilberinduzierten Nierenversagen abhängig von der Schwere des Tubulusschadens und spielt im Verhältnis zur Glomerulusfiltration nur eine untergeordnete Rolle.

2. Die tubuläre Obstruktion durch Zylinder

Sie findet sich bei der menschlichen Chromoproteidniere und ist bei verschiedenen experimentellen Modellen des akuten Nierenversagens in unterschiedlichem Ausmaß zu beobachten (Ahrenhorst et al. 1976; Mason et al. 1976; Tanner u. Steinhausen 1976; Burke et al. 1980). Sie findet sich beim postischämischen Nierenversagen nach Abklemmen der Nierenarterie in Abhängigkeit von der Zeitdauer der Ischämie: Je länger die Ischämie andauert, um so größer wird der Anteil der Nephren mit erhöhtem proximalem intratubulärem Druck. Diese Nephren lassen sich nach Ausspülen der Zylinder normal perfundieren (Tanner u. Steinhausen 1976; Steinhausen et al. 1980). Bei anderen experimentellen Modellen läßt sich die tubuläre Obstruktion nicht regelmäßig nachweisen (Mason et al. 1977), mit Ausnahme beim akuten Nierenversagen nach Folsäureinjektion (Zimmermann et al. 1977) und nach intraarterieller Noradrenalinapplikation (Cronin et al. 1978; Patak et al. 1979). Auch die für das ischämische Nierenversagen beschriebenen Zirkulationsstörungen im Bereich der Markrin-

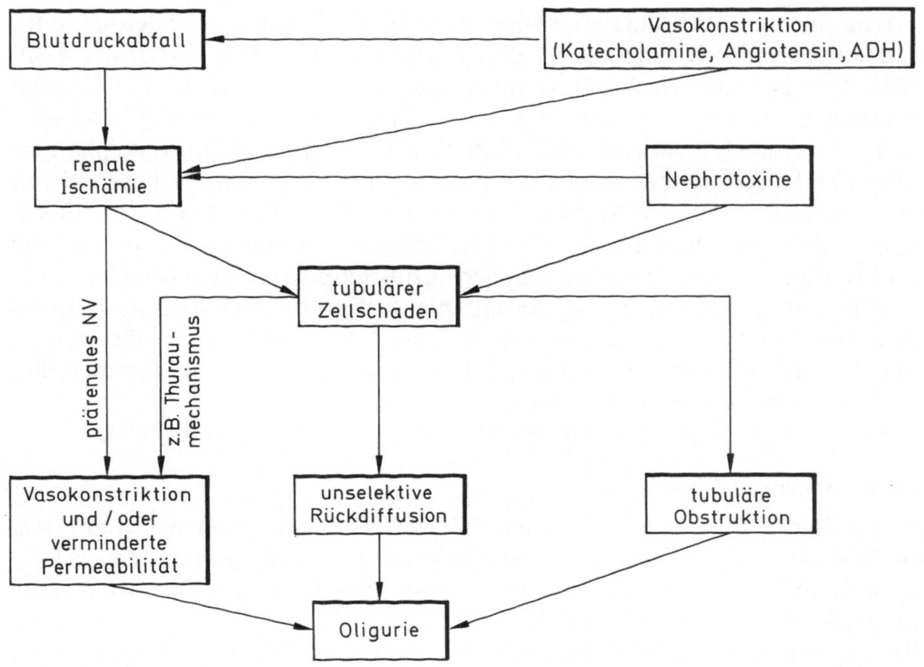

Abb. 7. Schema der möglichen Pathomechanismen der Oligurie beim akuten Nierenversagen

dengrenze sind offenbar nicht verursacht von einer venösen Kompression durch verstopfte und dillatierte Tubuli (ROUGEMENT et al. 1982; THIEL et al. 1982).

Die passive Rückdiffusion bei Tubulo rhexis und die Obstruktion des Tubulus durch Zylinder sind daher allenfalls Teilursachen bei der Pathogenese des akuten Nierenversagens und tragen somit allenfalls zur Erhaltung der Anurie, nicht aber zu ihrer Entstehung bei.

3. Die Abnahme der glomerulären Filtration

Die Verminderung der glomerulären Filtration kann durch präglomeruläre Vasokonstriktion, postglomeruläre Vasodilatation oder durch Änderungen des glomerulären Permeabilitätskoeffizienten (Filtrationsfläche und Membranpermeabilität) bedingt sein.

Eine Vasokonstriktion des Vas afferens führt zu einem verminderten renalen Blutfluß. Eine Abnahme der Nierendurchblutung ist für das zirkulatorische Nierenversagen beim Menschen (KLÜTSCH et al. 1971; HOLLENBERG 1972; WERNER et al. 1974) und in der Initialphase auch beim toxischen Nierenversagen beschrieben. Jenseits der Schädigungsphase ist jedoch beim ischämischen (ADAMS et al. 1980; WOLGAST et al. 1982) und beim toxischen experimentellen Nierenversagen nach Quecksilber oder Uranylnitrat die Nierendurchblutung wenig verändert, obwohl die glomeruläre Filtration weiter sistiert (MUNCK et al. 1971; CHURCHILL et al. 1977b; KURTZ u. HSU 1978; CONGER u. SCHRIER 1980; SUDO et al. 1980; HSU u. KURTZ 1981).

Beim menschlichen Nierenversagen läßt sich die kortikale Minderdurchblutung angiographisch nachweisen (Hollenberg et al. 1972; Ishikawa et al. 1981). Mittels Xenon-wash-out-Methode konnte bei Patienten mit akutem Nierenversagen eine Abnahme der Nierendurchblutung zwischen 25 und 75% nachgewiesen werden (Reubi et al. 1971; Reubi u. Vorburger 1976). Eine pharmakologische Steigerung des renalen Blutflusses führt jedoch nicht zu einer Erhöhung der glomerulären Filtration (Ladefoged 1977; Reubi 1978). Es müssen daher andere Faktoren als die efferente Vasokonstriktion an der Entstehung und Erhaltung der verminderten Glomerulusfiltration ursächlich beteiligt sein.

Während die Einschränkung der Glomerulusfiltration bei vermindertem renalem Blutfluß allein mit der präglomerulären Vasokonstriktion erklärt werden kann, muß bei erhaltener Nierendurchblutung eine gleichzeitige postglomeruläre Vasodilatation angenommen werden.

Als Ursache der präglomerulären Vasokonstriktion werden diskutiert:

a) Renin-Angiotensin-System

Die präglomeruläre Vasokonstriktion und der Filtratabfall lassen sich mit dem von Thurau u. Schnermann (1965) beschriebenen tubuloglomerulären Rückkoppelungsmechanismus erklären. Der Filtratabfall des akuten Nierenversagens konserviert somit Natrium und Chlorid (Bohle u. Thurau 1974; Thurau et al. 1976; Schnermann et al. 1980). Ohne ihn würde die Tubulusschädigung rasch zu lebensbedrohlicher Natrium-Chlorid-Verarmung führen (Thurau u. Boylan 1976).

Das Renin-Angiotensin-System ist intensiv auf diese Hypothese untersucht worden. Die bisher erhobenen Befunde sprechen teils für, teils gegen diese Hypothese.

Renin im Plasma ist beim Menschen (Paton et al. 1975) und beim tierexperimentellen Nierenversagen (Matthews et al. 1974; Hofbauer et al. 1977; Baranowski 1978; Carvalho et al. 1978) in der Anfangsphase erhöht. Allerdings kehren die peripheren Reninkonzentrationen bei fortbestehender Oligurie zur Norm zurück. Natrium- und Volumenmangel (Schröder et al. 1968) und die damit gesteigerte Reninfreisetzung stellen oft eine Voraussetzung für das Entstehen eines akuten Nierenversagens dar, nicht aber für seine Erhaltung.

Eine chronische Kochsalzbeladung, die zur Abnahme des renalen Reningehalts führt, ist dagegen protektiv wirksam gegen die Entwicklung einer Niereninsuffizienz (Thiel et al. 1970; DiBona et al. 1971). Dies gilt für viele experimentelle Formen des akuten Nierenversagens mit Ausnahme des postischämischen (Baehler et al. 1978) und des antibiotikainduzierten (Bidani et al. 1979). Thiel et al. (1976) bezweifelten jedoch, daß dabei das Renin-Angiotensin-System von Bedeutung ist, und postulieren, daß die protektive Wirkung allein durch die Induktion eines hohen Harnflusses erzielt wird. Das glycerolinduzierte Nierenversagen wird mit aktiver Immunisierung gegen Renin nicht beeinflußt (Flamenbaum et al. 1972; Oken et al. 1975). Auch mit passiver Immunisierung (Powell-Jackson et al. 1972) oder durch Verabreichung von Angiotensin-II-Antagonisten kann in der Frühphase kein langsamerer Anstieg der Retentionswerte erzielt werden (Baranowski et al. 1975; Bauereiss et al. 1978; Greven u. Klein 1978). Auch das postischämische Nierenversagen ist mit Convertingenzymhemmern (Captopril) nicht zu beeinflussen (Mason u. Thurau 1980).

Aus diesen Befunden folgt aber nicht, daß das Renin-Angiotensin-Sytem beim akuten Nierenversagen bedeutungslos wäre. Möglicherweise erreichen die Antikörper oder die zugeführten Substanzen das intrarenale Renin-Angiotensin-System nicht.

Der Verlauf des experimentellen Nierenversagens läßt sich jedoch auch nicht beeinflussen durch die Modifikation des intrarenalen Reningehalts nach dem Goldblatt-Mechanismus (CHURCHILL 1977a). Es wäre ein unterschiedliches Ausmaß des Versagens der stenosierten Seite gegenüber der Renin-verarmten kontralateralen Seite zu erwarten. Nachgewiesen ist, daß der Rückkopplungsmechanismus auch in der Frühphase des ischämischen akuten Nierenversagens funktionstüchtig ist (MASON et al. 1978).

b) Prostaglandine

Möglicherweise wirken sie bei der Pathogenese des akuten Nierenversagens mit. OKEN (1975a) vertrat die Hypothese, daß Prostaglandine mit dem Tubulusharn vom Nierenmark zur Nierenrinde gelangen und hier gemeinsam mit dem Angiotensin den Tonus der afferenten Arteriolen regulieren. Bleiben die Prostaglandine im Bereich der Nierenrinde aus, so überwiegen die vasokonstriktorischen Einflüsse von Angiotensin. Nach 24stündiger Ureterligatur wird eine renale Vasokonstriktion beobachtet (DALCANTON u. ANDREUCCI 1980). Diese wird durch Indomethacin weiter verstärkt (LASZLO et al. 1979; BÁLINT et al. 1982). Da diese Veränderungen nur bei einseitiger und nicht bei beidseitiger Ligatur auftraten, erscheint es nicht sicher, daß die Ursache der kortikalen Vasokonstriktion auf einem verminderten Gehalt an gefäßerweiternden Prostaglandinen beruht. Von Bedeutung ist vielmehr die Bildung von gefäßverengenden Thromboxanen. Entsprechend wurde von einer Verbesserung der Nierendurchblutung beim akuten Nierenversagen nach Ureterligatur durch Imidazol berichtet (YARGER et al. 1980). Im glycerininduzierten akuten Nierenversagen fand man analog eine erhöhte Synthese von Thromboxanen.

Die tierexperimentellen Untersuchungen zum Einfluß des Prostaglandin E sind widersprüchlich. Durch Prostaglandin E_2 wird beim experimentellen akuten Nierenversagen der renale Blutfluß gesteigert, ohne daß es zu einer Filtratzunahme kommt (REUBI u. VORBURGER 1976; MAUK et al. 1977; WERB et al. 1978). Verabreicht man in der Schädigungsphase des akuten Nierenversagens gleichzeitig Prostaglandin A_1 (VINCENTI u. GOLDBERG 1978), so ergibt sich keine sichere Beeinflussung des Verlaufs (CIOFFI et al. 1975). Prostaglandinsynthesehemmer bewirken andererseits eine Zunahme der Schwere des akuten Nierenversagens nach Glycerininjektion. Auf die Bedeutung eines medullären humoralen Faktors, der mit Prostaglandin identisch sein könnte, deuten Untersuchungen von HELD (1976) hin. Nach autologer Transplantation von Nierenmark wurde ein Ausbleiben bzw. eine Verminderung der Schwere des postischämischen Nierenversagens beobachtet.

c) Alphaadrenerge Agonisten

Während im Rahmen der Kompensation eines Schocksyndromes das adrenerge System für die renale Vasokonstriktion von Bedeutung ist (GRANDCHAMP et al. 1971), dürfte ihm an der Entstehung der Oligoanurie der Schockniere keine

Bedeutung zukommen. Eine adrenerge Blockade führt zu keiner Besserung der Nierenfunktion im akuten Nierenversagen, ebensowenig wie eine Vasodilatation mit Azetylcholin (Ladefoged 1977). Eine Beeinflussung des Verlaufs des akuten Nierenversagens durch betaadrenerge Blockade wird beim ichämischen Nierenversagen (Eliahou et al. 1977) und beim quecksilberinduzierten akuten Nierenversagen (Gaal et al. 1979) beschrieben. Wahrscheinlich ist, daß durch diese Substanz die Auslösungsbedingungen des akuten Nierenversagens modifiziert werden, z.B. wird beim ichämischen Nierenversagen das Ausmaß der kollateralen Durchblutung gesteigert (Klein 1978). Ein Hinweis auf die Pathogenese des akuten Nierenversagens ergibt sich aus diesen Beobachtungen nicht.

d) Vasopressin

Obwohl dem ADH im experimentellen Nierenversagen nach Glycerininjektion eine Bedeutung für die periphere Vasokonstriktion zukommt (Iaina et al. 1980; Hsu u. Kurtz 1981), konnten Hofbauer et al. (1982) zeigen, daß ADH-Antagonisten das Ausmaß der renalen Vasokonstriktion nicht vermindern konnten. Im glycerininduzierten akuten Nierenversagen zeigen Diabetes-insipidus-Ratten auch ohne Beteiligung des Vasopressins ein akutes Nierenversagen (Konrads et al. 1979).

4. Pathogenese der „Schockniere" beim Menschen

Die Pathogenese des akuten Nierenversagens ist bis heute trotz intensiver Bemühungen nicht aufgeklärt. Bemerkenswert ist die fehlende Korrelation zwischen Funktionsverlust und morphologisch nachweisbaren Veränderungen der Niere (Bohle u. Thurau 1974). Oftmals sind trotz vollständigem Verlust der Nierenfunktion keine, nur fokale oder äußerst geringfügige tubuläre Zellschäden zu erkennen (Bohle et al. 1976; Olsen 1976, 1982; Zollinger u. Mihatsch 1977; Torhorst et al. 1978). Selbst bei normalem lichtoptischem Befund lassen sich jedoch elektronenoptisch Veränderungen der Zellorganellen nachweisen.

Die Glomeruli sind histologisch unauffällig. Im autoptisch gewonnenen Gewebe sind die Lumina der proximalen Tubuli erweitert, während sie im Biopsiematerial eng sind und ihr Epithel geschwollen erscheint. Es ist dabei allerdings fraglich, ob die Befunde im Biopsiematerial den intravitalen Veränderungen entsprechen (Olsen 1976; Thoenes u. Langer 1971). Elektronenmikroskopisch zeigen die Tubuluszellen eine Vermehrung der Zytosomen, Veränderungen an den Mitochondrien und eine Abflachung und Rarefizierung des Basallabyrinths. Das Interstitium ist verbreitert und es treten im Verlauf entzündliche interstitielle Zellinfiltrationen auf, wie bei der interstitiellen Nephritis. Ausgedehnte Tubulusnekrosen, Zellnekrosen, Zellabschürfungen und Zerstörung der Basalmembran werden in der Regel nur bei schweren Intoxikationen beobachtet.

Nach den Untersuchungen von v. Gise et al. (1982) weisen die ultrastrukturellen Veränderungen der Tubuluszellen beim akuten Nierenversagen auf eine gravierende Beeinträchtigung der zellulären Transportkapazität für Elektrolyte und metabolische Prozesse hin.

Unsere Vorstellungen von der Pathogenese des akuten Nierenversagens basieren im wesentlichen auf Ergebnissen aus Tierexperimenten. Modellspezifische und speziesspezifische Besonderheiten erschweren die Übertragbarkeit der gewonnenen Erkenntnisse auf das menschliche akute Nierenversagen.

Die spärlichen Informationen, welche über die Pathogenese des menschlichen akuten Nierenversagens zur Verfügung stehen, machen es wahrscheinlich, daß das Sistieren der glomerulären Filtration durch aktive Vasokonstriktion der afferenten Arteriolen des Glomerulus bedingt ist. Der renokortikale Blutfluß ist nach Messung mit Isotopentechnik auf 50–80% der Norm beim menschlichen akuten Nierenversagen herabgesetzt (REUBI u. VORBURGER 1976). Auch angiographisch läßt sich eine Kaliberabnahme der großen intrarenalen Gefäße und einer verminderten Kontrastmitteldichte der Rindenschicht nachweisen (HOLLENBERG et al. 1973). Nach einer Kalkulation von OKEN (1982) kann davon ausgegangen werden, daß die glomeruläre Filtration sistiert, wenn der präglomeruläre Widerstand so weit ansteigt, daß der renale Blutfluß um mehr als 35% reduziert wird. Die beim menschlichen akuten Nierenversagen nachgewiesene Abnahme der renalen Durchblutung würde also ausreichen, um zu erklären, weshalb der effektive Filtrationsdruck so weit absinkt, daß die glomeruläre Filtration sistiert.

In dieses Konzept lassen sich auch die Befunde von MYERS et al. (1981) einordnen. Während Patienten normaler Nierenfunktion nach einer Herzoperation eine Korrelation zwischen Herzzeitvolumen, renalem Plasmafluß und glomerulärer Filtrationsrate aufwiesen, bestand keine solche Korrelation bei Patienten mit Niereninsuffizienz (Abb. 8). Bei diesen Patienten war der effektive renale Plasmafluß herabgesetzt. Eine Steigerung des Herzzeitvolumens bedingte keinen Anstieg der glomerulären Filtrationsrate. Auch wenn der effektive renale Plasmafluß sich besserte, blieb bei den niereninsuffizienten Patienten die glomeruläre Filtrationsrate erniedrigt. Auffallend war bei der Gruppe mit akutem Nierenversagen die mit 0,16 erniedrigte Filtrationsfraktion gegenüber einem normalem Wert von 0,25 bei den Patienten ohne Nierenversagen. Wäre die Abnahme der glomerulären Filtration bei den Patienten mit Nierenversagen allein durch die Abnahme des effektiven renalen Plasmaflusses bedingt, müßte eine erhöhte und nicht wie beobachtet eine verminderte Filtrationsfraktion vorliegen. Zusammen mit der bei Patienten mit Nierenversagen von MYERS et al. (1981) beobachteten erhöhten relativen Dextranclearance läßt sich ableiten, daß das Filtrationsäquilibrium nicht erreicht wurde. Die beste Erklärung für das Nierenversagen war dabei die Annahme eines um 15–30% herabgesetzten Filtrationsdrucks und einer herabgesetzten glomerulären Permeabilität zwischen 0 und 30%.

Es ist unwahrscheinlich, daß eine tubuläre Obstruktion ähnlich wie bei den ischämischen experimentellen Nierenversagen beim menschlichen akuten Nierenversagen wesentlich an der Pathogenese beteiligt ist. Bei dem Verschlußdruck der Nierenvene, soweit sie für den proximalen Tubulusdruck repräsentativ ist, läßt sich kein Hinweis für eine primäre tubuläre Obstruktion beim menschlichen Nierenversagen gewinnen (BRUN u. MUNCK 1957). Wenn es auch nach den Untersuchungen von MYERS et al. (1980) möglich ist, daß bei Patienten mit Oligurie auch eine unselektive Rückdiffusion des Filtrats vorliegen kann, so ist dieses Phänomen von untergeordneter Bedeutung, wenn primär die glomeruläre Filtration sistiert. Auch nach den Untersuchungen von REUBI u. VORBURGER

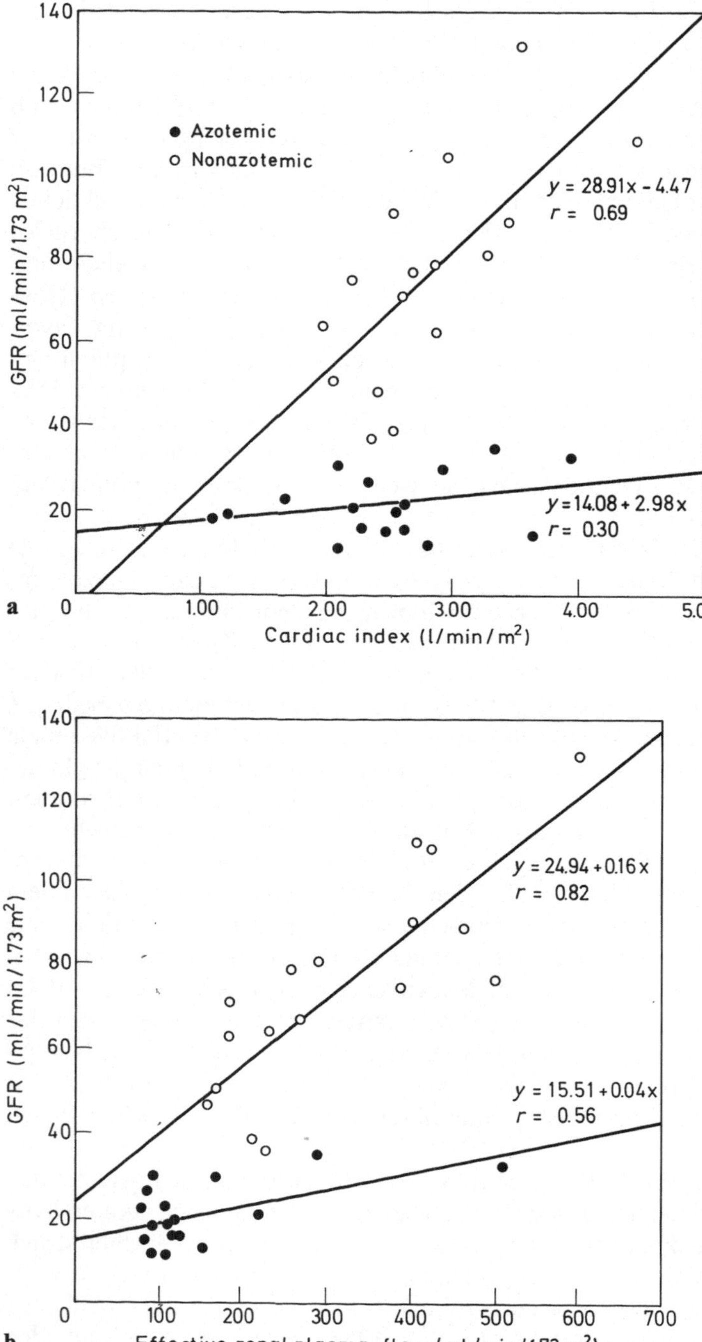

Abb 8. a Beziehung zwischen glomerulärer Filtrationsrate und Herzindex bei Patienten nach einer Herzoperation mit und ohne Niereninsuffizienz. **b** Beziehung zwischen glomerulärer Filtrationsrate und effektivem renalem Plasmafluß bei denselben Patientengruppen. (Nach Myers et al. 1981)

(1976) ist wahrscheinlich, daß der Verlust der glomerulären Filtration beim menschlichen akuten Nierenversagen der primäre Vorgang ist. Über den Mechanismus der Filtratverminderung läßt sich noch keine Aussage machen, es ist aber anzunehmen, daß die in den tierexperimentellen Modellen diskutierten Mechanismen auch für den Menschen von Bedeutung sind. Unklar ist auch noch die Bedeutung der Beobachtungen von WUNDERLICH et al. (1980) über das Auftreten eines humoralen Faktors bei Patienten mit akutem Nierenversagen, welcher den tubuluglomerulären Rückkopplungsmechanismus aktiviert. Ein solcher humoraler Faktor wurde auch experimentell bei Sepsis und bei Verschlußikterus nachgewiesen.

C. Ätiologie des akuten Nierenversagens

Intoxikation sind mit 5–10% als ätiologischer Faktor für ein akutes Nierenversagen selten (WHELTON 1979). Beim menschlichen Nierenversagen aus tubulärer Ursache ist das zirkulatorische Nierenversagen am häufigsten (Tabelle 3). Es wird oft postoperativ beobachtet, wobei es sich in der Mehrzahl der Operationen um Laparatomien mit einer Peritonitis als Komplikation handelt (Tabelle 4).

Tabelle 3. Ätiologie des akuten Nierenversagens. Alter und Prognose bei 298 Patienten mit akutem Nierenversagen in den Jahren 1976–1979, IV. Medizinische Klinik Nürnberg (PILGRIM 1982)

	n	%	Alter (Jahre)	Letalität (%)
Postoperativ	110	37	59	76
Posttraumatisch	28	9	51	82
Internistisch	105	35	51	56
Gyn.-geburtshilflich	16	5	36	37
Postrenal	39	13	59	36
	298	100	54	62

Tabelle 4. Postoperatives akutes Nierenversagen bei 110 Patienten in den Jahren 1976–1979 in der IV. Medizinischen Klinik Nürnberg. Ätiologie des akuten Nierenversagens und Prognose (PILGRIM 1982)

	n = 110	Letalität (%)
Laparatomie	83%	77
Gallenwegsop.	16%	83
Hämorrhag. nekr. Pankreatitis	9%	90
Relaparatomie	31%	88
Thorakotomie	8%	100
Art. Embolektomie „Crush"	16%	72

Tabelle 5. Akutes Nierenversagen aus internistischer Ursache bei 105 Patienten in den Jahren 1976–1979. Ätiologie und Prognose (Pilgrim 1982)

	n = 105	Letalität (%)
Sepsis	33%	68
Pankreatitis	31%	56
Alkohol-Folgeerkrankungen	15%	55
Gallenwegsentzündung	10%	60
Malignom	7%	86
Intoxikation	5%	40
Unklare Ätiologie (akute interstitielle Nephritis?)	6%	0
Pneumonie	5%	90

Tabelle 6. Häufigkeit des postoperativen akuten Nierenversagens. (Nach Anderson u. Schrier 1980)

	Häufigkeit leichter Niereninsuffizienzen (Serumkreatinin < 3,0 mg/dl) Angaben in %	Häufigkeit schwerer Niereninsuffizienzen (Serumkreatinin > 3,0 mg/dl) Angaben in %
Allgemeine Chirurgie	4	1
Herzchirurgie	5–20	2– 5
Aortenaneurysma		
Notoperation	30–50	15–25
Prophylaktische Operation	5–10	2– 5
Traumatischer Schock	10–20	1– 5

Das posttraumatische Nierenversagen wird heute seltener gesehen. Von internistischen Erkrankungen führen oft die Sepsis oder die akute Pankreatitis zum akuten Nierenversagen (Tabelle 5). Die Ätiologie eines akuten Nierenversagens war bei unseren Patienten im Vergleichszeitraum 1966–1969 und 1976–1979 nicht voneinander verschieden mit Ausnahme einer Zunahme einer nephrotoxischen Medikation als Teilursache (Pilgrim 1982).

Die Ergebnisse entsprechen denen von Levinsky et al. (1981) in einer Sammelstatistik von 2200 Patienten mit akutem Nierenversagen. Zu 43% wurde es postoperativ beobachtet, zu 9% posttraumatisch, in 13% lag ein akutes Nierenversagen in der Schwangerschaft vor und zu 9% eine Intoxikation. Der Rest wurde durch internistische Erkrankungen bedingt. Auch Klinkmann (1980) beobachtete eine Häufigkeit des akuten Nierenversagens durch Intoxikation von 10%, 33% entstanden postoperativ, wobei überwiegend eine Sepsis zusätzlich vorlag.

Für die Auslösung eines akuten Nierenversagens prädisponieren verschiedene Risikofaktoren wie das Alter des Patienten, die Art eines operativen Eingriffs und das Ausmaß der renalen Vorschädigung (Wetzels 1971; Blümel et al. 1976; Sieberth et al. 1975; Abel et al. 1976; Pilgrim 1982). Daher ist es nicht verwunderlich, daß die relative Häufigkeit der einzelnen Ursachen für ein akutes Nierenversagen von Zentrum zu Zentrum je nach Grunderkrankung der zu betreuenden Patienten verschieden ist.

Die Angaben über die Häufigkeit, mit der das akute Nierenversagen postoperativ auftritt, differieren. Nach herzchirurgischen Eingriffen wird die Häufigkeit mit 2–4% angegeben, nach allgemeinen chirurgischen Operationen mit 1%, nach notfallmäßiger Ektomie von Aortenaneurysmen mit 15–25% (Tabelle 6) (ANDERSON u. SCHRIER 1980). Leichtere kurzfristige Niereninsuffizienz von geringerer klinischer Relevanz tritt dabei bedeutend häufiger auf.

D. Prädisponierende Faktoren für ein akutes Nierenversagen

Ob ein Schockereignis zur Schockniere führt, hängt von der Dauer und Intensität der renalen Ischämie ab (SUGIMOTO et al. 1976; THOMASON et al. 1978). Oftmals sind jedoch zusätzliche Faktoren neben dem Kreislaufschock an der Ausbildung des akuten Nierenversagens beteiligt.

I. Myoglobin und freies Hämoglobin

Ein akutes Nierenversagen tritt häufig nach traumatischer oder nichttraumatischer Myolyse sowie nach intravasaler Hämolyse auf (ROWLAND u. PENN 1972; KNOCHEL u. CARTER 1976; KOFFLER et al. 1976; BOESKEN et al. 1977; MACSEARRAIGH et al. 1979; NADEL et al. 1979). Die Bildung intratubulärer Zylinder mit Obstruktion der Nephron ist dabei möglicherweise von pathogenetischer Bedeutung. Myoglobin und Hämatin scheinen besonders im sauren Harn direkt nephrotoxische Wirkung zu haben (GESSLER u. HEINZE 1961), möglicherweise direkt durch Aktivierung des Renin-Angiotensin-Systems (SIMMONS et al. 1981).

II. Sepsis

Bei der Sepsis kann neben der Aktivierung verschiedener intrarenal wirksamer Systeme wie dem der Kinine die Auslösung einer intravasalen Gerinnung den Verlauf der renalen Erkrankung beeinflussen (WARDLE 1982). Bei der disseminierten intravasalen Gerinnung kann die Viskosität infolge Bildung von Fibrinmonomeren erhöht und die renale Mikrozirkulation beeinträchtigt sein (RICHMAN et al. 1981). Mikrothromben in den Glomeruluskapillaren finden sich dagegen histologisch nicht oder nur in geringer Zahl bei Patienten mit akutem Nierenversagen. Darüber hinaus zerstört Endotoxin die Zellen, der Verlust von endothelialem Prostazyklin kann zur persistierenden Vasokonstriktion beitragen.

III. Ikterus

Bilirubin selbst ist keine nephrotoxische Substanz, die ein akutes Nierenversagen auslösen kann. Die große Inzidenz von akuten Nierenversagen beim extrahepatischen Verschlußikterus (DAWSON 1975) ist aber nicht allein auf die meist dabei begleitende Cholangitis zurückzuführen. Die mangelnde Klärfunktion des retikuloendothelialen Systems für Endotoxine ist dabei wahrscheinlich mitbeteiligt (Liehr 1981).

IV. Nephrotoxische Substanzen

In der Entwicklungsphase des zirkulatorischen Nierenversagens sind häufig nephrotoxische Substanzen wirksam, die die Ausprägung des akuten Nierenversagens mitprägen. In Betracht kommen:
Sulfonamide,
Aminoglycoside,
Cephalosporine,
Röntgenkontrastmittel.

V. Therapie mit Prostaglandinsynthesehemmern

Bei der Therapie mit Prostaglandinsynthesehemmern wie Indomethacin oder Acetylsalizylsäure kann eine renale Ischämie bei der Herzinsuffizienz oder im Kreislaufschock verstärkt werden. Dadurch kann ein akutes Nierenversagen entstehen, ohne daß Prostaglandinsynthesehemmer direkt tubulotoxisch wären (Tan et al. 1979; Walshe u. Venuto 1979; McCarthy et al. 1982). Auch bei der dekompensierten Leberzirrhose wurde eine Verminderung des renalen Blutflusses (Epstein et al. 1970; Kipnowski et al. 1981) und der glomerulären Filtrationsrate unter Prostaglandinsynthesehemmern beobachtet (Epstein 1981). Auch im tierexperimentellen Nierenversagen wird der Verlauf eines Nierenversagens schwerer unter gleichzeitiger Gabe von Prostaglandinsynthesehemmern (Papanicolaou et al. 1975; Torres et al. 1975; Pfäffl et al. 1982). Im Kreislaufschock, der Herzinsuffizienz, der dekompensierten Leberzirrhose oder auch bei ausgeprägtem nephrotischem Syndrom ist deshalb Vorsicht bei der Verwendung dieser Substanzen angezeigt.

VI. Vorschädigung der Niere

Eine renale Vorerkrankung wie die chronische Pyelonephritis, die interstitielle Nephritis oder die Glomerulonephritis ist ein Risikofaktor für das akute Nierenversagen. Das Risiko eines postoperativen Nierenversagens ist beispielsweise abhängig von der präoperativen Nierenleistung (Abel et al. 1976). Die altersbedingte Involution der Niere stellt offenbar ebenfalls einen prädisponierenden Faktor für die Entwicklung des akuten Nierenversagens dar.

E. Diagnose des akuten Nierenversagens

Für die Diagnose des akuten Nierenversagens wäre die Bestimmung der glomerulären Filtration mit einer Clearancemethode außerordentlich wichtig. Sie ist jedoch nur bei Patienten mit annähernd normaler oder gesteigerter Diurese möglich. Anders als bei der chronischen Niereninsuffizienz kann aus der Höhe der Serumkonzentration von Kreatinin oder Harnstoff nicht direkt auf das Ausmaß der Filtrationseinschränkung geschlossen werden, solange sich noch kein Gleichgewicht zwischen Bildungsrate und renaler Ausscheidung eingestellt hat. Beim akuten Nierenversagen ist die Feststellung der Anstiegsgeschwindigkeit der Retentionswerte von diagnostischer Bedeutung. Sie beträgt bei Anurie für das Serumkreatinin täglich 2–3 mg/dl. Von Bedeutung für die Diagnose akutes Nierenversagen ist auch die Menge und die Zusammensetzung des Harns, auf diesen Symptomen beruht z.T. die Stadieneinteilung des Verlaufs des akuten Nierenversagens.

Ein prärenales Nierenversagen kann als akutes, kurzfristiges Ereignis beim Kreislaufschock jeder Genese beobachtet werden, dabei ist führendes Symptom die Oligurie. Eine kritische Abnahme des Herzzeitvolumens, die eine Oligurie verursacht, muß länger als 24 Stunden dauern, damit die Serumkreatininkonzentration um 2–3 mg/dl ansteigen kann. Eine höhergradige Niereninsuffizienz macht einen Übergang in ein renales Nierenversagen wahrscheinlich. Der Beweis dafür ist schwer zu führen, weil oftmals die infauste Prognose der Grunderkrankung den Beweis der unmittelbaren Reversibilität der Niereninsuffizienz unmöglich macht.

Ein prärenales Nierenversagen mit einer Niereninsuffizienz im Stadium der kompensierten Retention findet sich zwar häufig bei Patienten mit Herzinsuffizienz oder dekompensierter Leberzirrhose (SCHÜTTERLE u. WITZEMANN 1982), dabei übersteigt die Serumkreationkonzentration aber selten 3 mg/dl.
Spezielle Untersuchungen wie:
    Röntgen:
        Angiographie
        digitale Angiographie
        Computertomographie
    Nuklearmedizinische Untersuchungen:
        Gammakamerasequenzszintigraphie
    Ultraschall
    Zystoskopie und retrograde Sondierung der Ureteren
    Nierenbiopsie
dienen lediglich dem Ausschluß anderer renaler und postrenaler Ursachen für eine akute Niereninsuffizienz. Spezifische Befunde für die Diagnose akutes tubuläres Nierenversagen sind durch diese Untersuchungen nicht zu gewinnen.

Bei der morphologischen Diagnostik der akuten Niereninsuffizienz ist die Sonographie ein Leistungsschwerpunkt. Ihr Vorteil ist die sichere Erkennung postrenaler Ursachen für das akute Nierenversagen. Dagegen bleiben die Möglichkeiten zur Differenzierung prä- und intrarenaler Ursachen für die akute Niereninsuffizienz für den Ultraschall eingeschränkt. Dies liegt an dem recht uniformen morphologischen Bild, mit dem die Niere auf die verschiedenen Schädigungen reagiert. So kommt es bei der Perfusionsstörung, der akuten Glomerulonephritis, der akuten interstitiellen Nephritis oder dem akuten Nierenversagen nach Intoxikation im Schock zur Vergrößerung des Organs infolge eines interstitiellen Ödems. Dabei bleibt die Größenzunahme oft noch im Normbereich, so daß erst Verlaufsbeobachtungen diesen Sachverhalt sichern.

Die Nierenperfusionsszintigraphie gibt eine sichere Information darüber, ob das Organ durchblutet ist oder nicht, sie läßt aber nicht sicher zwischen den in Frage kommenden renalen Ursachen des akuten Nierenversagens unterscheiden.

Die Diagnose einer Schockniere bzw. eines akuten Nierenversagens aus tubulärer Ursache wird in der Regel aufgrund der anamnestischen und klinischen Kriterien gestellt. Nach Ausschluß postrenaler und prärenaler Ursachen für ein akutes Nierenversagen sollten keine positiven Hinweise für eine Glomerulonephritis oder interstitielle Nephritis bestehen. Es kann dann ein akutes Nierenversagen aus tubulärer Ursache angenommen werden, wenn sich aus der Anamnese eindeutige Hinweise auf eine Ursache ergeben und sich nach dem klinischen, sonographischen und szintigraphischen Befund der Niere kein Hinweis für eine chronische Nierenerkrankung ergibt. Eine bioptische Abklärung ist in der Regel nur bei einer akuten Niereninsuffizienz unklarer Ätiologie oder bei positiven Hinweisen auf eine Glomerulonephritis bzw. eine interstitielle Nephritis notwendig.

Eine auf einer solchen Ausschlußdiagnostik beruhenden Diagnose des akuten Nierenversagens aus tubulärer Ursache ist für die Klinik praktikabel, es läßt sich jedoch in autoptischen und auch bioptischen Untersuchungen (Richet et al. 1982) nachweisen, daß oftmals trotz scheinbar sicherer klinischer Diagnose dem Nierenversagen eine andere Ursache zugrundelag. Bei Patienten mit einer Sepsis kann ein akutes Nierenversagen zirkulatorisch verursacht sein, es kann aber auch gleichzeitig eine Glomerulonephritis vorliegen oder eine bakterielle oder infektiös allergisch interstitielle Nephritis.

F. Verlaufsstadien des akuten Nierenversagens

Das akute Nierenversagen weist in der Regel einen typischen phasenhaften Verlauf auf (Buchborn u. Edel 1968): I. Schädigungsphase, II. Oliguriephase, III. Polyuriephase, IV. Reparationsstadium.

I. Schädigungsphase

Zum Beginn der Schädigungsphase besteht ein prärenales Nierenversagen, am Ende das renale Nierenversagen aus tubulärer Ursache. Während der Schädigungsphase, die von wenigen Stunden bis zu mehreren Tagen dauert, bestehen gleichzeitig die renalen Symptome eines prärenalen und eines renalen Nierenversagens. Nach tierexperimentellen Daten ist davon auszugehen, daß die Funktion der Nephren in dieser Phase heterogen ist.

II. Oligurische Phase

Die Oligurie ist ein häufiges aber nicht obligates Symptom des akuten Nierenversagens. Bei einer Oligurie mit einer Harnausscheidung von 15 ml/h muß eine hochgradige Einschränkung der glomerulären Filtration vorliegen, da bei einer normalen Nierenleistung und maximaler Harnkonzentration die Harnmenge nicht unter 400 ml/Tag abfallen kann.

Ein renales Nierenversagen geht bei 25–30% aller Patienten mit Harnmengen von 500–2000 ml/Tag einher (VERTEL u. KNOCHEL 1967; BROOKS u. SCHULHOFF 1976; WAN et al. 1976; KALKAY 1977; ANDERSON u. SCHRIER 1980). Gelegentlich wird sogar von einem wesentlich höheren Prozentsatz (bis 50%) nichtoligurischer Verlaufsformen berichtet (ANDERSON et al. 1977). Allein durch die Messung des Harnvolumens läßt sich ein akutes Nierenversagen nicht zuverlässig nachweisen oder ausschließen. Auch ein prärenales Nierenversagen kann einen nichtoligurischen Verlauf nehmen (MILLER et al. 1980).

Bei nichtoligurischen Verlaufsformen handelt es sich um schwächere Ausprägung des akuten Nierenversagens mit erhaltener Restfiltration, wobei infolge der tubulären Funktionsstörung ein größerer Anteil des Glomerulusfiltrats als Endharn ausgeschieden wird. Auch kann bei maximaler osmotischer Diurese oder hochdosierter Therapie mit Schleifendiuretika (Furosemid, Etacrynsäure) mehr als 50% des Glomerulusfiltrats als Endharn ausgeschieden werden. Deshalb ist auch bei kleinem Restfiltrat eine Polyurie möglich.

Das akute Nierenversagen mit nichtoligurischem Verlauf unterscheidet sich in Ätiologie und therapeutischen Konsequenzen nicht von dem mit Oligurie. Lediglich die Prognose erscheint günstiger (ANDERSON et al. 1977). Von Bedeutung ist, daß beim nichtoligurischen Nierenversagen häufig prärenale Faktoren fortbestehen. Ein Hinweis auf die Überlagerung eines akuten nichtoligurischen Nierenversagens durch ein funktionelles Nierenversagen ist eine tägliche Natriumausscheidung von weniger als 100 mmol.

III. Primärpolyurisches Nierenversagen

Versagt der tubuloglomeruläre Rückkoppelungsmechanismus, so muß eine Polyurie mit NaCl-Verlusten auftreten, wobei die glomeruläre Filtrationsrate weitgehend erhalten bleibt (THURAU u. BOYLAN 1976). Ganz vereinzelt wurden in der Literatur solche Beobachtungen von Patienten mit massiver Polyurie ohne Niereninsuffizienz mitgeteilt (WITTE et al. 1964; SEYBOLD et al. 1981), bei denen nach Ausschluß aller bekannten Ursachen für eine Polyurie eine Tubulusschädigung mit gleichzeitigem Versagen des Rückkoppelungsmechanismus postuliert wurde.

IV. Polyurisches Stadium

Nach unterschiedlich langer Zeit, durchschnittlich nach 10–14 Tagen (von 1 Tag bis zu 3 Monaten), entwickelt sich das polyurische Stadium. Bei Verläufen mit langdauernder Oligurie ist zu berücksichtigen (DE SANTO et al. 1976), daß während der Oliguriephase wiederholt eine erneute Schädigung der Niere wirksam werden konnte, z.B. bei Relaparatomie, hämorrhagischem Schock durch Ulkusblutung, nephrotoxischer Medikation aus vitaler Indikation bei Sepsis u.a.

Die tägliche Zunahme der glomerulären Filtration kennzeichnet die Polyuriephase. Die Polyurie ist durch verschiedene Ursachen erklärt. Es besteht eine osmotische Diurese bei hoher Serumkonzentration von harnpflichtigen Substanzen, die Konzentrationsfähigkeit der Niere ist herabgesetzt bei vermindertem osmotischen Gradienten des Nierenmarks. Diese verminderte Konzentrationsfähigkeit ist nicht durch einen renalen Diabetes insipidus erklärt (Seybold et al. 1970), die Ansprechbarkeit des Tubulus nach akuten Nierenversagen auf ADH ist nicht beeinträchtigt, ein renaler Diabetes insipidus ließ sich nur bei Patienten mit Hyperkalämie, Hypokalämie oder bei Patienten mit postrenalen Obstruktionen vereinzelt nachweisen. Wurde während der oligoanurischen Zeit Wasser und Salz nicht adäquat bilanziert, so kann die daraus entstandene Überwässerung bei zunehmender glomerulärer Filtration eine Polyurie bewirken. Ausgeprägte Polyurien mit Harnmengen von 5–7 l/die werden bei Patienten selten beobachtet, bei denen der Wasser- und Salzhaushalt während der Oliguriephase korrekt bilanziert wurde und bei denen durch tägliche Dialyse die Serumkonzentration der harnpflichtigen Substanzen niedrig gehalten werden.

Mit der Normalisierung der Serumkonzentration harnpflichtiger Substanzen geht die Polyuriephase nach unterschiedlicher Zeit in das Reparationsstadium über. Es kommt zu einer vollständigen oder teilweisen Normalisierung der Nierenfunktion.

G. Differentialdiagnose zwischen prärenalem und renalem Nierenversagen

Beim sekundären (prärenalen) Nierenversagen ist die resorptive Kapazität des Tubulusepithels nicht eingeschränkt, es kann ein größerer Anteil des Glomerulusfiltrats im proximalen Tubulus resorbiert werden, das Natriumangebot an den proximalen Tubulus wird entsprechend kleiner. Der gleichzeitig vorliegende sekundäre Aldosteronismus ermöglicht, daß beim funktionellen Nierenversagen ein natriumarmer Harn ausgeschieden wird. Die Urinosmolalität ist dabei charakteristischerweise erhöht, da bei verminderten tubulären Flußraten sich die Wasserrücknahme aus dem Sammelrohr unter dem Einfluß des ADH stärker auf die Konzentration des Endharns auswirkt.

Anders sind die Verhältnisse beim akuten Nierenversagen. Die resorptive Kapazität des Tubulusepithels ist herabgesetzt. Die funktionierenden Nephren arbeiten zudem unter der Bedingung einer maximalen osmotischen Diurese. Isostenurie und fixierte Natriurese sind die Folge. Deshalb erlauben folgende Urinparameter eine diagnostische Aussage (Bastl et al. 1980; Linton 1980).

I. Urinnatriumkonzentration

Eine Urinnatriumkonzentration von 40 mmol/l wurde als Hinweis auf ein renales Nierenversagen, eine von 20 mmol/l als Hinweis auf ein prärenales Nierenversagen gewertet (Handa u. Morrin 1967; Jones u. Weil 1971; Miller et al. 1978). Diese Aussage muß jedoch erheblich relativiert werden. Nicht nur wegen der Unsicherheit der Beurteilung im Zwischenbereich (Espinel 1976; Espinel u. Gregory 1980; Levinsky et al. 1981), sondern weil etwa 20% der Patienten mit renalem akutem Nierenversagen vor allem mit nichtoligoanurischem Verlauf eine Urinnatriumkonzentration von 25 mmol/l aufweisen (VERTEL u. KNOCHEL 1967).

II. Fraktionelle Natriumausscheidung

Mit der Bestimmung der fraktionellen Ausscheidung von Natrium (FE_{Na}) ist eine wesentlich präzisere Unterscheidung von prärenalem und renalem Nierenversagen möglich (ESPINEL 1976). Bei der fraktionellen Natriumausscheidung handelt es sich um den prozentualen Anteil des glomerulär filtrierten Natriums, der im Endharn wieder erscheint. Dieser Anteil errechnet sich aus der Formel

$$\frac{U_{Na} \cdot V}{P_{Na} \cdot GFR}$$

und beträgt bei einer täglichen Natriumzufuhr und Ausscheidung unter Normalbedingungen weniger als 0,01, d.h. weniger als 1%. Die FE_{Na} läßt sich auch

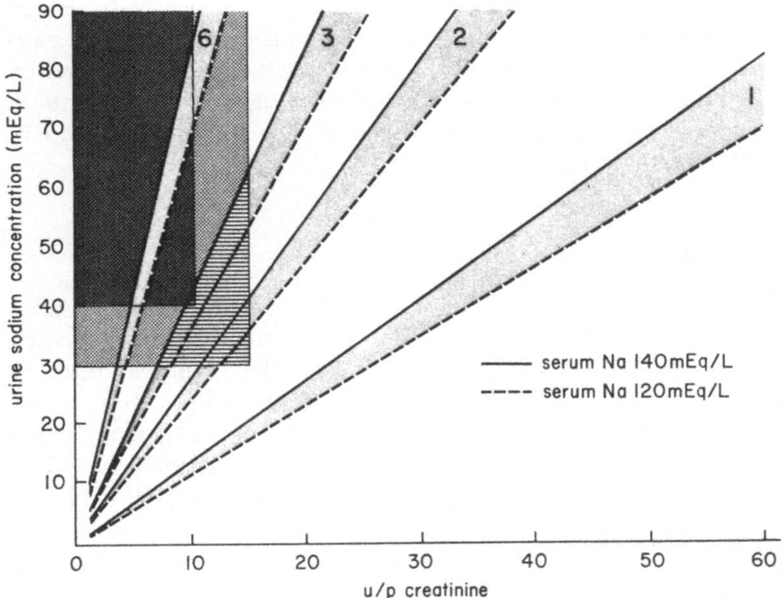

Abb. 9. Beziehung zwischen Plasma- und Urinkreatininkonzentration (Quotient U/BCR) und Urinnatriumkonzentration. Bei Werten der fraktionellen Natriumausscheidung (FE_{Na}) von 1, 2, 3 und 6% (bei einer angenommenen Serumnatriumkonzentration von 120 oder 140 mmol/l). Die dunkel schraffierte Fläche umreißt die sicheren diagnostischen Kriterien für ein akutes Nierenversagen, die heller schraffierte Fläche den unsicheren diagnostischen Bereich in der Abgrenzung zum prärenalen Nierenversagen. Es zeigt sich, daß eine fraktionelle Elimination für Natrium (FE_{Na}) über 3% sicher ein akutes Nierenversagen anzeigt, wenn gleichzeitig die typischen Veränderungen der Urinnatriumkonzentration und des Urinplasmaquotienten für Kreatinin vorliegen. Bei einer FE_{Na} zwischen 1,8 und 3% ist ein akutes Nierenversagen wahrscheinlich, aber anhand dieser Urinindices nicht sicher zu diagnostizieren. (Nach OKEN 1981)

noch aus der folgenden Beziehung bestimmen

$$FE_{Na} = \frac{(U/P)_{Na}}{(U/P)_{Kr} \cdot 100}.$$

Dabei entfällt die Notwendigkeit einer Harnsammelperiode. Die Untersuchung kann aus einer Einzelprobe von Urin vorgenommen werden.

Espinel u. Gregory (1980) zeigten, daß bei prärenalem Nierenversagen durchschnittlich eine FE_{Na} von 0,64 vorlag, bei renalem Nierenversagen betrug sie 3,77. Keiner seiner Patienten mit renalem Nierenversagen wies eine FE_{Na} von weniger als 2 auf. Nachuntersuchungen bestätigten diesen hohen diagnostischen Wert FE_{Na} bei der Abgrenzung eines renalen vom prärenalen Nierenversagen. Allerdings fand sich bei 10% der Patienten mit renalem Nierenversagen nichtoligurischen Verlaufs ebenfalls eine FE_{Na} 1 (Miller et al. 1978).

Die Bestimmung des Quotienten $U_{Na}/(U/P)K_r \cdot 100$ ergibt dieselben Ergebnisse wie die Bestimmung der FE_{Na}. Es erübrigt sich nur die Bestimmung des Serum-Natriums. Ein Wert von 1 spricht ebenfalls mit über 95% Wahrscheinlichkeit für ein prärenales Nierenversagen (Miller et al. 1978).

Die Überlappung des diagnostischen Bereichs der fraktionellen Natriumausscheidung bei prärenalem und nicht oligurischem renalem Nierenversagen erklärt sich daraus, daß ein Teil der Nephren schon eine Schädigung aufweisen im Sinne eines akuten Nierenversagens, aber gleichzeitig prärenale Faktoren wie Kreislaufschock oder Exsikkose wirksam sind. Die Verhältnisse sind in Abb. 9 dargestellt (Oken 1981).

III. Urinosmolalität

Eine Osmolalität von über 500 mosmol/l ist ein relativ sicheres Zeichen eines prärenalen Nierenversagens (Miller et al. 1978). Jedoch nur 10% der Patienten weisen eine solch hohe Osmolalität auf, in der Regel liegt sie zwischen 350 und 500 mosmol/l, und bei 10% der Patienten beträgt sie weniger als 350 mosmol/l (Eliahou u. Bata 1965; Miller et al. 1978). Beim renalen Nierenversagen ist die Urinosmolalität nur wenig gegenüber dem Plasma verändert, der U/P-Quotient für die Osmolalität unterscheidet sich nur wenig von 1 (Eliahou u. Bata 1965; Luke et al. 1970; Seybold et al. 1970). Die Urinosmolalität erlaubt somit keine sichere Trennung zwischen renalem und prärenalem Nierenversagen.

Die Bestimmung des Quotienten aus Urin und Plasmaosmolalität gestattet es, die Überwässerung beim renalen Nierenversagen zu erkennen. Ein normales Ansprechen auf ADH vorausgesetzt, hat eine Überwässerung einen U/P osmol von 1 zur Folge, auch wenn dabei der Unterschied zwischen Urin und Plasmaosmolalität gering ist (Lange et al. 1970).

IV. Freiwasser-Clearance

Da sich die C_{H_2O} aus dem Urinvolumen$\cdot$C osmol ergibt, erlaubt die Bestimmung der Clearance für freies Wasser letztlich nur die Bestimmung des U/P-Quotienten für Osmolalität. C_{H_2O} fällt beim akuten Nierenversagen auf 0–15 ml/min ab (BAEK et al. 1973; TSUKUURA 1977; HOLPER et al. 1979).

V. Quotient Urin/Plasma-Kreatinin

Beim prärenalen Nierenversagen ist dieser Quotient größer als 40, beim renalen kleiner als 20 (HANDA u. MORRIN 1967; MILLER et al. 1978). Der diagnostische Wert dieser Beobachtung ist erheblich eingeschränkt. Viele Patienten mit renalem und prärenalem Nierenversagen weisen Werte zwischen 20 und 40 auf. Auch hier sind es die nichtoligurischen Patienten mit renalem Nierenversagen, die besonders häufig einen falsch-positiven Quotienten U/P-Kreatinin aufweisen (LUKE et al. 1970).

H. Klinik des akuten Nierenversagens

Die klinischen Symptome sind in erster Linie durch die gestörte exkretorische Funktion der Niere bestimmt (BUCHBORN u. EDEL 1968; ANDERSON u. SCHRIER 1980; LEVINSKY et al. 1981; SIEBERTH 1982):

I. Wasserbilanz

In der Oliguriephase droht die Gefahr der Überwässerung mit interstitiellem Lungenödem, Hirnödem und peripheren Ödemen. Die Überwässerung wird verursacht durch Wasserzufuhr und durch Freisetzung präformierten Wassers aus dem Fett- und Muskelgewebe insbesondere bei unzureichender Kalorienzufuhr und Hyperkatabolismus.

II. Kaliumhaushalt

Eine Hyperkaliämie kann auftreten bei mangelnder renaler Ausscheidung, vermehrter Zufuhr und besonders bei vermehrtem Anfall von intrazellulärem Kalium bei Zelluntergang infolge Trauma, Hypoxie, Hyperkatabolismus oder bei Resorption von Hämatomen, bei intravasaler Hämolyse etc. Auch die Azidose bedingt eine Hyperkaliämie durch intraextrazelluläre Verteilungsstörung.

III. Azidose

Eine metabolische Azidose als Additionsazidose bei fehlender renaler Ausscheidung für fixe Säuren findet sich häufig.

IV. Azotämie

Urämische Symptome treten erst später im Verlauf der Erkrankung auf. Die zerebralen Symptome bei Patienten mit akutem Nierenversagen sind, soweit sie nicht durch die Grunderkrankung bedingt sind, meist Folge der Störungen des Wasser-, Elektrolyt- und Säurebasenhaushalts und nicht unmittelbar urämischen Intoxikationen anzulasten.

Eine Anämie tritt regelmäßig auf und hat sicher keine Ursache in der Beeinträchtigung der inkretorischen Nierenfunktion. Das Hämoglobin sinkt meist innerhalb weniger Tage auf durchschnittlich 8 g/dl ab. Die anämiebedingte Hyperzirkulation kann eine kardiale Insuffizienz verstärken (Agrest u. Finkielman 1967). Eine urämische Perikarditis findet sich meist nicht früher als 1–2 Wochen nach Beginn des akuten Nierenversagens. Der regelmäßig nachweisbare sekundäre Hyperparathyreodismus hat in der Regel keine klinische Relevanz. Als Zeichen der Urämie sind die vermehrte Blutungsneigung und die Infektanfälligkeit zu nennen. Gastrointestinale Blutung und Pneumonie sind die häufigsten oft zum Tode führenden Komplikationen bei Patienten mit akutem Nierenversagen.

V. Katabolismus

Infolge der zum akuten Nierenversagen führenden Grunderkrankung findet sich oftmals ein Hyperkatabolismus, der gekennzeichnet ist durch gesteigerten Energieumsatz, gesteigerten Proteinmetabolismus, Insulin-Resistenz mit Hyperglykämie und Hyperlipidämie (Hörl 1983)

J. Prognose des akuten Nierenversagens

In der Ära vor der Dialysebehandlung betrug die Letalität 90%, sie ließ sich durch den Einsatz der künstlichen Niere auf ca. 60% senken (Sieberth 1982). Trotz aller Fortschritte der Intensivmedizin im letzten Jahrzehnt ließ sich keine wesentliche Verbesserung der Gesamtprognose erzielen (Kjellstrand et al. 1981). Der Grund liegt darin, daß die Prognose abhängig ist von verschiedenen Faktoren wie Lebensalter, der Prognose der Grunderkrankung und deren Komplikationen (Sieberth et al. 1975; Pilgrim 1982). Die verbesserten Methoden der Intensivmedizin erhöhten die Risikobereitschaft der Chirurgen. Wie aus Tabelle 7 hervorgeht, ist die Letalität des akuten Nierenversagens um so höher, je älter der Patient ist und je mehr Vitalfunktionsstörungen er aufweist. Eine fast absolut infauste Prognose besteht bei der Kombination Peritonitis, beatmungspflichtiger Ateminsuffizienz und Nierenversagen (Schuster et al. 1980). Die Tabellen 8, 9 und 10 geben einen Überblick über das durchschnittliche

Tabelle 7. Prognose des akuten Nierenversagens in Abhängigkeit vom Alter der Patienten und von der Zahl der Vitalfunktionsstörungen bei 298 Patienten im Zeitraum von 1976–1979, IV. Medizinische Klinik Nürnberg. (Nach Pilgrim 1982)

Vitalfunktionsstörungen	I	II	III	IV
unter 60 J., n = 170	0%	27%	74%	100%
61–70 J., n = 72	0%	53%	97%	100%
71–80 J., n = 49	11%	67%	100%	
über 80 J., n = 7	0%	100%		

Tabelle 8. Akutes Nierenversagen. Vergleich des Verlaufs bei 104 Patienten im Zeitraum 1966–1969 (I) und bei 298 Patienten im Zeitraum 1976–1979 (II). (Nach PILGRIM 1982)

	I	II
Durchschnitt. Alter	45 Jahre	55 Jahre
Letalität	33%	62%
Stat. Behandl. in Tagen Verstorbene	7	11
Stat. Behandl. in Tagen Überlebende	35	33
Stadium der Oligo-Anurie	5,7 Tage	9,9 Tage
Stadium der Polyurie	14 Tage	12,8 Tage
Kreatinin bei Klinikaufnahme	12 mg%	7,9 mg%

Tabelle 9. Prognose des akuten Nierenversagens bei zusätzlicher Vitalfunktionsstörung (IV. Medizinische Klinik Nürnberg 1976–1979). (Nach PILGRIM 1982)

	n	Letalität (%)
Akute respir. Insuffizienz (länger als 3 Tage)	106	96
Pankreatitis	42	62
Peritonitis	51	88
Sepsis	109	73
Verbrennung	4	100
DIC-Syndrom	14	64

Tabelle 10. Anzahl der Vitalfunktionsstörungen in Prozent bei 104 Patienten mit akutem Nierenversagen im Zeitraum 1966–1969 (I) und bei 298 Patienten im Zeitraum 1976–1979 (II), IV. Medizinische Klinik in Nürnberg. (Nach PILGRIM 1982)

Anzahl Vitalfunktions-störungen	I: n = 104 (%)	II: n = 298 (%)
1	29	17
2	48	29
3	18	36
4	5	17

Alter und die durchschnittliche Zahl der zusätzlichen Vitalfunktionsstörungen bei Patienten mit akutem Nierenversagen im Vergleichszeitraum 1966–1969 und 1976–1979. Wie zu ersehen ist, sind die Patienten älter, die heute wegen eines akuten Nierenversagens behandelt werden, und sie weisen häufiger zusätzliche Vitalfunktionsstörungen auf.

Auch BLÜMEL et al. (1976) fanden eine Abhängigkeit der Letalität des akuten Nierenversagens in Abhängigkeit von der Grunderkrankung. Die Gesamtletalität betrug 64%, bei postoperativem Nierenversagen 50%, bei hämorrhagischem Schock 20%, bei Sepsis und Peritonitis stieg sie auf über 80% an. Krian (1976) berichtet über eine 66%ige Letalität bei kardiochirurgischen Patienten mit akutem Nierenversagen, und Abel et al. (1976) fanden ebenfalls eine hohe Letalität von 88% bei Patienten mit akutem Nierenversagen nach einer Herzoperation. Beim oligurischen Nierenversagen infolge gastrointestinaler Erkrankungen wie Pankreatitis etc. war nach den Untersuchungen von Schuster et al. (1982) die Letalität mit 93% ganz erheblich.

Die Prognose des akuten Nierenversagens ist gut, was die Wiederherstellung der Nierenfunktion betrifft. Nur bei Patienten mit totaler Nierenrindennekrosen ist eine Wiederherstellung der Nierenfunktion nicht möglich, totale bilaterale Nierenrindennekrosen treten bei weniger als 1% der Patienten mit akutem Nierenversagen auf (Literatur bei Sieberth u. Lechter 1982).

Nach den Untersuchungen von Bonomini et al. (1982) zeigten nur 62% der Patienten mit akutem Nierenversagen eine vollständige Restitution der Nierenfunktion nach einem Jahr, 31% hatten eine partielle Einschränkung der Nierenleistung. Bei der Hälfte seiner Patienten fand er 5 Jahre nach dem akuten Nierenversagen in 56% eine glomeruläre Filtrationsrate über 80, in 32% über 50 und in 11% eine glomeruläre Filtrationsrate unter 15 l/min. Bereits Hall et al. (1970) fanden drei Monate nach akutem Nierenversagen bei 61% eine inkomplette Remission. Gemessen an der Inulinclearance, PAH-Clearance war die Leistungsbreite der Niere eingeschränkt, wenn auch eine Niereninsuffizienz nicht bestand. Je älter der Patient zu Beginn der Oligurie war, desto größer war die Wahrscheinlichkeit einer inkompletten Remission. Lewers et al. (1970) berichtete über die Nachuntersuchung von 30 Patienten mit akutem Nierenversagen.

2–15 Jahre nach akutem Nierenversagen war die endogene Kreatininclearance eingeschränkt bei 37%, 47% waren beim Durstversuch nicht in der Lage, den Harn über einen Urin-Plasma-Quotienten für die Osmolalität von 3 zu konzentrieren. Beim ischämischen Nierenversagen war die inkomplette Remission häufiger als beim toxischen Nierenversagen. Wenngleich auch diese Patienten alle eine Normalisierung der Nierenleistung erreichten, zeigten zwei Patienten im weiteren Verlauf ein unerklärtes Auftreten einer chronischen Niereninsuffizienz. Wenn sich die Nierenfunktion nach einem akuten Nierenversagen nicht vollständig normalisiert, können mehrere Ursachen dafür verantwortlich sein:

    1. Es besteht die Möglichkeit einer präexistenten Nierenerkrankung;

    2. partielle Rindennekrosen sind während der akuten Phase aufgetreten;

    3. das akute Nierenversagen hat zu interstitiellen Veränderungen mit der Entwicklung einer interstitiellen Fibrose geführt, besonders bei histologisch nachweisbarer Tubulorhexis.

K. Therapie des prärenalen Nierenversagens

Alle Maßnahmen, die geeignet sind einen Kreislaufschock zu beheben, sind gleichzeitig die adäquate Therapie eines funktionellen Nierenversagens. Dafür sind geeignet: I. Volumenzufuhr, II. positiv inotrop wirkende Maßnahmen, III. periphere Vasodilatation.

I. Volumensubstitution

Eine Volumenzufuhr ist immer dann indiziert, wenn bei der Diagnose eines funktionellen Nierenversagens ein Volumenmangel als wesentliche Ursache dafür verantwortlich zu machen ist. Die Feststellung des Volumendefizites ist oft schwierig. Kriterien zur Bestimmung des Volumendefizits sind:

1. klinische Zeichen der Exsikkose
   Wasserbilanz
   Änderungen des Körpergewichts
2. hämodynamische Parameter
   zentraler Venendruck
   pulmonaler Kapillardruck, pulmonaler Arteriendruck
3. Laboruntersuchungen:
   Hämatokrit, mittleres Erythrozytenvolumen (mCV), Serum-Gesamteiweiß, Urin-Plasma-Quotient für Osmolarität

Sicherstes Kriterium für die Festlegung der Indikation einer Volumentherapie eines kardiogenen Schocks ist die Messung des Pulmonalkapillardrucks.

Diese invasive Methode sollte dann in Betracht gezogen werden, wenn die Gefahr eines Lungenödems durch Volumenzufuhr besonders groß ist. In der Klinik wird die Volumenzufuhr in der Regel mit der Messung des zentralen Venendrucks kontrolliert. Er gibt hinreichende Informationen über das Volumendefizit, aber keine über den Funktionszustand des linken Vertrikels.

II. Adrenerge Agonisten

Alphaadrenerge Substanzen sind ungeeignet zur Schocktherapie, sie verstärken die Vasokonstriktion und verschlechtern damit die Nierenfunktion (CARRIÈRE 1969, 1975; HOLLENBERG et al. 1972; NEEDLEMAN et al. 1974; RENTSCH et al. 1976; BOMZON et al. 1975). Durch eine Therapie mit alphaadrenergen Agonisten läßt sich zwar der Blutdruck steigern, aber in der Regel kommt es trotz des erhöhten Perfusionsdrucks nicht zu einer Steigerung der Nierendurchblutung (ANDREUCCI et al. 1975; TRISTANI u. COHN 1970) (Abb. 10).

Die Einführung von Substanzen mit β_1-adrenerger agonistischer Wirkung ist für die Schocktherapie in Hinsicht auf das funktionelle Nierenversagen sinnvoll. Isoproterenol vermindert zwar den renalen Gefäßwiderstand, da extrarenale Gefäßgebiete ebenfalls eine Widerstandsabnahme aufweisen und damit der Perfusionsdruck eher abfällt, kommt es bei einer Therapie mit Isoprotenerol dennoch nicht zur gewünschten Steigerung der renalen Perfusion. Deshalb ist eine Schocktherapie mit Isoprotenerol ungeeignet (TRISTANI u. COHN 1970). Verwendung finden derzeit vorwiegend die Substanzen Dobutamin und Dopamin.

1. Dopamin

Neben der positiv-inotropen Wirkung auf das Herz wird durch Dopamin spezifisch der Gefäßwiderstand in der Niere (SCHRÖDER u. RAMDOHR 1975; ANDREUCCI et al. 1975) (Abb. 11) und im Splanchnicusgebiet vermindert und die

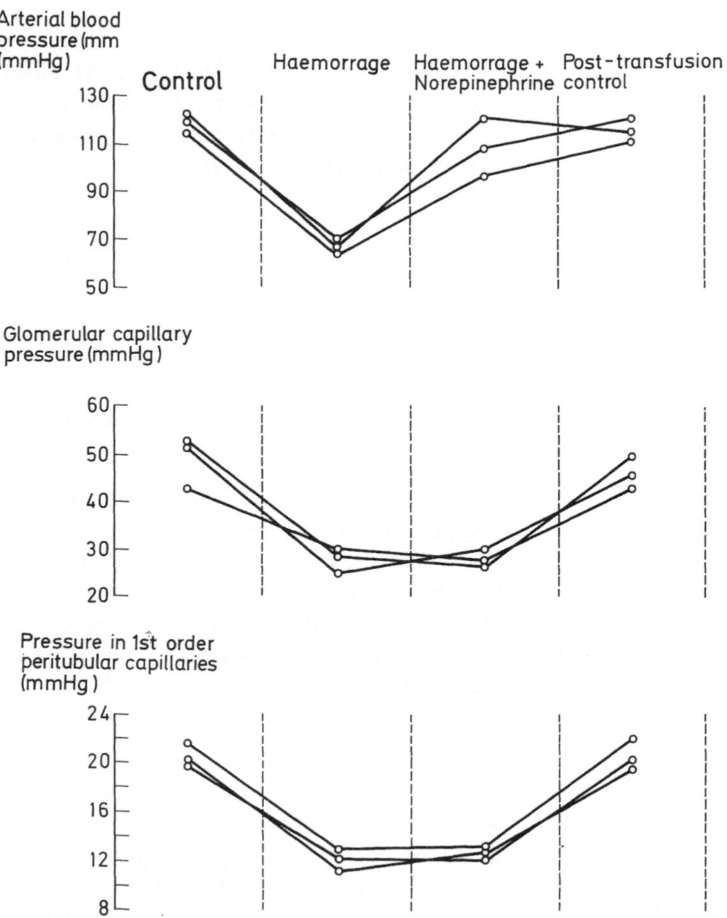

Abb. 10. Arterieller Blutdruck, glomerulärer Kapillardruck und peritubulärer Kapillardruck im hämorrhagischen Schock der Ratte. Noradrenalin steigert lediglich den arteriellen Blutdruck, aber nicht den glomerulären Kapillardruck, eine wesentliche Determinante der glomerulären Filtration (Andreucci et al. 1975)

Durchblutung dieser Organe gesteigert (Hollenberg et al. 1973; Mostbeck et al. 1975; Neubauer et al. 1975). Die Durchblutung von Haut und Muskel nimmt dagegen ab (Ramdohr et al. 1972; Mostbeck et al. 1977). Trotz Zunahme des Herzzeitvolumens steigt der arterielle Blutdruck meist nicht an, da der periphere Widerstand abnimmt (Regnier et al. 1977; Peschl 1978).

Die Zunahme der renalen Durchblutung ist stärker im Nierenmark als in der Nierenrinde ausgeprägt (McNay u. Goldberg 1966; Augustin et al. 1977). Die glomeruläre Filtration wird dabei weniger gesteigert, als es der Steigerung der Durchblutung entspricht. Parallel mit der wachsenden Nierendurchblutung erhöht sich auch der Sauerstoffverbrauch. Die Reninfreisetzung wird durch Dopamin stimuliert (Imbs et al. 1975).

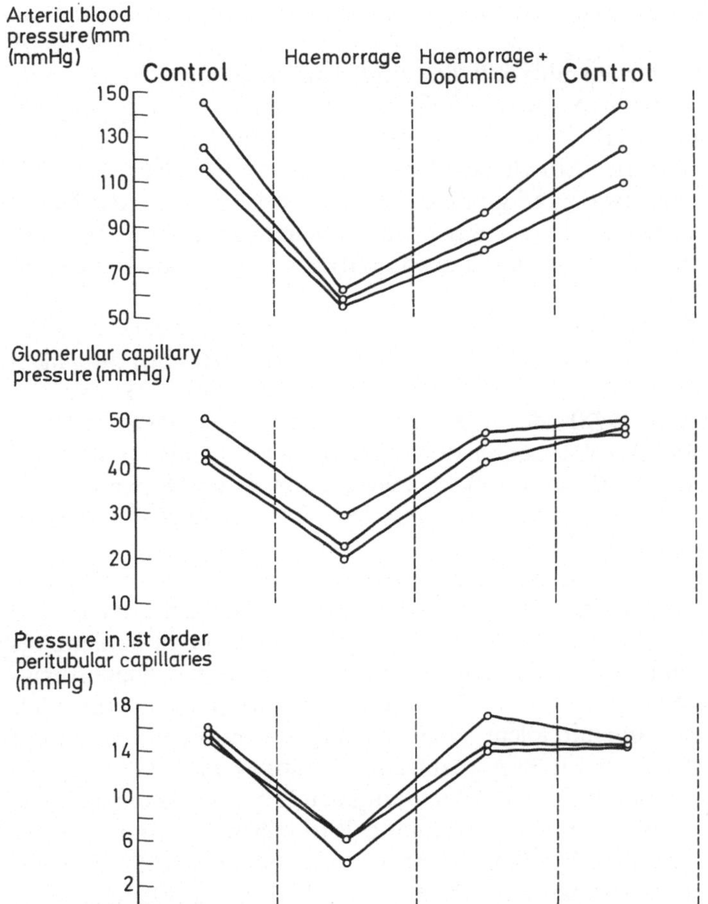

Abb. 11. Arterieller Blutdruck, glomerulärer Kapillardruck und peritubulärer Kapillardruck im hämorrhagischen Schock der Ratte. Dopamin steigert den arteriellen Blutdruck weniger als Noradrenalin. Der glomeruläre und peritubuläre Kapillardruck wird dennoch unter der Gabe von Dopamin auf den Ausgangswert gesteigert (ANDREUCCI et al. 1975)

Eine charakteristische renale Wirkung des Dopamins ist die Steigerung der Natriumausscheidung (McDONALD et al 1963). Diese ist Folge einer verminderten tubulären Resorption (GREVEN u. KLEIN 1977). Hierdurch ist die Dopaminwirkung unterschieden von der der eigentlichen Vasodilatoren. Eine positive Korrelation zwischen der durch Dopamin erreichten Natriurese und der Ausscheidung von zyklischem AMP legt einen direkten tubulären Angriffsort nahe (AUGUSTIN et al. 1975).

Diese spezifischen renalen Wirkungen des Dopamins sind unabhängig von einer Wirkung auf betaadrenerge Rezeptoren. Sie sind auch durch betaadrenerge Blocker nicht zu beeinflussen. Dagegen aber durch verschiedene Substanzen wie Haloperidol, Chlorpropramazin und Apomorphin. Daraus wird die Existenz von spezifischen dopaminergen Rezeptoren in der Niere abgeleitet (Yeh et al. 1969).

Die Abnahme der Urinosmolarität des Endharns unter dem Einfluß von Dopamin wird durch einen Auswascheffekt des Nierenmarks bei gesteigerter Nierenmarkdurchblutung erklärbar (Schröder u. Ramdohr 1975).

Diese spezifischen renalen Effekte des Dopamins sind im niedrigen therapeutischen Dosisbereich bis etwa 3 µg/kg/min bereits nachweisbar. Bei einer Dosissteigerung über diesen Bereich hinaus werden die dopaminspezifischen Wirkungen durch eine zunehmende alphastimulierende Wirkung dieser Substanz überlagert (Augustin et al. 1977).

Eine Steigerung der Diurese und eine Zunahme der Kreatinclearance unter der Therapie mit Dopamin zeigen aber ausschließlich Patienten mit prärenalem Nierenversagen bei manifester Herzinsuffizienz (Ramdohr et al. 1973; Beregovich et al. 1974; Peschl 1978) oder beim kardiogenen Schock (Pichler 1976; Authenrieth et al. 1977), soweit unter dieser Therapie die Hämodynamik gebessert werden konnte. Die Besserung der Nierenfunktion unter Dopamintherapie ist nicht zu trennen von der Beeinflussung der Hämodynamik (Samii et al. 1978; Seybold u. Gessler 1981).

Ob das Dopamin einen prophylaktischen Nutzen in der Entwicklungsphase des akuten Nierenversagens hat, läßt sich aus den klinischen Untersuchungen nicht ableiten (Seybold u. Gessler 1981). Tierexperimentell konnte allerdings ein positiver Effekt von Dopamin auf den Verlauf des ischämischen Nierenversagens beobachtet werden (Iaina et al. 1977). Im glycerininduzierten experimentellen Nierenversagen ist Dopamin allein ohne Wirkung, nur in Kombination mit Furosemid ist ein protektiver Effekt nachzuweisen (Lindner et al. 1979).

Der Einsatz von Dopamin in der Behandlung der Herzinsuffizienz und des kardiogenen Schocks wird durch unerwünschte Wirkungen der Substanz begrenzt. Im Dosisbereich über 3 µg/kg/min ist mit einer zunehmenden alphastimulierenden Wirkung zu rechnen (Augustin et al. 1977). Dosisabhängig wirkt sich auch eine Steigerung der Herzfrequenz ungünstig aus, die klinischen Schocksymptome sind durch die Verminderung der Hautdurchblutung schwer zu beurteilen, darüber hinaus können Hautnekrosen durch verstärkte Ischämie provoziert werden. Der Anstieg des Pulmonalarteriendrucks und die Eröffnung von pulmonalen AV-Shunts können in kritischen Situationen von Bedeutung sein.

2. Dobutamin

Im Gegensatz zu Dopamin ist Dobutamin ein spezifischer direkter β-Stimulator. Er besitzt ausschließlich kardiale Wirkung. Eine direkte Beeinflussung des peripheren Widerstands einschließlich der renalen Hämodynamik ist weder zu erwarten noch beobachtet worden (Robie u. Goldberg 1975; Leier et al. 1978).

Eine Besserung der Nierenfunktion ist ausschließlich durch die positiv-inotrope Wirkung nach Steigerung des Herzzeitvolumens möglich. Die vorteilhaften Eigenschaften des Dobutamins zur Behandlung des kardiogenen Schocks und die spezifischen renalen Wirkungen des Dopamins in der niedrigen Dosierungsstufe bis zu 3 µg/kg/min ergänzen sich bei kombinierter Anwendung. Es ist daher sinnvoll, zur Behandlung des kardiogenen Schocks Dobutamin primär einzusetzen und bei Einschränkung der Nierenfunktion eine zusätzliche Gabe von Dopamin in der Dosierung zwischen 1,5 und 3 µg/kg/min zu verabfolgen (GAUTHIER-LAFAYE 1979).

III. Vasodilatoren

Der Wirkungsmechanismus von Vasodilatoren ist unterschiedlich (Literatur bei KREYE et al. 1977). Substanzen wie Nitroprussid-Natrium, Hydralazin, Minoxidil greifen direkt an der glatten Muskelzelle an. Beim Prazozin handelt es sich um einen postsynaptischen Alphablocker. Die Alphablockade durch Phentolamin wird durch kompetitive Hemmung erreicht, beim Phenoxybenzamin werden die Alpharezeptoren irreversibel besetzt, wodurch sich die längere Wirkzeit erklärt. Vasodilatorisch wirken auch Angiotensin-II-Antagonisten (Saralasin) oder -Synthesehemmer (Captopril). Während die direkt an der glatten Muskelzelle angreifenden Vasodilatoren unabhängig vom Funktionsstand wirken, sind die kompetitiven Hemmer von der Aktivität der Agonisten abhängig. Ohne Aktivierung des alphaadrenergen Systems ist eine Alphablockade wirkungslos. Ohne Angiotensin-II-Aktivität bleibt ein Angiotensin-II-Antagonist ohne Effekt.

Von Bedeutung ist für die Beeinflussung der Nierenfunktion, ob die Widerstandsabnahme durch Vasodilatoren in allen Gefäßregionen gleichmäßig erfolgt. Dihydralazin vermindert den Widerstand stärker im Nieren- und Splanchnikusgebiet (JUDSON et al. 1956), und Nitroprussid-Natrium und Prazosin (PRESTON et al. 1979) ändern den renalen Widerstand im gleichen Verhältnis zum systemischen Widerstand. Eine Alphablockade beeinflußt den renalen Widerstand meist etwas weniger als den der Peripherie (CARRIERE 1969; BOMZON et al. 1975; MEURER et al. 1973; STERN et al. 1978; GRÜNINGER et al. 1979).

Entsprechend wie durch Vasodilatoren der renale Widerstand im Verhältnis zur Peripherie verändert wird, wird das Verhältnis zwischen Herzzeitvolumen und Nierendurchblutung beeinflußt. Hydralazin führt zu einer relativen Zunahme der Nierendurchblutung (LADEFOGED u. WINKLER 1971), eine alphaadrenerge Blockade zu einer Abnahme. Nitroprussid-Natrium (BEHNIA et al. 1978; COGAN et al. 1980) und Prazosin (BAILY et al. 1976) ändern das Verhältnis zwischen Herzzeitvolumen und Nierendurchblutung nicht.

Weder Prazosin (BAILY et al. 1976) noch Hydralazin (JUDSON et al. 1956; COGAN et al. 1980) oder Nitroprussid-Natrium (BEHNIA et al. 1978; COGAN et al. 1980) vermindern die Nierenleistung, solange der Systemdruck nicht unter den kritischen Grenzwert abfällt, unter dem eine Autoregulation nicht mehr möglich ist (NAVAR et al. 1978). Beim Nitroprussid-Natrium wird erst bei einer Dosierung, die die Vorlast des Herzens zu stark reduziert und damit das Herzzeitvolumen vermindert, eine Abnahme der Harnmenge beobachtet. Umgekehrt ist eine Besserung der Nierenfunktion durch Vasodilatation dann zu erzielen, wenn durch diese Maßnahme das Herzzeitvolumen gesteigert werden kann.

Bei Patienten mit schwerer Herzinsuffizienz fanden COGAN et al. (1980) einen etwas stärkeren Abfall des renalen Gefäßwiderstands unter Therapie mit Hydralazin als unter der Therapie mit Nitroprussid-Natrium (Abb. 12). Da auch gleichzeitig das Herzzeitvolumen unter Hydralazin stärker von 2 auf 3,4 l/min

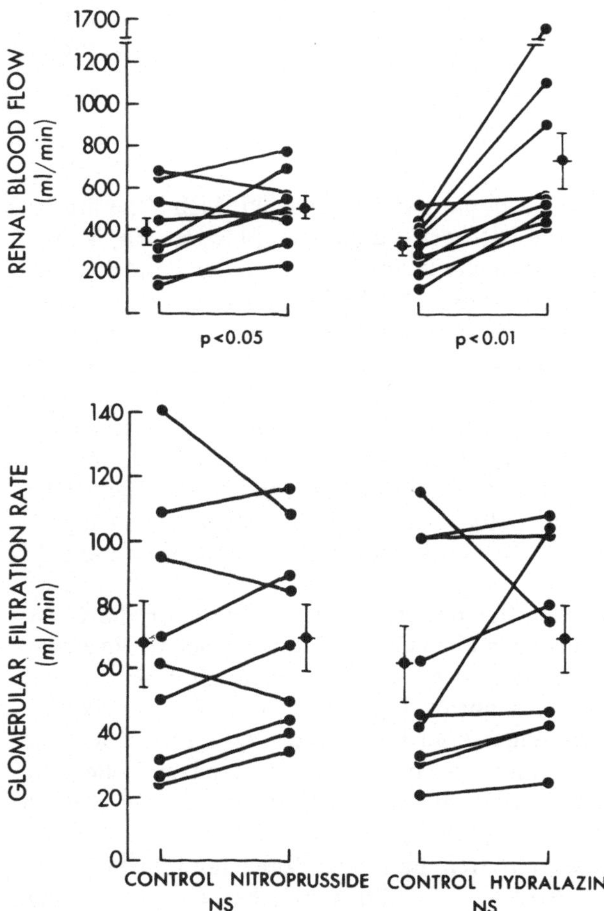

Abb. 12. Veränderung des renalen Blutflusses und der glomerulären Filtrationsrate unter der Therapie mit Natriumprussid und Hydralazin (Cogan et al. 1980)

und m^2 erhöht wurde gegenüber 2,1 auf 2,8 m^2 unter Nitroprussid-Natrium kam es unter Hydralazin zu einem wesentlich stärkeren Anstieg des renalen Blutflusses von 332 ml/min auf 754 ml/min. Unter Nitroprussid stieg der renale Blutfluß von 387 auf 515 ml/min an. Eine normale glomeruläre Filtrationsrate änderte sich bei diesen Patienten nicht, lediglich Patienten mit eingeschränkter Nierenleistung zeigten einen Anstieg der glomerulären Filtration. Aus dem deutlichen Anstieg der Nierendurchblutung und der nahezu gleichbleibenden Filtration resultierte eine Normalisierung der Filtrationsfraktion. Bemerkenswert ist, daß unter diesen Bedingungen trotz der vasodilatorischen Therapie eine Natriurese erreicht wurde. Eine vasodilatorische Therapie, die zu einer Besserung der systemischen Hämodynamik führt, ist somit nicht mit einer sonst für die vasodilatorische Therapie charakteristischen renalen Natriumretention verbunden.

In der Behandlung der Herzinsuffizienz ist der Einsatz von Convertingenzymhemmern (Captopril) von besonderer Bedeutung. Indirekt wird die Nierenfunktion gebessert, wenn aus der verminderten Nachlast eine Besserung der

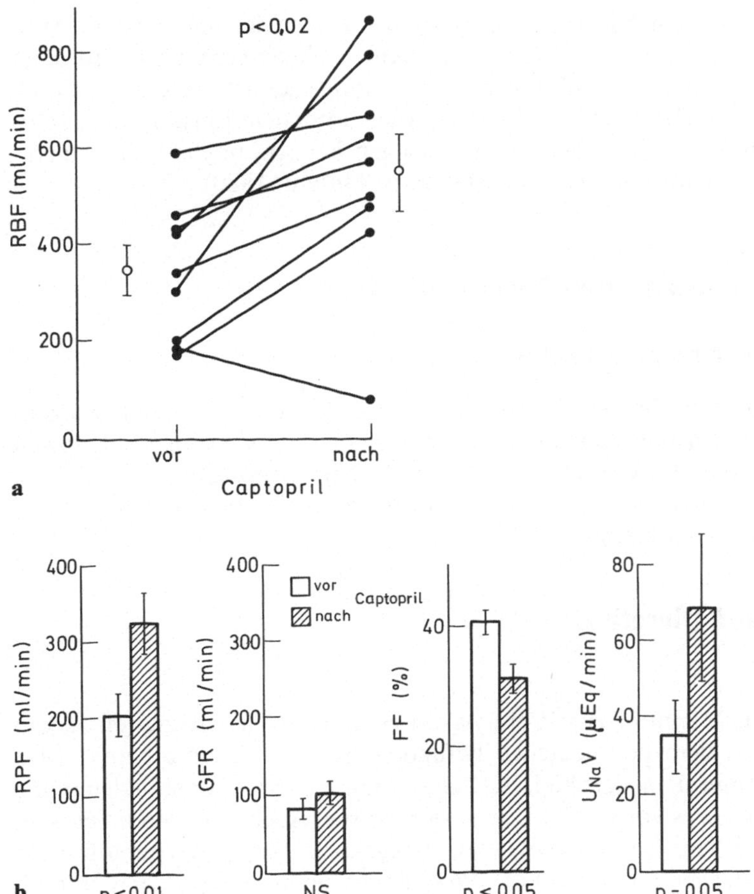

Abb. 13a, b. Veränderung der renalen Hämodynamik unter Captopril. Der renale Plasmafluß (*RPF*), die glomeruläre Filtrationsrate (*GFR*), die Filtrationsfraktion (*FF*) und die Urinnatriumausscheidung ($U_{Na}V$) sind als Mittelwerte bei 12 Patienten mit schwerer kongestiver Herzinsuffizienz angegeben (CREAGER et al. 1981)

Herzleistung folgt. Da der renale Gefäßwiderstand stärker abnimmt als in anderen Gefäßregionen (GAVRAS et al. 1978; CLAPPISON et al. 1980; CRAEGER et al. 1981; FAXON et al. 1982), nimmt die Nierendurchblutung relativ stärker zu als das Herzzeitvolumen. Nur wenn dabei eine Niereninsuffizienz im Sinne eines funktionellen Nierenversagens besteht, kann die glomeruläre Filtration gebessert werden (Abb. 13). Aber auch bei der Behandlung der Herzinsuffizienz mit Convertingenzymhemmern kann durch zu starken Abfall des systemischen Drucks in den hypotensiven Bereich ein funktionelles Nierenversagen auftreten (PIERPONT et al. 1981).

Es gibt zahlreiche tierexperimentelle und klinische Untersuchungen, die beim hämorrhagischen, septischen oder neurogenen Schock den therapeutischen Nutzen einer Vasodilatation untersuchten (MORITZ et al. 1975; CERRA et al. 1978; BROWN 1977). Ein eindeutiger therapeutischer prophylaktischer Nutzen für die

Entwicklung des akuten Nierenversagens ist von keiner der untersuchten Substanzen sicher zu belegen. Die Schwere des akuten Nierenversagens wird dann verstärkt, wenn unter dem Einfluß der Vasodilatoren der arterielle Mitteldruck stärker gesenkt wird (Bagwell et al. 1974). Auch unter dem Einsatz von Captopril konnte beim experimentellen Nierenversagen kein prophylaktischer therapeutischer Effekt beobachtet werden (Mason u. Thurau 1980).

L. Prophylaxe des akuten Nierenversagens

I. Steigerung der renalen Perfusion

Alle Maßnahmen, die in der Entwicklungsphase des akuten Nierenversagens das Herzzeitvolumen und damit die Nierendurchblutung steigern, sind, soweit der Kreislaufschock die Ursache für das akute Nierenversagen darstellt, eine Prophylaxe des akuten Nierenversagens. Dasselbe gilt für den Ausgleich eines Volumen- und Natriummangels.

II. Mannitol und Diuretika

1. Mannitol

Der Einsatz von Mannitol zur Prophylaxe des akuten Nierenversagens ergab sich zunächst aus tierexperimentellen Befunden. Selkurt konnte bereits 1945 zeigen, daß Mannitol in der Lage ist, eine Anurie nach Nierenabklemmung zu verhindern, wenn es vor Ischämie appliziert wurde. Auch in anderen tierexperimentellen Modellen des akuten Nierenversagens wie im glycerininduzierten akuten Nierenversagen (Wilson et al. 1967), dem Nierenversagen nach Norepinephrin-Infusion (Cronin et al. 1978; Patak et al. 1979), aber auch beim nephrotoxischen Nierenversagen wie beim Amphotericin-B war es in der Lage, den Verlauf des akuten Nierenversagens abzuschwächen. Die ursprüngliche Hypothese, daß die Wirkung des Mannitols darin bestehe, daß eine Endothelschwellung verhindert und damit die Nierendurchblutung erhalten wird, hat sich nicht beweisen lassen (Flores et al. 1972). Obwohl unter den genannten experimentellen Bedingungen Mannitol die Nierendurchblutung steigert, die Reninfreisetzung supprimiert und auch die Prostaglandinsynthese stimuliert (Johnston et al. 1981), scheint der wesentliche Wirkmechanismus, mit dem Mannitol seine Wirkung in der Entwicklungsphase des akuten Nierenversagens entfaltet, auf einer Verhinderung intratubulärer Obstruktion durch Zylinder zu beruhen (Levinsky et al. 1980).

2. Diuretika

Insbesondere die Schleifendiuretika wie Furosemid, sind gründlich auf die Fähigkeit, den Verlauf eines akuten Nierenversagens zu beeinflussen, untersucht worden (Stone et al. 1979; Klein u. Greven 1976; Thiel et al. 1977; Levinsky et al. 1980). Ausgehend von der Feststellung, daß der tubuloglomeruläre Rückkopplungsmechanismus durch Schleifendiuretika vermindert wirksam ist, schien es möglich, daß mit diesen Substanzen nicht nur das Harnvolumen, sondern auch das glomeruläre Filtrat gesteigert werden kann (SCHRÖDER u. GESSLER 1971). Im Norepinephrinmodell ist der prophylaktische Effekt ebenso wie beim ischämischen Modell wahrscheinlich allein von der Verhinderung tubulärer Zylinder abhängig und nicht von einer Beeinflussung des Renin-Angiotensin-II-Systems oder der Prostaglandinsynthese (CRONIN et al. 1978; DE TORRENTE et al. 1978; PATAK et al. 1979; KRAMER et al. 1980; THIEL et al. 1980). Die Beeinflussung des Nierenversagens durch Furosemid zeigt erhebliche modellspezifische Unterschiede. Beim quecksilberinduzierten Nierenversagen wird die Kontaktzeit des Toxins am Tubulus vermindert (BAILEY et al. 1973). Das glycerininduzierte Nierenversagen wird durch Furosemid verstärkt, wobei dieser Effekt durch Dopamin reversibel ist (KLEIN u. GREVEN 1979). Das toxische Nierenversagen nach Cefalothin und Gentamycin wird ebenfalls durch Furosemid verschlechtert (BAILEY et al. 1973).

3. Klinische Erfahrungen der Prophylaxe des akuten Nierenversagens mit Furosemid und Mannitol

Beide Maßnahmen wurden prophylaktisch ergriffen a) bei bestimmten klinischen Stituationen, die mit hoher Inzidenz eines akuten Nierenversagens einhergehen (Aneurysmaektomie, Herzchirurgie); b) in der Entwicklungsphase eines akuten Nierenversagens, um das Fortschreiten der Niereninsuffizienz zu verhindern.

Trotz der enormen Zahl von Mitteilungen über den prophylaktischen therapeutischen Nutzen dieser Maßnahmen sind nur wenige aussagefähige Daten zu erhalten (OKEN 1976b; LEVINSKY et al. 1980). Es gibt nur wenige tatsächliche kontrollierte Studien (DAWSON 1965; NUUTINEN u. HOLLMEN 1976). Das Problem liegt in der großen Zahl der klinisch relevanten Daten, die eine Randomisierung nahezu unmöglich machen und die mit etwa 1% zu veranschlagende Inzidenz von akutem Nierenversagen bei hohen Risikogruppen (Herzchirurgie etc). Die kontrollierten Studien zeigen eine etwas geringere Häufigkeit des Nierenversagens postoperativ bei prophylaktischer Anwendung von Mannitol. In der Regel wird jedoch nur eine Zunahme des Harnflusses ohne Steigerung der glomerulären Filtration beobachtet (EPSTEIN et al. 1975).

Beim nephrotoxischen Nierenversagen infolge einer Therapie mit Amphoterizin-B (OLIVERO et al. 1976) oder Cisplatin (HAYES et al. 1977) läßt sich durch die Aufrechterhaltung eines hohen Harnflusses mittels Mannitols die nephrotoxische Wirkung dieser Substanzen deutlich vermindern. Leider gibt es keine ausreichende Vergleichsuntersuchung, ob dieser Effekt allein mit ausreichender Hydration erreichbar wäre. Von der Pathophysiologie her wäre auch zu erwarten, daß in der Entwicklungsphase bei allen myoglobinurischen Nierenversagens und auch bei Uratverstopfung eine Steigerung des Harnflusses durch Mannitol und Diuretika sinnvoll ist. Auch hier fehlen kontrollierte Studien (ENEAS et al. 1979).

Die Prognose von Patienten mit akutem Nierenversagen, welche auf Furosemid- oder Mannitolapplikation mit einer Steigerung der Diurese reagieren, scheint besser zu sein als bei denjenigen, die oligurisch bleiben (Bichet et al. 1981; Eliahou u. Bata 1965; Kleinknecht et al. 1976; Luke et al. 1970). Sehr viel wahrscheinlicher ist, daß bei diesen Patienten eine schwächere Form des akuten Nierenversagens vorliegt, welches durch prärenale Faktoren noch überlagert ist, als daß durch diese Maßnahmen tatsächlich der Verlauf der Erkrankung beeinflußt worden wäre (Brown 1979; Levinsky et al. 1980).

Therapeutische Empfehlung: Furosemid kann in der Entwicklungsphase des akuten Nierenversagens eingesetzt werden, wenn ein Volumendefizit sicher ausgeglichen ist. Kommt es unter der Applikation von Furosemid, wobei steigende Bolusinjektionen von 40–250 mg bis zu einer Tagesdosis von 1 g zulässig sind, zu einer Steigerung der Diurese, so kann diese Behandlung fortgesetzt werden, wobei streng auf die Symptome eines Volumen- und Natriumdefizits geachtet werden muß. Ist durch die Applikation von Furosemid keine Steigerung der Diurese zu beobachten, so sollte diese Maßnahme beendet werden.

Mannitol scheint in der Prophylaxe des akuten Nierenversagens nicht wesentlich besser als der Ausgleich eines Flüssigkeitsdefizits und die Gabe von Furosemid. Wesentlicher Nachteil der Mannitolgabe ist die Gefahr einer Hypervolämie mit nachfolgendem Lungenödem, wenn die Substanz bei Oligurie nicht mehr ausgeschieden werden kann.

III. Alkalisierung des Harns

Unter bestimmten Bedingungen stellt die Alkalisierung des Harns eine prophylaktische Maßnahme für die Entwicklung des akuten Nierenversagens dar (Tiller u. Mudge 1980), besonders dann, wenn die Löslichkeit von nephrotoxischen Substanzen erhöht und damit die renale Elimination gesteigert wird. So sind organische Säuren im alkalischen Bereich besser lösbar. Alkalisierung des Harns ist auch bei Uratverstopfung und bei Zystinurie eine begründete Therapieform. Ebenso lassen sich die nephrotoxischen Effekte von Oxalat und Folsäure durch Alkalisierung vermindern. Die nephrotoxische Wirkung von Myoglobin und Hämoglobin ist im alkalischen Milieu schwächer. Ob das akute Nierenversagen anderer Ätiologie durch Alkalisierung des Harns beeinflußt wird, ist durch keine experimentellen oder klinische Daten gesichert (Kopp 1981).

IV. Sonstige Maßnahmen

Zahlreiche andere Maßnahmen wurden daraufhin geprüft, ob ein prophylaktischer und therapeutischer Effekt auf den Verlauf des akuten Nierenversagens möglich sei. Überwiegend handelt es sich um Übertragung von tierexperimentellen Modellen auf das menschliche akute Nierenversagen, ohne daß solche Rückschlüsse letztlich zulässig wären.

1. Heparinisierung

Bei Zuständen mit ausgeprägter intravaskulärer Gerinnung kann die Heparinisierung sehr sinnvoll sein (Carvalho et al. 1978). Da die intravasale Thrombenbildung keine wesentliche pathogenetische Rolle für die Entwicklung des akuten

Nierenversagens spielt, ist kein wesentlicher Effekt auf den Verlauf des akuten Nierenversagens zu erwarten. Beim septischen Schock ist eine Heparintherapie sicher indiziert und nach den morphologischen Befunden an der Niere gut zu begründen (RICHMAN et al. 1981).

2. Thyroxin

STRAUB hat beschrieben, daß bei Kindern die Oliguriedauer durch Gabe von Thyroxin abgekürzt werden kann. Ebenso wurde ein Effekt auf den Verlauf des experimentellen Nierenversagens beobachtet (STRAUB 1975). Eine Aussage über die klinische Relevanz dieser Maßnahmen ist jedoch nicht möglich.

3. Zufuhr von ATP-Magnesiumchlorid (SIEGEL et al. 1980; GAUDIO et al. 1982)

Bisher liegen nur tierexperimentelle Untersuchungen dazu vor, klinische Daten über den Wert solcher Maßnahmen existieren nicht.

4. Vermeiden von nephrotoxischen Medikamenten

Zur Behandlung der zum akuten Nierenversagen führenden Grunderkrankung werden oftmals nephrotoxische Substanzen therapeutisch oder diagnostisch appliziert wie Aminoglykoside, Cephalosporine oder Röntgenkontrastmittel. Obwohl die Nicht-Steroid-Antiphlogistika wie Indomethacin nicht nephrotoxisch sind, sollten sie in diesem Zusammenhang genannt werden, da sie über eine Verminderung der Nierendurchblutung infolge der Prostaglandinsynthesehemmung (DUNN u. ZAMBRASKI 1980) besonders bei Patienten mit gleichzeitiger Herzinsuffizienz ein akutes Nierenversagen verursachen oder verstärken können (TAN et al. 1979; WALSHE u. VENUTO 1979; JOHNSON 1980; MCCARTHY et al. 1982).

M. Therapie des akuten Nierenversagens

Spezifische Maßnahmen: ein etabliertes Nierenversagen im Verlauf zu beeinflussen ist nicht möglich. Notwendig sind symptomatische Maßnahmen, um die Komplikationen des Ausfalls der exkretorischen Funktionen der Niere zu beheben. Auf die einschlägige Literatur wird verwiesen (z.B. LEE 1980; LEVINSKY et al. 1981; SIEBERTH 1982). Die wichtigste therapeutischen Maßnahmen beim akuten Nierenversagen sind:

I. Konservative Maßnahmen

Die wichtigsten konservativen Maßnahmen sind:
1. Wasser- und Salzbilanzierung,
2. Behandlung der Hyperkalämie,
3. Ausgleich der metabolischen Azidose,
4. ausreichende Kalorienzufuhr (2000–3000 kcal/die) und Eiweißzufuhr (1 g/kg Körpergewicht).

II. Indikation zur Dialyse beim akuten Nierenversagen

1. Indikation

Absolute Dialyseindikationen sind Lungenödem bei Überwässerung, Hyperkalämie bei Kalium über 7,0 mmol/l, schwere Azidose und Azotämie über 300 mg/dl Harnstoff.

In der Regel wird heute die prophylaktische Dialyse durchgeführt, d.h. die Dialyse wird eingesetzt, bevor urämische Intoxikationszeichen manifest werden. Bei Oligurie und einem erwarteten Harnstoffanstieg von 50–100 mg/dl/Tag ist es ratsam, mit der Hämodialyse schon bei einer Serumharnstoffkonzentration von 150–250 mg/dl zu beginnen. Die Prognose des akuten Nierenversagens verbessert sich durch die prophylaktische Dialyse, da Infektionen und gastrointestinale Blutungen signifikant seltener auftreten.

Die Dialyse wird beim akuten Nierenversagen nach Möglichkeit täglich durchgeführt, da infolge des meist vorhandenen Katabolismus sonst die Schwankungen der Serumkonzentration harnpflichtiger Substanzen zu groß wären. Darüber hinaus ist die tägliche Dialyse zum Ausgleich der Wasserbilanz durch Ultrafiltration meist notwendig, da zur Hyperalimentation in der Regel 2–3 l Flüssigkeit für die parenterale Ernährung zugeführt werden müssen.

2. Wahl des Dialyseverfahrens (Franz 1981)

In der Regel wird die Hämodialyse über Platten oder Kapillarnieren durchgeführt.

Bei kreislaufinstabilen Patienten kann die Anwendung der Hämofiltration von Vorteil sein, insbesondere wenn eine größere Menge Flüssigkeit ultrafiltriert werden muß bei Patienten mit Symptomen der Überwässerung. Die urämische Symptomatik läßt sich mit beiden Methoden gleich behandeln. Die bessere Verträglichkeit der Hämofiltration bei Patienten mit hämodialyseinduzierter Hypotonie könnte darin begründet sein, daß bei der Hämodialyse größere Mengen Acetat zugeführt werden: Eine periphere Vasodilation durch Acetat führt dann zu einer Hypotonie, wenn infolge einer kardialen Erkrankung das Herzzeitvolumen reaktiv nicht gesteigert werden kann.

Auf ähnliche Weise mag die z.T. bessere Verträglichkeit einer Bikarbonatdialyse zustandekommen. Bei der Wahl eines Bikarbonatpuffers als Dialysatlösung werden Verschiebungen des Säure-Basen-Haushalts vermieden, wie sie bei der Dialyse gegen acetathaltige Spüllösungen auftreten. Hypoventilation mit Hypoxie und Hyperkapnie können zerebrale Funktionsstörungen hervorrufen.

Besteht lediglich die Indikation zu Ultrafiltration so kann die isolierte Filtration (spontane AV-Filtration) angewandt werden. Hiermit lassen sich ähnlich wie bei der Hämofiltration in kurzer Zeit kreislaufschonend mehrere Liter Flüssigkeit entziehen. Der Vorteil der Methode liegt in der leichten praktischen Handhabung und dem fehlenden apparativen Aufwand. Mit dieser Methode läßt sich die Zahl der notwendig durchzuführenden Hämodialysen reduzieren (Dapper et al. 1982).

Zur Behandlung des akuten Nierenversagens kann auch die Peritonealdialyse angewandt werden, entweder als intermittierende Peritonealdialyse oder als kon-

Tabelle 11. Vor- und Nachteile von Hämodialyse und Peritonealdialyse. (Nach LEE 1980)

	Hämodialyse	Peritonealdialyse
Technik	Aufwendiger	Einfach
Effizienz	Gut	Zu gering bei Hyper-katabolismus
Gefäßzugang	Erforderlich	Nicht erforderlich
Heparinisierung	Erforderlich	Nicht erforderlich
Einsatz beim Kreislaufschock	Problematisch	Möglich
Nach Bauchoperation oder Bauchtrauma	Möglich	Nicht ratsam
Infektion	Shunt-Infektion	Peritonitis
Atmung	Kein Einfluß	Zwerchfellatmung erschwert
Eiweißverlust	Fehlt	Besonders ausgeprägt bei Peritonitis
Ultrafiltration	Gut steuerbar	Schlecht steuerbar
Einsatz bei Kleinkindern	Oft schwierig	Technisch einfacher

tinuierliche Peritonealdialyse. Die Vor- und Nachteile der Peritonealdialyse gegenüber der Hämodialyse sind in Tabelle 11 dargestellt.

Die Behandlung der Patienten mit akutem Nierenversagen erfordert alle Methoden der internistischen Intensivmedizin. Eine Verbesserung der Prognose ist nur durch verbesserte intensivmedizinische Maßnahmen möglich. Da die Patienten nicht an der Niereninsuffizienz, sondern an der Grunderkrankung und deren Komplikationen versterben, ist die Prognose letztlich nur durch verbesserte Behandlungsmöglichkeiten der zum akuten Nierenversagen führenden Krankheit zu erreichen.

Literatur

Abel RM, Buckley MJ, Austen WG, Barnett GO, Beck CH, Jr, Fischer JE (1976) Etiology, incidence, and prognosis of renal failure following cardiac operations. Results of a prospective analysis of 500 consecutive patients. J Thorac Cardiovasc Surg 71:323

Adams PL, Adams FF, Bell PD, Navar LG (1980) Impaired renal blood flow autoregulation in ischemic acuté renal failure. Kidney Int 18:68

Agrest A, Finkielman S (1967) Hemodynamics in acute renal failure. Am Cardiol 19:213

Anderson RJT, Schrier RW (1980) Clinical spectrum of oliguric and nonoliguric acute renal failure. In: Brenner BM, Stein JH (eds) Acute renal failure. Churchill Livingstone, New York, p 1

Anderson RJ, Lucas StL, Bernst AS, Henrich WL, Miller ThR, Gabow PA, Schrier RW (1977) Nonoliguric acute renal failure. N Engl Med 296:434

Andreucci VE, DalCantôn CA, Corradi A, Migone L (1975) Efferent arterioles in glomerular haemodynamics. Proceedings EDTA 12:169

Anggard E, Oliw E (1981) Formation and metabolism of prostaglandins in the kidney. Kidney Int 19:771

Arendshorst WH, Finn WF, Gottschalk CW (1976) Micropuncture study of acute renal failure following temporary renal ischemia in the rat. Kidney Int 10:100

Augustin HJ, Huland J, Kankel E (1975) Der Einfluß von Dopamin auf den intrarenalen CAMP-Gehalt der Niere. Verh Dtsch Ges Inn Med 81:1029

Augustin HJ, Huland H, Leichtweiß HP (1977) Der Einfluß von Dopamin auf die renale und intrarenale Hämodynamik. In: Hossli G, Gattiker R, Haldemann G (Hrsg) Dopamin. Thieme, Stuttgart

Aukland K (1980) "Redistribution" of intrarenal blood flow: Facts or methodological artifacts? In: Leaf A, Giebisch G, Bolis L, Gorini S (eds) Renal pathophysiology, recent advances. Raven Press, New York, p 145

Authenrieth G, Krüger R, Bolte HB (1977) Beeinflussung der Nierenfunktion durch Dopamin. In: Hossli G, Gattiker R, Haldemann G (Hrsg) INA, Bd 4. Thieme, Stuttgart

Baehler RW, Kotchen TA, Ott CE (1978) Failure of chronic sodium chloride loading to protect against norepinephrine-induced acute renal failure in dogs. Circ Res 42:23

Baek SM, Brown RS, Schoemaker WC (1973) Early prediction of acute renal failure and recovery. 1. Sequential measurements of free water clearance. Ann Surg 77:253

Bagwell EE, Daniell HB, Guyton AG (1974) Influence of phentolamine on the cardiovascular effects of dopamine in experimental cardiogenic shock. Arch Int Pharmacodyn Ther 208:197

Bailey RR, Natale R, Turnbull DI, Linton AL (1973) Protective effect of furosemide in acute tubular necrosis and acute renal failure. Clin Sci Mol Med 45:1

Bailey RR, Lynn KI, Neale TL, Little PJ (1976) Prazosin in the treatment of patients with hypertension and renal functional impairment. NZ Med J 84:467

Bálint P, László K (1982) Prostaglandin-dependence of renal functional changes due to 24-h unilateral and bilateral ureteral ligation. In: Seybold D, Geßler U (eds) acute renal failure. Karger, Basel

Baranowski RL, O'Connor GH, Kurtzman NA (1975) The effect of 1-sarcosine, 8-leucyl angiotensiñ II on glycerol-induced acute renal failure. Arch Int Pharmacodyn Ther 217:322

Baranowski RL, Westenfelder C, Kurtzman NA (1978) Intrarenal renin and angiotensins in glycerol-induced acute renal failure. Kidney Int 14:576

Barger AC (1966) Renal hemodynamic factors in congestive heart failure. Ann NY Acad Sci 139:276

Bastl ChP, Rudnick MR, Narins RG (1980) Diagnostic approaches to acute renal failure. In: Brenner BM, Stein JH (eds) Acute renal failure. Churchill Livingstone, New York Edinburgh Melborne, p 17

Bauereiß K, Hofbauer KG, Gross F (1978) Effect of Saralasin in glycerol-induced acute renal failure of rats. In: Geßler U, Seybold D (Hrsg) Der Juxtaglomeruläre Apparat. Dustri, München-Deisenhofen, S 63

Beck D, Siegenthaler W (1965) Die Nierenfunktion bei Herzinsuffizienz und nach Rekompensation. Schweiz Med Wochenschr 95:260

Beeuwkes R III (1980) Vascular-tubular relationships in the human kidney. In: Leaf A, Giebisch C, Bolis L, Gorini S (eds) Renal pathophysiology, recent advances. Raven Press, New York

Behnia R, Siqueira EB, Brunner EA (1978) Sodium nitroprusside-induced hypotension: Effect on renal function. Anesth Analg (Cleve) 57:521

Bell PD, Navar LG, Ploth DW, McLean CB (1980) Tubuloglomerular feedback responses during perfusion with nonelectrolyte solutions in the rat. Kidney Int 18:460

Bell RD, Sinclair RJ, Parry WL (1975) The effects of indomethacin on autoregulation on the renal response to hemorrhage. Circ shock 2:57

Beregovich J, Bianchi Ch, Rubler S, Lomnitz E, Cagin N, Levitt B (1974) Dose-related hemodynamic and renal effects of dopamine in congestive heart failure. Am Heart J 87:550

Bichet DG, Burke TJ, Schrier RW (1981) Prevention and pathogenesis of acute renal failure. Clin Exp Dialysis and Apheresis 5:127

Bidani A, Churchill P, Fleischmann L (1978) Sodium-chloride induced protection in nephrotoxie acute renal failure: Independence from renin. Kidney Int 16:481

Birch AA, Boyce WH (1979) Renal blood flow autoregulation during anesthesia. Anesthesiology [Suppl] 51:123

Blantz RC (1980) The glomerulus, passive filter or regulatory organ? Klin Wochenschr 58:957

Blantz RC, Konnen KS, Tucker BJ (1976) Angiotensin II effects upon the glomerular microcirculation and ultrafiltration coefficient of the rat. J Clin Invest 57:419

Blümel A, Jansing U, Kraft D, Thimme W (1976) Letalität verschiedener Grunderkrankungen mit akutem Nierenversagen. Z Intensivmed 13:271

Börner H, Klinkmann H (1980) Pathogenesis of acute noninflammatory renal failure. Nephron 25:261

Boesken WH, Mamier A, Schollmeyer P (1977) Myoglobinurie mit akutem Nierenversagen (ANV) bei atraumatischer Myolyse: Differenzierung von freien und proteingebundenen Chromoproteinen (MB, HB). Verh Dtsch Ges Inn Med 83:1283

Bohle A, Thurau K (1974) Funktion und Morphologie der Niere im akuten Nierenversagen. Verh Dtsch Ges Inn Med 80:565

Bohle A, Jahnecke J, Meyer D, Schubert GE (1976) Contribution to the pathomorphology of the acute renal failure. In: Giovannetti S, Bonomini V, D'Amico G (eds) Proceedings of the 6th International Congress of Nephrology Florence 1975. Karger, Basel

Bomzon L, Rosendorff C, Scriven DRL, Farr J (1975) The effect of noradrenaline, adrenergic blocking agents, and tyramine on the intrarenal distribution of blood flow in the baboon. Cardiovasc Res 9:314

Bonomini V, Vangelista A, Frascà GM (1982) Value of renal biopsy for long-term prognosis in acute renal failure. In: Seybold D, Geßler U (eds) Acute renal failure. Karger, Basel

Brenner BM, Troy JL, Daugharty TM, Deen WM, Robertson CR (1972) Dynamics of glomerular ultrafiltration in the rat II. Plasma flow dependence of GFR. Am J Physiol 223:1184

Brenner BM, Ichikawa I, Deen WM (1981) Glomerular filtration. In: Brenner BM, Rector FC (eds) The kidney. Saunders, Philadelphia London Toronto, p 289

Brod J (1975) Niere und Herzinsuffizienz. Klin Wochenschr 53:97

Brod J, Fejar Z (1954) The role of neuro-humoral factors in the genesis of renal hemodynamic changes in heart failure. Acta Med Scand 148:273

Brooks DH, Schulhoff JW (1976) Acute nonoliguric renal failure in the postoperative patient. Crit Care Med 4:193

Brown CB (1977) Shock and the kidney: pathophysiology and pharmacological support. Intens Care Med 3:1

Brown RS (1979) Renal dysfunction in the surgical patient: maintenance of high output state with furosemide. Crit Care Med 7:83

Brun C, Munck O (1957) Lesions of the kidney in acute renal failure following shock. Lancet I:603

Buchborn E (1960) Die Schockniere. In: Bergmann Gv, Frey W, Schwiegk H (Hrsg) Handbuch der Inneren Medizin, Bd IX/1. Springer, Berlin Heidelberg New York, S 1097

Buchborn E, Edel H (1968) Akutes Nierenversagen. In: Schwiegk H (Hrsg) Handbuch der Inneren Medizin, Bd VIII/2. Springer, Berlin Heidelberg New York, S 942

Burke ThJ, Cronin RE, Duchin KL, Peterson LN, Schrier RW (1980) Ischemia and tubule obstruction during acute renal failure in dogs: mannitol in protection. Am J Physiol Renal Fluid Electrolyte Physiol 238:F 314

Cannon PJ (1977) The kidney in heart failure. N Engl J Med 296:26

Carriere S (1969) Effect of norepinephrine, isoproterenol, and adrenergic blockers upon the intrarenal distribution of blood flow. Can J Physiol Pharmacol 47:200

Carriere S (1975) Factors affecting renal cortical blood flow. A review. Can J Physiol Pharmacol 53:1

Carvalho JS, Page LB (1978) Serial studies of the renin system in rats with glycerol-induced renal failure. Nephron 20:47

Carvalho JS, Carvallho ACA, Vaillancourt RA, Page LB, Colman RW, Landwehr DM, Oken DE (1978) The pathogenetic significance of intravascular coagulation in experimental acute renal failure. Nephron 22:484

Cerra FB, Hassett J, Siegel JH (1978) Vasodilator therapy in clinical sepsis with low output syndrome. J Surg Res 25:180

Churchill P, Bidani A, Fleischmann L, Becker-McKenna B (1977a) Glycerol-induced acute renal failure in the two kidney Goldblatt rat. Am J Physiol 233:247

Churchill S, Zarlengo MD, Carvalho JS, Gottlieb MN, Oken DF (1977b) Normal reno-cortical blood flow in experimental acute renal failure. Kidney Int 11:246

Cioffi RF, O'Connell B, Shalhoub RJ (1975) Effect of prostaglandin A 1 on acute renal failure in the rat. Nephron 15:29

Clappison BH, Milar JA, Casley DJ, Anderson WP, Johnston CI (1980) Renal, adrenal and vascular changes during inhibition of converting enzyme with captopril. Clin Exp Pharmacol Physiol 7:493

Cogan JJ, Humphreys MH, Carlson J, Rapaport E (1980) Renal effects of nitroprusside and hydralazine in patients with congestive heart failure. Circulation 61:316

Cohn JN, Levine T, Francis S, Goldsmith S (1981) Neurohumoral congestive heart failure. Am Heart J 102:509

Conger JD, Schrier RW (1980) Renal hemodynamics in acute renal failure. Ann Rev Physiol 42:603

Consineau D, Gagnon DJ, Sirois P (1973) Changes in plasma levels of vasopressin and renin in response to haemorrhage in dogs. Br J Pharmacol 47:315

Corday E, Williams JHJ jr (1960) Effect of shock and of vasopressor drugs on the regional circulation of the brain, heart, kidney, and liver. Am J Med 29:228

Creager MA, Halperin JL, Bernard DB, Faxon DP, Melidossian CD, Gavras H, Ryan TJ (1981) Acute regional circulatory and renal haemodynamic effects of converting enzyme inhibitation in patients with congestive heart failure. Circulation 65:483

Cronenwett JL, Lindenauer SM (1978) Distribution of intrarenal blood flow during bacterial sepsis. J Surg Res 24:132

Cronin RE, DeTorrente A, Miller PD, Bulger RE, Burke TJ, Schrier RW (1978) Pathogenic mechanism in early norepinephrine-induced acute renal failure: functional and histological correlates of protection. Kidney Int 14:115

DalCanton AD, Andreucci VE (1980) Glomerular hemodynamics in ureteral obstruction. In: Leaf A, Giebisch G, Bolis L, Gorini S (eds) Renal pathophysiology – recent advances. Raven Press, New York, p 189

Dapper F, Wizemann V, Moosdorf R, Tabbert M (1982) Behandlung der Niereninsuffizienz nach herzchirurgischen Eingriffen. Med Welt 22:808

Davis JO (1971) Renal blood flow in experimental heart failure. In: Klütsch K, Wollheim E, Holtmeier H-J (Hrsg) Die Niere im Kreislauf. Thieme, Stuttgart, S 22

Dawson JL (1965) Post-operative renal function in obstructive jaundice. Effects of a mannitol diuresis. Br Med J 1:82

Dawson JL (1975) Renal failure in obstructive jaundice-clinical aspects. Postgrad Med J 51:598

DiBona GF, McDonald FD, Flammenbaum W, Dammin GJ, Oken DE (1971) Maintenance of renal function insalt loaded rats despite severe tubular necrosis induced by $HgCl_2$. Nephron 8:205

Donohoe JF, Venkatachalam MA, Bernard DB, Levinsky NG (1978) Tubular leakage and obstruction after renal ischemia: structural-functional correlations. Kidney Int 13:208

Dunn MJ, Zambraski EJ (1980) Renal effects of drugs that inhibit prostaglandin synthesis. Kidney Int 18:609

Eichna LW, Farber SJ, Berger AR, Earle DP, Bader B, Pellegrino E, Albert RE, Alexander JD, Taube H, Youngwirth S (1953) Cardiovascular dynamics, blood volumes, renal functions and electrolyte excretions in the same patient during congestive heart failure and after recovery of cardiac decompensation. Circulation 7:674

Eliahou HE, Bata A (1965) The diagnosis of acute renal failure. Nephron 2:287

Eliahou HE, Iaina A, Solomon S, Gavendo S (1977) Alleviation of anoxic experimental acute renal failure in rats by β-adrenergic blockade. Nephron 19:158

Eneas JF, Schoenfeld PY, Humphreys MH (1979) The effect of infusion of mannitol-sodium bicarbonate on the clinical course of myoclobinuria. Arch Intern Med 138:801

Epstein M (1981) The hapatorenal syndrome – pathogenesis and prevention. Clin Exp Dialysis and apheresis 5:111

Epstein M, Berk DP, Hollenberg NK, Adams J, Chalmers TC, Abrahams HL, Merill JP (1970) Renal failure in the patient with cirrhosis: the role of active vasoconstriction. Am J Med 49:175

Epstein M, Schneider NS, Befeler B (1975) Effect of intrarenal furosemide on renal function and intrarenal hemodynamics in acute renal failure. Am J Med 58:510

Errington ML, Silva M (1974) On the role of vasopressin and angiotensin in the development of irreversible haemorrhagic shock. J Physiol 242:119

Espinel CH (1976) The FE_{Na} test: Use in the differential diagnosis of acute renal failure. JAMA 236:579

Espinel CH, Gregory AW (1980) Differential diagnosis of acute renal failure. Clin Nephrol 13:73

Faxon DP, Creager MA, Halperin JL (1982) Regional circulatory response to converting enzyme inhibitation in congestive heart failure. Br J Clin Pharmacol 14:179

Finn WF (1979) Acute renal failure. In: Earley LE, Gottschalk CW (eds) Strauss and Welt's disease of the kidney. Little Brown, New York, p 167

Fishman AP, Maxwell MH, Crowder CH, Morales P (1954) Kidney function on cor pulmonale. Particular consideration of changes in renal hemodynamics and sodium excretion during variation in level of oxygenation. Circulation 3:703

Flamenbaum W, Kotchen TA, Oken DE (1972) Effect of renin immunization on mercuric chloride and glycerol-induced renal failure. Kidney Int 1:406

Flores J, DiBona DR, Beck CH, Leaf A (1972) The role of cell swelling in ischemic renal damage and the protective effect of hypertonic solute. J Clin Invest 51:118

Franz HE (1981) Blutreinigungsverfahren. Thieme, Stuttgart

Fröhlich JC, Fejes-Toth G (1982) Renal prostaglandins. Klin Wochenschr 18:1155

Gaal K, M'Ozes T, Rohla M (1979) Alleviating effect of pindolol in $HgCl_2$-induced acute renal failure in rats: effect of $HgCl_2$ and Pindolol on renin release in vitro. Acta Physiol Acad Sci Hung 531:61

Gagnon JA, Ramwel PW, Flamenbaum W (1978) Pyrogenic renal hyperaemia: the role of prostaglandins. Nephron 22:29

Gaudio KM, Taylor MR, Chaudry IH, Kashgarian M, Siegel NJ (1982) Accelerated recovery of single nephron function by the postischemic infusion of $ATP-MgCl_2$. Kidney Int 22:13

Gauthier-Lafaye P-J (1979) Comparison of the haemodynamik effects of dobutamine alone or in combination with dopamine in septic shock. In: Proceedings of the European Dobutamine Symposium 1979. Urban & Schwarzenberg, München

Gavras H, Liang C, Brunner HR (1978) Redistribution of regional blood flow after inhibition of the angiotensin-converting enzyme. Circ Res 43:59

Geßler U, Heinze V (1961) Mineralhaushaltstörungen bei experimenteller Nierenschädigung. I. Mitteilung: Intravasale Hämolyse nach Wasserinjektion. Gesamte experimentelle Medizin 134:498

Geßler U, Schröder K (1968) Über die Beeinflussung der Restfiltration durch extreme Kochsalzverarmung bei experimenteller Anurie. In: Dittrich P v, Kopp KF (Hrsg) Aktuelle Probleme der Dialyseverfahren und der Niereninsuffizienz. Carl Bindernagel, Friedberg, S 168

Geßler U, Anders D, Hüllmann M (1965) Experimentelle Untersuchungen zur Entstehung der akuten Anurie beim hämorrhagischen Kollaps. Klin Wochenschr 43:765

Geßler U, Loreth K, Schröder K, Steinhausen M (1966) Experimentelle Untersuchungen über die glomeruläre Filtration anurischer Ratten nach Haematinvergiftung. Klin Wochenschr 44:628

Gise H von, Klingebiel T, Mickeler E (1982) Acute renal failure – An integrative discussion of morphologic and functional findings. Klin Wochenschr 60:773

Gorefinkel HJ, Szidon JP, Hirsch LJ, Fishman AP (1972) Renal performance in experimental cardiogenic shock. Am J Physiol 222:1260

Grandchamp A, Ayer G, Truniger B (1971) Pathogenesis of redistribution of intrarenal blood flow in haemorrhagic hypotension. Eur J Clin Invest 1:271

Greven J, Klein H (1977) Effects of dopamine on whole kidney function and proximal transtubular volume fluxes in the rat. Naunyn-Schmiedebergs Arch Pharmacol 296:289

Greven J, Klein H (1978) Action of the competitive angiotensin II antagonist saralasin during the initial phase of glycerol-induced acute renal failure of the rat. Naunyn-Schmiedebergs Arch Pharmacol 301:139

Grüninger U, Akert R, Hunkeler H, Wegmüller E, Weidmann P, Hodler J (1979) Akute kombinierte Alpha- und Betarezeptorenblockade bei essentieller Hypertonie: Wirkungen auf Blutdruck, Nierenfunktion, Renin und Aldosteron. Klin Wochenschr 57:731
Guthrie RH, Cucin RL (1967) Renal circulation during hypotension. Am J Surg 126:385
Hall JW, Johnson WJ, Maher FT, Hunt JC (1970) Immediate and long-term prognosis in acute renal failure. Ann Intern Med 73:515
Handa SP, Morrin PAF (1967) Diagnostic indices in acute renal failure. Can Med Assoc J 96:78
Hardaker WT, Graham TC, Wechsler AS (1975) Renal intracortical blood flow during hemorrhage: role of adrenergic mechanisms. Am J Physiol 229:178
Hayes DF, Werner MH, Rosenberg IK (1974) Effects of traumatic hypovolemic shock on renal function. J Surg Res 16:490
Hayes DM, Cvitkovic E, Golbey RB, Scheiner E, Helson L, Krakoff IH (1977) High dose Cis-platinum diamine dichloride. Amelioration of renal toxicity by mannitol diuresis. Cancer 39:1372
Heidland A, Hennemann H, Röckel A, Schneider KW (1971) Kardiorenale Hämodynamik und Elektrolythaushalt bei Kompensation und Dekompensation. In: Klütsch E, Wollheim E, Holtmeier H-J (Hrsg) Die Niere im Kreislauf. Thieme, Stuttgart, S 56
Held E (1976) Protective Effects of renomedullary autotransplants upon the course of postischemic acute renal failure in rabbits. Kidney Int 6:201
Heinrich WL, Anderson RJ, Berns AS, McDonald KM, Paulsen PJ, Berl T, Schrier RW (1978) The role of renal nerves and prostaglandins in control of renal hemodynamics during hypotensive hemorrhage in the dog. J Clin Invest 61:744
Heinze V, Geßler U (1961) Mineralhaushaltstörungen bei experimenteller Nierenschädigung. II. Mitteilung: Vergiftung durch intravenöse Hämatininjektion. Gesamte experimentelle Medizin 135:237
Hess ML (1981) Spectrum of cardiovascular function during gramnegative sepsis. Prog Cardiovasc Dis 6:279
Hofbauer KG, Konrads A, Bauereiß K, Möhring B, Möhring J, Gross F (1977) Vasopressin and renin in glycerol-induced acute renal failure in the rat. Circ Res 41:424
Hofbauer KG, Forgiarini P, Kerr F (1982) Vasopressin receptor blockade and converting enzyme inhibition in glycerol-induced acute renal failure in rats. In: Seybold D, Geßler U (eds) Acute renal failure. Karger, Basel, p 139
Hörl WH (1983) Ernährung bei akutem Nierenversagen. Neue Erkenntnisse des Kohlehydrat- und Fettstoffwechsels. In: Seybold D, Schulz W, Pilgrim R (Hrsg) Niereninsuffizienz, Aktuelle klinische und therapeutische Probleme. Dustri, München-Deissenhofen, S 168
Hollenberg NK, Adams DF, Oken DE, Abrams HL, Merrill JP (1970) Acute renal failure due to nephrotoxins. Renal hemodynamic and angiographic studies in man. N Engl J Med 282:1329
Hollenberg NK, Solomon HS, Adams DF, Abrams HL, Merrill JP (1972) Renal vascular responses to angiotensin and Norepinephrine in normal man. Circ Res 31:750
Hollenberg NK, Adams DF, Mendell P, Abrams HL, Merrill JP (1973) Renal vascular responses to dopamine: Hemodynamic and angiographic observations in normal man. Clin Sci Mol Med 45:733
Hollenberg NK, Williams GH, Taub KJ, Ischikawa I, Brown C, Adams DF (1977) Renal vascular response to interruption of the renin-angiotensin system in normal man. Kidney Int 12:295
Holper K, Struck E, Sebening F (1979) The diagnosis of acute renal failure (ARF) following cardiac surgery with cardio-pulmonary bypass. Thorac Cardiovasc Surg 27:231
Hsu Ch, Kurtz TW (1981) Renal hemodynamics in experimental acute renal failure. Nephron 27:204
Iaina A, Solomon S, Eliahou HE (1975) Reduction in severity of acute renal failure (ARF) in rats by adrenergic blockade. Lancet 2:157
Iaina A, Orndorff M, Gavendo S, Solomon S (1980) ADH effects in development of ischemic acute renal failure. Proc Soc Exp Biol Med 163:206

Iaina A, Solomon S, Gavendo S, Eliahou HE (1977) Reduction in severity of acute renal failure in rats by dopamine. Biomedicine 27:137

Ichikawa I, Brenner BM (1977) Evidence for glomerular actions of ADH and dibutyryl cyclic AMP in the rat. Am J Physiol 233:F102

Ichikawa I, Miele JF, Brenner BM (1979) Reversal of renal cortical actions of angiotensin II by verapamil and manganese. Kidney Int 16:137

Imbs JL, Schmidt M, Schwartz J (1975) Effect of dopamine on renin secretion in the anesthetized dog. Eur J Pharamacol 33:151

Ishikawa I, Saito Y, Shinoda A, Onouchi Z (1981) Evidence for pathy renal vasoconstriction in man: Observation by CT scan. Nephron 27:31

Jakschik BA, Marshall GR, Kourik JL, Needleman P (1974) Profile of circulation vasoactive substances in hemorrhagic shock and their pharmacologic manipulation. J Clin Invest 54:842

Johnson WJ (1980) Nephrotoxicity of nonsteroidal anti-inflammatory drugs. Mayo Clin Proc 55:120

Johnson MD, Sik Park C, Malvin RL (1977) Antidiuretic hormone and the distribution of renal cortical blood flow. Am J Physiol 232:F111

Johnston PA, Bernard DB, Perrin NS, Levinsky NG (1981) Prostaglandins mediate the vasodilatory effect of mannitol in the hypoperfused rat kidney. J Clin Invest 68:127

Jones LW, Weil MH (1971) Water, creatinine and sodium excretion following circulatory shock with renal failure. Am J Med 51:314

Judson WE, Hollander W, Wilkins RW (1956) The effects of intravenous Apresoline (hydralazine) on cardiovascular and renal functions in patients with and without congestive heart failure. Circulation 31:664

Kalkay NM (1977) Polyuric renal failure and hepatitis: associated with methoxyflurane anesthesia. NY State J Med 77:2265

Katholi RE, Oparil S, Urthaler F, James TN (1979) Mechanism of postarrhythmic renal vasoconstriction in the anesthetized dog. J Clin Invest 64:17

Kaufman JS, Hamburger RJ, Flamenbaum W (1982) Tubuloglomerular feedback response after hypotensive hemorrhage. Renal Physiol 4:157

Kilkoyne MM, Schmidt DH, Cannon PJ (1973) Intrarenal blood flow in congestive heart failure. Circulation 47:786

Kipnowski J, Düsing R, Kramer HJ (1981) Hepatorenales Syndrom. Klin Wochenschr 59:415

Kishimoto T, Maekawa M, Abe Y, Yamamoto K (1973) Intra-renal distribution of blood flow and renin release during renal venous pressure elevation. Kidney Int 4:259

Kjellstrand CM, Gornick C, Davin T (1981) Recovery from acute renal failure. Clin Exp Dialysis and Apheresis 5:143

Klein H, Greven J (1976) Renale Wirkungen von Diuretika bei akuten Nierenversagen. Verh Dtsch Ges Inn Med 82:1517

Klein H, Greven J (1979) Renal effects of mannitol in the early stage of glycerol-induced acute renal failure in the rat. Nephron 23:255

Klein LA (1978) Propranolol protection in acute renal failure. Invest Urol 15:401

Kleinknecht D, Ganeval D, Gonzalez-Duque LA, Fermanian J (1976) Furosemide in acute oliguric renal failure. A controlled trial. Nephron 17:51

Klinkmann H (1980) Akutes Nierenversagen. Häufigkeit, Pathophysiologie, Prävention, Therapie und Prognose. Anaestesiol Reanimat 5:67

Klütsch K, Naumann L, Georgi WR, Grosswendt J (1971) Intrarenale Hämodynamik in experimenteller hämorrhagischer Hypotension. In: Geßler U, Schröder K, Weidinger H (Hrsg) Pathogenese und Klinik des akuten Nierenversagens. Thieme, Stuttgart, S 16

Knochel JP, Carter NW (1976) The role of muscle cell injury in the pathogenesis of acute renal failure after exercise. Kidney Int 6:58

Koffler A, Friedler RM, Massry SG (1976) Acute renal failure due to nontraumatic rhabdomyolysis. Ann Intern Med 85:23

Konrads A, Hofbauer KG, Bauereiß K, Möhring J, Gross F (1979) Glycerol-induced acute renal failure in Brattleboro rats with hypothalamic diabetes insipidus. Clin Sci 56:133

Kopp KF (1981) Prophylaxe des Akuten Nierenversagens (ANV) mit Hilfe der Bikarbonat-Diurese (BD). Intensivmed 18:254

Kramer HJ, Schüürmann J, Wassermann C, Düsing R (1980) Prostaglandin-independent protection by furosemide from oliguric ischemic renal failure in conscious rats. Kidney Int 17:455

Kreye VAW, Reske SN, Schultz KD (1977) Vasodilatorisch wirkende Antihypertensiva: Modellsubstanz Natrium-Nitroprussid. Verh Dtsch Ges Kreislaufforsch 43:87

Krian A (1976) Incidence, prevention, and treatment of acute renal failure following cardiopulmonary bypass. Int Anesthesiol Clin 14:87

Kurtz TW, Hsu CH (1978) Systemic hemodynamics in nephrotoxic acute renal failure. Nephron 21:100

Ladefoged J (1977) Increase in renal blood flow in acute renal failure following intraarterial infusion of acetylcholine. Scand J Clin Lab Invest 37:709

Ladefoged J, Winkler K (1971) Effect of dihydralazine and acetylcholine on renal blood flow, mean circulation time for plasma and renal resistance in acute renal failure. In: Geßler U, Schröder K, Weidinger H (Hrsg) Pathogenese und Klinik des akuten Nierenversagens. Thieme, Stuttgart, S 7

Lameire NH, Stein JH, Horwitz LD (1980) Hemorrhage and regional renal blood flow in the conscious dog. Circulatory Shock 7:289

Lange H, Seybold D, Dölle W (1970) Harnkonzentrierung nach akutem Nierenversagen (ADH-Refraktärität). Klin Wochenschr 48:1041

Laszlo K, Juszko J, Balint P (1979/80) Effect of indomethacin on renal function before and after release of 24 hours unilateral ureteral ligation. Renal Physiol 2:98

Laycock JF, Penn W, Shirley DG, Walter SJ (1979) The role of vasopressin in blood pressure regulation immediately following acute hemorrhage in the rat. J Physiol 296:267

Lee HJ (1980) The management of acute renal failure. In: Chapman A (ed) Acute renal failure. Churchill Livingstone, Edinburgh London New York, p 104

Leier CV, Heban PT, Huss P, Bush CA, Lewis RP (1978) Comparative systemic and regional hemodynamic effects of dopamine and dobutamine in patients with cardiomyopathic heart failure. Circulation 58:466

Levens NR, Peach MJ, Carey RM (1981) Role of the intrarenal renin-angiotensin system in the control of renal function. Circ Res 48:157

Levinsky NG, Bernard DB, Johnston PA (1980) Enhancement of recovery of acute renal failure: Effects of mannitol and diuretics. In: Brenner BM, Stein JH (eds) Acute renal failure. Churchill Livingstone, New York London Melbourne, p 163

Levinsky NG, Alexander EA, Venkatachalam MA (1981) Acute renal failure. In: Brenner BM, Rector FC (eds) The kidney. Saunders, Philadelphia London Toronto, p 1181

Lewers DT, Mathew TH, Maher JF, Schreiner GE (1970) Long-term follow-up of renal function and histology after acute tubular necrosis. Ann Intern Med 73:523

Lewy JE, Windhager EE (1968) Peritubular control of proximal tubular fluid reabsorption in the rat kidney. Am J Physiol 214:943

Liehr H (1981) Endotoxine und die Pathogenese von Erkrankungen des gastroenterologischen Formenkreises. Muench Med Wochenschr 2:123

Lifschitz MD (1981) Prostaglandins and renal blood flow: In vivo studies. Kidney Int 19:781

Lindner A, Cutler RE, Goodman WG (1979) Synergism of dopamine plus furosemide in preventing acute renal failure in the dog. Kidney Int 16:158

Linton AL (1980) Diagnostic criteria and clinical course of acute renal failure. In: Chapman A (ed) Acute renal failure. Churchill Livingstone, Edinburgh London New York, p 14

Lucas ChE (1976) The renal response to acute injury and sepsis. Surg Clin North Am 56:953

Lucas CE, Rector FE, Werner M, Rosenberg JK (1973) Altered renal homeostasis with acute sepsis: a clinical significance. Arch Surg 106:444

Luke RG, Briggs JD, Allison MEM, Kennedy AC (1970) Factors determining response to mannitol in acute renal failure. Am J Med Sci 259:168

Macsearraigh ET, Kallmeyer JC, Schiff HB (1979) Acute renal failure in marathon runners. Nephron 24:236

Maher JF (1981) Pathophysiology of renal hemodynamics. Nephron 27:215

Mason J, Thurau K (1980) The effect of captopril on acute renal failure in rats. In: Gross F, Liedtke RK (Hrsg) Pharmacology and clinical use of Angiotensin I converting enzyme inhibitors. Fischer, Stuttgart New York, p 30

Mason J, Olbricht C, Takabatake T, Thurau K (1977) The early phase of experimental acute renal failure. Pfluegers Arch 370:155

Mason J, Takabatake T, Olbricht C, Thurau K (1978) The early phase of experimental acute renal failure. III. Tubuloglomerular feedback. Pfluegers Arch 373:69

Matthews PG, Morgan TO, Johnston CI (1974) The renin-angiotensin system in acute renal failure in rats. Clin Sci Mol Med 47:79

Mauk RH, Patak RV, Fadem SZ (1977) Effect of prostaglandin E administration in a nephrotoxic and a vasoconstrictor model of acute renal failure. Kidney Int 12/2:122–130

McCarthy JT, Torres VE, Romero JC, Wochos DN, Velosa JA (1982) Acute intrinsic renal failure induced by indomethacin: Role of prostaglandin synthetase inhibition. Mayo Clin Proc 5:289

McDonald RH, Goldberg LI, McNay JL, Tuttle EP (1963) Augmentation of sodium excretion and blood flow by Dopamin in man. Clin Res 11:248

McGiff JC, Terragno DA, Terragno NA (1978) Prostaglandins and renal function. In: Eisenbach GM, Brod J (eds) Contribution of nephrology. Karger, Basel, p 27

McNay JL, Goldberg LI (1966) Comparison of the effects of dopamine, isoproterenol, norepinephrine and bradykinin on canine renal and femoral blood flow. J Pharmacol Exp Ther 151:23

Merrill JP (1976) Acute renal failure. N Engl J Med 295:220

Meurer KA, Krause DK, Kaufmann W (1973) Der Einfluß adrenerger Pharmaka auf die renale Haemodynamik und Ausscheidungsfunktion. Verh Dtsch Ges Inn Med 79:797

Miller RR, Anderson RJ, Linas SL, Henrich WL, Berns AS, Gabow PA, Schrier RW (1978) Urinary diagnostic indices in acute renal failure. A prospective study. Ann Intern Med 811:47

Miller PD, Krebs RA, Neal BJ, McIntyre DO (1980) Polyuric prerenal failure. Arch Intern Med 140:907

Moritz E, Fasol P, Kreuzer W, Salem G, Unger F (1975) Über die Wirkung von Alpha-Blockern im experimentellen haemorrhagischen Schock. Intensivmed 12:306

Mostbeck A, Peschl L, Schüller J, Neumayr A (1975) Simultane Untersuchung von Funktionsparametern der Leber und Niere unter dem Einfluß von Dopamin. Wien Klin Wochenschr 87:639

Mostbeck A, Partsch H, Peschl L (1977) Der Einfluß von Dopamin auf die regionale Blutvolumina in Leber, Abdomen, Thorax und Extremitäten. Wien Klin Wochenschr 89:512

Munck O (1958) Renal circulation in acute renal failure. Blackwell, Oxford

Munck O, Ladefoged J, Pedersen F (1971) Distribution of blood flow in the kidney in acute renal failure. In: Geßler U, Schröder K, Weidinger H (Hrsg) Pathogenese und Klinik des akuten Nierenversagens. Thieme, Stuttgart, S 1

Munday KA, Parsons BJ, Poat JA, D'Auriac GA, Meyer P (1976) The role of cyclic 3':5'-adenosine monophosphate in the responses of the intestine and kidney to angiotensin. J Endocrinol 69:297

Myers BD, Deen WM, Brenner B (1975) Effects of norepinephrine and angiotensin II on the determinants of glomerula ultrafiltration and proximal tubule fluid reabsorption in the rat. Circ Res 37:101

Myers BD, Chui F, Hilberman M, Michaels AS (1979) Transtubular leakage of glomerular filtrate in human acute renal failure. Am J Physiol Renal Fluid Electrolyte Physiol 6/4:319

Myers BD, Carrie BJ, Yee RR, Hilberman M, Michaels AS, Golbetz H (1980) Pathophysiology of hemodynamically mediated acute renal failure in man. Kidney Int 18:495

Myers BD, Hilberman M, Carrie BJ, Spencer RJ, Stinson EB, Robertson CR (1981) Dynamics of glomerular ultrafiltration following open-heart surgery. Kidney Int 20:366

Nadel SM, Jackson JW, Ploth DW (1979) Hypokalemic rhabdomyolysis and acute renal failure. Occurrence following total parenteral nutrition. JAMA 241:2294

Navar LG (1978) Renal autoregulation. Perspectives from whole kidney and single nephron studies. Am J Physiol 234:357

Navar LG, Thomas CE, Bell PD, Adams FF (1978) Influence of vasodilators on glomerular filtration dynamics in the dog. Kidney Int 14:772

Navar LG, Bell PD, Burke TJ (1982) Role of a macula densa feedback mechanism as a mediator of renal autoregulation. Kidney Int 22:157

Needleman P, Marshall GR, Johnson EM (1974) Determinants and modification of adrenergic and vascular in the kidney. Am J Physiol 227:665

Neubaur J, Strauer BE, Knoll D, Schenck H, Girndt J, Lowitz H (1975) Die Wirkung von Dopamin (Hydroxytyramin) auf Koronardurchblutung, Inotropie des Herzens und Nierendurchblutung beim Menschen. In: Schröder R (Hrsg) Dopamin. Schattauer, Stuttgart New York, S 163

Nowak J, Wennmalm A (1978) Influence of indomethacin and of prostaglandin E_1 on total and regional blood flow in man. Acta Physiol Scand 102:484

Nuutinen L, Hollmen A (1976) The effect of prophylactic use of furosemide on renal function during open heart surgery. Ann Chir Gynaecol 65:258

Oken DE (1971) Nosologic considerations in the nomenclature of acute renal failure. Nephron 8:505

Oken DE (1975a) Role of prostaglandins in the pathogenesis of acute renal failure. Lancet 1:1319

Oken DE (1975b) On the passive back flow theory of acute renal failure. Am J Med 58:77

Oken DE (1976a) Local mechanisms in the pathogenesis of acute renal failure. Kidney Int S-6:94

Oken DE (1976b) Mannitol and the prevention of vasomotor nephropathy. In: Giovannetti S, Bonomini V, D'Amico G (eds) Sixth International Congress of Nephrology 1975. Karger, Basel

Oken DE (1981) On the differential diagnosis of acute renal failure. Am J Med 71:916

Oken DE (1982) An analysis of glomerular dynamics in rat, dog and man. Kidney Int 22:136

Oken DE, Choi SC (1981) Filtration pressure equilibrium: a statistical analysis. Am J Physiol 2:196

Oken DE, Cotes SC, Flamenbaum W, Powell-Jackson JD, Lever AE (1975) Active and passive immunization to angiotensin in experimental acute renal failure. Kidney Int 7:12

Oken DE, Landwehr DM, Kirschbaum BB (1982) On the pathogenesis of murine experimental acute renal failure. In: Seybold D, Geßler U (eds) Acute renal failure. Karger, Basel, p 1

Oliver JA, Sciacca RR, Pinto J, Cannon PJ (1981) Participation of the prostaglandins in the control of renal blood flow during acute reduction od cardiac output in the dog. J Clin Invest 67:229

Olivero JJ, Lozano-Mendez J, Ghafary EM, Eknoyan G, Suki WN (1976) Mitigation of amphotericin B nephrotoxicity by mannitol. Br Med J 1:550

Olsen S (1976) Renal histopathology in various forms of acute anuria in man. Kidney Int 10:S2

Olsen S (1982) Renal histopathology in drug-induced and toxic acute renal failure. In: Seybold D, Geßler U (eds) Acute renal failure. Karger, Basel, p 189

Oyama T, Toyooka K, Sato Y, Kondo S, Kudo T (1978) Effect of endotoxic shock on renal and hormonal functions. Can Anaesth Soc J 25:380

Papanicolaou N, Callard P, Bariety J, Milliez P (1975) The effect of indomethacin and prostaglandin (PGE2) on renal failure due to glycerol in saline-loaded rats. Clin Sci Mol Med 49:507

Patak RV, Fadem SZ, Lifschitz MD, Stein JH (1979) Study of factors which modify the development of norepinephrine-induced acute renal failure in the dog. Kidney Int 15:227

Paton AM, Lever AF, Oliver NW, Medina A, Briggs JD, Morton JJ, Brown JJ, Robertson JIl, Fraser R, Tree M, Gavras H (1975) Plasma angiotensin II, renin, renin-substrate and aldosterone concentrations in acute renal failure in man. Clin Nephrol 3:18

Peart WS (1978) Intra-renal factors in renin relase. Contrib Nephrol 12:5

Peschl L (1978) Klinische und experimentelle Untersuchungen über die Wirkung von Dopamin auf die Hämodynamik und Funktion von Niere und Leber. Wien Klin Wochenschr 90:43

Pfäffl W, Patzelt Th, Bauereiß K, Seybold D, Geßler U (1982) Resistance to acute renal failure through prior renal failure; Effect of indomethacin, hemodynamic studies. In: Seybold D, Geßler U (eds) Acute renal failure. Karger, Basel

Pichler M, Kleinberger G, Kotzaurek R, Pall H, Szeless S (1976) Erfahrungen mit Dopamin beim akuten Nierenversagen. Wien Klin Wochenschr 88:72

Pierpont GL, Francis GS, Cohn JN (1981) Effect of captopril on renal function in patients with congestive heart failure. Br Heart J 46:522

Pilgrim R (1982) Das akute Nierenversagen – Ätiologie, Klinik und Therapie. Intensivbehandl 2:41

Preston RA, O'Connor DT, Stone RA (1979) Prazosin and renal hemodynamics: Arteriolar vasodilatation during therapy of essential hypertension in man. J Cardiovasc Pharmacol 3:277

Powell-Jackson DD, Lever AF, Macadam RF, Robertson JIS, Brown JJ, MacGregor J, Titterington DM, Waite MA (1972) Protection against acute renal failure in rats by passive immunisation against angiotensin II. Lancet 1:774

Ramdohr B, Biamino G, Schröder R (1972) Vergleichende Untersuchungen über die Wirkung von Dopamin und Orciprenalin am gesunden Menschen: Muskeldurchblutung, Nierendurchblutung, Nierenfunktion. Klin Wochenschr 50:149

Ramdohr B, Schüren KP, Biamino G, Schröder R (1973) Der Einfluß von Dopamin auf Hämodynamik und Nierenfunktion bei der schweren Herzinsuffizienz des Menschen. Klin Wochenschr 51:549

Regnier B, Rapin M, Gory G, Lemaire F, Tesseire B, Harari A (1977) Haemodynamic effects of dopamine in septic shock. Intens Care Med 3:47

Rentsch HP, Ayer G, Valloton M, Ziegler W, Truniger B (1976) Effects of angiotensin II and noradrenaline on intrarenal haemodynamics in the rat. Eur J Clin Invest 6:457

Reubi FC (1978) Pathogenesis and renal function in acute toxic nephropathies. Contrib Nephrol 10:1

Reubi FC, Vorburger C (1976) Renal hemodynamics in acute renal failure after shock in man. Kidney Int 137

Reubi FC, Vorburger C, Saner R (1971) Nierendurchblutung und renale Cr^{51} EDTA- und Na^{24}-Verteilungsräume bei der akuten Anurie des Menschen. In: Klütsch K, Wollheim E, Holtmeier H-J (Hrsg) Die Niere im Kreislauf. Thieme, Stuttgart

Reubi FC, Vorburger C, Tuckman J (1973) (^{51}Cr) EDTA and ^{24}Na in man during acute renal failure after shock. Implications for the pathogenesis of anuria. J Clin Invest 52:223

Richet G, Duhoux P, Morel-Maroger L, Kourilsky O, Kanfer A, Sraer JD (1982) Biopsy as a guide in the treatment of 'Medical' acute renal failure. In: Seybold D, Geßler U (eds) Acute renal failure. Karger, Basel

Richman AV, Okulski EG, Balis JU (1981) New concepts in the pathogensis of acute tubular necrosis associated with sepsis. Ann Clin Lab Sci 11:211

Riegger GAJ, Liebau G, Kochsiek K (1982) Antidiuretic Hormone in congestive heart failure. Am J Med 72:49

Robie N, Goldberg J (1975) Comparative systemic and regional hemodynamic effects of dopamine and dobutamine. Heart J 90:340

Rosenberg IK, Gupta SL, Lucas CE, Khan AA, Rosenberg BF (1971) Renal insufficiency after trauma and sepsis: a prospective functional and ultrastructural analysis. Arch Surg 103:175

Rougement D de, Brunner FP, Torhorst J, Wunderlich PF, Thiel G (1982) Superficial nephron obstruction and medullary congestion after ischemic injury: Effect of protective treatments. Nephron 31:310

Rowland LP, Penn AS (1972) Myoglobinuria. Med Clin North Am 56:1233

Samii K, Le Gall JR, Regnier B, Gory G, Rapin M (1978) Hemodynamic effects of dopamine in septic shock with and without acute renal failure. Arch Surg (Chicago) 113/12:1414

Santo NG De, Esposito R, Capodicasa G, Cirillo D, Giordano C (1976) Acute renal failure with prolonged oliguria. Minerva Nefrol 23:220

Schmidt PG, Abound FM, Wendling MG, Ramberg ES, Mark AL, Helstad DD, Eckstein JW (1974) Regional vascular effects of vasopressin: plasma levels and circulatory responses. Am J Physiol 227:998

Schnermann J, Briggs JP (1981) Participation of renal cortical prostaglandins in the regulation of glomerular filtration rate. Kidney Int 19:802

Schnermann J, Briggs J (1982) Concentration-dependent sodium chloride transport as the signal in feedback control of glomerular filtration rate. Kidney Int 22:82

Schnermann J, Briggs J, Kriz W, Moore L, Wright FS (1980) Control of glomerular vascular resistance by the tubuloglomerular feedback mechanism. In: Leaf A, Giebisch G, Bolis L, Gorini S (eds) Renal pathophysiology, recent advances. Raven Press, New York, p 165

Schor N, Ichikawa I, Brenner BM (1981) Mechanisms of action of various hormones and vasoactive substances on glomerular ultrafiltration in the rat. Kidney Int 20: 442

Schröder K, Gessler U, Grass E, Weidinger H (1968) Über die Bedeutung der hypertonen Dehydratâtion für die Pathogenese des akuten Nierenversagens. Experimentelle Untersuchungen. Verh Dtsch Ges Inn Med 74:882

Schröder K, Gessler U (1971) The influence of mannitol, ethacryn acid and furosemide on glomerular filtration in experimental acute renal failure. Postgrad Med J [Suppl] 11:

Schröder K, Gessler U (1971) Glomeruläre Filtration bei experimenteller Anurie. In: Gessler U, Schröder K, Weidinger H (Hrsg) Akutes Nierenversagen. Thieme, Stuttgart, S 33

Schröder R, Ramdohr B (1975) Vergleichende Untersuchungen über die Wirkung von Dopamin und Angiotensin auf die Nierenfunktion. In: Schröder R (Hrsg) Dopamin. Schattauer, Stuttgart New York, S 187

Schütterle G, Witzemann V (1982) Extrarenale Azotämie. Med Welt 34:1148

Schuster HP, Neher M, Schönborn H, Kümmerle F (1980) Akutes Nieren- und Lungenversagen bei diffuser Peritonitis und hämorrhagisch-nekrotisierender Pankreatitis-Therapie und Prognose. Dtsch Med Wochenschr 3:82

Schuster H-P, Schardt J, Reuß M, Neher M, Weilemann LS (1982) Der Einfluß von Nierenfunktion und Nierenversagen auf den Verlauf akuter abdomineller Erkrankungen. Dtsch Med Wochenschr 107:620

Selkurt EE (1945) Changes in renal clearance following complete ischemia of kidney. Am J Physiol 144:395

Selkurt EE (1974) Current status of renal circulation and related nephron function in hemorrhage and experimental hemorrhagic shock. Circ Shock 1:89

Seybold D, Gessler U (1981) Beeinflussung der Nierenfunktion durch Katecholamine und Vasodilatantien. In: Bolte HD (Hrsg) Katecholamine und Vasodilatantien. Springer, Berlin Heidelberg New York, S 21

Seybold D, Lange H (1974) Direkte Kalorimetrie bei akutem Nierenversagen zur Bestimmung der metabolischen Wasserbildung. Verh Dtsch Ges Inn Med 80:800

Seybold D, Lange H, Dölle W (1970) Harnkonzentrierung nach akutem Nierenversagen. Verh Dtsch Ges Inn Med 76:697

Seybold D, Will H, Geßler U (1981) Diagnostik und Differentialdiagnose des akuten Nierenversagens. Intensivmed 18:291

Shier MR, Bradley VE, Ledgerwood AM (1975) Renal function and the post-resuscitative hypertension syndrome. Surg Forum 23:56

Sieberth HG (1982) Akutes Nierenversagen. In: Losse H, Renner E (Hrsg) Klinische Nephrologie I. Thieme, Stuttgart, S 315
Sieberth HG, Lechter E (1982) Bilaterale Nierenrindennekrose und akutes Nierenversagen bei Verbrauchskoagulopathie. In: Losse H, Renner E (Hrsg) Klinische Nephrologie I. Thieme Verlag, Stuttgart, S 347
Sieberth HG, Freiberg J, Heinze G, Kostack G, Quirin FR, Schäfer E (1975) Der Einfluß nicht renaler Organfunktionsstörungen auf die Überlebenschance des akuten Nierenversagens. Intensivmedizin 12:195
Siegel NJ, Glazier WB, Chaudry IH, Gaudio KM, Lytton B, Baue AE, Kashgarian M (1980) Enhanced recovery from acute renal failure by the postischemic infusion of adenine nucleotides and magnesium chloride in rats. Kidney Int 17:338
Simmons CF, Rennkel HG, Humes HD (1981) Acute renal failure induced by diethylaminoethyl dextran: importance of cationic charge. Kidney Int 19:424
Skorecki KL, Brenner BM (1981) Body fluid homeostasis in congestive heart failure and cirrhosis with ascites. Am J Med 72:323
Smolens P, Lifschitz MD (1980) Acute renal failure. In: Stein JH (ed) Nephrology. Grune & Stratton, New York, p 159
Stein JH, Sorkin MI (1976) Pathophysiology of a vasomotor and nephrotoxic model of acute renal failure of rabbits. Kidney Int 10:86
Stein JH, Patak RV, Lifschütz MD (1978) Acute renal failure: clinical aspects and pathophysiology. Contrib Nephrol 14:118
Steinhausen M, Dallenbach FD, Nolinski D (1980) Pathophysiology of acute renal failure. In: Leaf A, Giebisch G, Bolis L, Gorini S (eds) Renal pathophysiology, recent advances. Ravens Press, New York, p 213
Steinhausen M, Parekh N, Zimmerhackl B (1982) Pathophysiology of acute renal failure. Acute Renal Failure 9
Stern MA, Gohlke HK, Loeb HS, Croke RP, Gunnar RM (1978) Hemodynamic effects of intravenous phentolamine in low output cardiac failure. Dose-response relationships. Circulation 58:157
Stone AM, Stein T, La Fortune J, Wise L (1979) Changes in intrarenal blood flow during sepsis. Surg Gynecol Obstet 148/5:731
Stowe N, Schnermann J, Hermle M (1979) Feedback regulation of nephron filtration rate during pharmacologic interference with the renin-angiotensin and adrenergic systems in rats. Kidney Int 15:473
Straub E (1975) Thyroxin-Behandlung beim akuten Nierenversagen. Monatsschr Kinderheilkd 123:723
Sudo M, Honda N, Hishida A, Nagase M (1980) Renal Hemodynamics in oliguric and nonoliguric acute renal failure of rabbits. Nephron 25:144
Sugimoto T, Ogawa M, Shimazaki S, Jujii C, Tahara I (1976) Klinische Untersuchung über die Schockorgane in Beziehung zur Schockdauer. Anaesth 25:51
Tan SY, Shapiro R, Kish MA (1979) Reversible acute renal failure induced by Indomethacin. JAMA 241:2732
Tanner GA, Steinhausen M (1976) Tubular obstruction in ischemia ARF in the rat. Kidney Int 10:65
Thames MD, Abboud FM (1979) Interaction of somatic and cardiopulmonary receptors in control of renal circulation. Am J Physiol Heart Circ Physiol 6/5:H560
Thiel G, McDonald FD, Oken DE (1970) Micropuncture studies of the basis for protection of renin depleted rats from glycerol induced acute renal failure. Nephron 7:67
Thiel G, Brunner F, Wunderlich P, Hugerenin M, Bienko B, Torhorst J, Peters-Haeferli L, Kircherts EJ, Peters G (1976) Protection of rat kidneys against $HgCl_2$-induced acute renal failure by induction of high urin flow without renin suppression. Kidney Int 10:S191
Thiel G, Brunner F, Wolff G, Wunderlich P, Peters-Haefeli L, Kirchertz EJ, Peters G (1977) Diuretics in acute renal failure. In: Siegenthaler W, Beckerhoff R, Vetter W (eds) Thieme, Stuttgart
Thiel F, Rougemont D de, Torhorst J, Kaufmann A, Peters-Haefeli L, Brunner FP (1980) Importance of tubular obstruction and its prevention in ischemic acute renal

failure in the rat. In: Leaf A, Giebisch G, Bolis L, Gorini S (eds) Renal pathophysiology – recent advances. Raven Press, New York, p 223

Thiel G, Rougement D de, Kriz W, Mason J, Torhurst J, Wolgast M (1982) The role of reduced medullary perfusion in the genesis of acute ischemic renal failure. Nephron 31:321

Thoenes W, Langer KH (1971) Beitrag zur Pathomorphologie des Tubulussystems beim akuten Nierenversagen (nach Modellversuchen an der Rattenniere). In: Geßler U, Schröder K, Weidinger H (Hrsg) Pathogenese und Klinik des akuten Nierenversagens. Thieme, Stuttgart, S 96

Thurau K, Boylan JW (1976) Acute renal succes. The unexpected logic of oliguria in acute renal failure. Am J Med 61:308

Thurau K, Schnermann J (1965) Die Natriumkonzentration an den Macula densa-Zellen als regulierender Faktor für das Glomerulumfiltrat (Mikropunktionsversuche). Klin Wochenschr 43:410

Thurau K, Dahlheim H, Grüner A, Mason J, Granger P (1972) Activation of renin in the single juxtaglomerular apparatus by sodium chloride in the tubular fluid at the macula densa. Circ Res [Suppl II] 34/35:II 182

Thurau K, Vogt C, Dahlheim H (1976) Renin activity in the juxtaglomerular apparatus of the rat kidney during post-ischemic acute renal failure. Kidney Int 6: S 177

Thompson GE, Miller RD, Stevens WC, Murray WR (1978) Hypotensive anesthesia for total hip arthroplasty: a study of blood loss and organ function (brain, heart, liver, and kidney). Anesth 48/2:91

Tiller DJ, Mudge GH (1980) Pharmacologic agents used in the management of acute renal failure. Kidney Int 18:700

Torhorst J, Thiel G, Brunner FP, Schmidt U, Peters-Haefeli L, Peters G (1978) Morphologie verschiedener experimenteller Modelle des akuten Nierenversagens bei der Ratte. In: Geßler U, Seybold D (Hrsg) Symposion: Morphologie und Funktion des juxtaglomerulären Apparates 1975. Dustri, München-Deisenhofen

Torrente A De, Miller PD, Cronin RE (1978) Effects of furosemide and acetylcholine in norepinephrine induced acute renal failure. Am J Physiol Renal Fluid Electrolyte Physiol 4/2:F 131

Torres VE, Strong CG, Romero JC, Wilson DM (1975) Indometacin enhancement of glycerol-induced acute renal failure in rabbits. Kidney Int 7:170

Tristani FE, Cohn JN (1967) Systemic and renal hemodynamics in ologuric hepatic failure: effect of volume expansion. J Clin Invest 46:1894

Tristani FE, Cohn JN (1970) Studies in clinical shock and hypotension. VII. Renal hemodynamics before and during treatment. Circulation 42:839

Truninger B, Rosen SM, Oken DE (1966) Renale Hämodynamik und hämorrhagische Hypotension. Klin Wochenschr 44:857

Tsukuura T (1977) Renal function study following cardiopulmonary bypass: free water clearance and detection of acute renal failure after perfusion. J Jpn Assoc Thorac Surg 25/1:78

Tucker BJ, Blantz RC (1977) An analysis of the determinants of nephron filtration rate. Am Physiol 232:F 477

Tucker BJ, Steiner RW, Gushwa LC, Blantz RC (1978) Studies of the tubuloglomerular feedback system in the rat: the mechanism of reduction in filtration rate with benzolamide. J Clin Invest 62:993

Tyssebotn I, Kirkebo A (1977) The effect of indomethacin on renal blood flow distribution during hemorrhagic hypotension in dog. Acta Physiol Scand 101:15

Ulfendahl HR, Ericson A-C, Källskog Ö, Li BN, Lindborn L-O, Sjöquist M, Wolgast M (1980) Flow resistance within the renal vasculature, with special reference to glomerular filtration dynamics at various cortical depths. In: Leaf A, Giebisch G, Bolis L, Gorini S (eds) Renal pathophysiology, recent advances. Raven Press, New York

Ulfendahl HR, Ericson A-C, Göransson A, Källskog Ö, Sjöquist M (1982) The tubuloglomerular feedback mechanism – a determinant for the autoregulation of the glomerular filtration rate in superficial and juxtamedullary nephrons. Klin Wochenschr 18:1071

Vertel RM, Knochel JP (1967) Nonoliguric acute renal failure. JAMA 200:598

Vincenti F, Goldberg LI (1978) Combined use of dopamine and prostaglandin A1 in patients with acute renal failure and hepatorenal syndrome. Prostaglandins 15:463

Wade OL, Bishop KM (1972) Cardiac output and regional blood flow. Blackwell Scientific, Oxford

Walshe JJ, Venuto RC (1979) Acute oliguric renal failure induced by indomethacin: Possible mechanism. Ann Intern Med 91/1:47

Wan RL, Irvine AH, Jindal SL (1976) Nonoliguric renal failure after transurethral prostatic resection. Urology 8:114

Wardle N (1982) Acute renal failure in the 1980s: the importance of septic shock and of endotoxaemia. Nephron 30:193

Weber MA, Drayer JIM (1980) Renal effects of beta-adrenoceptor blockade. Kidney Int 18:686

Werb R, Clark WF, Lindsay RM, Jones EOP, Turnbull DJ, Linton AL (1978) Protective effect of prostaglandin (PGE_2) in glycerol-induced acute renal failure in rats. Clin Sci Mol Med 55/5:505

Werner MH, Hayes DF, Lucas CE, Rosenberg IK (1974) Renal vasoconstriction in association with acute pancreatitis. Am J Surg 127:185

Wetzels H (1971) Akutes Nierenversagen nach Eingriffen am Herzen und an den großen intrathorakalen Gefäßen. In: Klütsch K, Wollheim E, Holtmeier H-J (Hrsg) Die Niere im Kreislauf. Thieme, Stuttgart

Whang R, Brandfonbrener M (1975) Reversible renal concentrating defect in shock. Lancet I:372

Whelton A (1979) Posttraumatic acute renal failure. Bull NY Acad Med 55:150

Wilson DR, Thiel G, Acre ML, Oken DE (1967) Glycerol induced hemoglobinuric acute renal failure in the rat III. Micropuncture study of the effects of mannitol and isotonic saline on individual nephron function. Nephron 4:337

Witte MH, Short FA, Hollander W (1964) Massive polyuria and natriuresis following relief of urinary tract obstruction. Am J Med 320

Wolgast M, Karlberg L, Källskog Ö, Norlén B-J, Nygren K, Öjteg G (1982) Hemodynamic alterations in ischaemic acute renal failure. Nephron 31:301

Wright FS, Mandin H, Persson AEG (1982) Studies of the sensing mechanism in the tubuloglomerular feedback pathway. Kidney Int 22:90

Wunderlich PF, Brunner FP, Davis JM, Häberle DA, Thölen H, Thiel G (1980) Feedback activation in rat nephrons by sera from patients with acute renal failure. Kidney Int 17/4:497

Yamane Y, Yamadori Y, Umeda Y, Shiota T (1979) Plasma ADH levels during heart surgery. Jpn Circ J 43:263

Yarger WE, Schocken DD, Harris RH (1980) Obstructive nephropathy in the rat: possible roles for the renin-angiotensin system, prostaglandins, and thromboxanes in postobstructive renal function. J Clin Invest 65:400

Yeh BK, McNay JL, Goldberg LI (1969) Attentuation of dopamine renal and mesenteric vasodilation by haloperidol: evidence for a specific dopamine receptor. J Pharmacol Exp Ther 168:303

Zimmermann H-D, Maykemper B, Dieker P (1977) Intra- und extrarenal vascular changes in the acute renal failure of the rat caused by high-dose folic acid injection. Virchows Arch [Pathol Anat] 47:376

Zollinger HU, Mihatsch UJ (1977) Morphologie des akuten Nierenversagens. Nieren- und Hochdruckkrankheiten 6:82

Zucker IH, Share L, Gilmore JP (1979) Renal effects of left atrial distension in dogs with chronic congestive heart failure. Am J Physiol Heart Circ Physiol 5/4:H554

Die respiratorische Insuffizienz als Schockfolge (akutes Atemnotsyndrom des Erwachsenen/ Adult Respiratory Distress Syndrome)

H. Herzog und A. Perruchoud

Mit 7 Abbildungen und 10 Tabellen

A. Der Begriff der Schocklunge

Auf das Phänomen der Schocklunge wurde man bereits am Ende des 2. Weltkrieges, vor allem aber während des Krieges in Vietnam aufmerksam. Die konsequent durchgeführte Volumenersatz-Therapie unmittelbar hinter der Kampfzone ließ damals den Prozentsatz der Patienten, welche den traumatischen Kreislauf-Schock überstanden, ganz erheblich ansteigen. Indessen war der Ablauf der nachfolgenden Krankheitserscheinungen immer wieder derselbe: posttraumatischer, hämorrhagisch bedingter Schockzustand im Anschluß an schwere Körperverletzung; erfolgreiche Reanimation nach Blutstillung, Transfusion und Schmerzbekämpfung sofort nach Verwundung; gut organisierter, schneller Transport in ein bestens eingerichtetes Feldspital, wo sich die meisten der Verletzten zunächst ausgezeichnet erholten. Ein bis zwei Tage später, aus scheinbar klinisch unauffälligem Zustand heraus, entwickelte sich jedoch bei einem beträchtlichen Teil der Patienten eine progrediente, therapieresistente respiratorische Insuffizienz bei primär gesunder Lunge, welche in wenigen Tagen zum Tode führte. Ausdrücke wie „Wet Lung", „Da Nang Lung" oder schließlich „Shock Lung" wurden damals für die scheinbar aus dem Nichts auftretende, fortschreitende Zerstörung der pulmonalen Morphologie und Funktion eingeführt.

Dieses Syndrom, das durch eine therapieresistente, progrediente respiratorische Insuffizienz charakterisiert ist, wird heutzutage als akutes Atemnotsyndrom des Erwachsenen bezeichnet, dem im englichen Schrifttum die Bezeichnung „Adult Respiratory Distress Syndrome" (ARDS) entspricht.

Da dieses Syndrom nicht nur durch eigentliche Schockzustände, sondern auch durch andere Ursachen wie schwere Infektionen, broncho-pulmonale Aspiration, Intoxikationen oder metabolische Störungen (Tabelle 1) hervorgerufen

Tabelle 1. Wegbereiter des ARDS

– Schock	– Medikamentöse Intoxikation
– Schwerer Infekt (Sepsis)	– Inhalations-Intoxikation
– Trauma	– Störung der Blutgerinnung
– Broncho-pulmonale Aspiration	– Metabolische Störungen

werden kann, so scheint die Bezeichnung ARDS dem Krankheitsbild besser zu entsprechen als die oben angeführten Synonyme.

B. Pathophysiologische Grundlagen

I. Definition der respiratorischen Insuffizienz

Es herrscht leider immer noch keine vollständige Einigkeit in der Definition des allgemeinen Begriffs „respiratorische Insuffizienz". Die meisten Autoren, vor allem Pontoppidan et al. (1972a) bezeichnen als Atmungsversagen eine Störung des pulmonalen Gasaustauschs, die die arterielle Sauerstoffspannung unter 60 mmHg absinken oder die arterielle CO_2-Spannung über 50 mmHg ansteigen läßt (Tabelle 2).

II. Ventilations/Perfusions-Verhältnisse

Wie fast alle morphologischen Lungenveränderungen sind sowohl restriktive wie auch obstruktive Prozesse im pulmonalen Parenchym und in den Atemwegen von Lungenteil zu Lungenteil nicht gleichmäßig ausgeprägt. Vielmehr zeigen sie in ihrer Intensität eine durchaus ungleichmäßige Verteilung, sowohl im Hinblick auf die Belüftung als auch auf die Durchblutung der einzelnen Lungeneinheiten. Auf diese Weise kann das Ventilations/Perfusions-Verhältnis grundsätzlich und massiv gestört werden. Beim normalen Probanden beträgt dieses Ventilations/Perfusions-Verhältnis bekanntlich 4 l alveoläre Belüftung zu 5 l kapillärer Durchblutung, was einen optimalen Gasaustausch im Alveolarbereich garantieren sollte (Abb. 1).

Die beim ARDS vorhandenen morphologischen Störungen führen zu einem massiven Shunt- oder Kurzschluß-Effekt. Hauptursache ist dabei die Atelektaseneigung der Lunge, bei welcher die Parenchymbelüftung mit der Durchblutung nicht Schritt hält. Im Verhältnis zum Shunt-Effekt ist der sog. Totraumeffekt, welcher einer Minderdurchblutung bei Ventilationsüberschuß infolge einer Einschränkung des pulmonalen Gefäßbettes entspricht, und welcher die energetische Ökonomie bzw. den Wirkungsgrad des Atmungsvorgangs verschlechtert, weniger ausgeprägt.

III. Rückwirkungen auf die pulmonale Hämodynamik

Die am ARDS-Geschehen beteiligten pathologischen, anatomischen und funktionellen Mechanismen haben beträchtliche Auswirkungen auf die hämodynamischen Verhältnisse im kleinen Kreislauf. Anatomische Einschränkung des pulmonalen Gefäßbettes durch primäre Veränderungen der Lungen-Kapillarendothelien und durch thrombotische und/oder embolische Prozesse im Rahmen der damit verbundenen intravasalen Gerinnungsstörung (Bone et al. 1976) führt zu einem erhöhten pulmonal-vaskulären Widerstand. Die funktionelle Verengung der pulmonalen Arteriolen über den alveolo-arteriolären Reflex nach Eu-

Tabelle 2. Definition der respiratorischen Insuffizienz. (Nach PONTOPPIDAN et al. 1972)

PaO_2 unterhalb des Soll-Bereichs
Bedingung: Kein intrakardialer Rechts-Links-Shunt vorhanden
$PaCO_2$ oberhalb 50 mm Hg
Bedingung: Keine metabolische Alkaliämie mit respiratorischer Kompensation vor-
          handen

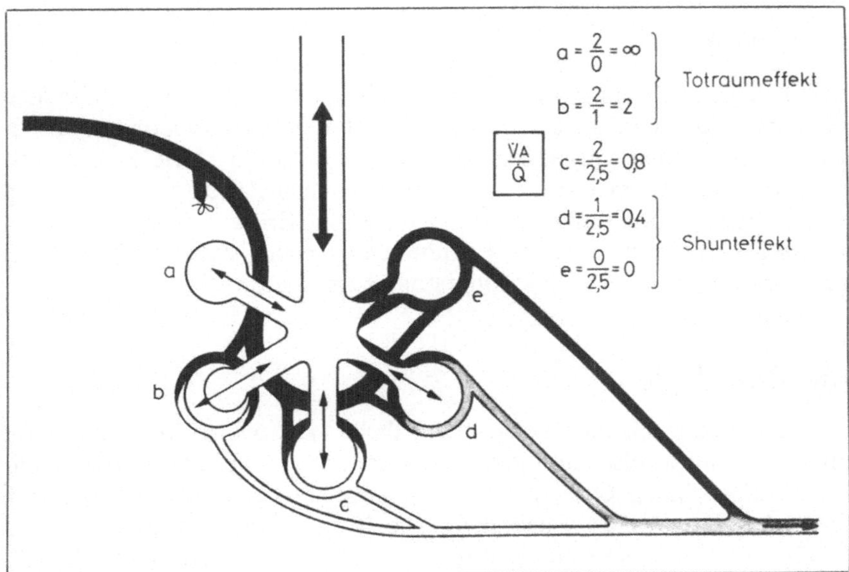

Abb. 1. Die verschiedenen Verteilungsstörungen mit verändertem Belüftungs/Durchblutungs-Verhältnis (nach PERRET 1966). Die Alveolengruppen *a*, *b* und *c* sind gleichmäßig belüftet ($\dot{V}A = 2$ l/min), aber ungleichmäßig durchblutet ($\dot{Q} = 0,1$ und 2,5 l/min). Das Belüftungs/Durchblutungs-Verhältnis ist unendlich für *a* (Totraumventilation), erhöht für *b* (relative Hyperventilation) und normal für *c*. – Die Alveolengruppen *c*, *d* und *e* sind gleich durchblutet ($\dot{Q} = 2,5$ l/min), doch schwankt die Belüftung und beträgt 2,1 und 0 l/min. Das Belüftungs/Durchblutungs-Verhältnis ist normal für *c*, vermindert für *d* (relative Hyperventilation) und Null für *e* (Shunt). – In einem solchen System schwankt die Zusammensetzung der Alveolarluft von einem Lungenbezirk zum nächsten. In den Gebieten mit erhöhtem $\dot{V}A/\dot{Q}$-Verhältnis ist sie annähernd derjenigen der atmosphärischen Luft vergleichbar. In den Gebieten mit erniedrigtem $\dot{V}A/\dot{Q}$-Verhältnis nähert sich die Zusammensetzung der Alveolarluft derjenigen des venösen Mischbluts. Das Blut aus den relativ hyperventilierten Gebieten ($\dot{V}A/\dot{Q}$-Werte höher als 0,8) ist normal mit Sauerstoff gesättigt; die Werte liegen sogar etwas über der Norm. Das Blut aus den nicht ventilierten oder relativ hypoventilierten Gebieten ($\dot{V}A/\dot{Q}$-Werte tiefer als 0,8) ist untersättigt

ler-Liljestrand bei alveolärer Hypoxie durch lokale Hypoventilation erhöht zusätzlich den pulmonal-vaskulären Widerstand und somit den Druck in der Lungenarterie. Dadurch entsteht eine vermehrte Belastung des rechten Herzens, dessen Dilatation und Insuffizienz regelmäßig am ungünstigen Verlauf bei Patienten mit ARDS beteiligt ist.

C. Definition

Das ARDS (Adult Respiratory Distress Syndrome) ist eine sekundäre Lungenkrankheit, die mit akuter Atemnot, disseminierten interstitiellen Lungenveränderungen und progredienter respiratorischer Insuffizienz einhergeht. Sie betrifft vor allem den primär pulmonal und kardial gesunden Patienten (Petty u. Ashbaugh 1971; Pontoppidan et al. 1977; Murray 1980).

D. Pathogenese

Das ARDS kann nach einer Vielzahl von pulmonalen und extrapulmonalen Erkrankungen auftreten (Tabelle 1). Schock, meist hypovolämisch oder septisch-toxisch bedingt, Trauma mit oder ohne Lungenkontusion sowie Pankreatitis gehören zu den häufigsten Ursachen bei chirurgischen Patienten. Das ARDS kommt aber auch im Anschluß an intern-medizinische Erkrankungen vor, insbesondere nach schweren viralen Pneumonien, nach bakteriell-septischen Lungenentzündungen oder broncho-pulmonaler Aspiration.

E. Pathophysiologie

Auf diese sehr unterschiedlichen Noxen (Tabelle 1) antwortet die Lunge mit einer uniformen, unspezifischen Reaktion. Es kommt zu einer abnormen Verteilung der intrathorakalen Gasvolumina und zu einer deutlichen Vermehrung der pulmonalen extravasalen Flüssigkeit. Die Noxe kann die Lunge auf dem Blutweg, aber auch auf dem Luftweg erreichen und bewirkt letztlich eine Schädigung der alveolo-kapillären Membran (Katzenstein et al. 1976) (Abb. 2). Wegen der Permeabilitätsstörung am Kapillarendothel kommt es einerseits zu einem Flüssigkeitsaustritt aus der Kapillare ins Interstitium, welchem die Ableitungskapazität der Lymphgefäße nur bis zu einem gewissen Grad entgegenwirken kann. Andererseits werden auch die Pneumozyten Typ II geschädigt. Dadurch wird die Produktion von Surfactant (Anti-Atelektase-Faktor) beeinträchtigt. Schließlich führt eine Vermehrung von thromboplastischen Substanzen zu gesteigerter Koagulationsbereitschaft. Die Gesamtheit dieser Störungen führt zu Ödem, Atelektasen und Mikrothromben (Bachofen u. Weibel 1977).

In der Lungenfunktionsprüfung (Tabelle 3) lassen sich diese Veränderungen als restriktives Syndrom mit erniedrigter totaler Lungenkapazität, Vitalkapazität und funktioneller Residualkapazität sowie als Änderung der mechanischen Ei-

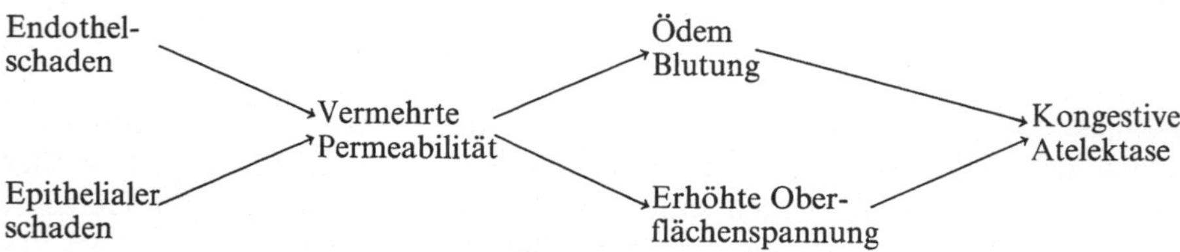

Abb. 2. Pathophysiologische Entstehungsmechanismen des ARDS

Tabelle 3. Lungenfunktionelle und hämodynamische Veränderungen bei ARDS

Lungenvolumina:	TLC, VC, FRC ↓
Atemmechanik:	Compliance ↓ Widerstand ↑
Gasaustausch:	PaO_2 ↓ $A-aPO_2$ ↑ $PaCO_2 = /↑$
Pulmonale Hämodynamik:	CO = /↑ PAP ↑ PVR ↑ Wedge =

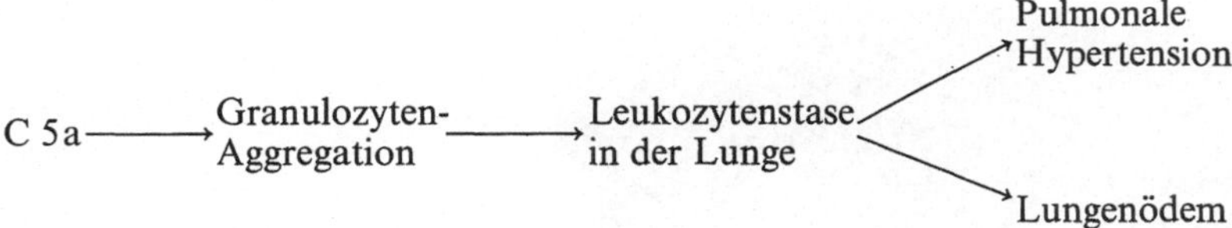

Abb. 3. Pathogenetischer Einfluß des Komplements bei der Entstehung des ARDS

genschaften der Lunge, mit verminderter Compliance und erhöhtem Atemwegs-widerstand, und schließlich als Störung des pulmonalen Gasaustauschs mit Abnahme der arteriellen Sauerstoffspannung und Zunahme der alveolo-arteriellen Sauerstoffdifferenz bzw. einer seltener vorkommenden Zunahme der arteriellen Kohlensäurespannung erfassen. Schließlich kommt es zur Entwicklung einer aktiven pulmonal-arteriellen Hypertension mit Erhöhung des Pulmonalis-Drucks und des pulmonal-vaskulären Widerstands bei normal bleibendem Lungenkapillardruck (ZAPOL u. SNIDER 1977). Am Ausmaß dieser lungenfunktionellen Störungen können Schweregrad und Verlauf des ARDS abgelesen werden.

Zusätzlich wird heutzutage der Komplementfraktion C 5a eine gewisse Rolle in der Entstehung des ARDS zugeschrieben (Abb. 3). Aufgrund von Beobachtungen bei Dialyse-Patienten und anhand von Tierversuchen konnte gezeigt werden, daß die Fraktion 5a des Komplements zu einer Granulozyten-Aggregation führen kann (CRADDOCK et al. 1977a). Man konnte zeigen, daß C 5a bei Patienten mit ARDS im allgemeinen erhöht ist (CRADDOCK et al. 1977b). Dies könnte die oft beobachtete Stase der Leukozyten im Lungenbereich in der Frühphase des ARDS erklären, an welche sich in der Regel die pulmonal-arterielle Hypertension und die Entwicklung eines nicht kardialen Lungenödems anschließen (BRIGHAM et al. 1974; STAUB 1978).

F. Klinischer Verlauf

Der klinische Verlauf des ARDS wird durch den Grad der respiratorischen Insuffizienz recht gut charakterisiert. Atmungsversagen tritt im Anschluß an die Einwirkung der Noxe meist erst nach einem symptomfreien Intervall von einigen Stunden bis zu drei Tagen auf (Tabelle 4). Die Atemfrequenz des Patienten ist anfänglich leicht erhöht, eine Atemnot kaum faßbar. Anhand der Blutgasanalysen läßt sich eine respiratorische Alkalose feststellen. Das Röntgenbild zeigt zunächst meist keinen pathologischen Befund, manchmal ist eine gewisse

Tabelle 4. ARDS. Klinischer Verlauf

Symptome	Blutgase	Röntgenbild
Tachypnoe	Resp. Alkalose	„Kongestion"
Dyspnoe	Hypoxämie	Retikuläre, azinäre Zeichnung
Bewußtseinsstörung	Resp. Azidose	Konfluierende Infiltrate

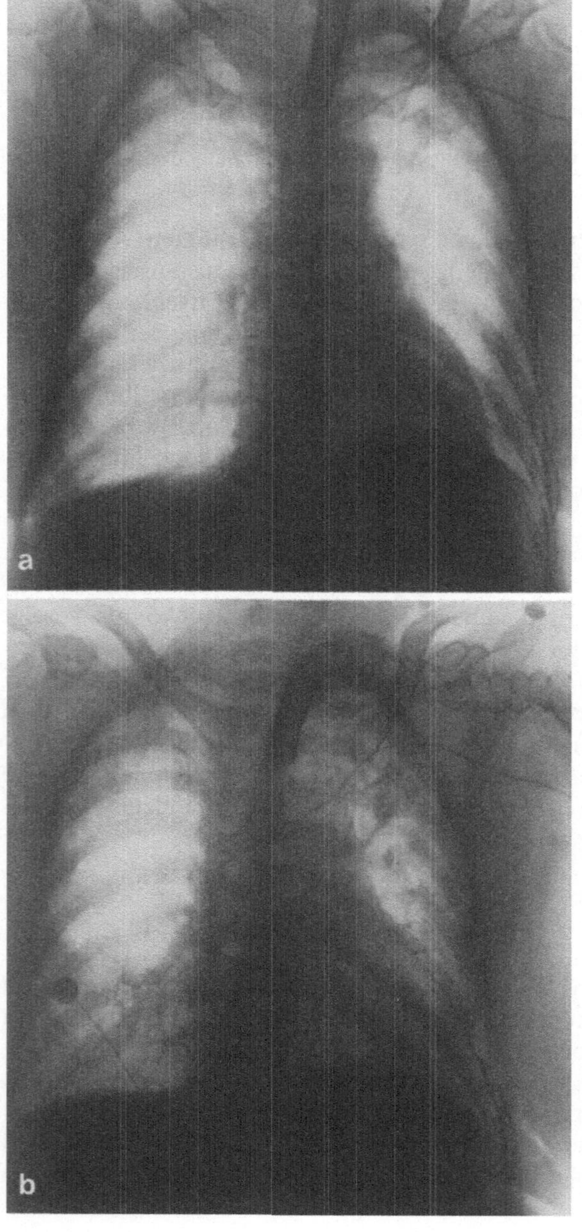

Abb. 4a, b

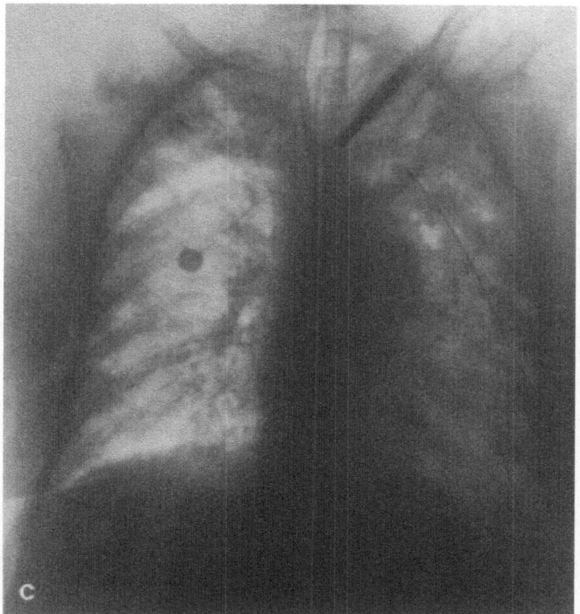

Abb. 4a–c. 70jährige Patientin, die wegen schwerer Rauch-Intoxikation eingewiesen wurde. Entwicklung eines ARDS und Exitus nach 4 Wochen im irreversiblen Kreislaufschock. **a** Thoraxröntgenaufnahme 2 Tage nach Eintritt mit diskreter Vermehrung der interstitiellen Zeichnung (röntgenologisches ARDS – Stadium I). **b** 3 Tage nach Eintritt Zunahme der Lungen-Infiltrationen (röntgenologisches ARDS – Stadium II). **c** 30 Tage nach Eintritt z.T. konfluierende Infiltrationen mit überdehnten Bezirken (röntgenologisches ARDS – Stadium III)

pulmonale Kongestion erkennbar. Im weiteren Verlauf tritt eine progressive Dyspnoe auf, und es stellen sich Störungen des Bewußtseins ein. Die arterielle Hypoxämie nimmt dramatisch zu, und es entwickelt sich eine respiratorische Azidose. Im Röntgenbild wird ein Lungenödem deutlich, welches später in konfluierende Infiltrate übergeht (Abb. 4a–c).

Vergleicht man die röntgenologischen Stadien des ARDS (Stadium I: normales Röntgenbild oder leichte Kongestion, Stadium II: milchige, teils retikuläre, teils azinäre Veränderungen als Ausdruck des Ödems, Stadium III: konfluierende Infiltrationen mit teils überdehnten Bezirken) mit dem funktionellen Verlauf, so korrelieren die arterielle Sauerstoffspannung im Hyperoxieversuch, die arterielle Kohlensäurespannung, der Totraumquotient und die effektive Compliance recht gut mit diesen verschiedenen radiologischen Stadien (Abb. 5).

Gleichzeitig mit diesen Veränderungen kann oft ein Leukozyten- und Thrombozytensturz beobachtet werden. Gerinnungsstörungen, Glucose-Intoleranz etc. komplizieren das Krankheitsbild weiterhin. Die Mehrzahl der Patienten stirbt schließlich an der nicht zu beherrschenden Hypoxämie mit schweren Herzrhythmusstörungen. Leider sind im gegenwärtigen Zeitpunkt nur wenige Patienten imstande, das ARDS zu überleben.

G. Therapie

Die Behandlung des ARDS stellt an den Kliniker und sein Team beträchtliche intellektuelle und apparative Anforderungen (Tabelle 5).

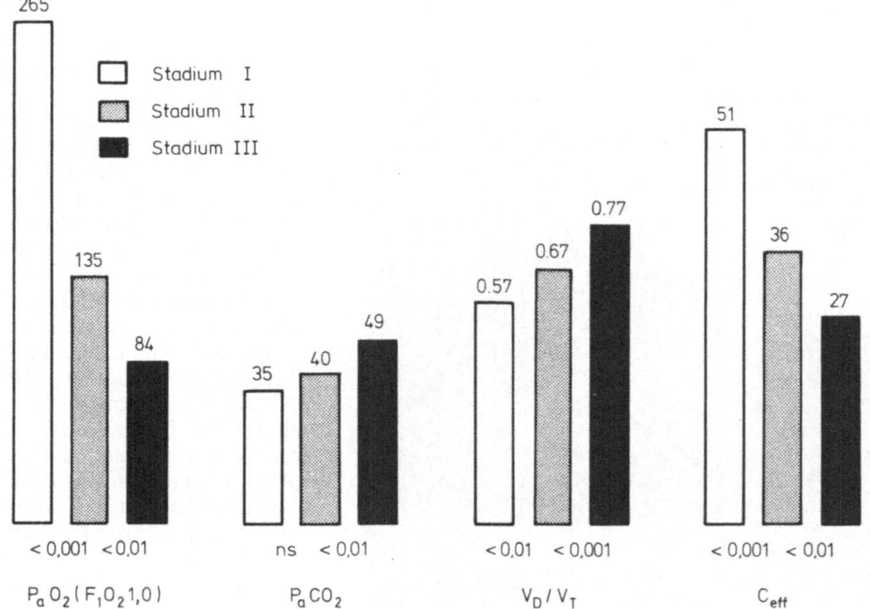

Abb. 5. Funktionsverlauf bei 12 Patienten mit ARDS im Vergleich zur radiologischen Stadieneinteilung. P_aO_2 Arterielle Sauerstoffspannung, P_aCO_2 arterielle Kohlensäurespannung, V_D/V_T Totraumquotient, C_{eff} effektive Compliance

Tabelle 5. ARDS. Therapie

- Prophylaktische Maßnahmen
- Therapeutische Maßnahmen
  - Kontrolle der Flüssigkeitsbilanz
  - Maschinelle Beatmung
  - Adäquate Oxygenierung
  - Kortikosteroide

I. Prophylaktische Maßnahmen

Der adäquaten und raschen Behandlung des Grundleidens kommt selbstverständlich größte Bedeutung zu. Auf dieses Problem soll an dieser Stelle nur kurz eingegangen werden. Besonders wichtig sind sicher die Schockbekämpfung, das Vermeiden broncho-pulmonaler Aspiration und die fachgerechte Behandlung der Sepsis.

II. Therapeutische Maßnahmen

Die eingangs besprochenen pathophysiologischen Mechanismen bestimmen naturgemäß die Therapie. Sie basiert auf folgenden Schwerpunkten (Tabelle 5): 1. Kontrolle der Flüssigkeitsbilanz, 2. maschinelle Beatmung, 3. adäquate Oxygenierung, 4. Kortikosteroide.

Tabelle 6. ARDS. Flüssigkeitsbilanz

- Vermeidung von Überwässerung
- Kapillardruck über 12 mmHg: Weitere Volumenzufuhr nur unter gleichzeitiger Verabreichung vaso-aktiver Pharmaka
- Kolloide (Albumin) oder Salzlösungen (Kristalloide) für die Infusionstherapie?
- Diuretika beim ARDS für die Lungenentwässerung wirkungslos

1. Kontrolle der Flüssigkeitsbilanz (Tabelle 6)

Das ARDS stellt ein sog. nicht kardiales Lungenödem dar, also ein Ödem, das ohne Erhöhung des Lungenkapillardrucks (Wedge Pressure) zustande kommt (STAUB 1978).

Die Schädigung der alveolo-kapillären Membran bewirkt eine schwere Permeabilitätsstörung, die die Wirkung des onkotischen Drucks in Richtung Kapillare praktisch ausschaltet. Somit kommt auch beim nicht kardialen Lungenödem dem hydrostatischen Druck größte Bedeutung zu.

Eine negative Flüssigkeitsbilanz läßt sich durch Einschränkung der Gesamtflüssigkeitszufuhr in gewissen Fällen zustande bringen. Um diese adäquate Reduktion zu erreichen, müssen der pulmonal-arterielle Druck und der Kapillarverschlußdruck mittels eines Swan-Ganz-Ballonkatheters bestimmt werden, damit durch eigene therapeutische Maßnahmen einerseits das Ödem nicht verstärkt wird, andererseits ein genügendes Herzminutenvolumen aufrechterhalten wird, mit dem eine Verminderung der Nierendurchblutung vermieden wird. Steigt der Kapillarverschlußdruck über den Normbereich (12 mmHg) an, so darf die Volumenzufuhr nicht weiter gesteigert werden, und es sind vasoaktive Substanzen einzusetzen.

Infusionen von Albumin sollten in der Akutphase des ARDS mit großer Vorsicht verwendet werden, da wegen der vaskulären Permeabilitätsstörung auch die Albumine sehr schnell in das Interstitium gelangen. Es muß betont werden, daß trotz negativer Gesamtbilanz die extra-vasale pulmonale Flüssigkeit zunehmen kann. Ferner scheitert der Versuch, die Lunge zu entwässern, nicht selten an der durch das Grundleiden indizierten Volumenzufuhr, z.B. beim hypovolämischen oder septisch-toxischen Schock.

Ist das ARDS einmal etabliert, so haben die Diuretika auf die pulmonale Flüssigkeitsbilanz keinen Effekt mehr. Sie sind im Gegenteil in gewissen Situationen gefährlich, da sie durch Senkung des peripheren Drucks zu einer Minderperfusion der Nieren führen und dadurch das Lungenödem noch verstärken können.

2. Maschinelle Beatmung (Tabelle 7)

Die maschinelle Beatmung bei ARDS soll frühzeitig einsetzen. Die üblichen funktionellen und klinischen Kriterien zur Intubation gelten hier nicht. Wird die Diagnose ARDS gestellt oder vermutet, so soll der Patient intubiert und maschinell beatmet werden. Wegen des Compliance-Defekts der Lunge wird die Beatmung mit Vorteil mittels volumengesteuerter Respiratoren durchgeführt (PONTOPPIDAN et al. 1977). Große Atemzugsvolumina (10–12 ml/kg Körperge-

Tabelle 7. ARDS. Maschinelle Beatmung

– Volumenkontrollierte Respiratoren
– Großes Atemzugsvolumen 10–12 ml/kg
– Positiv-endexspiratorischer Druck (PEEP)

wicht) und geringe inspiratorische Atemstromstärke bekämpfen effizient Atelektasen und Verteilungsstörungen. Diese Beatmungsform läßt sich aber nur in den Anfangsstadien des ARDS durchführen; bei voll entwickeltem ARDS können wegen der hohen erforderlichen Beatmungsdrucke diese Prinzipien nicht mehr hochgehalten werden.

Für die Beatmung von Patienten mit ARDS ist der positiv-endexspiratorische Druck (PEEP) die am besten geeignete Modifikation der Beatmungsform. PEEP bewirkt eine Erhöhung der funktionellen Residualkapazität und führt somit zu einer verbesserten Verteilung der intrathorakalen Gasvolumina. Außerdem garantiert der dauernd positive Druck in den Luftwegen und Alveolen die Funktionstüchtigkeit der Lunge, die wegen der Surfactant-Störung zu multiplen Atelektasen neigt. Durch PEEP wird außerdem die Inhomogenität von Ventilation und Perfusion z.T. aufgehoben, was zu einer Erhöhung der arteriellen Sauerstoffspannung, zu einer Verminderung der alveolo-arteriellen Sauerstoffdifferenz und zu einer Verbesserung der Compliance führt (LUTCH u. MURRAY 1972). Diese entscheidenden Vorteile der maschinellen Beatmung müssen indessen rasch zum Zuge kommen, da nur in den Anfangsstadien des ARDS eine bedeutende Verbesserung erzielt werden kann (Abb. 6).

Die optimale Höhe des PEEP hängt von vielen Faktoren ab. Wie oben erwähnt, wird durch den positiv-endexspiratorischen Druck versucht, die Inhomogenitäten von Ventilation und Perfusion der Lunge aufzuheben, was eine Erhöhung der arteriellen Sauerstoffspannung bedingt. Die arterielle Sauerstoffspannung darf aber nicht als einziger Parameter für die Einstellung der Höhe des PEEP berücksichtigt werden, da letzterer z.T. auch negative Auswirkungen auf die Hämodynamik entfaltet (HEMMER u. SUTER 1979). Die optimale Höhe des PEEP ist dann erreicht, wenn die größte Sauerstoff-Transportkapazität zustande kommt. Es ist somit notwendig, neben der arteriellen Sauerstoffspannung das Herzminutenvolumen, das Hämoglobin, die Lungencompliance, den Totraumquotienten und die Sauerstoffsättigung dieser Patienten zu kontrollieren, da all diese Faktoren die Sauerstoff-Transportkapazität beeinflussen. Nur durch Beobachtung der gesamten Parameter können die Auswirkungen des PEEP auf die Lungenfunktion und die Hämodynamik genau ermittelt und dessen Höhe optimal eingestellt werden (SUTER et al. 1975).

3. Adäquate Oxygenierung

Das Vorhandensein einer Hypoxie weist auf eine Abnormalität der Lungenfunktion hin, die entweder auf eine vorbestehende Lungenkrankheit oder auf eine akute pulmonale Affektion zurückzuführen ist. Eine progressiv sinkende Sauerstoffspannung weist auf ein akutes pulmonales Geschehen hin. In Anbetracht

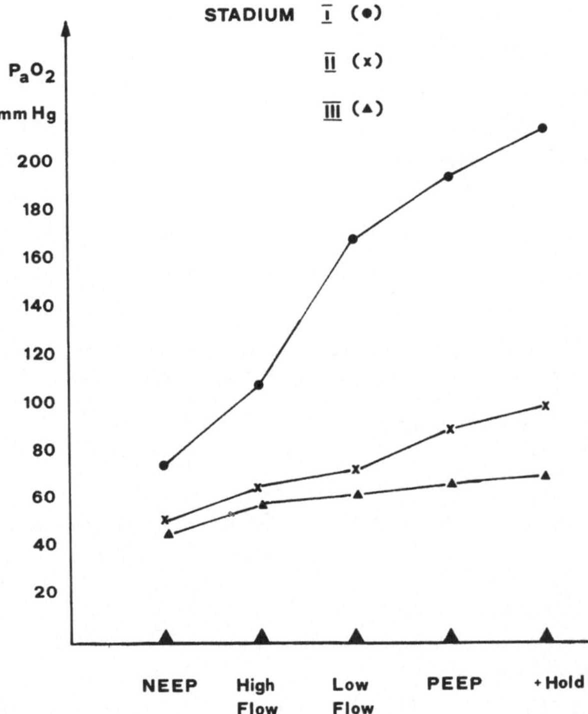

Abb. 6. Einfluß der Modifikation der Beatmungsform auf den Sauerstoffpartialdruck bei ARDS. *NEEP* Negativ-endexspiratorischer Druck, *High Flow* hohe inspiratorische Atemstromstärke, *Low Flow* niedrige inspiratorische Atemstromstärke, *PEEP* positiv-endexspiratorischer Druck, *Hold* endinspiratorisches Plateau

der potentiellen Sauerstoff-Toxizität bei hoher inspiratorischer Sauerstoffkonzentration, muß die Sauerstoffzufuhr kontrolliert erfolgen. Das anvisierte PaO_2 soll 60 mmHg betragen, weil damit ein Wert erreicht werden kann, der sich schon auf dem Plateau der O_2-Dissoziationskurve befindet. Damit ist eine ausreichende Sauerstoffsättigung des vorhandenen Hämoglobins zu erwarten. Höhere inspiratorische Sauerstoffkonzentrationen bringen nur wenig zusätzlichen Sauerstoff in die Blutbahn, steigern aber beträchtlich die Risiken der Sauerstoff-Toxizität für das Lungengewebe.

Die Höhe des angestrebten Sauerstoff-Partialdrucks im arteriellen Blut ist natürlich auch von den Kontrollmöglichkeiten abhängig. Besteht die Möglichkeit einer kontinuierlichen PaO_2-Messung mittels arterieller Sauerstoffsonde, so kann dieses Limit sehr tief gestellt werden; können Blutgase dagegen nur sporadisch gemessen werden, so muß der Grenzwert für PaO_2 entsprechend höher liegen.

4. Kortikosteroide

Die Möglichkeiten, ein etabliertes ARDS durch Medikamente zu beeinflussen, sind umstritten. Kortikosteroide in pharmakologischer Dosierung, z.B. Methylprednisolon, 30 mg/kg Körpergewicht, führen experimentell zu einer Stabilisierung der Lysosomenmembranen, zu einer Abdichtung der Kapillarendothelien und zu einer Blockierung von Reaktionen zwischen Komplement und Endotoxin

Tabelle 8. Beeinflussung des ARDS durch Kortikosteroide (Methylprednisolon, 30 mg/kg KG, 3mal, 8stündiges Intervall)

Patienten	51	
	Keine	Hochdosiert
Steroide	24	27
Exitus	13 = 54%	12 = 44%

Tabelle 9. Beeinflussung des ARDS durch Kortikosteroide (Methylprednisolon, 30 mg/kg KG, 3mal, 8stündiges Intervall) unter Berücksichigung der „Trigger"-Mechanismen

	Septische Pneumonien		Andere Ursachen	
Patienten	25		26	
	Keine	Hochdosiert	Keine	Hochdosiert
Steroide	11	14	13	13
Exitus	9 = 82%	9 = 80%	4 = 31%	1 = 8%

(Cheney et al. 1979; Perruchoud et al. 1979, 1980; Keller u. Perruchoud 1980). In klinischen Studien konnten durch hochdosierte, prophylaktisch verabreichte Kortikosteroide ARDS-Komplikationen beim kardiogenen Schock reduziert, die Prognose bei Patienten mit Polytrauma verbessert (Lozman et al. 1975) und die Letalität sowie die Inzidenz pulmonaler Komplikationen bei septisch-toxischem Schock gesenkt werden (Wilson u. Fisher 1968; Motsay et al. 1970; Wilson 1972; Sladen 1976). Bei etablierter Schocklunge dagegen konnte in klinischen Studien kein signifikanter Erfolg mehr beobachtet werden.

Wir haben unsererseits den Verlauf von 51 Patienten, die an einem ARDS erkrankten, analysiert. 27 Patienten mit den klinischen Zeichen des beginnenden ARDS wurden in einer prospektiven Versuchsanordnung mit 3mal 30 mg/kg Körpergewicht Methylprednisolon pro Tag in Form einer langsamen intravenösen Injektion in 8stündlichen Intervallen behandelt. Als Vergleichsgruppe dienten 24 Patienten mit ähnlichen Krankheitszuständen, welche retrospektiv analysiert wurden und welche keine Kortikosteroide erhalten hatten. Allen 51 Patienten gemeinsam war der klinische Nachweis eines ARDS nach radiologischen, lungenfunktionellen und hämodynamischen Kriterien, wobei die Diagnose bei den verstorbenen Patienten in jedem Fall auch histologisch bestätigt wurde. Ebenso einheitlich war die Basistherapie.

Beim Vergleich der beiden Patientengruppen stellt man fest, daß die Letalität durch Verabreichung hochdosierter Kortikosteroide nur unwesentlich beeinflußt wird (Tabelle 8) (James 1974). Bei den restlichen Patienten – vorwiegend ARDS nach broncho-pulmonaler Aspiration oder nach Herz-Kreislaufstörung – scheint mindestens trendmäßig eine Verbesserung durch Kortikosteroide erreicht zu werden (Tabelle 9).

Bei schwerer septischer Pneumonie sind somit hochdosierte Kortikosteroide nicht indiziert. Kann dagegen die auslösende Ursache zeitlich gut und früh erfaßt werden, weisen unsere Untersuchungen und diejenigen anderer Autoren darauf hin, daß ein gewisser protektiver Effekt erreicht werden kann.

H. Komplikationen

Eine der häufigsten Komplikationen bei Patienten mit ARDS stellt der pulmonale Infekt bzw. Superinfekt dar. Einerseits müssen diese Patienten beatmet werden und sind somit für eine Infektion der Atemwege und des Lungenparenchyms sehr anfällig. Andererseits stellen die schweren Veränderungen im Lungenparenchym selbstverständlich ein äußerst günstiges Milieu für die Ansiedelung von bakteriellen Infektionen dar.

Weitere häufige Komplikationen sind Pneumothorax und Pneumo-Mediastinum. Wegen der stark erniedrigten Compliance und der wegen Hypoxämie notwendigen Erhöhung des endexspiratorischen Drucks (PEEP) sind die mittleren Beatmungsdrucke bei diesen Patienten sehr hoch. Außerdem liegt eine schwere Schädigung des Lungenparenchyms vor. Diese beiden Umstände führen sehr oft zu Rissen in der Pleura visceralis und damit zu Pneumothorax, welcher meist mit Spannungserscheinungen verbunden ist.

Schließlich kommt es gelegentlich in der Spätphase des ARDS zu lebensbedrohlichen Lungenblutungen, die ebenfalls auf die schweren Veränderungen des Lungenparenchyms zurückgehen.

J. Prognose

Das Fehlen einer kausalen Therapie erklärt z.T. die schlechte Prognose des ARDS. Die Letalität der Krankheit variiert zwischen 50–80%, je nach Schweregrad des Leidens und dem Kollektiv von Patienten.

Ein zuverlässiges prognostisches Zeichen ist der Verlauf des pulmonal-vaskulären Widerstands (PVR) (Abb. 7). Dies erstaunt nicht, da die festgestellten

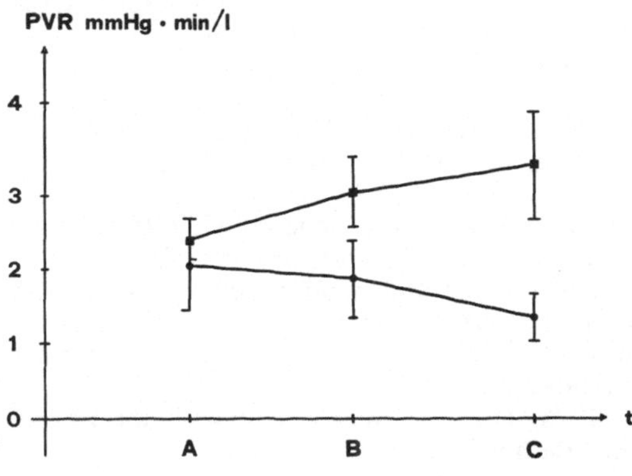

Abb. 7. Verlauf des pulmonal-vaskulären Widerstandes (PVR) bei 12 Patienten mit ARDS nach Pneumonie. *Phase A* Initiales Stadium. *Phase B* Fortgeschrittenes Stadium. *Phase C* Endstadium bzw. Stadium der Heilung. ● Überlebende, ■ Verstorbene

Tabelle 10. ARDS. Zusammenfassung

- Sekundäre Lungenerkrankung
- Symptomatische Behandlung
- Schlechte Prognose
- Reversibilität möglich
- Frühe Erfassung und Behandlung

Lungenveränderungen, ob funktionell oder bioptisch erfaßt, alle direkt oder indirekt den Widerstand im kleinen Kreislauf beeinflussen.

Trotz der allgemein schlechten Prognose muß auf die nur diskreten lungen-funktionellen Restschäden bei Überlebenden eines ARDS hingewiesen werden: leicht verminderte Diffusionskapazität, minimale Hypoxämie und Restriktion (Lakshminarayan et al. 1976). Die potentielle Reversibilität rechtfertigt den großen Aufwand einer Intensivbehandlung aller Patienten mit ARDS.

K. Zusammenfassung (Tabelle 10)

Das ARDS ist eine sekundäre Lungenkrankheit, deren Behandlung auch heute noch vorwiegend symptomatisch ist. Sorgfältiges Management der pulmonalen Flüssigkeitsbilanz und maschinelle Beatmung bilden die Schwerpunkte der Therapie. Der medikamentösen Behandlung kommt nur sekundäre Bedeutung zu. Die Prognose ist beim etablierten ARDS sehr schlecht; trotzdem bleibt das ARDS aber ein potentiell reversibles Syndrom. Früherfassung und -behand-lung sind deshalb die Ziele des Klinikers bis zum Zeitpunkt, da die Wissenschaft ihm eine kausale Therapie für das ARDS wird anbieten können.

Literatur

Bachofen M, Weibel ER (1977) Alterations of the gas exchange apparatus in adult respiratory insufficiency associated with septicemia. Am Rev Respir Dis 116:589
Bone RC, Francis PB, Pierce AK (1976) Intravascular coagulation associated with the adult respiratory distress syndrome. Am J Med 61:585
Brigham KL, Woolverton WC, Blake LH, Staub NC (1974) Increased sheep lung vascular permeability caused by pseudomonas bacteriemia. J Clin Invest 54:792
Cheney FW, Huang TH, Gronka R (1979) Effects of methylprednisolon on experimental pulmonary injury. Ann Surg 190:236
Craddock PR, Fehr J, Brigham KL, Kronenberg RS, Jacob HS (1977a) Complement and leukocyte-mediated pulmonary dysfunction in hemodialysis. N Engl J Med 296:769
Craddock PR, Hammerschmidt D, White JG, Dalmasso AP, Jacob HS (1977b) Complement (C_{5a})-induced granulocyte aggregation in vitro. J Clin Invest 60:260
Hemmer M, Suter PM (1979) Treatment of cardiac and renal effects of PEEP with dopamine in patients with acute respiratory failure. Anesthesiology 50:399
James PM (1974) Response of patients in shock to treatment with corticosteroid, steroids and shock. University Park Press, Baltimore
Katzenstein A, Bloor LA, Liebow AA (1976) Diffuse alveolar damage – the role of oxygen, shock and related factors. Am J Pathol 85:210

Keller R, Perruchoud A (1980) Glucocorticoid-Therapie der Schocklunge. Allergologie 3:298

Kopp C, Perruchoud A, Heitz M, Herzog H (1979) Therapeutische Maßnahmen bei Pneumonien mit lebensbedrohlicher respiratorischer Insuffizienz. Atemwegs- und Lungenerkrankungen 5:392

Lakshminarayan S, Stanford RE, Petty TL (1976) Prognosis after recovery from adult respiratory distress syndrome. Am Rev Respir Dis 113:7

Lozman J, Dutton R, English M, Powef S (1975) Cardiopulmonary adjustments following single high dosage administration of methylprednisolone in traumatized man. Ann Surg 181:317

Lutch JS, Murray JF (1972) Continuous positive-pressure ventilation: effects on systemic oxygen transport and tissue oxygenation. Ann Intern Med 76:193

Motsay GA, Alho A, Jaeger T, Dietzman RH, Lillehei RC (1970) Effects of corticosteroids on the circulation in shock: experimental and clinical results. Fed Proc 29:1861

Murray JF (1980) Adult respiratory distress syndrome. In: Flenley DC (ed) Recent advances in respiratory medicine 2. Churchill Livingstone, New York, p 69

Perret C (1966) Die respiratorische Insuffizienz. Documenta Geigy, Nr 6

Perruchoud A, Kopp C, Herzog H (1977) Klinik und Therapie der Schocklunge. Intensivmed 14:274

Perruchoud A, Keller R, Ritz R, Herzog H (1980) Die Bedeutung der Corticosteroide in der Prophylaxe und Behandlung des ARDS. In: Keller R, Wolff G, Suter P (Hrsg) „ARDS". Springer, Berlin Heidelberg New York, S 109

Petty TL, Ashbaugh D (1971) The adult respiratory distress syndrome. Chest 60:233

Pontoppidan H, Geffin B, Lowenstein E (1972a) Acute respiratory failure in the adult (First of three parts). N Engl J Med 287:690

Pontoppidan H, Geffin B, Lowenstein E (1972b) Acute respiratory failure in the adult (Second of three parts). N Engl J Med 287:743

Pontoppidan H, Geffin B, Lowenstein E (1972c) Acute respiratory failure in the adult (Third of three parts). N Engl J Med 287:799

Pontoppidan H, Wilson RS, Rie MA, Schneider RC (1977) Respiratory intensive care. Anesthesiology 47:96

Schumer W (1976) Steroids in the treatment of clinical septic shock. Ann Surg 184:333

Sladen A (1976) Methylprednisolone: pharmacologic doses in shock lung syndrome. J Thorac Cardiovasc Surg 71:800

Staub NC (1978) Pulmonary edema due to increased microvascular permeability to fluid and protein. Circ Res 43:143

Suter PM, Fairley HB, Isenberg MD (1975) Optimum end-expiratory airway pressure in patients with acute respiratory failure. N Engl J Med 292:284

Wilson JW (1972) Treatment or prevention of pulmonary cellular damage with pharmacologic doses of corticosteroids. Surg Gynecol Obstet 134:675

Wilson RF, Fisher RR (1968) The hemodynamic effects of massive steroids in clinical shock. Surg Gynecol Obstet 127:769

Zapol W, Snider MT (1977) Pulmonary hypertension in severe acute respiratory failure. N Engl J Med 296:476

Der Einfluß von Herzinsuffizienz und kardiogenem Schock auf die Pharmakokinetik

G. Paumgartner

Mit 5 Abbildungen

Wenn man die Transportfunktion des Blutes für Pharmaka vor Augen hat, so verwundert es nicht, daß Schockzustände über eine verminderte Organ- bzw. Gewebsperfusion – nämlich eine Minderdurchblutung von Darm, Muskulatur, Fettgewebe, Leber und Niere – die Absorption, Verteilung und Elimination von Arzneimitteln beeinflussen können. Darüber hinaus können Schockzustände durch eine ungenügende Sauerstoffversorgung von Leber und Niere zu einer reversiblen Funktionseinschränkung oder einer irreversiblen Schädigung dieser Eliminationsorgane führen. Auf diese Weise können sie die Elimination von Pharmaka noch stärker und zeitlich über den eigentlichen Schockzustand hinaus beeinträchtigen (Abb. 1).

Während der Einfluß von Erkrankungen der Eliminationsorgane Niere und Leber auf die Pharmakokinetik relativ gut untersucht wurde, ist das Wissen über den Einfluß einer Herzinsuffizienz oder eines kardiogenen Schocks noch relativ gering.

Die folgende Übersicht beschränkt sich auf die Pharmakokinetik von Antiarrhythmika bei Herzinsuffizienz und bei kardiogenem Schock. Antiarrhythmika werden bei kardiogenen Schockzuständen häufig angewandt, weil Herzrhythmusstörungen nicht nur häufige Ursache, sondern auch Folge von Schockzuständen sind. Änderungen der Pharmakokinetik sind für Antiarrhythmika von besonderer klinischer Relevanz, weil die therapeutische Breite der meisten Medikamente dieser Gruppe relativ klein und die Gefahr der Überdosierung daher groß ist. Dies mögen auch die Gründe dafür sein, daß der Einfluß von Herzinsuffizienz und Schock auf die Pharmakokinetik dieser Medikamentengruppe bisher am besten untersucht wurde.

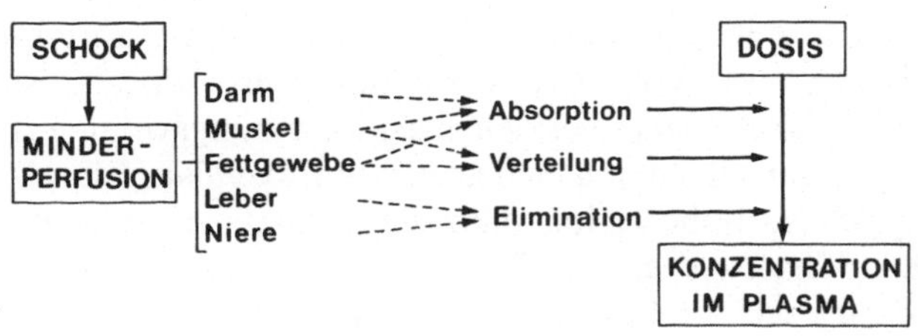

Abb. 1. Mechanismen, über welche eine Herzinsuffizienz und ein kardiogener Schock die Pharmakokinetik beeinflussen können

A. Absorption

Die Absorption eines Medikaments nach oraler Einnahme, subkutaner oder intramuskulärer Injektion, hängt von der Durchblutung am Absorptionsort und den Permeabilitätseigenschaften des Medikaments ab. Vor allem bei lipidlöslichen Medikamenten, welche Zellmembranen leicht durchdringen, wird die Gewebsperfusion zum limitierenden Faktor für die Absorption (Barr u. Riegelmann 1970; Ther u. Winne 1971). Im Schock kann die Absorption oral verabreichter Medikamente daher erheblich verzögert sein. Neben einer Verminderung des splanchnischen Blutflusses (Bynum u. Jacobson 1975; Crouthamel et al. 1975) sind eine verzögerte Magenentleerung und eine verminderte intestinale Motilität dafür verantwortlich (Crouthamel et al. 1975; Benet et al. 1976).

Für Aprindin (Hagemeijer 1975), Chinidin (Crouthamel 1975), Digoxin (Korhonen et al. 1979) und Procainamid (Koch-Weser u. Klein 1971) wurde bei Patienten mit akutem Myokardinfarkt und Herzinsuffizienz eine verzögerte Absorption nach *peroraler Gabe* nachgewiesen. Die Absorption von Aprindin war so stark verzögert, daß bei üblicher Dosierung innerhalb der ersten 12 h nur bei der Hälfte der Patienten wirksame Plasmaspiegel erzielt wurden (Hagemeijer 1975). Bei Schockzuständen darf man je nach Schwere des Schocks eine noch stärkere Beeinträchtigung der Absorption erwarten.

Auch bei *parenteraler Verabreichung* kann die Absorption von Medikamenten im Schock verzögert sein, wenn die Applikation subkutan oder intramuskulär erfolgt (Nies 1977). Selbst die intralinguale Injektion war der intravenösen Injektion unterlegen, wenn Adrenalin bei experimentell hypotensiven Hunden und Rhesusaffen verabreicht wurde (Halpern et al. 1978). Ursache ist eine Minderdurchblutung der Subkutis bzw. der Muskulatur (Schwartz et al. 1974; Evans et al. 1975). Dies dürfte für die meisten, wenn nicht alle, subkutan und intramuskulär verabreichten Arzneimittel zutreffen. Deshalb sollten systemisch wirkende Pharmaka bei Schockzuständen nur intravenös verabreicht werden.

B. Verteilung

Schockzustände können auch zu Veränderungen der Geschwindigkeit und des Ausmaßes der Verteilung von Pharmaka im Organismus führen. Wenn z.B. die Muskulatur und das Fettgewebe schlecht durchblutet sind, ist die Verteilung von Pharmaka in diese Gewebe verlangsamt. Ein größerer Anteil der Dosis bleibt in der Zirkulation, wo höhere Blutspiegel über einen längeren Zeitraum aufrechterhalten werden. Die Folge ist eine stärkere Verteilung in besser durchblutete Organe wie z.B. Gehirn und Herz. Die Verteilung von Lidocain ist ein klassisches Beispiel dafür. Aufgrund eines verkleinerten Verteilungsvolumens weisen Patienten mit Herzversagen nach einer gleich großen intravenösen Einzeldosis von Lidocain fast doppelt so hohe Lidocainkonzentrationen im Plasma auf wie gesunde Probanden (Thomson et al. 1971). Nicht nur für Lidocain (Thomson et al. 1971), sondern auch für Chinidin (Ditlefsen 1957; Crouthamel 1975), Digoxin (Korhonen 1979), Disopyramid, Procainamid und Mexiletin (Prescott 1978) wurde bei akutem Herzinfarkt und/oder bei Herzinsuffizienz eine Verminderung des Verteilungsvolumens beschrieben. Man darf erwarten, daß die Verteilungsstörung bei Herzversagen im Stadium des kardiogenen Schocks noch ausgeprägter ist. Veränderungen des Verteilungsvolumens von Arzneimitteln sind wahrscheinlich für die gesteigerte Inzidenz toxischer Effekte am Herzen und am ZNS verantwortlich, wenn Patienten mit Herzversagen oder kardiogenem Schock initiale Bolusinjektionen üblicher Dosen von Lidocain erhalten (THOMSON et al. 1973). Bei Schockzuständen und bei schwerer Herzinsuffizienz sollte aufgrund des kleineren Verteilungsvolumens die initiale Dosis von Lidocain reduziert werden.

C. Elimination

Renale Elimination. Ob und wieweit Schockzustände die Elimination eines Arzneimittels beeinträchtigen, hängt von seinem Ausscheidungsweg und von der Kinetik seiner Ausscheidung ab. Es ist gut bekannt, daß renal ausgeschiedene Pharmaka (z.B. Digoxin) oder pharmakologisch aktive Metaboliten von Pharmaka (z.B. Azetylprocainamid) bei eingeschränkter Nierenfunktion infolge Schockniere langsamer eliminiert werden (DETTLI 1976; WELLING u. CRAIG 1976; BENETT 1979). Diese Veränderung der Elimination muß zum Unterschied von Veränderungen des Verteilungsvolumens bei der Verabreichung einer Einzeldosis nicht berücksichtigt werden. Sie ist aber bei wiederholter Verabreichung entsprechender Arzneimittel von Bedeutung und zwar vor allem dann, wenn der Schockzustand bzw. die evtl. daraus resultierende Niereninsuffizienz über längere Zeit, d.h. über mehrere Halbwertszeiten des Medikaments anhält. Bei wiederholter Verabreichung müssen dann Dosisanpassungen vorgenommen werden (DETTLI 1976; BENETT 1979). Zur Berechnung derartiger Dosisanpassungen kann die Clearance von Kreatinin oder von radioaktiv markiertem Hippuran herangezogen werden (WELLING u. CRAIG 1976). Die Kreatininclearance korreliert nicht nur gut mit der Clearance glomerulär filtrierter Substanzen, sondern auch mit der Clearance von Substanzen, die sowohl glomerulär filtriert als auch tubulär sezerniert werden (WELLING u. CRAIG 1976). Bei Patienten im Schock ergeben sich bei allen Dosisberechnungen Schwierigkeiten dadurch, daß sich der Patient in der Regel nicht in einem steady state befindet und Voraussagen aufgrund von Tests der Nierenfunktion daher problematisch sind. Hier gilt es, trotz Anpassung der Dosis an die ermittelte Nierenfunktion, besonders sorgfältig auf den klinischen Effekt und nach Möglichkeit auf den Plasmaspiegel des Medikaments zu achten.

Hepatische Elimination. Noch schwieriger als bei renal eliminierten Arzneimitteln ist die Voraussage evtl. notwendiger Dosisanpassungen, wenn hepatisch eliminierte Arzneimittel bei Schockzuständen verabreicht werden. Schockzustände können die Ausscheidung hepatisch eliminierter Arzneimittel einerseits über eine Verminderung der Leberdurchblutung, andererseits über eine Leberzellschädigung beeinträchtigen. Die hepatische Clearance eines Arzneimittels hängt nämlich nicht nur von der Fähigkeit der Leberzelle zur Elimination des Medikaments aus dem Blut ab, sondern auch vom Angebot des Arzneimittels

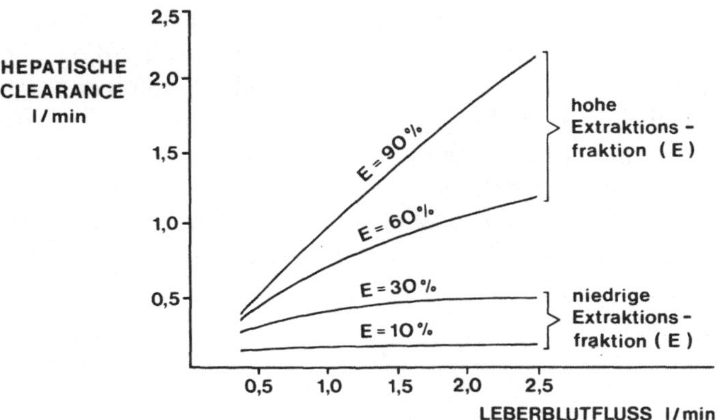

Abb. 2. Beziehung zwischen dem Leberblutfluß und der hepatischen Clearance von Arzneimitteln mit unterschiedlicher Extraktionsfraktion (*E*). Die Extraktionsfraktionen (*E*) gelten für einen normalen Leberblutfluß von 1,5 l/min. (Modifiziert nach Wilkinson u. Shand 1975)

an die Leberzelle (Wilkinson u. Shand 1975; Roberts et al. 1979). Dies kann durch die einfache Formel für die hepatische Clearance (Cl) ausgedrückt werden:

$$Cl = QE.$$

Der Leberblutfluß (Q) repräsentiert hier das Arzneimittelangebot an die Leber, die Extraktionsfraktion (E) die Fähigkeit der Leberzelle, das Arzneimittel aus dem Blut zu eliminieren.

Je größer die Extraktionsfraktion (E) ist, desto stärker wirken sich Veränderungen des Leberblutflusses (Q) auf die Clearance aus (Wilkinson u. Shand 1975). Bei Medikamenten mit einer hohen Extraktionsfraktion, d.h. mit einer Extraktionsfraktion über 60%, wird die hepatische Clearance des Arzneimittels vor allem durch den Leberblutfluß limitiert. Man bezeichnet diesen Medikamententyp deshalb auch als flußlimitierten Medikamententyp (Roberts et al. 1979; Paumgartner 1980). Wie aus Abb. 2 ersichtlich, führt eine Abnahme des Leberblutflusses zu einer deutlichen Abnahme der Clearance. Als Beispiel für diesen Medikamententyp kann Lidocain gelten. Bereits eine Minderdurchblutung der Leber im Rahmen einer Herzinsuffizienz oder eines kardiogenen Schocks führt zu einer deutlichen Verlängerung der Halbwertszeit von Lidocain im Plasma (Stenson et al. 1971; Thomson et al. 1973). Noch stärker ist die Abnahme der Clearance bei diesen Medikamenten, wenn sich zu einer Zirkulationsstörung noch eine Leberzellschädigung hinzugesellt (Pessayre et al. 1978). Bei Patienten mit vorbestehenden Lebererkrankungen liegt meist schon von vorneherein eine Störung der Elimination von Lidocain vor (Paumgartner 1980; Richter et al. 1980; Fuchshofen et al. 1981), die unter dem Einfluß eines Schockzustands weiter zunehmen kann.

Nicht nur aufgrund einer reduzierten Leberdurchblutung, sondern auch aufgrund einer schockbedingten Leberzellschädigung kann die Lidocainclearance

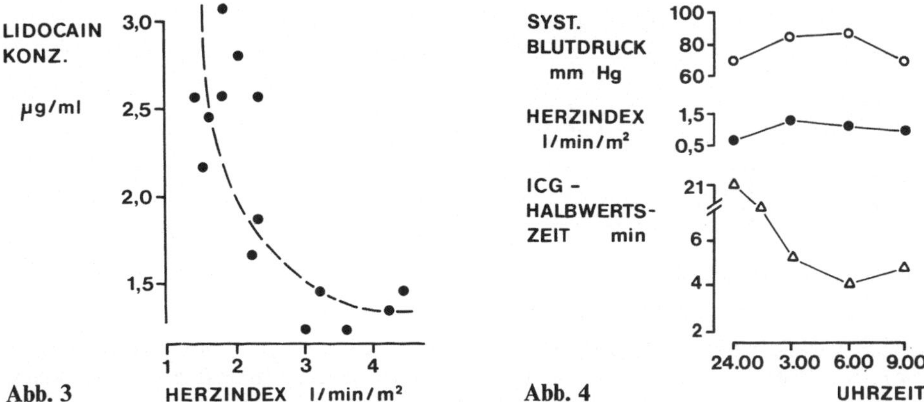

Abb. 3   **Abb. 4**

Abb. 3. Beziehung zwischen dem Herzindex und dem Blutspiegel von Lidocain nach einer Bolusinjektion (50 mg) und einer konstanten Infusion (40 µg/kg/min) von Lidocain. (Nach STENSON et al. 1971)

Abb. 4. Verlauf von Blutdruck, Herzindex und Halbwertszeit von Indocyaningrün bei einem Patienten im kardiogenen Schock. (Nach RITZ et al. 1973)

im Schock erheblich reduziert sein. Dies muß bei der Dosierung von Lidocain berücksichtigt werden. Bei Patienten im Schock sollte daher nicht nur die Initialdosis (wegen des verkleinerten Verteilungsvolumens), sondern auch die Infusionsrate (wegen der verminderten Clearance) zunächst auf annähernd die Hälfte der üblichen Richtdosis reduziert und die weitere Dosierung dem klinischen Effekt und nach Möglichkeit dem Arzneimittelspiegel im Blut angepaßt werden.

Im Gegensatz zum flußlimitierten Medikamententyp wird die Clearance von Arzneimitteln mit niedriger Extraktionsfraktion, d.h. mit einer Extraktionsfraktion unter 30%, nur wenig vom Leberblutfluß beeinflußt (WILKINSON u. SHAND 1975). Die Elimination dieser Medikamente wird vor allem durch die metabolische Kapazität der Leberzellen zur Elimination des Medikaments aus dem Blut limitiert (WILKINSON u. SHAND 1975). Man spricht daher vom kapazitätslimitierten Medikamententyp (ROBERTS et al. 1979; PAUMGARTNER 1980). Die hepatische Elimination dieser Medikamente ist bei Schockzuständen nur dann beeinträchtigt, wenn die Abnahme der Leberdurchblutung oder andere Faktoren zu einer Leberzellschädigung führen oder wenn bereits eine vorbestehende Lebererkrankung vorliegt. Als Beispiele für diesen Medikamententyp können Chinidin, Procainamid und Mexiletin gelten (PAUMGARTNER 1980; NITSCH et al. 1981; MEIER 1982; RONFELD 1982).

Da die Leberdurchblutung vom Herzindex abhängt (STENSON et al. 1971), überrascht es nicht, daß die Elimination des flußlimitierten Antiarrhythmikums Lidocain bei Patienten mit Herzinsuffizienz parallel mit dem Herzindex abnimmt (STENSON et al. 1971; THOMSON et al. 1973). STENSON et al. (1971) fanden eine signifikante Beziehung zwischen dem Herzindex und dem Blutspiegel von Lidocain, der sich nach einer Bolusinjektion von 50 mg und einer konstanten Infusion von 40 µg/kg/min einstellte (Abb. 3).

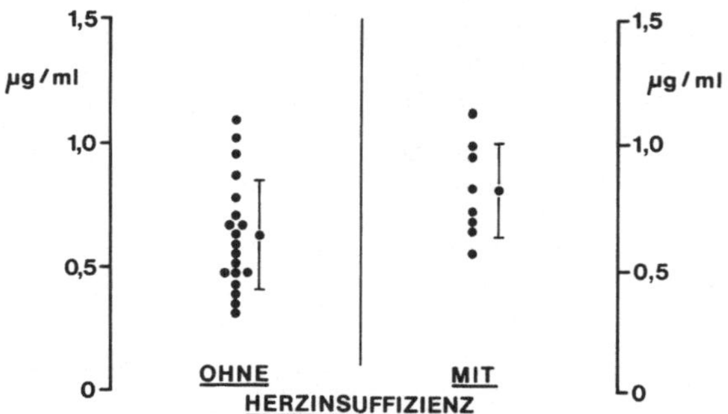

Abb. 5. Mexiletinspiegel im Serum 2 h nach der 2. Tagesdosis (3 × 200 mg Mexiletin täglich) bei Patienten mit ventrikulären Arrhythmien und Herzinsuffizienz (Herzindex 1,8–2,2 l/min/m²) und bei Patienten ohne Herzinsuffizienz. (Nach NITSCH et al. 1981)

Es wäre wünschenswert, bei Patienten mit Verdacht auf eine Störung der hepatischen Elimination von Lidocain einen einfachen Parameter zur Verfügung zu haben, der die Berechnung der nötigen Dosisreduktion ermöglicht. ZITO u. REID (1978) schlugen hierfür die Bestimmung der Clearance von Indocyaningrün vor. Eine wichtige Voraussetzung solcher Tests zur Dosisfindung ist jedoch, daß sich der Patient im steady state befindet. Dies ist bei Schockzuständen in der Regel nicht der Fall (RITZ et al. 1973) (Abb. 4). Selbst bei Patienten mit Myokardinfarkt ohne Herzinsuffizienz kann nicht damit gerechnet werden, daß die Lidocainclearance bei Infusion von Lidocain über 24 h hinaus konstant bleibt (PRESCOTT et al. 1976; LELORIER 1977). Es überrascht daher nicht, daß BAX et al. (1978) die Bestimmung der Clearance von Indocyaningrün für die Berechnung der erforderlichen Lidocaindosis ungeeignet fanden.

Für das kapazitätslimitierte Antiarrhythmikum Mexiletin konnten NITSCH et al. (1981) zeigen, daß es im Gegensatz zum flußlimitierten Lidocain bei Patienten mit Herzinsuffizienz nicht langsamer eliminiert wird (Abb. 5). Nur wenn eine Leberinsuffizienz vorlag, wurden bei gleicher Dosierung signifikant höhere Serumspiegel von Mexiletin gemessen. Patienten mit Herzinsuffizienz (Herzindex unter 2,2 l/min/m²), jedoch ohne Störung der Leberfunktion, wiesen bei gleicher Dosierung Mexiletinspiegel im Serum auf, die sich nicht signifikant von jenen bei Patienten ohne Herzinsuffizienz unterschieden (NITSCH et al. 1981). Dieses Beipiel zeigt, daß sich ein verminderter Herzindex sehr unterschiedlich auf die hepatische Elimination von Pharmaka auswirken kann, je nachdem, ob es sich um ein sog. flußlimitiertes Arzneimittel wie Lidocain oder ein kapazitätslimitiertes Arzneimittel wie Mexiletin handelt.

Literatur

Barr WH, Riegelmann S (1970) Intestinal drug absorption and metabolism. I. Comparison of methods and models to study physiological factors of in vitro and in vivo intestinal absorption. J Pharm Sci 59:154
Bax NDS, Tucker GT, Wood HF (1978) Does indocyanine green predict lidocaine requirements? N Engl J Med 299:662

Benet LZ, Greither A, Meister W (1976) Gastrointestinal absorption of drugs in patients with cardiac failure. In: Benet LZ (ed) The effect of disease states on drug pharmacokinetics. American Pharmaceutical Association, Washington, p 33

Benett WM (1979) Drug prescribing in renal failure. Drugs 17:111

Bynum TE, Jacobson ED (1975) Shock, intestinal ischemia, and digitalis. Circ Shock 2:235

Crouthamel WG (1975) The effect of congestive heart failure on quinidine pharmacokinetics. Am Heart J 90:335–339

Crouthamel WG, Diamond L, Dittert LW, Doluisio JT (1975) Drug absorption VII: Influence of mesenteric blood flow on intestinal drug absorption in dogs. J Pharm Sci 64:664

Dettli L (1976) Drug dosage in renal disease. Clin Pharmacokinet 1:126

Ditlefsen EL (1957) Quinidine concentration in blood and excretion in urine following parenteral administration as related to congestive heart failure. Acta Med Scand 159:105

Evans EF, Proctor JD, Fratkin MJ, Velandia J, Wasserman AJ (1975) Blood flow in muscle groups and drug absorption. Clin Pharmacol Ther 17:44

Fuchshofen-Röckel M, Heusler H, Hansen H, May E, Epping J, Richter E (1981) Lidokainkinetik und Plasmakonzentrationen bei Intensivpatienten. Kurzreferate der 13. Tagung der Deutschen und der Österr Gesellschaft für internist Intensivmedizin, Ludwigshafen 1981

Hagemeijer F (1975) Absorption, half-life, and toxicity of oral aprindine in patients with acute myocardial infarction. Eur J Clin Pharmacol 9:21

Halpern SD, Hunt LM, Yagiela JA (1978) A comparison of intralingual and intravenous epinephrine before and during cardiovascular depression. Oral Surg 46:333

Koch-Weser J, Klein SW (1971) Procainamide dosage schedules, plasma concentrations, and clinical effects. JAMA 215:1454

Korhonen UR, Jounela AJ, Pakarinen AJ, Pentikainen PJ, Takkunen JT (1979) Pharmacokinetics of digoxin in patients with acute myocardial infarction. Am J Cardiol 44:1190

LeLorier J, Grenon D, Latour Y, Caillé G, Dumont G, Brosseau A, Solignac A (1977) Pharmacokinetics of lidocaine after intravenous infusion in uncomplicated myocardial infarction. Ann Intern Med 87:700

Meier PJ (1982) Arzneimitteltherapie bei Leberkrankheiten. Schweiz Med Wochenschr 112:258

Nies AS (1977) The effects of haemodynamic alterations on drug disposition. Haemodynamic drug interactions. Neth J Med 20:46

Nitsch J, Steinbeck G, Lüderitz B (1981) Mexiletinspiegel bei Patienten mit ventrikulären Arrhythmien und Nieren-Leber- oder Herzinsuffizienz. Verh Dtsch Ges Inn Med 87:429

Paumgartner G (1980) Der Einfluß von Lebererkrankungen auf Bioverfügbarkeit und Clearance von Medikamenten. Internist 21:718

Pessayre D, Lebrec D, Descatoire V, Peignoux M, Benhamou JP (1978) Mechanism for reduced drug clearance in patients with cirrhosis. Gastroenterology 74:566

Prescott LF (1978) Pharmacokinetic abnormalities in myocardial infarction. In: Sandoe E, Julian DG, Bell JW (eds) Management of ventricular tachycardia: Role of mexiletine. Excerpta Medica, Amsterdam, p 465

Prescott LF, Adjepon-Yamoah KK, Talbot RG (1976) Impaired lignocaine metabolism in patients with myocardial infarction and cardiac failure. Br Med J 1:939

Richter E, Epping J, Fuchshofen-Röckel M, Heusler H, Zilly W (1980) Arzneimittelmetabolismus bei Patienten mit Lebererkrankungen. Leber Magen Darm 10:234

Ritz R, Cavanilles J, Michaels S, Shubin H, Weil MH (1973) Disappearance of indocyanine green during circulatory shock. Surg Gynecol Obstet 136:57

Roberts RK, Brauch RA, Desmond PV, Schenker S (1979) The influence of liver disease on drug disposition. Clin Gastroenterol 8:105

Ronfeld RA (1982) Pharmacokinetics of new antiarrhythmic drugs. In: Harrison DC (ed) Cardiac arrhythmias. A decade of progress. Hall, Boston, p 135

Schwartz ML, Meyer MB, Covino BG, Narang RM, Sethi V, Schwartz AJ, Kamp P (1974) Antiarrhythmic effectiveness of intramuscular lidocaine: influence of different injection sites. J Clin Pharmacol 14:77

Stenson RE, Constantino RT, Harrison DC (1971) Interrelationships of hepatic blood flow, cardiac output, and blood levels of lidocain in man. Circulation 43:205

Ther L, Winne D (1971) Drug absorption. Annu Rev Pharmacol 2:57

Thomson PD, Rowland M, Melmon KL (1971) The influence of heart failure, liver disease, and renal failure on the disposition of lidocaine in man. Am Heart J 82:417

Thomson PD, Melmon KL, Richardson JA, Cohn K, Steinbrunn W, Cudihee R, Rowland M (1973) Lidocaine pharmacokinetics in advanced heart failure, liver disease, and renal failure in humans. Ann Intern Med 78:499

Welling GP, Craig WA (1976) Pharmacokinetics in disease states modifying renal function. In: Benet LZ (ed) The effect of disease states on drug pharmacokinetics. American Pharmaceutical Association, Washington, p 155

Wilkinson GR, Shand DG (1975) A physiological approach to hepatic drug clearance. Clin Pharmacol Ther 18:377

Zito R, Reid PR (1978) Lidocaine kinetics predicted by indocyanine green clearance. N Engl J Med 298:1160

Nutzen und Gefahren
der Volumenersatztherapie

U.F. Gruber

Mit 3 Abbildungen und 3 Tabellen

Neben der Sicherstellung der Atmung und damit der Sauerstoffzufuhr stellt die Volumenersatztherapie bei allen Schockformen, die mit absoluter oder relativer Hypovolämie einhergehen, den wichtigsten Faktor für eine erfolgreiche Behandlung dar. Dem *Zeitfaktor* kommt dabei eine entscheidende Bedeutung zu: Je rascher ein adäquates Blutvolumen und eine Normalisierung der Gewebsdurchblutung wieder hergestellt werden können, desto schneller kann ein Schockzustand behoben werden (Gruber et al. 1976; Gruber u. Messmer 1977).

A. Volumentherapie mit Blut

Die Therapie mit Blut und Blutprodukten ist in den letzen Jahren durch ethische und ökonomische Einflüsse entscheidend verändert worden. Die ethischen Grundsätze betreffen vor allem die Persönlichkeit des Spenders. Gespendetes Blut steht nicht in unbeschränkten Mengen zur Verfügung. Die ökonomischen Aspekte betreffen vor allem die heute erheblichen Selbstkosten der Blutspendedienste für Materialbeschaffung, Raummiete, Löhne usw. Dazu kommen unumgängliche Labortests, Kosten für Lagerung und Überwachung von Spende und Transfusion. Diese ethischen und ökonomischen Überlegungen haben zur sog. *Blutkomponententherapie* geführt, welche eine bestmögliche Ausnützung des gesamten Spenderblutes zum Ziel hat (Ahnefeld et al. 1980). Sie soll die ursprünglich geübte Vollbluttransfusion ersetzen und den Patienten vor allem die fehlenden Blutelemente gezielt zuführen. Den Internisten ist seit Jahren bekannt, daß ein chronisch-anämischer Patient, welcher für eine Operation vorbereitet wird, kein Vollblut benötigt, sondern Erythrozyten braucht, die ihm am besten in der Form eines Erythrozytenkonzentrats zugeführt werden. In diesem Zusammenhang scheint es wichtig zu realisieren, daß ca. $^4/_5$ des gesamten Blutbedarfs in einem größeren Spital auf den chirurgischen Abteilungen verwendet werden. Lediglich $^1/_5$ der Blutkonserven werden aufgrund von internmedizinischen Indikationen verabreicht. Es muß hier auch betont werden, daß Transfusion von sehr großen Blutmengen ein relativ seltenes Ereignis darstellt, werden doch mehr als 8 Blutkonserven nur in etwa 5% aller transfusionsbedürftigen Patienten verwendet. Fast $^2/_3$ aller transfundierten Patienten brauchen lediglich 2 oder weniger Einheiten, d.h. viele „brauchten" wahrscheinlich gar keine (Gruber 1978 b)!

Im Rahmen dieser Arbeit werden selbstverständlich nur die für die Volumentherapie wichtigen Blutkomponenten besprochen, wobei zu berücksichtigen ist, daß beträchtliche nationale, ja lokale Unterschiede zwischen verschiedenen Blutspendezentren und -diensten bestehen, nicht alle Präparate entsprechen sich in ihrer Zusammensetzung und die Terminologie weist ebenfalls beträchtliche Unterschiede auf. Die folgenden Zahlenangaben beziehen sich auf die vom Blutspendedienst des Schweizerischen Roten Kreuzes zur Verfügung gestellten Präparate. Es werden andernorts noch viele weitere Präparate hergestellt wie gewaschene Erythrozyten, lyophilisiertes Frischplasma, gefriergetrocknetes Frischplasma, thrombozytenreiches Plasma, Leukozytenkonzentrat, Granulozytenkonzentrat, Lymphozytenkonzentrat usw. Man erkundige sich beim Hersteller, worum es sich im Einzelfall handelt!

I. Frischblut

Unter Frischblut versteht man weniger als 48 h altes frisches Vollblut mit einem Hämatokrit von $41 \pm 7\%$. Einzige Indikationen für Frischblut sind Gerinnungsstörungen bei massiven Blutungen oder bei Leberinsuffizienz. Wird das Frischblut innerhalb von 48 h nicht gebraucht, ist es als sog. Vollblut bei Verwendung eines CPD-Stabilisators bis zum 21. Tag haltbar.

II. Erythrozytenkonzentrat

Erythrozytenkonzentrat wird aus einer Vollblutkonserve durch Entfernen von 150–200 ml Plasma hergestellt. Das Volumen beträgt dann noch 320 ± 60 ml bei einem Hämatokrit von $70 \pm 10\%$. Die Haltbarkeit beträgt bei Verwendung des CPD-Stabilisators ebenfalls 21 Tage. Die Indikationen sind Anämien ohne Volumenmangel und Zufuhr von Erythrozyten bei Blutungen im Operationssaal oder zur Schockbehandlung zusammen mit kolloidalen und/oder kristalloiden Volumenersatzpräparaten.

III. Erythrozytenkonserve

Diese Form der Vollblutkonserve, welche z.B. in der Schweiz immer noch sehr populär ist, wird aus einer Vollblutkonserve durch Entfernung von nur 100 ml Plasma hergestellt. Das zu transfundierende Volumen beträgt dann ungefähr 410 ± 50 ml, der Hämatokrit ist $47 \pm 8\%$. Die Erythrozytenkonserve eignet sich sehr gut zur Deckung akuter Blutverluste größeren Ausmaßes.

IV. Buffy-coat-freie Erythrozyten

Darunter versteht man ein Erythrozytenkonzentrat, bei welchem der buffy coat in frischem Zustand entfernt wurde. Durch die Entfernung von ca. 75% der Leukozyten und etwa 90% der Thrombozyten wird verhindert, daß Mikroaggregate entstehen. Das Volumen pro Einheit beträgt 250 ± 60 ml, der Hämatokrit $70 \pm 10\%$, die Haltbarkeit ist bei Verwendung des CPD-Stabilisators 21 Tage. Die Hauptindikationen für diese Komponente sind: leichtere febrile Transfusionsreaktionen und Massivtransfusionen.

V. Filtrierte leukozytenarme Erythrozyten

Hier handelt es sich um eine Vollblutkonserve, aus welcher der Großteil des Plasmas und mehr als 95% der Leukozyten und der Thrombozyten entfernt wurden. Das Volumen einer Einheit beträgt etwa 190 ± 30 ml, der Hämatokrit $70 \pm 10\%$, die Haltbarkeit beträgt lediglich 72 h. Indikationen sind: febrile Transfusionsreaktionen und Transplantationspatienten.

VI. Thrombozytenkonzentrat

Es handelt sich um das Konzentrat der Thrombozyten einer Blutkonserve. Das Volumen beträgt 40 ± 10 ml, der Plättchengehalt wenigstens $5 \cdot 10^9$ pro Konserve. Eine gewisse Erythrozytenbeimengung bleibt bestehen. Eine Verträglichkeitsprobe erübrigt sich, dieses Präparat soll möglichst rasch ohne Abkühlung transfundiert werden. Indikation: isolierte Thrombopenie. Ein Beutel pro 10 kg Körpergewicht führt zu einem Anstieg der Thrombozyten um etwa 30.000 pro mm^3.

VII. Tiefgefrorene Erythrozyten

Diese Präparate können über viele Jahre gelagert werden. Das vor der Verwendung nötige Auftauen und Deglykerolisieren ist aber auch bei Verwendung automatisierter Waschvorgänge umständlich und zeitraubend. Etwa 99% der Leuko- und Thrombozyten lassen sich entfernen. Wenn das Konzentrat aufgetaut ist, muß es innerhalb von 24 h verwendet werden.

Es bestehen zwei unterschiedliche Methoden, um die konzentrierten Erythrozyten tiefzugefrieren:

1. Die Schnellgefriermethode mit 16–20% Glycerin und Lagerung bei $-196°$ C in flüssigem Stickstoff, oder

2. langsam eingefroren, mit Zusatz von 35–40% Glycerin, und Lagerung bei $-80°$ C.

Vielleicht gelingt es in Zukunft, die Verwendbarkeitsdauer nach Auftauen auf mehrere Tage auszudehnen. Ideal ist die Tiefkühlkonservierung zur Aufbewahrung von seltenen Blutgruppen und für autologes Blut bei Empfängern mit Antikörpern ubiquitärer Antigene. Auch für Katastrophensituationen und um Mangel an bestimmten Konserven zu überbrücken, ist dieses Verfahren ausgezeichnet geeignet. Die Gestehungskosten liegen allerdings im Vergleich zur Normalkonservierung um etwa das Zwei- bis Dreifache höher. Wahrscheinlich werden in nächster Zeit zentralisiert Möglichkeiten zur Aufbewahrung tiefgefrorener Erythrozyten auch in Europa an verschiedenen Stellen auftauchen. Nach allem, was bis heute bekannt ist, dürfte das Hepatitisrisiko außerordentlich klein sein, und nur bei einzelnen Methoden sind Hepatitisinfektionen nach Transfusion von tiefgefrorenen Erythrozyten gemeldet worden (ALTER et al. 1978).

VIII. Gefahren der Volumentherapie mit Blut

Gute Übersichten finden sich in COLLINS (1974) und COLLINS u. LUNDSGAARD-HANSEN (1980).

1. Verwechslungen und Laborfehler

Leider ist es wohl nie zu vermeiden, daß Blutproben, Etiketten auf Krankenab-
teilungen, Notfallstationen oder im Labor, wenn unter Zeitdruck gearbeitet
wird, verwechselt werden. Die meisten Fehler werden außerhalb des Blutgrup-
penlabors gemacht (Editorial 1981). Trotzdem kommen auch heute noch Fehler beim Bluttesten wahrscheinlich häufiger vor, als allgemein angenommen wird
(Editorial 1982; Holburn u. England 1982).

2. Sensibilisierung

Sensibilisierung gegen empfängerfremde Blutgruppen- oder HLA-Antigene, ein
Problem, das vor allem Polytransfundierte und Patienten der Transplantations-
chirurgie trifft.

3. Übertragung von Krankheiten

Im Vordergrund des Interesses steht nach wie vor die Posttransfusionshepatitis.
Man versteht darunter eine akute ikterische oder anikterische Virushepatitis,
welche meist 2–4 Monate, aber auch schon 3 Wochen oder erst 26 Wochen
nach Zufuhr von Blut oder Blutprodukten beim Empfänger auftritt. Die früher
häufige posttransfusionelle B-Virushepatitis ist dank Einführung des Hepatitis-
B-Antigen-Screenings selten geworden. Die sog. C-Virus-Posttransfusionshepa-
titis ist bei uns nicht von Bedeutung. Eine gute Zusammenfassung der ganzen
Problematik findet sich bei Lundsgaard-Hansen (1981).

Bei immunsupprimierten Patienten kann die Übertragung von Viren der
Herpesgruppe, vor allem des Epstein-Barr- und des Cytomegalovirus schwerwie-
gende Komplikationen hervorrufen. In unseren Breitengraden bleiben die Trans-
fusionsmalaria und Posttransfusionslues selten.

4. Bakterielle Infektionen

Bei der heutigen Transfusionstechnik wahrscheinlich eine Seltenheit. Das gleiche
gilt sicher auch für parasitäre Erkrankungen wie Chagaskrankheit, Schlafkrank-
heit, viszerale Leishmaniose, Mikrofilarien und Toxoplasmose.

5. Über- und Untertransfusion

Über- und Untertransfusion sollten bei sorgfältiger Kontrolle des zentralen Venendrucks oder noch besser der „pulmonary artery wedge pressure" mit dem
Swan-Ganz-Katheter keine wesentlichen Probleme darstellen.

Bei kardio-respiratorisch kompensierten Patienten, die vorher nicht an-
ämisch waren, besteht bei akutem Volumenmangel keine Notwendigkeit zur
sofortigen Zufuhr von Erythrozyten. Nur bei massivsten intraoperativen Blutungen müssen sofort Erythrozyten transfundiert werden. Alle anderen Volumen-
verluste kann man durch Erythrozyten-freie Lösungen initial kompensieren. Als
Richtlinie dient ein Hämatokrit von etwa 30%, bei welchem die Zufuhr von
Erythrozyten in irgendeiner Form als gerechtfertigt erscheint (Messmer 1975).

B. Volumentherapie mit Plasma und Derivaten

Frei von der Gefahr der Hepatitisübertragung sind pasteurisierte Plasmaproteinlösung (PPL) und Albuminlösungen. In 4–5 g% Lösung ergeben beide Präparate
einen Volumeneffekt, der dem infundierten Volumen entspricht (GRUBER 1968).

Beide Präparate haben die gleichen *Nachteile*: auf dem Weltmarkt besteht
ein Mangel an menschlichen Plasmapräparaten und die vorhandenen sind extrem teuer. Die Indikationen sind deshalb streng zu stellen, ein Komitee des
Europarats hat dazu Richtlinien erlassen, die insbesondere festhalten, daß die
Verabreichung von Albumin oder Plasma in folgenden Situationen *nicht* gerechtfertigt ist: Unterernährung, chronische Zirrhose oder Nephrose, Pankreasinsuf-
fizienz, Malabsorption und „protein loosing enteropathy". Nur in seltenen Fällen sollen diese Präparate verwendet werden bei prä- oder postoperativer Hypo-
proteinämie, akutem Leberversagen, akuter Nephrose, Aszites und als Medium
für Erythrozytensuspension. *Als klassische Indikationen gelten:* Blutverlust,
Schock, Verbrennungen, respiratorische Insuffizienz, Operation an der Herz-
Lungen-Maschine, Organtransplantation und generalisierte exfoliative Dermati-
tis (O'RIORDAN et al. 1978).

Auch nach Albumin- oder PPL-Infusionen sind anaphylaktoide Reaktionen
möglich (McMILLIN et al. 1978; McDONALD et al. 1979), allerdings relativ selten
(RING u. MESSMER 1977a, b). Bei Albumin-Infusionen kommt den *Proteinaggre-*
gaten evtl. pathogenetische Bedeutung zu (RING u. RICHTER 1980). Außerdem
sind *Stabilisatoren*, welche allen Albumin- und Plasmaproteinpräparaten zugegeben werden, zu berücksichtigen (RING u. RICHTER 1980). Patienten mit Ig-A-
Defizienz können gegen dieses Globulin Antikörper entwickeln (WELLS et al.
1977; WELLS u. KING 1980). Es ließen sich auch Fragmente des Hageman-
Faktors (XII) nachweisen, die das Kallikreinsystem zu aktivieren vermögen und
dadurch zu einem Blutdruckabfall führen (ISBISTER u. FISHER 1980).

Frischgefrorenes Plasma

Das vom Schweizerischen Roten Kreuz gelieferte Präparat wird innerhalb von
6 h nach Entnahme tiefgefroren; es handelt sich um Einzelspenderplasma mit
minimalem Zellgehalt. Das Volumen beträgt 250 ± 50 ml. Eine Verträglichkeitsprobe ist nicht notwendig, die Haltbarkeit beträgt bei − 30° C ein Jahr. *Indika-*
tion: Mangel an Gerinnungsfaktoren, Leberinsuffizienz.

Es ist wichtig, daß dieses wertvolle Präparat nur bei eindeutiger Indikation,
d.h. beim schweren Mangel an Gerinnungsfaktoren, verabreicht wird. Frischgefrorenes Plasma sollte nicht zum eigentlichen Volumenersatz verwendet werden,
der Volumeneffekt ist häufig wegen immunologischer Reaktionen nicht ideal
(GRUBER u. BERGENTZ 1967; WORTHINGTON 1980; O'CONNOR et al. 1981).

C. Volumentherapie mit künstlichen
kolloidalen Infusionslösungen

Von den bei uns zur Diskussion stehenden künstlichen kolloidalen Infusionslö-
sungen auf Gelatine-, Dextran- oder Stärkebasis wurde die Gelatine als erste
auf ihre klinische Tauglichkeit geprüft (GRUBER 1968).

I. Gelatinepräparate

Es liegen drei verschiedene Arten von Gelatinepräparaten vor, die in Ausgangsmaterial und Herstellungsverfahren von einander abweichen. Die drei Haupttypen sind:

1. *Oxypolygelatine (OPG)*: z.B. Gelifundol Biotest.
2. *Modifizierte flüssige Gelatine (MFG)*: Plasmagel, Roger Belon; Neo-Plasmagel, Braun; Physiogel, Schweiz. Rotes Kreuz; Thomaegelin, Thomae.
3. *Durch Harnstoffbrücken vernetzte Gelatine*: Hämaccel, Hoechst (Abb. 1).

Alle Gelatinepräparate sind brauchbare Plasmaersatzstoffe, weisen aber einen *Hauptnachteil* auf: Der erzeugte Volumeneffekt ist deutlich geringer als derjenige einer gleichen Menge von Plasma, Dextran oder Stärke. Gelatinepräparate sind deshalb keine eigentlichen Plasmaersatzstoffe im engeren Sinne des Wortes. Um die gleiche Wirkung zu erzielen wie mit den anderen oben erwähnten drei Substanzen, muß man von einer Gelatinelösung wesentlich mehr verwenden. Damit steigen auch die Kosten für eine solche Therapie. Sicherlich ist dadurch auch die Therapie schwieriger zu überwachen, weil Aufrechterhalten der Normovolämie nur durch dauerndes Nachschieben von weiterer Gelatinelösung gewährleistet werden kann. Punkto Volumeneffekt darf festgehalten werden, daß Gelatinepräparate eine Mittelstellung zwischen Ringerlaktatlösung und Plasma einnehmen (Gruber 1968; Lamke u. Liljedahl 1976). Nicht zu unterschätzen sind auch folgende Überlegungen: Der intravasale kolloidosmotische Druck bleibt nach Gelatineinfusion im Prinzip unverändert. Hingegen muß nach massiver Gelatinezufuhr der kolloidosmotische Druck im Interstitium und in der Lymphe zunehmen. Dadurch wird der transkapilläre onkotische Gradient verkleinert. Was später auch noch bei der Therapie mit großen Mengen von

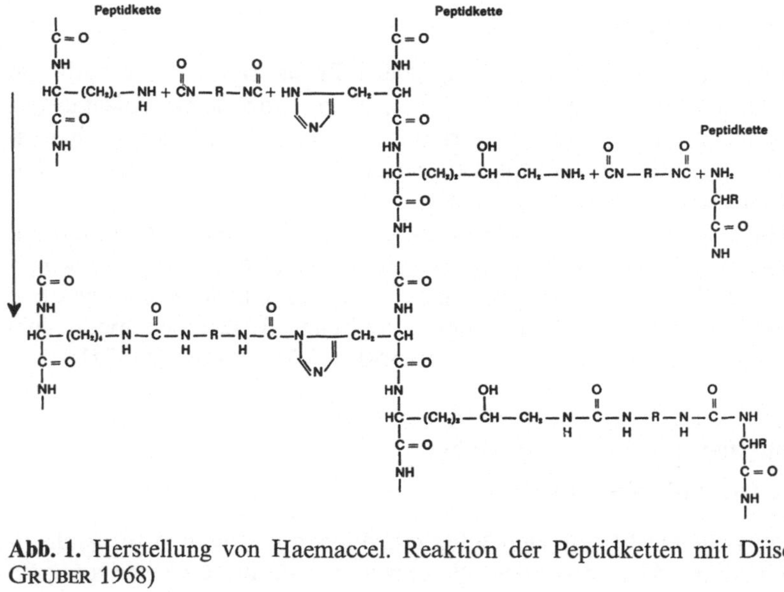

Abb. 1. Herstellung von Haemaccel. Reaktion der Peptidketten mit Diisocyanat. (Aus Gruber 1968)

Tabelle 1. Schweregradskala der Unverträglichkeitsreaktionen nach Infusion von kolloidalen Lösungen. (Nach RING u. MESSMER 1977a, b)

Schweregrad	Symptome
I	Hauterscheinungen: Flush, Urticaria
II	Nicht lebensbedrohliche hämodynamische Reaktion: Pulsanstieg >20/min, Blutdruckabfall >20 mmHg systolisch, Nausea, Dyspnoe, Erbrechen
III	Schock, lebensbedrohlicher Broncho- oder Uterospasmus
IV	Herz- und/oder Atemstillstand

Ringer-Laktat zu diskutieren ist, deutet sich hier schon an: Mit Ödemneigung muß gerechnet werden.

Nebenwirkungen. Nach den Untersuchungen von RING u. MESSMER (1977a) kommen allergische Nebenwirkungen nach Zufuhr sämtlicher kolloidaler Plasmaersatzmittel vor, also auch nach Infusion von körpereigenen Proteinen. Die Einteilung in verschiedene Schweregrade, wie sie aus Tabelle 1 hervorgeht, hat sich bewährt und wird bei der Besprechung aller weiteren Substanzen ebenfalls angewendet. Nach dieser Untersuchung sind bei Gelatineinfusion insgesamt die meisten Nebenwirkungen beobachtet worden. Nimmt man die Reaktionen vom Schweregrad III und IV zusammen, sind ebenfalls unter Gelatine die meisten Reaktionen beobachtet worden. Fest steht aber, daß die schwersten Reaktionen (IV) unter Gelatine selten sind. Die Reaktionshäufigkeit betrug bei 12.989 Gelatineinfusionen 0,115%, nach Plasma 0,014%. Die Zahlen lauten für Hämaccel 0,1%, für Albumin 0,05%. Werden nur dritt- und viertgradige Reaktionen betrachtet, so lauten die Zahlen für Gelatine 0,038%, für Plasma 0,003% (Hämaccel 0,048%, Plasma 0,003%).

Die meisten Nebenwirkungen (MÜLLER u. DIETZEL 1972; SCHÖNING u. KOCH 1975; COLLINS et al. 1979; SCHMIDT u. RIEBER 1980), auch tödliche (FREEMAN 1979), scheinen durch Histaminfreisetzung bedingt zu sein (MESSMER et al. 1970), aber es bestehen berechtigte Zweifel, ob nicht auch noch andere immunologische Phänomene mitbeteiligt sind (WATT 1981). Bewiesen ist die Histaminfreisetzung nur für durch Harnstoffbrücken vernetzte Gelatine (LORENZ et al. 1977; LUND 1980). Möglicherweise verursachen OPG und MFG weniger Reaktionen (LUNDSGAARD-HANSEN u. TSCHIRREN 1980), es gibt darüber aber keine einzige kontrollierte, prospektive Studie. SCHÖNING u. LORENZ berichten 1981 über eine gereinigte Gelatinepräparation, wobei zusätzlich Histamin-H1- und -H2-Rezeptorantagonisten eingesetzt wurden. Es wurden aber lediglich klinisch unwichtige allergoide Reaktionen der Haut mit einer Häufigkeit von 8% beobachtet. Die Prämedikation mit Histaminantagonisten sei zur Verhütung dieser Hautreaktionen hochsignifikant gewesen. Die Autoren empfehlen eine Vorbehandlung mit Histaminantagonisten bei Risikopatienten, wobei sie solche mit Karzinomen, vorbestehender allergischer Diathese und solche, welche früher auf ein Plasmaersatzpräparat reagiert haben, einschließen. Die Autoren werden von WATT (1981) kritisiert, weil dieses Verfahren kompliziert sei und weil es nötig sei, die Risikopatienten noch genauer zu definieren. Watt zieht daraus auch die Schlußfolgerung, daß Gelatinepräparate nicht geeignet seien für den Notfalleinsatz. Schöning u. Lorenz (1981) meinen, daß ca. 10–15% der chirurgischen Patienten Hämaccel nur nach Prämedikation mit Histaminantagonisten erhalten sollten.

Gelatine besitzt im Gegensatz zu Dextran keinen antithrombotischen Effekt. Das hat Vor- und Nachteile. Will man eine Thromboseprophylaxe, wie sie bei Schwerschockierten meist nötig ist, durchführen, müssen zusätzlich kleine Heparindosen oder Kumarine eingesetzt werden. Damit werden die Kosten gesteigert. Andererseits steht fest, daß Gelatine die Gerinnung praktisch nicht beeinflußt, abgesehen vom Verdünnungseffekt. Mit Dextran andererseits wird gleichzeitig mit der Volumensubstitution eine effektive Thromboembolieprophylaxe eingeleitet (s. unten). Der Kosten-Nutzeneffekt ist damit eindeutig günstiger. Dabei steht aber auch fest, daß Dextran effektiv die Gerinnung beeinflußt.

II. Dextran

Dextrane sind aus Glukosemolekülen aufgebaute hochmolekulare Polysaccharide (Abb. 2). Sie entstehen durch Einwirkung von Dextransaccharase beim Wachstum des Bacterium Leuconostoc mesenteroides B512 in Saccharose-haltigen Medien. Solche Rohdextrane werden partiell hydrolytisch gespalten und fraktioniert. Die Dextranpräparate, welche von klinischem Interesse sind, haben entweder ein mittleres Molekulargewicht ($\bar{M}_w$ = Gewichtsmittel des Molekulargewichts) von

1. *60000–75000 sog. klinisches Dextran.* Dextran 70 steht für ein Präparat, in welchem das Dextran ein mittleres $\bar{M}_w$ von ca. 70000 aufweist; oder

2. *das mittlere Molekulargewicht beträgt ca. 40000, man spricht dann von sog. niedermolekularem Dextran.* Dextran 40: $\bar{M}_w$ = 40000.

Die physikalisch-chemischen und biologischen Eigenschaften einer Dextranlösung hängen von folgenden Faktoren ab:
1. mittleres Molekulargewicht,
2. Molekulargewichtsverteilung,
3. Konzentration und
4. Molekularstruktur.

Außer der Konzentration sind es die anderen drei Faktoren, welche für einige der den älteren Dextranpräparaten zur Last gelegten Nebenwirkungen

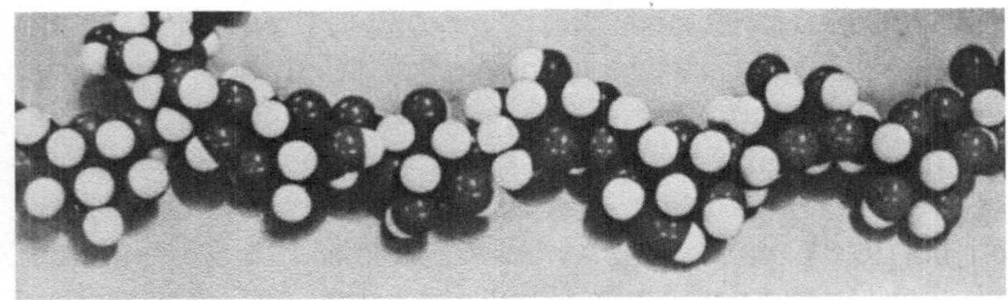

Abb. 2. Modell eines Dextranmoleküls. Faden mit 9 Glukosemolekülen und Verzweigung. (Aus Gruber 1968)

verantwortlich sind. Bei der Beurteilung der Dextran-Literatur sind diese Faktoren stets zu berücksichtigen.

Die wichtigsten Präparate

1. 6% Dextran 70: Macrodex (Pharmacia Uppsala); Dextran 70 (Vifor, Genf); Dextran-75-Lösung Salvia (Boehringer, Mannheim); Longasteril 70 oder 75 (Fresenius, Homburg); Schiwadex 60 (Schiwa, Glahndorf); Deltaplasmat M 70 (Delta-Pharma, Pfullingen); Thomaedex 60 (Thomae, Biberach).

In Deutschland und Österreich hat das Lizenzpräparat Macrodex der Firma Knoll Ludwigshafen ein $\bar{M}_w$ von 60000. Identisch ist Onkovertin (Braun, Melsungen). Der Unterschied zum Original-Dextran-70-Präparat ist für alle praktisch-klinischen Belange nicht von Bedeutung.

2. 10% Dextran 40: Rheomacrodex (Pharmacia, Uppsala); Dextran 40 (Vifor, Genf); Dextran-40-Lösung Salvia (Boehringer, Mannheim); Parenteral D 40 (Serag-Wiesner, Naila); Schiwadex 40 (Schiwa, Glahndorf); Deltaplasmat M 40 (Delta-Pharma, Pfullingen); Plasmafusin 40 E (Pfrimmer, Erlangen); Longasteril 40 (Fresenius, Homburg); Onkovertin N (Braun, Melsungen); Thomaedex 40 (Thomae, Biberach).

Dextran 70 und Dextran 40 sind einerseits in 5% Glukoselösung und andererseits in 0,9%iger NaCl- oder anderen Elektrolytlösungen erhältlich.

Die *Molekulargewichtsverteilung* von

Dextran 70 $\bar{M}_w$ liegt für mehr als 90% der Moleküle zwischen 20000 und 115000 (gilt für Macrodex Pharmacia),

Dextran 40 $\bar{M}_w$ liegt für mehr als 90% der Moleküle zwischen 15000 und 75000 (gilt für Rheomacrodex Pharmacia).

1. Pharmakokinetik

Dextranpräparate müssen i.v. zugeführt oder lokal, z.B. in der Gefäßchirurgie -intravasal bei einer Gefäßanastomose, appliziert werden. Der Großteil einer parenteral verabreichten Dextranmenge wird unverändert durch die Nieren ausgeschieden, da die Nierenschwelle für Dextran bei einem MG von ungefähr 50000 liegt. Bei normaler Nierenfunktion werden beim Menschen in 6 h ca. 30% von Dextran 70 und in 24 h etwa 40% davon im Urin ausgeschieden. Für Dextran 40 lauten die entsprechenden Zahlen: in 6 h 60%, in 24 h 70%. Ein ganz kleiner Prozentsatz wird durch den Gastrointestinaltrakt eliminiert. Die restlichen Dextranmengen werden in Organen wie Leber, Milz und Nieren vorübergehend aufgenommen und mit einer Geschwindigkeit von ca. 70 mg/kg KG/24 h durch Dextranasen vollständig zu CO_2 und H_2O abgebaut.

2. Plasmakonzentration

Bei den klinisch üblichen Dosierungen von 500–1500 ml Dextran 40 oder 70 i.v. in einigen Stunden werden für einen normovolämischen Erwachsenen von durchschnittlichem Körperbau Plasmakonzentrationen in der Größenordnung von 0,5–1,5 g/100 ml Plasma erreicht. Dextran passiert die *Plazenta* nicht. Nach rascher Infusion von Dextran 40 konnte in der *Zerebrospinalflüssigkeit* kein Dextran nachgewiesen werden (Literaturübersicht bei GRUBER 1968).

Dextran 60/70 (Macrodex) ist ein echter Plasmaersatzstoff und *verhält sich punkto Volumeneffekt* nach Infusion im Organismus weitgehend gleich *wie eine identische Menge Plasma.* Folgende neue Gesichtspunkte ergeben sich aus der Dextranforschung der letzten Jahre:

1. Der antithrombotische Effekt ist gleich gut wie derjenige von s.c. kleinen Heparindosen, und der Wirkungsmechanismus dieses Effekts ist heute weitgehend geklärt.

2. Neu ist ferner die Einführung der Hapten-Prophylaxe zur Verhütung der allergischen Nebenwirkungen.

3. Der antithrombotische Effekt von Dextran

Wirkung von Dextran in vitro

Es ist seit langem bekannt, daß Dextran die Plättchenadhäsivität, wie sie in vitro gemessen werden kann, herabsetzt. Das Maximum dieses Effekts wird 3–6 h nach Infusion einer Dextranlösung beobachtet. Wird Dextran dem Blut in vitro zugesetzt, wird das Phänomen nicht gesehen (WEISS 1973). In hohen Konzentrationen verursacht Dextranzusatz eine morphologische Veränderung des Fibringerüstes, ebenso eine gesteigerte Auflösbarkeit des Fibrins (TANGEN 1972).

Dextranwirkung in vivo

Die beobachteten Konzentrationsabnahmen von Gerinnungsfaktoren nach einer Dextraninfusion sind aufgrund der Blutverdünnung erklärt. Dextran führt aber zu einer auch in vivo meßbaren Veränderung der Plättchenadhäsivität (BENNETT et al. 1968). Wird jedoch eine Dosis von 1,5 g Dextran 70 oder von 2 g Dextran 40 pro kg Körpergewicht in 24 h nicht überschritten, kann keine Verlängerung der Blutungszeit festgestellt werden. Eine gesteigerte Kapillardurchblutung wird gesehen, was leicht verständlich ist, wenn man bedenkt, daß Dextran ein Plasmaexpander ist und über Erhöhung des Herzminutenvolumens zu einer Durchblutungssteigerung führt.

Aufgrund des heutigen Wissensstandes kann der antithrombotische Wirkungsmechanismus von Dextran beim Menschen wie folgt erklärt werden:

Hämodilution und gesteigerte venöse Durchblutung. Es ist bekannt, daß die Durchblutung der tiefen Wadenvenen praktisch sistiert, wenn ein Patient in Narkose auf dem Operationstisch liegt. Es konnte gezeigt werden, daß Blutverdünnung mittels Dextran der Strömungsverlangsamung in diesen wichtigen tiefen Beinvenen entgegenwirkt (JANSEN 1971). Auch aufgrund weiterer Untersuchungen scheint es wahrscheinlich, daß die Blutverdünnung plus Flußverbesserung, wie sie nach Dextraninfusionen zu verzeichnen sind, eine Komponente des antithrombotischen Effekts von Dextran darstellen (GRUBER u. BERGENTZ 1966; MESSMER 1975; GRUBER 1981 a, b).

Einfluß von Dextran auf den Faktor VIII. ÅBERG et al. (1979) haben gezeigt, daß die Lysierbarkeit von Ex-vivo-Thromben nach Dextraninfusion beim Menschen zunimmt. Die erhöhte Auflösbarkeit dieser unter Dextran gebildeten

Thromben verläuft parallel der herabgesetzten Plättchenadhäsivität und beide erreichen ihr Maximum mehrere Stunden, nachdem der maximale Plasma-Dextranspiegel erreicht wird. Ein gemeinsamer Mechanismus ist deshalb naheliegend. Wahrscheinlich besteht er in der vorübergehenden Wirkung von Dextran auf Struktur und Funktion von Faktor VIII. Dieser Faktor ist sowohl für die Plättchenfunktion wie auch die Thrombusstabilität (Fibringerüst) von Bedeutung. Die temporären Veränderungen betreffen die Faktor-VIII-Antigen-Konzentration, resultieren interessanterweise aber nicht in einer gleichzeitigen Abnahme von Faktor-VIII-Gerinnungsfaktor. Eine Erklärungsmöglichkeit für diese spannende Entdeckung wäre, daß das große Faktor-VIII-Molekül nach Dextranzufuhr in einer weniger aggregierten Form vorliegt und deshalb eine verminderte Fähigkeit hat, mit dem Kaninchenantiserum zu reagieren. Dextraninfusion führt ferner zu einer Aktivitätsabnahme des Ristocetin-Kofaktors für die Plättchenaggregation, ebenfalls eine Teilfunktion von Faktor VIII. Alle diese Wirkungen von Dextran auf Faktor VIII sind reversibel und können durch Zufuhr von Faktor-VIII-Konzentrat sofort aufgehoben werden (ÅBERG et al. 1979).

4. Resultate klinischer Untersuchungen mit Dextran zur Thromboembolieprophylaxe

In mehreren großen Übersichtsarbeiten mit detaillierten Literaturangaben ist dokumentiert worden, daß sowohl Dextran 40 als auch Dextran 60/70 (GRUBER 1975) einen eindeutig dokumentierten antithrombotischen Effekt auszuüben imstande sind und die Häufigkeit von thromboembolischen Komplikationen in verschiedenem Krankengut signifikant herabsetzen: Allgemeine Chirurgie (GRUBER 1975, 1977b; GRUBER et al. 1977b; GRUBER 1981a,.b); Orthopädie-Traumatologie (GRUBER et al. 1977a); Urologie (GRUBER 1977a); Gynäkologie (GRUBER 1981a).

Nachdem KAKKAR (1975) in einer kontrollierten Untersuchung dokumentiert hatte, daß die Verabreichung von kleinen s.c. Heparindosen in der Lage ist, die Häufigkeit von tödlichen postoperativen Lungenembolien signifikant zu senken, galt es nachzuweisen, daß Dextran eine eben solche Wirkung zu erbringen vermag. Solche Daten liegen heute vor. Sie sind im folgenden kurz zusammengefaßt:

1. *Die schweizerisch-skandinavische Multizenterstudie* (GRUBER et al. 1980). Wir zeigten in dieser prospektiv angelegten, randomisierten Studie, daß kleine s.c. Heparindosen und i.v. Dextran in bezug auf die Häufigkeit postoperativer tödlicher Lungenembolien zum gleichen Resultat führen. Das Patientengut stammte aus der *allgemeinen Chirurgie, Urologie, Orthopädie* und *Gynäkologie*. Aufgenommen wurden Patienten, die über 40 Jahre alt waren und einen Wahleingriff von mehr als 30 min Dauer in Allgemeinnarkose durchmachten. Patienten in der *Heparin-Gruppe* erhielten s.c. Natriumheparinat (Liquemin); 2 h vor Operationsbeginn wurden 5000 IE gespritzt, von diesem Zeitpunkt an 8stündlich jeweils weitere 5000 Einheiten während mindestens 7 Tagen oder bis zum Austritt des Patienten, wenn dieser früher erfolgte.

In der *Dextran-Gruppe* erhielten die Patienten 3 Flaschen 6% Dextran 70 in 0,9% Kochsalzlösung (Macrodex) i.v. Die erste Infusion von 500 ml erfolgte unmittelbar nach Narkoseeinleitung; Infusionsgeschwindigkeit: 100 ml sollten bei Operationsbeginn eingelaufen sein, die gesamte Infusionsdauer betrug ca. 1 h. Die zweite Infusion wurde nach Rückkehr des Patienten auf die Abteilung gestartet, Infusionsdauer ca. 2 h; die dritte Infusion erfolgte am Tag nach der Operation mit einer Infusionsdauer von 2–4 h.

Alle Patienten wurden ein Monat nach der Operation erfaßt, um Auskunft über eventuelle thromboembolische Komplikationen seit der Spitalentlassung zu erhalten.

Resultate: 2159 Patienten wurden in die Dextran-, 2193 in die Heparin-Gruppe aufgenommen. In der Dextran-Gruppe verstarben 38, in der Heparin-Gruppe 37 Patienten innerhalb Monatsfrist, 33 resp. 32 wurden seziert. Lungenembolien, die vom Pathologen für den Tod als allein verantwortlich bezeichnet wurden oder seiner Ansicht nach zum Tod eindeutig beigetragen haben, fanden sich in jeder Gruppe je 6. Es zeigte sich, daß es etwas schwieriger ist, eine vollständige Heparin-Prophylaxe durchzuführen, als die 3 Flaschen Dextran zu verabreichen. Hingegen traten allergische Reaktionen in der Dextran-Gruppe wesentlich häufiger auf.

2. *Die schweizerische Multizenterstudie zum Vergleich von Heparin-DHE und Dextran in der Chirurgie des Bewegungsapparats* (GRUBER et al. 1982b). In dieser Untersuchung wurden *erstmals auch Notfallpatienten untersucht,* und zwar Erwachsene jeglichen Alters und mit irgendeiner Anästhesieform. Von den 8001 in die Studie aufgenommenen Patienten erfüllten 7413 die Protokollbedingungen. 3698 erhielten 2mal täglich Heparin-DHE 5000 IE + 0,5 mg DHE. Die 3715 Dextran-Patienten erhielten wiederum 3mal 500 ml, anschließend keine anderen Antithrombotika. 28 resp. 27 Personen verstarben. Je 19 konnten seziert werden.

Resultate: Bei 6 Patienten der Heparin-DHE- und bei 9 der Dextran-Gruppe stellte der Pathologe eine Lungenembolie fest, die entweder alleine für den Tod verantwortlich gemacht werden mußte, weil sich keine andere Ursache fand, oder die so massiv war, daß sie für den Tod verantwortlich hätte sein können, wobei aber gleichzeitig andere Todesursachen festzustellen waren. In der Dextran-Gruppe fanden sich, im Gegensatz zur vorhergehenden Untersuchung, statistisch signifikant mehr diffuse intraoperative Blutungskomplikationen, massive postoperative Blutungen, kleine Wundhämatome und allergische Nebenwirkungen.

5. Die Verhütung allergischer Nebenwirkungen durch Haptenprophylaxe

Die wichtigsten Nebenwirkungen sind die sog. Dextran-induzierten anaphylaktoiden Reaktionen (*DIAR*). Unterschieden werden *leichtere* (*Grad I + II*) und *schwere Reaktionen* (*Grad III + IV*) (Tabelle 1). Bei den schweren Reaktionen entstehen Immunkomplexe zwischen im Blut zirkulierenden präformierten Dextran-Reaktiven-Antikörpern (*DRA*) und dem infundierten Dextran (HEDIN

1977). Die Entstehung dieser Immunkomplexe zu verhindern, wird durch intravenöse Verabreichung eines monovalenten Haptens angestrebt, das an die Antikörper bindet und damit die Anzahl der Bindungsstellen für das multivalente Antigen reduziert, ohne selbst eine Komplex-Bildung zu ermöglichen (RICHTER 1971; RICHTER et al. 1980). Als monovalentes Hapten wird heute klinisch *Dextran 1 (Hapten-Dextran, im folgenden kurz als „Hapten" bezeichnet)* verwendet, ein niedermolekulares Dextran mit einem Molekulargewicht um 1000 Dalton. Ein solches Präparat ist in Deutschland unter dem Namen Promit (Knoll) im Handel erhältlich. In einer ersten Phase wurde im Rahmen einer prospektiven internationalen Multizenter-Studie Patienten, die eine Dextran-Therapie erhalten sollten, 2 min vor Infusionsbeginn eine einzelne Dosis von *10 ml* einer 15-%-Dextran-1-Lösung verabreicht. Diese Prophylaxe führte zu einer signifikanten Erniedrigung der Häufigkeit der DIAR (GRUBER 1982a, c; MESSMER et al. 1980a, b). Durch eine Verdoppelung der Hapten-Dosis wurde eine weitere Verbesserung der Prophylaxe erzielt. Die Studie, welche wir in 15 Schweizer Kliniken durchgeführt haben (GRUBER 1982c, d) erfolgte gemäß nachstehendem Protokoll:

Berücksichtigt werden alle Patienten, denen im Hinblick auf eine Erstinfusion der Dextranpräparate Macrodex 6% oder Rheomacrodex 10% (Pharmacia, Uppsala) Hapten-Dextran appliziert und für die ein Dokumentationsbogen ausgefüllt wurde. *Applikation des Hapten-Dextrans:* 20 ml einer 15-%-Dextran-1-Lösung werden mindestens 2 min vor Beginn der ersten Dextraninfusion in einem Zeitraum von 60 s intravenös injiziert. Bei wiederholten Infusionen innerhalb von 7 Tagen nach Haptengabe wird dieses nicht erneut injiziert.

Die Bestimmung der DRA erfolgte mit Hilfe der passiven Hämagglutination (RICHTER 1971). Es wurde angestrebt, durch drei Serumproben – A entnommen vor Reaktion, B unmittelbar nach Reaktion und C 5–7 Tage nach Reaktion – neben den absoluten Werten auch die Veränderungen der DRA-Titer zu erfassen, um dadurch neben dem Vorhandensein auch die Beteiligung der DRA an der Reaktion beurteilen zu können. Titerabfall von A zu B und langsamer Wiederanstieg von B zu C sind wichtige Anhaltspunkte. Die Einstufung der Unverträglichkeitsreaktionen erfolgte aufgrund des *Schweregrads* und der *Kausalität* jeder Reaktion. Letztere ist durch drei Stufen charakterisiert:

1. Dextran ist wahrscheinlich die Ursache der Reaktion.
2. Dextran ist als Ursache nicht auszuschließen.
3. Dextran ist als Ursache mit Sicherheit auszuschließen.

Die Kurzcharakteristik jeder Reaktion durch diese beiden Größen schafft die Voraussetzungen für einen Vergleich mit ähnlich konzipierten Studien. Als wichtigstes und einziges Kontrollkollektiv dient die Dextran-Gruppe der schweizerischen multizentrischen Thromboembolie-Studie (GRUBER et al. 1982b). Hier wird ebenfalls eine Einteilung der DIAR vorgenommen, auf die Angabe von Kausalitäten jedoch verzichtet, da nicht auf DRA-Titerbestimmungen zurückgegriffen werden kann.

Resultate: Insgesamt wurden die Dokumentationsbogen von 12050 Patienten erfaßt. In 22 Fällen sind die Voraussetzungen für die Aufnahme in die Studie nicht gegeben. Bei keinem dieser 22 Patienten liegt eine Unverträglichkeitsreaktion vor. Damit umfaßt unsere Studie ein Kollektiv von 12028 Patienten.

Tabelle 2. In der schweizerischen 20-ml-Hapten-Studie aufgetretene Dextran-induzierte anaphylaktoide Reaktionen (DIAR) gegenüber den Erwartungswerten für ein Kollektiv ohne Hapten-Prophylaxe

	Schweregrad				Total
	I	II	III	IV	
Erwartete DIAR	57	49	11	4	121
Beobachtete DIAR	8	6	0	0	14

Unverträglichkeitsreaktionen, die auf Dextran zurückgeführt werden können: 14 Patienten zeigten eine DIAR, was einer Inzidenz von 0,12% entspricht. Es handelt sich ausschließlich um Reaktionen der Schweregrade I (n = 8) und II (n = 6), eine schwere DIAR trat nicht auf. Jeweils die Hälfte der DIAR ordneten wir der *Kausalität* 1 und der Kausalität 2 zu.

Reaktionen, die auf Hapten zurückgeführt werden können: Neben den 14 DIAR reagierten 6 Patienten auf die Applikation von Hapten, noch bevor Dextran verabreicht werden konnte. Die Inzidenz dieser Art der Unverträglichkeit beträgt somit 0,05%. *Für die gesamte Inzidenz der Unverträglichkeitsreaktionen, die ursächlich auf die Dextran-Therapie oder die Hapten-Prophylaxe zurückgeführt werden können, ergibt sich der Wert von 0,17%, wobei keine schweren Reaktionen beobachtet wurden.*
Die Einstufung der Hapten-bedingten Reaktionen ergab 5 vom Schweregrad I und 1 vom Schweregrad II, wobei alle der Kausalität 1 zuzuordnen waren.
Die bisherigen positiven Erfahrungen mit der Hapten-Prophylaxe bedingten den Verzicht auf eine Kontrollgruppe, da es nicht mehr zu verantworten war, bei einem Kollektiv von Patienten gezielt auf diese Prophylaxe zu verzichten und allenfalls schwerste Komplikationen, ja sogar den Tod des Patienten, in Kauf zu nehmen. Die Häufigkeit der DIAR bei Dextran-Therapie ohne Hapten-Gabe können wir deshalb dieser Studie nicht entnehmen. Wir beziehen uns stattdessen auf unsere Arbeit (GRUBER et al. 1982b), in der 3186 Dextran-Patienten der schweizerischen Heparin-DHE-Studie (GRUBER et al. 1982c) die kein Hapten erhielten, unter dem Gesichtspunkt der aufgetretenen DIAR betrachtet werden. Das Kollektiv entspricht in seiner Zusammensetzung weitgehend dem der Hapten-Studie; ein auffälliger Unterschied, die Beschränkung auf Eingriffe am Bewegungsapparat gegenüber allen Bereichen der Dextran-Therapie, ist für unsere Fragestellung sehr wahrscheinlich bedeutungslos. Jeder der 32 DIAR, die in der Thromboembolie-Studie auftraten, ist nach den Kriterien von RING u. MESSMER (1977a) ein Schweregrad zugeordnet, wobei 15 DIAR vom Grad I, 13 DIAR vom Grad II, 3 DIAR vom Grad III und 1 DIAR mit tödlichem Ausgang beobachtet wurden. Die Inzidenz ist mit 1,0% wahrscheinlich geringfügig zu hoch angesetzt, da begründet durch das Fehlen von DRA-Titerbestimmungen auf eine Einstufung in Kausalitäten und damit auch auf den Ausschluß möglicher Unverträglichkeitsreaktionen als nicht Dextran-bedingt verzichtet wurde. Allerdings zeigt die Gegenüberstellung der Tabelle 2 eine derart deutliche Verminderung der Inzidenz der DIAR bei den Patienten, die eine Hapten-Pro-

phylaxe erhalten haben, daß durch diesen Faktor keine wesentliche Beeinflussung des Resultats zu erwarten ist. Die statistischen Berechnungen ergeben für den Vergleich der Häufigkeit der DIAR allein mit $Chi^2 = 65{,}890$ und $p < 0{,}001$ eine hoch signifikante Differenz. Beziehen wir zusätzlich die Reaktionen auf Hapten ein, so zeigt sich mit $Chi^2 = 51{,}943$ und $p < 0{,}001$ immer noch ein hoch signifikanter Unterschied. *Selbst wenn alle Unverträglichkeitsreaktionen, also auch die der Kausalität 3, berücksichtigt werden, bleibt die Differenz mit $Chi^2 = 39{,}662$ und $p < 0{,}001$ hoch signifikant.*

Betrachten wir gesondert die schweren DIAR, denen die Bemühungen um eine Prophylaxe eigentlich gelten, so stellen wir ebenfalls eine mit $Chi^2 = 15{,}105$ und $p < 0{,}001$ hoch signifikante Verminderung fest. Bei 12028 Patienten, die mit Dextran behandelt wurden, trat mit der Hapten-Prophylaxe keine einzige schwere DIAR auf, obwohl von den Kontrollpatienten her 15 lebensbedrohliche Reaktionen zu erwarten gewesen wären. Mit diesem bemerkenswerten Resultat liegt auch zwischen der hier untersuchten Prophylaxe mit 20 ml Hapten und der der vorausgegangenen Studie mit 10 ml Hapten (GRUBER et al. 1982a) bei der Häufigkeit der schweren DIAR mit $Chi^2 = 10{,}552$ und $0{,}001 < p < 0{,}005$ eine hoch signifikante Differenz zugunsten der Einzeldosis von 20 ml vor.

Im übrigen ist die im Hinblick auf die Überlegungen zum Pathomechanismus der DIAR und den Wirkungsmechanismus der Hapten-Hemmung erstaunliche Tatsache zu erwähnen, daß die leichten DIAR für sich genommen mit $Chi^2 = 53{,}188$ und $p < 0{,}001$ ebenfalls hoch signifikant hinter den Erwartungswerten zurückbleiben. Dies zeigt deutlich, daß die theoretische Erklärung dieses klinisch wirksamen Prinzips noch keineswegs abgeschlossen ist. Die einfachste Korrektur der bisherigen Vorstellungen ergäbe sich durch die Annahme einer gewissen Beteiligung der Immunkomplexe auch bei der leichten DIAR. Dem stehen zwar frühere DRA-Titerbestimmungen an Dextran-Reaktanden teilweise entgegen (HEDIN 1977), aber die Werte, die sich aus unserer Studie ergeben, entsprechen durchaus einer solchen Hypothese.

Abschließend läßt sich sagen, daß durch die Vorinjektion von 20 ml Hapten die DIAR besonders in ihrer schweren Form zu einem sehr seltenen Ereignis wird. Wie die Zwischenergebnisse des deutschen Teils der 20-ml-Hapten-Studie (LAUBENTHAL et al. 1981, 1982) zeigen, können jedoch in Ausnahmefällen noch vereinzelte schwere DIAR auftreten. Daher sollte eine angemessene Vorbereitung auf diese Komplikation nicht unterbleiben. Eine rasche Erkennung und gute Möglichkeiten für eine Soforttherapie sind angesichts des akuten Charakters der DIAR von großer Bedeutung. Sämtliches Personal muß über die Möglichkeit einer Reaktion unterrichtet sein und die zu treffenden Maßnahmen wie bei jedem anaphylaktischen Schock kennen.

Im allgemeinen gilt die Regel, daß eine *Reaktion um so schwerer* verläuft, je früher nach Beginn der Infusion sie beginnt. Dextran-Reaktionen wurden sowohl bei anästhesierten als auch bei wachen Patienten beobachtet. Bei der Mehrzahl der leichteren Reaktionen genügt im allgemeinen das einfache Absetzen der Infusion. Sicherheitshalber ersetze man die Dextran-Infusion durch pasteurisierte Plasmaproteinlösung oder durch *Albumin*. Die Patienten erholen sich dann meistens sehr rasch. Erholt sich der Patient nicht sofort, sollen Kortikosteroide hochdosiert, z.B. bis zu 1 g Prednisolon, verabreicht werden. Bei schweren Zwischenfällen muß Adrenalin sofort i.v. gegeben werden (initial 0,05–0,1 mg verdünnt i.v.) (Laubenthal et al. 1982).

Aufgrund der bis heute vorliegenden Erfahrungen empfehlen wir, Promit wiederum vorzuspritzen, wenn zwischen Erstinfusion von Dextran und erneuter Infusion mehr als 48 h vergangen sind.

6. Dextran 40

Das höherkonzentrierte Dextran 40 besitzt *andere pharmakologische Eigenschaften und Indikationen* als Dextran 60/70. Für den *primären Volumenersatz* ist Dextran 40 nicht geeignet, da durch den hohen Gehalt relativ kleiner onkotisch aktiver Moleküle kurzfristig erhebliche Veränderungen des onkotischen Gleichgewichts und damit transkapilläre Wasserverschiebungen induziert werden. Aufgrund des starken Anstiegs des kolloidosmotischen Drucks im Plasma nach Dextran 40 kommt es initial zum Wassereinstrom, der bei Schnellinfusion eine *Volumenzunahme in vivo bis auf das Doppelte der Infusionsmenge* bewirken kann (Gruber 1968). Aufgrund kapillärer Filtration gelangen speziell kleinmolekulare Dextrananteile auch in das Interstitium, doch kann daraus *nicht* auf erhöhte Ödemneigung geschlossen werden, da gleichzeitig der stark erhöhte Plasma-KOD ein schnelles Abströmen von Wasser in das Interstitium verhindert. Als Folge der starken Volumenzunahme resultiert eine starke, aber kurzfristig anhaltende *Herzminutenvolumensteigerung* sowie eine *Zunahme der nutritiven Kapillardurchblutung* (Messmer 1975). Aufgrund des transkapillären Wassereinstroms kommt es zu lokaler Hämatokrit- und damit Blutviskositätsabnahme in den postkapillären Venolen – am Ort der Stasen im Schock. Demgegenüber spielt die geringe Erhöhung der Plasmaviskosität pathogenetisch keine Rolle. Eine gestörte Kapillardurchblutung kann durch Dextran 40 besser beseitigt werden als durch homologes Plasma; dieser Effekt ist offensichtlich Folge der Hyperonkie, daher nicht „dextranspezifisch" und nur in vivo, nicht aber in vitro nachweisbar.

III. Stärke

Hydroxyäthylstärke (*HÄS*) ist der jüngste der drei in Europa heute verwendeten künstlichen Plasmaersatzstoffe. Es sind denn auch hier noch mehr Fragen offen als bei Gelatine und Dextran (Gruber 1978a).

Folgende Präparate sind bekannt:
    1. HÄS 450/0,7 6% Plasmasteril (Fresenius)
    2. HÄS 200/0,5 10% HÄS-Steril (Fresenius)
    3. HÄS 40/0,5 6% Expafusion (Pfrimmer, Erlangen)
    HÄS wird aus dem Amylopektin von Getreide und Sorghum hergestellt. Die überwiegend α-1,4-glykosidisch verbundenen Glukosemoleküle sind in unterschiedlicher Häufigkeit mit Hydroxyäthylgruppen besetzt. Diese verhindern einen allzu schnellen Abbau im Organismus durch α-Amylase. Bei den obigen Angaben bedeutet der *Substitutionsgrad* 0,7, daß pro 10 Glukosemoleküle 7 Hydroxyäthylgruppen vorliegen, die *erste Zahl* steht für das *Molekulargewicht* analog dem Dextran.

Der *Volumeneffekt* für die großmolekulare Stärke (450/0,7) ist gesichert und entspricht fast demjenigen von Dextran 70 (LAMKE u. LILJEDAHL 1976; LAZROVE et al. 1980; DIEHL et al. 1981; THOMPSON 1981) oder Albumin. Noch nicht restlos geklärt ist der Abbau, da die Hydroxyäthylgruppen die Stärke offensichtlich massiv verändern. Mindestens vorübergehende Speicherungsphänomene sind nicht auszuschließen (BOON et al. 1976; THOMPSON 1981; MESSMER 1982). Ein *antithrombotischer Effekt* analog demjenigen des Dextrans konnte bis jetzt *nicht* nachgewiesen werden.

Der Pathomechanismus der *Unverträglichkeitsreaktion* nach HÄS-Zufuhr ist bisher ungeklärt. Daß Reaktionen vorkommen, sogar sehr schwere, darüber besteht kein Zweifel (RING u. MESSMER 1977a, b; MATTHIESSEN et al. 1977/78; LAUBENTHAL u. MESSMER 1981; RUSS et al. 1981). Eine Prophylaxe-Möglichkeit besteht nicht.

Der Preisunterschied zu Dextran ist zu vernachlässigen. Zu beachten ist ferner, daß bei Patienten, welche eine Hydroxyäthylstärke-Infusion bekommen haben, eine Beurteilung der *Serum-α-Amylase* nicht mehr möglich ist, da dieser Wert stark ansteigt (MESSMER u. JESCH 1978; MISHLER u. DÜRR 1979; MESSMER 1982). Unklar sind die Indikationen für die niedermolekularen Präparate, die keine spezifischen Vorteile aufweisen (MESSMER u. JESCH 1978; KOPP et al. 1982; MESSMER 1982).

IV. Fluorocarbonemulsionen

Seit man Blutersatzstoffe sucht, hat man sich auch darüber Gedanken gemacht, ob allenfalls wirklich künstliches Blut chemisch hergestellt werden könnte, d.h. eine Lösung, die Sauerstoff transportiert. In der Sensationspresse erscheinen in regelmäßigen Abständen Meldungen über erfolgreichen klinischen Einsatz einer solchen Substanz. Es besteht kein Zweifel darüber, daß Fluorocarbonemulsionen in der Lage sind, Sauerstoff zu transportieren, und daß Tiere praktisch ohne eigene Erythrozyten mittels dieses künstlichen Bluts überleben (MESSMER 1982). Diese Substanzen werden aber im retikuloendothelialen System abgelagert und die Folgen dieser Speicherungsphänomene beim Menschen sind in keiner Art und Weise geklärt. Die ersten Berichte über klinische Anwendung stammten aus Japan, wo die Firma Green Cross Corporation, Osaka, Präparate unter dem Namen Fluosol 43 und Fluosol-DA herausgibt. Dieser Blutersatz besteht aus einer Mischung von Perfluorpropylamin und Perfluordekalin. Ihr werden Pluronic F-68 als Emulgator und Hydroxyäthylstärke beigegeben, die den onkotischen Druck des künstlichen Bluts, welcher demjenigen von Vollblut entsprechen soll, regulieren. Weiter sind dieser Lösung außer Wasser Eigelb, Lecithin, Glukose, Elektrolyte und Glycerin zugesetzt. Perfluordekalin wird schnell aus dem Organismus ausgeschieden. Beim Perfluorpropylamin dauert dies mehrere Wochen, dafür bildet es eine stabilere Emulsion. Durch diese Kombination erhofft man sich einen vertretbaren Kompromiß zwischen Stabilität und Verträglichkeit des Produkts. Die Fluorocarbone werden teils mit der Ausatmungsluft ausgeschieden, teils im RES gespeichert. Zieht man in Betracht, wie wenige Patienten effektiv einen sehr tiefen Hämatokrit aufweisen, daß sie selber nicht mehr genügend Sauerstoff transportieren können, scheint die klinische Applikation einer solchen Fluorocarbonemulsion sehr limitiert (Goldsmith et al. 1981, weitere Literatur zu diesem Thema in Gould et al. 1981 und Editorial 1974).

V. Stromafreie Hämoglobinlösung

Ähnlich gelagert wie bei den Fluorocarbonen ist die Situation bei der stromafreien Hämoglobinlösung, wo allerdings mehr Unterlagen vorhanden sind (Messmer 1982). Auch diese Lösung ist noch nicht bereit zum klinischen Einsatz, Hauptproblem scheint die Schaffung eines genügend großen Moleküls zu sein, das nicht so rasch über die Niere ausgeschieden wird. Ferner ist wie bei den Fluorocarbonen das Problem offenbar noch nicht gelöst, den Sauerstoff bei physiologischem O_2-Partialdruck auch an die Gewebe abzugeben. Es genügt nicht, Sauerstoff zu transportieren, er soll ja im richtigen Moment in die Zellen hineinkommen! Weitere Literatur zu diesem Thema findet sich in DeVenuto et al. (1981), Greenburg et al. (1979), Messmer u. Jesch (1976), Messmer et al. (1977, 1978), Messmer (1982) und Tam et al. (1978).

D. Volumentherapie mit kristalloiden Lösungen

Das Schwergewicht der Forschung auf dem Gebiet des Volumenersatzes liegt neben der Entwicklung einer sauerstofftransportierenden und -abgebenden künstlichen Lösung heute beim Problem, ob man den *initialen* Volumenersatz mit Vorteil ausschließlich mit großen Mengen von Ringer-Laktat-Lösung durchführen soll oder ob die Verwendung von Kolloiden nach wie vor sinnvoll sei. Spannend ist insbesondere die Frage, ob Häufigkeit und Schweregrad der *posttraumatischen respiratorischen Störungen* unter Kolloidtherapie größer seien, wie einige Ringer-Laktat-Anhänger glauben, oder ob gute Kolloide, richtig eingesetzt, zu besseren Resultaten führen. Vorerst seien die Argumente, welche für und gegen den Gebrauch von Kolloiden resp. Kristalloiden sprechen, im einzelnen kurz diskutiert.

Argumente, welche für die Anwendung von Kolloiden und gegen die Anwendung von großen Mengen von Ringer-Laktat sprechen:

1. Normales menschliches Plasma ist eine mindestens 5,2 g% Eiweißlösung. Diese Zahl beruht auf den Empfehlungen des Europarats betr. Indikation und Gebrauch von Albumin, Plasma und Plasmaersatzstoffen (O'Riordan et al. 1978).

2. Das *Starling-Gesetz* ist bisher nicht widerlegt worden. Wichtigster Punkt dabei: Es gibt *nur* eine Kraft, welche interstitielle Flüssigkeit nach intravasal *ziehen* kann, und das ist der kolloidosmotische (= onkotische) Druck des Plasmas. Diese Kraft ist zum Offenhalten der Kapillaren und damit für ein optimales Funktionieren der Mikrozirkulation von größter Bedeutung (Gruber 1968; Gruber et al. 1976; Gruber u. Messmer 1977a; Messmer 1975; Perbeck u. Hedqvist 1982) (Abb. 3).

3. Es gibt keine Untersuchungen, die zeigen würden, daß das *Aufrechterhalten* eines *normalen kolloidosmotischen Drucks* schlecht wäre. Wir kennen keine

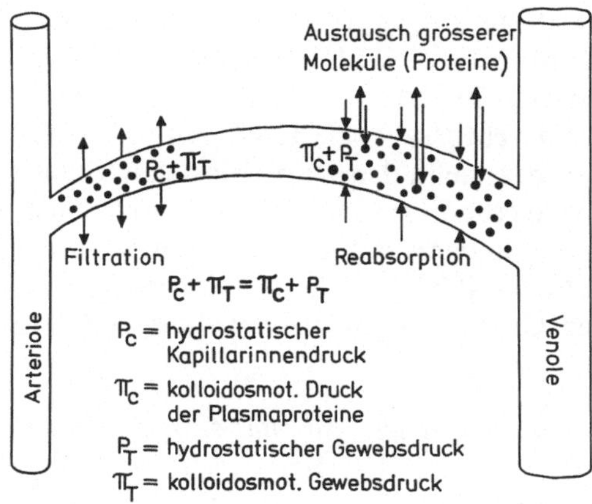

Abb. 3. Schematische Darstellung des Starling-Gesetzes

einzige Untersuchung, die beweisen würde, daß Patienten, die einen niedrigen kolloidosmotischen Druck aufweisen, eine bessere Sauerstoffversorgung haben als solche mit einem normalen kolloidosmotischen Druck (AMUNDSON et al. 1980).

4. Ein primärer Volumenersatz mit Hilfe kolloidhaltiger Lösungen ist in der Praxis *einfacher*. Das intravasale Volumen, welches punkto Überleben zweifelsohne am Anfang einer Schockbehandlung den entscheidenden Faktor darstellt, ist *schneller* restituiert, kann *leichter gesteuert* und *überwacht* werden.

5. Große Mengen Ringer-Laktat sind bei *jungen* Patienten relativ leicht zu handhaben, bei älteren Patienten mit generalisierter Arteriosklerose und multiplen Organschäden spricht einiges dafür, daß die Verwendung von Kolloiden einfacher ist (HELMS et al. 1978).

6. *Voraussetzung* für eine erfolgreiche Kristalloidtherapie ist, daß genügend Mengen von Erythrozyten *jederzeit* und *rasch* zur Verfügung stehen. Dies setzt praktisch den ubiquitären Einsatz von *tiefgefrorenen Erythrozyten* voraus. Bei den amerikanischen Streitkräften sind diese Bedingungen offenbar erfüllt, Möglichkeiten, die aber noch lange nicht überall vorhanden sind. Der *sofortige* Einsatz von Erythrozyten ist bei langen Transporten, z.B. in abgelegenen Gegenden, oft gar nicht möglich. Da aber Ringer-Laktat die Blutbahn schnell verläßt, muß dauernd nachgeschoben werden und das ist nicht immer so einfach durchzuführen.

Die Antikolloidkampagne, die aus den USA stammt, richtet sich dort vor allem gegen den Gebrauch von Albumin und nicht gegen die künstlichen Kolloide, welche wenig gebraucht werden (GRUBER 1980). Um die Diskussion „pro und contra Kolloide" richtig zu verstehen, muß man sich klarmachen, was in den USA heute in der Praxis meist gemacht wird (GRUBER 1978b). Bei Blutverlusten im Operationssaal und bei Schockierten gibt man initial meistens Ringer-Laktat und konzentrierte Erythrozyten (COLLINS u. LUNDSGAARD-HANSEN 1980). Die Frage ist, ob in der späteren Behandlung Albumin zugegeben wird oder nicht. Es handelt sich also praktisch immer um *Zulagen* von Albumin in die Ringer-Laktat-Lösung, nachdem die Patienten bereits große Mengen von Elektrolytlösungen und Erythrozytenkonzentraten erhalten haben. Die einen meinen, Albumin*zulagen* seien unnötig (SHIRES et al. 1964; LOWE et al. 1977; LUCAS et al. 1979; VIRGILIO et al. 1979; MOSS et al. 1981), die anderen glauben, solche seien das einzig richtige (SKILLMAN 1976; JELENKO et al. 1979; LAZROVE et al. 1979; SHOEMAKER u. HAUSER 1979; HAUSER et al. 1980; HILTON 1981; SHOEMAKER et al. 1981). Das ist die Kontroverse in den USA (MOORE u. SHIRES 1967), eine Frage, die sich in Europa in dieser Form im allgemeinen gar nicht stellt, weil das Vorgehen ein grundsätzlich anderes ist: initialer Volumenersatz mit einem guten künstlichen Kolloid (GRUBER 1978 b, 1980). Aus amerikanischer Sicht kann man allerdings vernünftige Gründe gegen die erwähnte Art von Albuminzulagen anführen.

Gründe gegen den Gebrauch von Albuminzulagen und für die Anwendung von Ringer-Laktat:
1. Man kann mit Recht festhalten, daß es weltweit gesehen nicht genügend Albumin gibt. Man muß also das Albumin, das zur Verfügung steht, am richtigen Ort und mit Vernunft einsetzen (O'RIORDAN et al. 1978). Für die Lösung dieses Problems stehen 2 Alternativen zur Verfügung:
a) Man versucht, bei der Volumenersatztherapie überhaupt *ohne* Albumin auszukommen, oder
b) man wendet neben natürlichen auch *künstliche* Kolloide an.
2. Gegen die Verwendung von Albumin kann man richtigerweise weiter anführen, daß Albumin *sehr teuer* sei. Es bieten sich auch hier die gleichen Lösungsmöglichkeiten an, wobei zu berücksichtigen ist, daß künstliche Kolloide etwa 10mal billiger sind als Albumin. Der Preisunterschied zwischen 1 l eines guten künstlichen Kolloids und 3–4 l Ringer-Laktat ist zu vernachlässigen.

Ist Ringer-Therapie besser als die Verwendung von Kolloiden?

Die Arbeit von VIRGILIO et al. (1979), der als Kronzeuge zugunsten der Ringer-Laktat-Therapie immer wieder zitiert wird, hat mit Schock-„Behandlung" nichts zu tun. Es handelt sich in dieser Arbeit um die *Aufrechterhaltung* des Normalzustands im Operationssaal bei Wahleingriffen. Unterlagen dafür, daß Kristalloide alleine *besser* seien als Kolloide zur Schockbehandlung, werden keine gegeben. Tatsache ist, daß beim Vorgehen dieser Autoren, wo die eine Patientengruppe Ringer-Laktat plus Erythrozyten erhält, die andere – die sog. „Kolloidgruppe" – Ringer-Laktat mit Albuminzulagen plus Erythrozyten, *alle* Patienten in *beiden* Gruppen massiv überwässert werden und unnötig viel Natrium infundiert erhalten. Eine Analyse der publizierten Daten (LOWE et al. 1977; VIRGILIO et al. 1979; MOSS et al. 1981) zeigt dies einwandfrei. Bei VIRGILIO et al. (1979) z.B. beträgt die totale *Gewichtszunahme* am Ende der Operation 8,7 und 4,1 kg in den beiden Gruppen. Die Autoren schreiben: „The net fluid balance at the end of resuscitation in the Ringerlactate group was twice that of the Albumin group and was associated with *significant peripheral edema*." Es werden keine Daten gegeben, warum das gut sein soll. VIRGILIO et al. (1979) meinen auch zu beweisen, daß Albumin für die Lungenfunktion schlecht sei, wenn sie schreiben, daß 2 Patienten der Kolloidgruppe postoperativ ein Lungenödem entwikkelten. Beide Kranken hatten ein vorgeschädigtes Herz, aber abgesehen davon: Wen erstaunt das, bei Zufuhr solcher Flüssigkeits- und Salzmengen? Auch die neueste Arbeit von Moss et al. (1981) über 36 Schockpatienten, die mit den beiden Lösungstypen behandelt wurden, bringt nichts Neues. Aufnahmekriterium für die Studie war nämlich, daß initial alle Patienten mehr als 5 Einheiten gewaschener Erythrozyten infundiert erhalten haben mußten. Also hatten alle bereits gute Kolloide in der Blutbahn. Moss schreibt, es sei kein Unterschied in der Mortalität zwischen Kristalloiden und Kolloiden zu verzeichnen. Es starb aber nur 1 Patient, und der gehörte zur Ringer-Gruppe. Die Arbeit beweist, daß Erythrozyten zur Behandlung des hämorrhagischen Schocks gut sind. Sie zeigt ferner, daß Albuminzulagen, in der amerikanischen Form, nicht nötig sind. Daß man aber zur initialen Schocktherapie ein preiswertes, sicher wirkendes und einfach zu handhabendes künstliches Kolloid mit minimalen Nebenwirkungen verwenden könnte, wird nicht diskutiert. Mit unseren Bedenken an diesen Arbeiten stehen wir nicht allein (BOUTROS 1979; LAZROVE et al. 1979; SHOEMAKER u. HAUSER 1979; HAUSER u. SHOEMAKER 1982). Die Antworten von VIRGILIO (1979a, b) können diese Einwände nicht widerlegen. Interessant ist auch, daß VIRGILIO et al. (1979) empfehlen, nurmehr die doppelte Menge an Ringer-Laktat zu gebrauchen, verglichen mit einer Kolloidlösung. Früher hatte man postuliert (SHIRES et al. 1964), das 3- bis 4fache der verlorenen Blutmenge müsse in Form von Ringer-Laktat gegeben werden.

Neuerdings wird behauptet, Albumin habe negativ inotrope Eigenschaften (DAHN et al. 1979) oder schädige die Nierenfunktion (LUCAS et al. 1979). Diese Arbeiten enthalten aber viele methodische Fehler und nicht die Beweise für diese Feststellungen. Es muß andererseits akzeptiert werden, daß mit *jeder* natriumhaltigen Lösung, mit oder ohne Kolloidzusatz, primärer Volumenersatz getrieben werken *kann*, solange frühzeitig genug und ausreichend therapiert wird. Es stellt sich dann die weitere Frage:

Ist die Häufigkeit von Lungenödemen bei Kristalloid- oder bei Kolloidtherapie größer?

Diesem Thema wird viel Aufmerksamkeit gewidmet (WASSERMANN u. MAYERSON 1952; SCHAD u. BRECHTELSBAUER 1978; STAUB 1979; STURM et al. 1979; LEWIS 1979; DEMLING et al. 1980; DEYSINE u. STEIN 1980; LARSSON et al. 1980, 1981; RISBERG et al. 1981), ohne daß wir heute mit Sicherheit sagen könnten, in welcher Situation und warum ein Lungenödem auftritt oder nicht. Aufgrund der vorliegenden Daten ist es sicher, daß Lungenödeme bei beiden Behandlungsmethoden auftreten können. Beweise in der einen oder anderen Richtung von kontrollierten, prospektiven, klinischen Studien gibt es nicht. Es scheint, daß die septische Komponente bei diesen meist maschinell beatmeten Patienten wichtiger ist.

Schlußfolgerungen betr. Diskussion Kolloide: ja oder nein?

Es bezweifelt heute niemand mehr, daß man Volumenersatz mit großen Mengen von Ringer-Laktat-Lösung und Erythrozyten ohne Einsatz weiterer Kolloide durchführen kann. Das ist eine erwiesenermaßen wirksame Therapieform. Wer sie durchführt, wendet immer auch Kolloide an, weil er ohne Blut ja nicht auskommt. Eine Volumenersatztherapie beim schwer schockierten Menschen *ohne* jegliche Kolloide gibt es also gar nicht. Gleichzeitig muß man betonen,

Tabelle 3. Vor- und Nachteile einer Volumenersatztherapie mit kolloidalen Lösungen oder 3- bis 4fachen Mengen von Ringer-Laktat ($+$ =ja; $-$ =nein; ?=fraglich)

	Kolloide		Ringer-Laktat-Lösung
	Albumin	Dextran	
1. Hält kolloidosmotischen Druck aufrecht	+	+	−
2. Handhabung einfach	+	+	−
3. Antithrombotischer Effekt vorhanden	−	+	−
4. Wirksamkeit bei älteren Patienten dokumentiert	+	+	?
5. Führt leicht zu H_2O- und Na^+-Überschuß	−	−	+
6. Zufuhr von Blut ist unerläßlich	−	−	+
7. Kosten hoch	+ +	−	−
8. Einfluß auf Blutgerinnung	−	+	−
9. Anaphylaktoide Reaktion möglich	+	+	−
10. Prophylaxe gegen anaphylaktoide Reaktionen vorhanden	−	+	−

daß alle Kolloidbefürworter den täglichen Wasser- und Elektrolyt-*Erhaltungsbedarf* ihrer Patienten ebenfalls mit kristalloiden Lösungen decken. Auch eventuelle zusätzliche Wasser- und Elektrolytdefizite werden selbstverständlich immer mit Elektrolytlösungen gedeckt. Beide Lager, die Kristalloidbefürworter und die Kolloidanhänger, brauchen immer beides, Kristalloide und Kolloide. Die Vor- und Nachteile einer Therapie mit kolloidalen Lösungen oder 3- bis 4fachen Mengen von Ringer-Laktat sind in Tabelle 3 zusammengefaßt.

E. Micropore-Blutfilter: ja oder nein?

In den letzten Jahren wurden mehrere sog. Micropore-Filter in den Handel gebracht, welche die herkömmlichen Transfusionsbestecke bei Bluttransfusionen ersetzen sollen. Diese Filter sind sehr teuer und es scheint wichtig, sie nur dann einzusetzen, wenn eindeutige Beweise für deren Vorteile wirklich erbracht werden können. Diese Micropore-Filter sollen Mikroaggregate eliminieren, wie sie während der Lagerung der Blutkonserven entstehen. Die Hauptfrage, die es zu entscheiden gibt, heißt, ob durch das Einschalten von Micropore-Filtern in ein Bluttransfusionsbesteck posttraumatische bzw. postoperative pulmonale Komplikationen vermindert werden können. Aufgrund des heutigen Standes des Wissens kommen wir zur Schlußfolgerung, daß es bis heute keine beweisenden Unterlagen gibt, welche die Verwendung von Micropore-Filtern in der Humanmedizin bei jeder Bluttransfusion fordern ließen. Andererseits besteht eine ganze Reihe von Hinweisen dafür, daß große Mengen von Mikroaggregaten für die Lungenfunktion nicht günstig sind. Die teuren Filter werden heute deshalb vielerorts bei Massivtransfusionen eingesetzt (Hagmann et al. 1977). Auch hier muß man festhalten, was wir bei der Diskussion über die Frage „Kolloide: ja oder nein?" festhalten: Es sind nicht die Bluttransfusionen an sich, sondern das schwere Trauma und vor allem die septischen Komplikationen, welche für die posttraumatischen Lungenveränderungen verantwortlich sind. Bei Frischbluttransfusionen sind solche Ultrafilter immer kontraindiziert, weil sie die wichtigen Thrombozyten entfernen.

F. Autotransfusion mittels spezieller Geräte

Seit Jahren wird versucht, intraoperativ verlorenes Blut aufzufangen und nach Filtration dem Patienten wieder zuzuführen. Hauptproblem bei dieser Technik, die vor allem bei großen gefäßchirurgischen Eingriffen und massiven Blutungen wie z.B. rupturierter Extrauteringravidität in Frage kommen, sind Gerinnungsstörungen und fibrinolytische Veränderungen, weil mit dem Blut immer auch Gewebepartikel aspiriert werden und die korrekte Gerinnungshemmung schwierig ist (KLAUE 1979). Ein weiteres Problem sind hämolytische Veränderungen. Auch die technischen Probleme sind nicht zu unterschätzen, muß doch meistens eine speziell geschulte Hilfskraft praktisch dauernd für diese Aufgabe zur Verfügung stehen. Es gibt aber bereits Geräte zum Einmalgebrauch, die in der Bedienung extrem einfach sind (TURINA et al. 1980). Zweifelsohne sind solche Autotransfusionsmaschinen dann einzusetzen, wenn ein anderer Blutersatz bei Lebensgefährdung nicht durchführbar ist (MATTOX 1978; MCKENZIE et al. 1978).

G. Schockhosen (G-Suit)

Seit einiger Zeit werden auch in Europa die in USA entwickelten sog. Antischockhosen für den Notfalleinsatz gebraucht. Es handelt sich dabei um rasch aufblasbare Anzüge, die sehr schnell mittels Reißverschluß an der Stelle des Unfalls dem Patienten angezogen werden können und mittels Fußpumpe rasch aufblasbar sind. Dadurch läßt sich z.B. bei einer Ruptur eines tiefsitzenden Aortenaneurysmas die Aorta auf etwa Nabelhöhe komprimieren und es sind mehrere dokumentierte Fälle bekannt, wo die Patienten wahrscheinlich dank dieser Maßnahme einen massiven Blutverlust überlebten. Kürzlich wurde auch berichtet, daß die Verwendung solcher Anzüge entgegen anders lautenden Meinungen die Lungenfunktion nicht beeinträchtige (COGBILL et al. 1981).

H. Zusammenfassung

Blutkomponententherapie ist grundsätzlich richtig. Frischblut soll nur bei Bedarf an Gerinnungsfaktoren gegeben werden. Die hauptsächlichsten Gefahren der Volumentherapie mit Blut sind Verwechslungen und deren Folgen, Sensibilisierung und Übertragung von Krankheiten. Bakterielle Infektionen und Übertransfusionen sind selten. Pasteurisierte Plasmaproteinlösung und Albumin sind gute Volumenersatzpräparate, aber teuer und nicht in genügenden Mengen erhältlich. Frischgefrorenes Plasma ist nur bei Bedarf an Gerinnungsfaktoren indiziert, nicht als Plasmaersatzstoff. Gelatine und Stärke sind brauchbare Plasmaersatzstoffe, Dextran weist aber mehr Vorteile auf. Dessen antithrombotischer Effekt ist gesichert, die Gerinnungsbeeinflussung beruht auf einer Interaktion von Dextran mit Faktor-VIII-Antigen und den Ristocetin-Cofaktor. Die Hapten-Prophylaxe verhindert schwere allergische Nebenwirkungen. Solche, sogar tödlich verlaufende, Reaktionen kommen in unterschiedlicher Häufigkeit bei *allen* heute bekannten natürlichen und künstlichen Plasmaderivaten und Ersatzstoffen vor. Die Verwendung von Fluorocarbon und stromafreien Hämoglobinlösungen ist in der Klinik noch nicht zu verantworten. Die Verwendung von kolloidhaltigen *und* kristalloiden Lösungen zum Volumenersatz im Schock ist aus folgenden Gründen sinnvoll:

Der tägliche Wasser- und Elektrolytbedarf und zusätzliche Flüssigkeitsverluste sollen bei *allen* Patienten durch Zufuhr von kristalloiden Lösungen gedeckt werden. Normalerweise sind Kolloide im Blut enthalten. Das Starling-Gesetz ist nicht widerlegt. Es gibt keine Gründe zur Annahme, daß das Aufrechterhalten eines normalen kolloidosmotischen Drucks schädlich wäre. Einschluß von Kolloiden im Therapieplan ist praktisch einfacher als ausschließliche Verwendung großer Mengen von Ringer-Laktat. Der Wert einer ausschließlichen Kristalloidzufuhr ist bei älteren Patienten mit multiplen Organschäden nicht gut dokumentiert. Voraussetzung für eine erfolgreiche Kristalloidtherapie ohne Kolloide ist unbeschränktes Vorhandensein von Erythrozyten. Ringer-Laktat hat keine antithrombotischen Eigenschaften. Die Indikation für die teuren Micropore-Blutfilter ist höchstens bei Massivtransfusionen gegeben. Intraoperative Autotransfusion mittels spezieller Geräte ist möglich, aber nicht völlig risikofrei. Die Verwendung von sog. Schockhosen am Unfallort scheint sinnvoll und nicht mit schwerwiegenden Nebenwirkungen verbunden zu sein.

Literatur

Åberg M, Hedner U, Bergentz SE (1979) Effect of dextran on factor VIII (antihemophilic factor) and platelet function. Ann Surg 189:243

Ahnefeld FW, Bergmann H, Burri C, Dick W, Halmagyi M, Hossli G, Rügheimer E (1980) Therapie mit Blutkomponenten. Klin Anaesth Intensivth 21:1–227

Alter HJ, Tabor E, Meryman HT, Hoofnagle JH, Kahn RA, Holland PV, Gerety RJ, Barker LF (1978) Transmission of hepatitis B virus infection by transfusion of frozen-deglycerolized red blood cells. N Engl J Med 298:637

Amundson B, Jennische E, Haljamäe H (1980) Skeletal muscle microcirculatory and cellular metabolic effects of whole blood, Ringer's acetate and dextran 70 infusions in hemorrhagic shock. Circ Shock 7:111

Bennett PN, Dhall DP, Matheson NA (1968) Effect of dextran 70 infusion on platelet adhesiveness after operation. Br J Surg 55:289

Boon JC, Jesch F, Ring J, Messmer K (1976) Intravascular persistence of hydroxyethyl starch in man. Eur Surg Res 8:497

Boutros AR (1979) Crystalloid versus colloid resuscitation. Surgery 86:515

Cogbill TH, Good JT, Moore EE, Dunn EL (1981) Pulmonary function after military antishock trouser inflation. Surg Forum 32:303

Collins JA (1974) Problems associated with the massive transfusion of stored blood. Surgery 75:274

Collins JA, Lundsgaard-Hansen P (1980) Surgical hemotherapy. Bibl Haematol 46:1–252

Collins JA, Larcan A, Laxenaire MC, Litwin MS, Lutz H, Ring J, Thorén L, Tschirren B, Bucher U, Lundsgaard-Hansen P (1979) To which extent is the clinical use of dextran, gelatine and hydroxyethyl starch influenced by the incidence and severity of anaphylactoid reactions? Vox Sang 36:39

Dahn MS, Lucas CE, Ledgerwood AM, Higgins RF (1979) Negative inotropic effect of albumin resuscitation for shock. Surgery 86:235

Demling RH, Manohar M, Will JA (1980) Response of the pulmonary microcirculation to fluid loading after hemorrhagic shock and resuscitation. Surgery 87:552

DeVenuto F, Busse KR, Zegna AI (1981) Oxygen transport after hemodilution of human blood with crystalline hemoglobin solution. Surg Gynecol Obstet 153:332

Deysine M, Stein S (1980) Albumin shifts across the extracellular space secondary to experimental infections. Surg Gynecol Obstet 151:617

Diehl JT, Lester III L, Cosgrove DM (1981) Clinical comparison of hetastarch and albumin in postoperative cardiac patients. Surg Forum 32:260

Editorial (1974) New blood substitutes. Lancet I:126

Editorial (1981) Transfusion disasters. Lancet II:618

Editorial (1982) Quality assurance in the blood bank. Lancet I:892

Freeman MK (1979) Fatal reaction to haemaccel. Anaesthesia 34:341

Goldsmith MM, Palladino GW, Proctor HJ (1981) Cerebral cortical ATP and Lactate concentrations after exchange transfusion with Fluosol (F-43). Surg Forum 32:16

Gould SA, Rosen AL, Shegal LR, Shegal HL, Rice CL, Moss GS (1981) How good are Fluorocarbon emulsions as O_2 carriers? Surg Forum 32:299

Greenburg AG, Hayashi R, Siefert I, Reese H, Peskin GW (1979) Intravascular persistence and oxygen delivery of pyridoxalated stroma-free hemoglobin during gradations of hypotension. Surgery 86:13

Gruber UF (1968) Blutersatz. Springer, Berlin Heidelberg New York

Gruber UF (1975) Dextran and the prevention of postoperative thromboembolic complications. Surg Clin North Am 55:679

Gruber UF (1977a), Editorial: Clinical research in thromboembolism. What is important for the urologist? Urol Res 5:49

Gruber UF (1977b) Prevention of thromboembolic complications. The problem and alternatives. Acta Univ Ups Symp Univ Ups 3:55

Gruber UF (1978a) Moderator im 1. Schweizerischen HÄS-Symposium: Volumenersatz mit Hydroxyäthylstärke HÄS. Freseniusstiftung, Beiheft 2, S 57

Gruber UF (1978b) Plasma, Albumin and Blood Substitutes: in panel discussion on "Modern uses of blood, blood components and substitutes in surgical patients". American College of Surgeons, Clinitape No C78-GS4, 64th Annual Clinical Congress, San Francisco

Gruber UF (1980) Panelist: Colloids or not for resuscitation? In: Allgöwer M, Harder F (eds) State of the art of surgery 1979/80. Springer, Berlin Heidelberg New York

Gruber UF (1981a) Thromboembolieprophylaxe mit Dextran. In: Vinazzer H (Hrsg) Anaesthesiologie und Intensivmedizin, Bd 134. Springer, Berlin Heidelberg New York, S 194

Gruber UF (1981b) Postoperative Venenthromboseprophylaxe mit Dextran. Haemostaseologie 1:154

Gruber UF, Bergentz SE (1966) The antithrombotic effect of dextran. J Surg Res 6:379

Gruber UF, Bergentz SE (1967) Autologous and homologous fresh human plasma as a volume expander in hypovolemic subjects. Ann Surg 165:41

Gruber UF, Messmer K (1977) Colloids for blood volume support. Prog Surg 15:49

Gruber UF, Sturm V, Messmer K (1976) Fluid replacement in shock. In: Ledingham IMcA (ed) Shock. Excerpta Medica, Amsterdam Oxford New York, p 231

Gruber UF, Schnyder M, von Aarburg R (1977a) Thromboembolische Komplikationen in der Chirurgie des Bewegungsapparates. Orthopaede 6:186

Gruber UF, Duckert F, Fridrich R, Torhorst J, Rem J (1977b) Prevention of postoperative thromboembolism by dextran 40, low doses of heparin or xantinol-nicotinate. Lancet I:207

Gruber UF, Saldeen T, Brokop T, Eklöf B, Eriksson I, Goldie I, Gran L, Hohl M, Jonsson T, Kristersson S, Ljungström KG, Lund T, Maartman Moe H, Svensjö E, Thomson D, Torhorst J, Trippestad A, Ulstein M (1980) Incidences of fatal postoperative pulmonary embolism after prophylaxis with dextran 70 and low dose heparin: an international multicentre study. Br Med J 280:69

Gruber UF, Allemann U, Rudin M, Wettler H, Gerber H (1982a) Anaphylaktische Reaktionen nach Dextran. In: Henschel WF (Hrsg) Notfallsituationen bei der Intensivbehandlung. Zuckschwerdt, München, S 118

Gruber UF, Gorgerat JF, Kraan P, Bucher H, Buhler JC, Giezendanner J, Hänni K, Kägi F, Kläy K, Meyer E, Müller H, Naumann K, Neuenschwander S, Parpan D, Pfyl T, Saxer U, Scholler JM, Schwarz H, Torhorst J (1982b) Prevention of fatal postoperative pulmonary embolism by heparin-dihydroergotamine or dextran 70. Br J Surg [Suppl] 69:54

Gruber UF, Allemann U, Wettler H (1982c) Erster direkter Vergleich der allergischen Nebenwirkungen des Dextrans mit und ohne Hapten. Schweiz Med Wochenschr 112:605

Gruber UF, Wettler H, Allemann U, Gerber H, Laubenthal H, Messmer K (1982d) Prophylaxe allergischer Dextran-Reaktionen durch Vorinjektion von 20 ml Hapten bei 12000 Patienten in der Schweiz. Praxis 71:1092

Hagmann W, Vögtlin J, Gruber UF (1977) Ist die Verwendung von Micropore-Blutfiltern indiziert? Anaesthesist 26:39

Hauser CJ, Shoemaker WC (1982) Colloid therapy for patients in traumatic shock. Surgery 91:119

Hauser CJ, Shoemaker WC, Turpin I, Goldberg SJ (1980) Oxygen transport responses to colloids and crystalloids in critically ill surgical patients. Surg Gynecol Obstet 150:811

Hedin H (1977) Dextran-induced anaphylactoid reactions in man. Immunological in vitro and in vivo studies. Acta Univ Ups:432

Helms U, Weirauch H, Jacobitz K (1978) Auswirkungen der raschen Volumensubstitution auf haemodynamische Parameter bei geriatrischen Patienten. Anaesthesist 27:298

Hennessen W (1981) Developments in biological standardization, vol 48. Karger, Basel, pp 1–323

Hilton JG (1981) Effects of fluid resuscitation on total fluid loss following thermal injury. Surg Gynecol Obstet 152:441

Holburn AM, England JM (1982) The UK national external quality assessment scheme in blood group serology. Compatibility testing 1979–80. Clin Lab Haemat 4:1

Isbister JP, Fisher MM (1980) Adverse effects of plasma volume expanders. Anaesth Intensive Care 8:145

Jansen H (1971) Postoperative thromboembolism and its prevention with 500 ml dextran given during operation. Acta Chir Scand [Suppl] 427

Jelenko C III, Williams JB, Wheeler ML, Callaway BD, Fackler VK, Albers CA, Barger AA (1979) Studies in shock and resuscitation. 1: Use of a hypertonic, albumin-containing, fluid demand regimen (HALFD) in resuscitation. Crit Care Med 7:157

Kakkar VV (1975) Prevention of fatal postoperative pulmonary embolism by low doses of heparin. Lancet II:45

Klaue P (1979) Erfahrungen mit der intraoperativen Autotransfusion. Med Welt 1768

Kopp KH, Kieser M, Sinagowitz E, Lund N (1982) Der Einfluss von niedermolekularer Hydroxyaethylstärke und Dextran 60 auf die Muskelsauerstoffversorgung bei Intensivpatienten. Infusionstherapie 9:44

Lamke LO, Liljedahl SO (1976) Plasma volume changes after infusion of various plasma expanders. Resuscitation 5:93

Larsson M, Johnson L, Nylander G, Öhman U (1980) Plasma water and ^{51}Cr EDTA equilibration volumes of different tissues in the rat. Acta Physiol Scand 110:53

Larsson M, Nylander G, Öhman U (1981) Posthemorrhagic changes in plasma water and extracellular fluid volumes of different tissues in the rat. J Trauma 21:870

Laubenthal H, Messmer K (1981) Kommentar zu Russ W, Börner U, Lüben V: Schwerste anaphylaktoide Reaktion nach Infusion von 10%iger Hydroxyäthylstärke während der Narkose. Intensivmed Prax 4:64

Laubenthal H, Hedin H, Richter W, Peter K, Kraft D, Messmer K (1981) Scope and limitation of preventing dextran-induced aggregate anaphylaxis by hapten inhibition in man. Abstracts. Eur Surg Res 13:24

Laubenthal H, Peter K, Messmer K (1982) Unverträglichkeitsreaktionen auf kolloidale Plasmaersatzlösungen. Anaesth Intensivmed 23:26

Lazrove ST, Waxman K, Shoemaker WC (1979) More on crystalloid versus colloid resuscitation. Surgery 86:516

Lazrove ST, Waxman K, Shippy C (1980) Hemodynamic, blood volume, and oxygen transport responses to albumin and hydroxyethyl starch infusions in critically ill postoperative patients. Crit Care Med 8:302

Lewis DH (1979) Lymph circulation. Acta Physiol Scand [Suppl] 463

Lorenz W, Doenicke A, Dittmann J, Hug P, Schwarz B (1977) Anaphylaktoide Reaktionen nach Applikation von Blutersatzmitteln beim Menschen. Verhinderung dieser Nebenwirkung von Haemaccel durch Prämedikation mit H_1- und H_2-Rezeptorantagonisten. Anaesthesist 26:644

Lowe RJ, Moss GS, Jilek J, Levine HD (1977) Crystalloid vs colloid in the etiology of pulmonary failure after trauma: a randomized trial in man. Surgery 81:676

Lucas CE, Ledgerwood AM, Higgins RF (1979) Impaired salt and water excretion after albumin resuscitation for hypovolemic shock. Surgery 86:544

Lund N (1980) Anaphylactoid reaction to infusion of polygelatin (Haemaccel). A study in pregnant women. Anaesthesia 35:655

Lundsgaard-Hansen P (1981) Bluttransfusion. In: Kremer K, Kümmerle F, Kunz H, Nissen R, Schreiber HW (Hrsg) Intra- und postoperative Zwischenfälle. Thieme, Stuttgart New York, S 63

Lundsgaard-Hansen P, Tschirren B (1980) Anaphylaktoide Reaktionen auf 102787 Einheiten Gelatine. Allergologie 3:76

Matthiessen H, Tempel G, Kolb E (1977/78) Anaphylaktoide Reaktion nach Hydroxyäthylstärke. Anaesth Prax 14:61

Mattox KL (1978) Comparison of techniques of autotransfusion. Surgery 84:700

McDonald PT, Kozloff L, Rich NM, Lichtmann MW, Collins GJ Jr, Collins JT Jr, Clagett GP (1979) Intraoperative circulatory collapse secondary to rapid infusion of Plasmanate. Milit Med 144:226

McKenzie FN, Heimbecker RO, Wall W, Robert A, Black L, Barr R (1978) Intraoperative autotransfusion in elective and emergency vascular surgery. Surgery 83:470

McMillin RD, Hood TR, Griffen WO (1978) Systemic anaphylaxis secondary to the use of 5 per cent plasma protein fractions. Am J Surg 135:706

Messmer K (1975) Hemodilution. Surg Clin North Am 55:659

Messmer K (1982) Blood Substitute. In: Berk JL, Sampliner JE (ed) Handbook of critical care. Little, Brown, Boston, p 611

Messmer K, Jesch F (1976) Stromafreie Hämoglobinlösung – ein Blutersatzmittel? Forschungsergebnisse der Transfusionsmedizin & Immunhaematologie, Bd 3. Medicus, Berlin, S 537

Messmer K, Jesch F (1978) Volumenersatz und Haemodilution durch Hydroxyaethylstärke. Infusionstherapie 5:169

Messmer K, Lorenz W, Sunder-Plassmann L, Kloevekorn WP, Hutzel M (1970) Histamine release as cause of acute hypotension following rapid colloid infusion. Naunyn Schmiedebergs Arch Pharmacol 267:433

Messmer K, Jesch F, Peters W, Schoenberg M (1977) Oxygen affinity of stroma free hemoglobin and its effect on tissue oxygenation. Bibl Anat 15:375

Messmer K, Jesch F, Schaff J, Schönberg M, Pielsticker K, Bonhard K (1978) Oxygen supply by stroma-free hemoglobin. In: Jamieson GA, Greenwalt TJ (eds) Blood substitutes and plasma expanders. Liss, New York, p 175

Messmer K, Ljungström KG, Gruber UF, Richter W, Hedin H (1980a) Prevention of dextran-induced anaphylactoid reactions by hapten inhibition. Lancet I:975

Messmer K, Seemann C, Hedin H, Richter W, Peter K (1980b) Anaphylaktoide Reaktionen nach Dextran. II. Tierexperimentalle und klinische Ergebnisse der Prophylaxe durch Hapten-Hemmung. Allergologie 3:59

Mishler JM, Dürr HK (1979) Macroamylasaemia following the infusion of low molecular weight-hydroxyethyl starch in man. Eur Surg Res 11:217

Moore FD, Shires TG (1967) Editorial: Moderation. Ann Surg 165:300
Moss GS, Lowe RJ, Jilek J, Levine HD (1981) Colloid or crystalloid in the resuscitation
    of hemorrhagic shock: a controlled clinical trial. Surgery 89:434
Müller R, Dietzel W (1972) Bericht über einen allergischen Schock nach Infusion von
    Haemaccel. Anaesth Informat 8:335
O'Connor PC, Erskine JG, Pringle TH (1981) Pulmonary oedema after transfusion with
    fresh frozen plasma. Br Med J 282:379
O'Riordan JP, Aebischer M, Darnborough J, Thoren L (1978) The indications for the
    use of albumin, plasmaprotein solutions and plasma substitutes. European Public
    Health Committee, Strasbourg
Perbeck L, Hedqvist P (1982) Blood pressure responses associated with hemorrhagic
    shock in anesthetized rats. Acta Chir Scand 148:3
Richter W (1971) Hapten inhibition of passive antidextran dextran anaphylaxis in guinea
    pigs. Int Arch Allergy Appl Immunol 41:826
Richter W, Hedin H, Ring J, Kraft D, Messmer K (1980) Anaphylaktoide Reaktionen
    nach Dextran. I. Immunologische Grundlagen und klinische Befunde. Allergologie
    3:51
Ring J (1978) Anaphylaktoide Reaktionen nach Infusion natürlicher und künstlicher
    Kolloide. Anaesthesiologie und Intensivmedizin 111. Springer, Berlin Heidelberg New
    York
Ring J, Messmer K (1977a) Incidence and severity of anaphylactoid reactions to colloid
    volume substitutes. Lancet I:466
Ring J, Messmer K (1977b) Infusionstherapie mit kolloidalen Volumenersatzmitteln.
    Anaesthesist 26:279
Ring J, Richter W (1980) Wirkungsmechanismus unerwünschter Reaktionen nach Hydro-
    xyäthylstärke (HÄS) und Humanalbumin. Allergologie 3:79
Risberg B, Miller E, Hughes J (1981) Comparison on the pulmonary effects of rapid
    infusion of a crystalloid and a colloid solution. Acta Chir Scand 147:613
Russ W, Börner U, Lüben V (1981) Schwerste anaphylaktoide Reaktion nach Infusion
    von 10%iger Hydroxyäthylstärke während der Narkose. Intensivmed Prax 4:61
Schad H, Brechtelsbauer H (1978) The effect of saline loading and subsequent anaesthesia
    on thoracic duct lymph, transcapillary protein escape and plasma protein of conscious
    dogs. Pfluegers Arch 378:127
Schmidt H, Rieber W (1980) Häufigkeit und Schweregrad anaphylaktoider Reaktionen
    nach Gelatineinfusionen. Allergologie 3:71
Schöning B, Koch H (1975) Pathergiequote verschiedener Plasmasubstitute an Haut und
    Respirationstrakt orthopädischer Patienten. Anaesthesist 24:507
Schöning B, Lorenz W (1981) Prevention of allergoid (cutaneous anaphylactoid) reactions
    to polygeline (Haemaccel®) in orthopedic patients by premedication with H_1- and
    H_2-receptor antagonists. In: Hennessen W (ed) Developments in biological standardi-
    zation, vol 48. Karger, Basel, p 241
Shires TH, Coln D, Carrico J, Lightfoot ST (1964) Fluid therapy in hemorrhagic shock.
    Arch Surg 88:688
Shoemaker WC, Hauser CJ (1979) Critique of crystalloid vs colloid therapy in shock
    and shock lung. Crit Care Med 7:117
Shoemaker WC, Schluchter M, Hopkins JA, Appel PL, Schwartz S, Chang PC (1981)
    Comparison of the relative effectiveness of colloids and crystalloids in emergency
    resuscitation. Am J Surg 142:73
Skillman JJ (1976) The role of albumin and oncotically active fluids in shock. Crit Care
    Med 4:55
Staub NC (1979) Special Issue: Lung lymphatics and fluid balance. Lymphology 12:115
Sturm JA, Carpenter MA, Lewis FR, Graziano CH, Trunkey DD (1979) Water and
    protein movement in the sheep lung after septic shock: effect of colloid versus crystal-
    loid resuscitation. J Surg Res 26:233
Tam SC, Blumenstein J, Wong JTF (1978) Blood replacement in dogs by dextran-hemo-
    globin. Can J Biochem 56:981
Tangen O, Wik KO, Almqvist IAM, Arfors KE, Hint HC (1972) Effects of dextran
    on the structure and plasmin-induced lysis of human fibrin. Thromb Res 1:487

Thompson WL (1981) Hydroxyethylstarch. In: Hennessen W (ed) Developments in biological standardization, vol 48. Karger, Basel, p 259

Turina M, Laszczower M, Demierre D (1980) New approach to autotransfusion. Eur Surg Res [Suppl 1] 12:66

Virgilio RW (1979a) Crystalloid versus colloid resuscitation. Surgery 86:515

Virgilio RW (1979b) More on crystalloid versus colloid resuscitation. Surgery 86:517

Virgilio RW, Rice CHL, Smith DE, James DR, Zarins CHK, Hobelmann CHF, Peters RM (1979) Crystalloid vs colloid resuscitation: is one better? A randomized clinical study. Surgery 85:129

Wasserman K, Mayerson HS (1952) Mechanism of plasma protein changes following saline infusions. Am J Physiol 170:1

Watt JG (1981) Gelatin. In: Hennessen W (ed) Developments in biological standardization, vol 48. Karger, Basel, p 307

Weiss HJ (1973) The effect of dextran on platelet function. Can Med Assoc J 108:449

Wells JV, King MA (1980) Adverse reactions to human plasma proteins. Anaesth Intensive Care 8:139

Wells JV, Buckley RH, Schonfield MS, Fudenberg HH (1977) Anaphylactic reactions to plasma infusions in patients with hypogammaglobulinemia and anti-IgA antibodies. Clin Immunol Immunopathol 8:265

Worthington MM (1980) Progress in transfusion therapy and treatment of bleeding problems in aortic aneurysm surgery. World J Surg 4:521

Differentialtherapie des Schocks in der Intensivmedizin

H.-P. Schuster

Mit 9 Abbildungen und 4 Tabellen

Für die Schockbehandlung gilt wie für andere Bereiche der Akutmedizin, daß die Phase der notfallmedizinischen Sofortmaßnahmen zu unterscheiden ist von der Phase der definitiven, intensivmedizinischen Behandlung in der Klinik. Die nachfolgenden Überlegungen zu einer Differentialtherapie des Schocks beziehen sich auf die Behandlung in der Intensivstation und setzen deren personelle und technische Möglichkeiten voraus.

Die herangezogene Literatur beschränkt sich im wesentlichen auf klinische Untersuchungen. Dies geschieht keineswegs nur aus Gründen der Ökonomie, sondern vor allem im Bewußtsein der Problematik einer Übertragung tierexperimenteller Daten auf die Pathophysiologie und Therapie des kritisch Kranken.

A. Konzeption einer einheitlichen Schocktherapie

I. Pathophysiologische Begründung

Die hämodynamisch orientierte und therapiebezogene klinische Schockforschung, die auf die Arbeiten von RICHARDS (1944) und COURNAND et al. (1943) zurückgeht, hat in zahlreichen Untersuchungen als ein wesentliches Ergebnis die Hypothese einer für alle Formen gültigen einheitlichen Pathogenese und Pathophysiologie des Kreislaufschocks hervorgebracht (LILLEHEI et al. 1964; MACKENZIE et al. 1964; MACLEAN et al. 1965, 1967; WILSON 1965; WILSON et al. 1965; DUFF et al. 1966; HARDAWAY et al. 1967; SIEGEL et al. 1967; THAL u. KINNEY 1967; DISSMANN et al. 1967). Dadurch wurde es möglich, den zunächst klinisch diagnostizierten Schockzustand pathophysiologisch zu definieren: „Als Schock definieren wir eine akute unzureichende nutritive Durchblutung der lebenswichtigen Organe mit nachfolgender Gewebshypoxie" (RIECKER et al. 1971). Das entscheidende dieser Definition ist die Erkenntnis, daß die meßbaren Störungen im Bereich der zentralen Hämodynamik, beispielsweise des Blutdrucks, des Blutvolumens, des zentralen Venendrucks, gute Indikatoren für Schockdiagnose und Schocktherapie darstellen, nicht jedoch den eigentlichen biologischen Schauplatz des Schockgeschehens. Dieser liegt vielmehr im Bereich der nutritiven Durchblutung in der Kreislaufperipherie, wie es bereits FINE et al. (1943) aufgrund ihrer tierexperimentellen Schockforschung formuliert hatten: „The focal point of the functional disturbance is in the peripheral vascular bed". Die verschiedenen Schockformen münden demnach trotz unterschied-

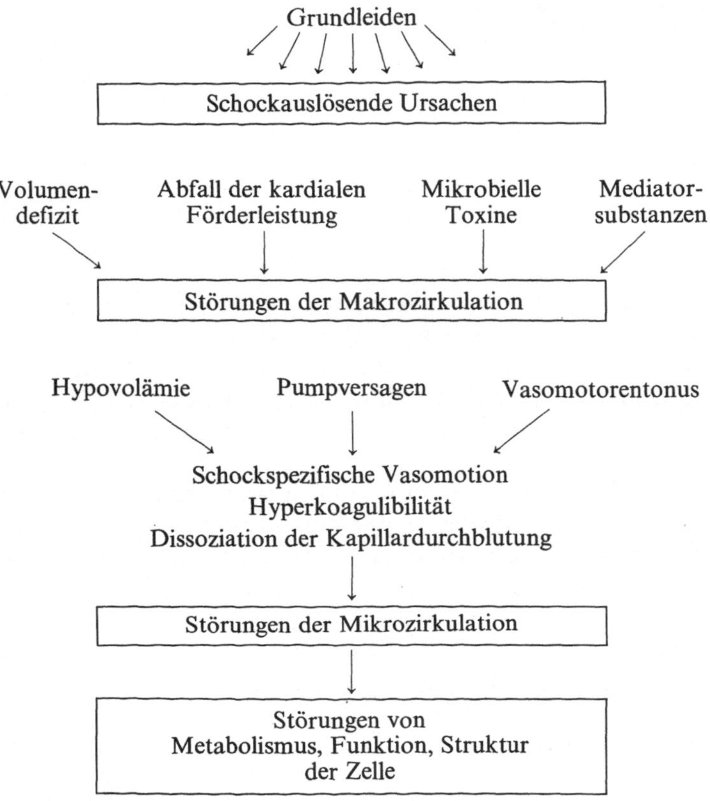

Abb. 1. Schematische Darstellung der Hypothese eines einheitlichen Schockablaufs (s. Text)

licher initialer Auslösemechanismen in die gemeinsame Endstrecke einer Mikrozirkulationsstörung mit hypoxisch-azidotisch bedingten Störungen von Zellmetabolismus, Zellfunktionen und Zellstruktur, im Extremfall Zelluntergang. Als Therapieziel ergibt sich die Wiederherstellung eines adäquaten Stromzeitvolumens im Bereich der nutritiven Durchblutung.

Ein zweites therapeutisch relevantes Ergebnis war die Annahme, daß der Weg von der Vielzahl möglicher Grundleiden zum schockspezifischen kapillären Perfusionsversagen über wenige definierbare schockauslösende Ursachen und wenige hämodynamisch charakterisierte Störmuster im Bereich der Makrozirkulation führt (Abb. 1). Als schockauslösende Ursachen gelten Volumenmangel (hypovolämischer Schock), Verminderung der kardialen Förderleistung (kardiogener Schock), Einwirkung von mikrobiellen Toxinen (septischer Schock) und Mediatorsubstanzen (anaphylaktischer Schock) auf das Zirkulationssystem. Als hämodynamisch charakterisierte Störmuster der Makrozirkulation werden Hypovolämie, kardiales Pumpversagen und Vasomotorenversagen abgegrenzt. Damit war die Definition einzelner Schockformen von der Ätiologie der zugrunde liegenden Krankheitsbilder weitgehend abgelöst und auf physiologische, vorwiegend hämodynamische Kriterien gestützt. Die Erkenntnis, daß die Veränderun-

gen im Bereich der Makrozirkulation in die schockcharakteristischen Mikrozirkulationsstörungen einmünden, führte im Hinblick auf die Therapie zu der
Schlußfolgerung, daß eine Korrektur der zentralen Hämodynamik zu einer Beseitigung der Mikrozirkulationsstörung und damit der metabolischen Zellstö-
rungen führt, solange der Schock reversibel ist, während Verselbständigung und
Perpetuation der Mikrozirkulationsstörungen den irreversiblen Schockverlauf
kennzeichnen.

II. Stufenschema der Schocktherapie

In Konsequenz dieser neuen und einheitlichen Schockkonzeption wurden ebenfalls einheitliche und auf alle Schockformen adaptierbare Behandlungsschemata
entwickelt, die zumeist als Stufenschema einer Schocktherapie formuliert wurden
(Tabelle 1). Eine bestimmte Abfolge einzelner Behandlungsschritte ist danach
für alle Schockformen gültig, wenn diese auch im Individualfall nach Kenntnis
des Grundleidens und der hämodynamischen Befundmuster jeweils unterschiedlich dosiert und kombiniert werden müssen.

In einem solchen einheitlichen Stufenschema der Schocktherapie stellen Volumensubstitution, Sauerstoffzufuhr, gezielte Azidosebehandlung, erforder-
lichenfalls Analgesierung und Sedierung die Basis dar. Heparin hat auf den
Schockablauf selbst offenbar keinen entscheidenden Einfluß, ist jedoch von großer Bedeutung im Hinblick auf die Prophylaxe von Organschäden nach Schock
(SCHUSTER et al. 1980a). Gelingt es mit den Maßnahmen der ersten Behandlungsstufe nicht, den Schockzustand zu beheben, so kommen positiv-inotrope
und vasoaktive Pharmaka zur Anwendung. Derzeit werden in der Pharmakotherapie des Schocks als Katecholamine vor allem Dopamin und Dobutamin (s.
unten), weiterhin noch Adrenalin und Noradrenalin eingesetzt. Neuere Ergebnisse liegen für Salbutamol (DAWSON et al. 1980) und Prenalterol (REIZ u. FRIED-
MAN 1980; ERBEL et al. 1982) vor. Als Vasodilatatoren werden in Kombination
mit den Katecholaminen überwiegend Nitroglyzerin (HILLEN et al. 1981; SABIN

Tabelle 1. Einheitlicher Stufenplan der Schocktherapie

Behandlungs-stufe	Behandlungsmaßnahmen
I	Volumensubstitution Sauerstoffzufuhr Gezielte Azidosebehandlung (Analgesie) (Sedierung) (Heparin)
II	Positiv inotrope und vasoaktive Pharmaka – Katecholamine – Vasodilatatoren
III	Apparative Beatmung Mechanisch assistierte Zirkulation Operative Eingriffe

et al. 1981), aber auch Nitroprussid-Natrium (Cyran et al. 1978; Cyran u. Bolte 1979; Meretoja 1980) und Phentolamin (Henning et al. 1977) sowie Phenoxybenzamin (Fromm u. Wilson 1969) angewendet.

Über die zeitliche Stellung von endotrachealer Intubation und Beatmung mit intermittierendem oder kontinuierlichem Überdruck liegen für die Schockbehandlung keine definitiven Studien vor, jedoch wird von notfallmedizinischer Seite generell empfohlen, den Patienten im manifesten Schock endotracheal zu intubieren. Gelingt es auch unter Einsatz der Pharmaka nicht, den Schockzustand zu beherrschen, so ist auf der Behandlungsstufe III die Anwendung aggressiver Therapiemaßnahmen möglich, die jedoch auf spezielle Zentren begrenzt ist (s. unten).

Der allgemeine Schockbehandlungsplan erhielt eine neue Dimension durch die auf MacLean et al. (1965) zurückgehende und von der Arbeitsgruppe um Shoemaker (Shoemaker et al. 1973; Bland et al. 1978) ausgearbeitete Erkenntnis, daß für die Steuerung der Therapie nicht die „Normwerte" Gesunder als Zielgrößen dienen können, sondern daß die besonderen Bedingungen der Pathophysiologie kritisch Kranker, erkennbar durch Messung dieser Parameter an überlebenden Patienten, als Behandlungsmaßstab angewendet werden müssen.

Zahlreiche neuere pathophysiologische Erkenntnisse und therapeutische Erfahrungen lieferten Argumente für die Notwendigkeit einer differenzierteren Gestaltung der Schocktherapie in der Intensivmedizin, als es in einem solchen Standardbehandlungsschema zum Ausdruck kommt.

B. Konzeption einer Differentialtherapie des Schocks

I. Pathophysiologische Begründung

1. Differenzierte hämodynamische Verlaufsmuster

Hämodynamische Untersuchungen an Schockpatienten haben schon frühzeitig erkennen lassen, daß sich schockauslösende Ursachen und Veränderungen der Makrozirkulation nur bedingt in Kongruenz bringen lassen und daß sich im Schockablauf das hämodynamische Befundmuster erheblich verändern kann.

Im Bereich der Makrozirkulation finden sich zwei ganz unterschiedliche Konstellationen (Wilson et al. 1965; MacLean et al. 1967; Siegel et al. 1967; Dietzmann et al. 1969; Shoemaker 1971a). Eine hyperdyname Schockform (Herzindex gesteigert, peripherer Gefäßwiderstand erniedrigt, arterio-venöse Sauerstoffdifferenz vermindert) charakterisiert die Frühphase des septischen Schocks, eine hypodyname Schockform (Herzindex vermindert, peripherer Gefäßwiderstand erhöht, arteriovenöse Sauerstoffdifferenz gesteigert) den hypovolämischen, kardiogenen und fortgeschrittenen septischen Schock. Eine Erklärung hierfür bietet die Annahme unterschiedlicher primärer Angriffspunkte bei der Schockauslösung. Volumendefizit und Störung der kardialen Förderleistung beeinträchtigen initial die zentrale Hämodynamik und führen über mangelhaftes Blutangebot zur Verminderung der kapillären Perfusion. Mikrobielle Toxine beeinträchtigen initial den aeroben Zellmetabolismus. Durch Steigerung des Sauerstoffbedarfs (septischer Hypermetabolismus) und Störung der Sauerstoff-

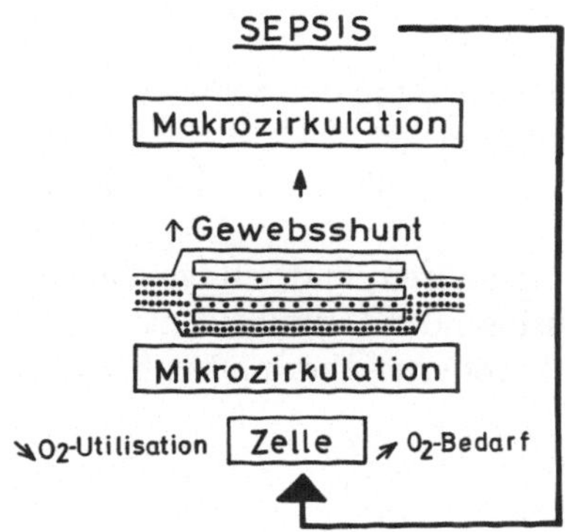

Abb. 2. Hypothese zum Ablauf des septischen Schocks: Primärer Ansatzpunkt am Zellmetabolismus (s. Text)

utilisation (DUFF et al. 1969; HARKEN et al. 1975) kommt es in Verbindung mit einer Zunahme des funktionellen Shunts infolge Umverteilung der kapillären Durchblutung (Dissoziation der Kapillarperfusion) trotz initial gesteigerter Sauerstofftransportrate zu einem Sauerstoffmangel der Zellen. Der schockauslösende Mechanismus der Sepsis wird damit ganz in die Peripherie verlegt (Abb. 2) und die hyperdyname Kreislaufumstellung als Reaktion der Makrozirkulation darauf verstanden.

Innerhalb des hypodynamen Schocks lassen sich nach dem Verhalten der Füllungsdrücke des Herzens wiederum zwei Formen unterscheiden. In Abhängigkeit von der Größe des zirkulierenden Blutvolumens und der Kompetenz insbesondere des linken Ventrikels zur Förderung des Volumenangebots finden sich erniedrigte Füllungsdrücke (Dominanz des Volumenmangels) oder gesteigerte Füllungsdrücke (Dominanz des Pumpversagens) (LOEB et al. 1969).

SIEGEL et al. und SHOEMAKER haben bereits 1971 die Anpassung der Schocktherapie an die hämodynamische Ausgangssituation des Einzelpatienten gefordert und damit den Grundstein für die Konzeption einer Differentialtherapie des Schocks gelegt. „Shock is not a single etiologic factor but rather a group of syndromes which have varied hemodynamic patterns that unfold in time. Therapy must be related to the actual physiologic alterations rather than some theorethic conceptualization based on what may be happening to the almost exsanguinated, anesthetized dog" (SHOEMAKER 1971 b).

2. Prävalenz des Grundleidens

Die intensivmedizinische Erfahrung weist zunehmend deutlich auf die Rolle des Grundleidens auch für die akute Phase der kritischen Vitalgefährdung hin. Die als „symptomatische", im Angelsächsischen eher als „physiologische" Behandlungsverfahren apostrophierten Methoden der Intensivmedizin, die auf Wiederherstellung, Unterstützung oder apparativen Ersatz vitaler Organfunktionen abzielen, haben große, aber limitierte Erfolge erbracht. Eine der Grenzen wird durch Art und Behandelbarkeit des Grundleidens gesetzt. Die Rückbesinnung auf das Primat des Grundleidens gilt auch für die Schocktherapie und ist dank der optimierten Verfahren der Intensivmedizin als ätiologisch orientierte Schocktherapie in den Bereich des Praktikablen gerückt.

3. Konsequenzen für eine Differentialtherapie

Im Hinblick auf die Realisierung einer Differentialtherapie des Schocks in der Intensivmedizin ergeben sich Ansätze in drei Bereichen:

1. Eine Neuorientierung oder Umgruppierung der allgemein akzeptierten Standardmaßnahmen des Stufenbehandlungsplans,

2. eine frühzeitige Einbeziehung ätiologisch orientierter, in der Regel aggressiver Maßnahmen zur Behandlung des schockauslösenden Grundleidens,

3. eine Reevaluierung bisher nicht generell akzeptierter aber pathophysiologisch plausibler Behandlungsmethoden.

II. Neuorientierung anerkannter Behandlungsmaßnahmen

Die allgemein akzeptierten Standardmaßnahmen einer überwiegend hämodynamisch orientierten Schocktherapie erhalten im Hinblick auf die unterschiedlichen hämodynamischen Verhaltensweisen und therapeutischen Reaktionen für die einzelnen Schockformen unterschiedliche Bedeutung. Dieser Erfahrung kann durch differenzierte Anwendung und Umgruppierung der Maßnahmen des Stufenschemas Rechnung getragen werden.

1. Differenzierte Volumentherapie

Eine Volumensubstitution ist beim hypovolämischen und septischen Schock stets indiziert und bewirkt in den meisten Fällen eine Verbesserung der Hämodynamik (PURI et al. 1981). Sie ist unter Kontrolle des zentralen Venendrucks (ZVD) möglich. Dabei ist das effektiv erforderliche Blutvolumen, definiert als diejenige Blutvolumengröße, die erforderlich ist, um den arteriellen Blutdruck in gewünschter Weise anzuheben, die Diurese zu steigern und die periphere Durchblutung zu normalisieren, regelmäßig höher, als die Normvolumina Gesunder (MACLEAN et al. 1965) (Abb. 3). Obwohl die Höhe des ZVD im Schock nicht mit der Blutvolumenmenge korreliert (WILSON et al. 1971) lassen Veränderungen des ZVD unter Volumenexpansion den funktionell adäquaten individuellen Volumenbedarf ausreichend gut erkennen, ein Verfahren, das von WEIL u. SHUBIN (1969) als Technik der Volumenexpansion (fluid challenge) eingeführt wurde.

Ganz anders stellt sich die Situation bei Patienten mit kardiogenem Pumpversagen dar. Nur ein Teil der Patienten profitiert von einer Volumenexpansion. In einer Untersuchung bei Patienten mit akutem Myokardinfarkt konnte gezeigt werden, daß eine Volumensubstitution nur bei Patienten mit Pulmonalkapillardrücken unter 15 mmHg regelmäßig zu einer Zunahme von Herzminutenvolumen, arteriellem Blutdruck und Schlagarbeitsindex führte, während sich diese Werte bei Patienten mit Pulmonalkapillardrücken über 15 mmHg nicht veränderten oder verschlechterten (CREXELLS et al. 1973). Die Volumentherapie sollte daher bei Patienten mit kardialem Pumpversagen nur unter Kontrolle der mittels Einschwemmkatheter (SWAN et al. 1970) gemessenen Pulmonalarteriendrücke erfolgen. Im Schock bei akutem Myokardinfarkt ist der ZVD im Mittel zwar deutlich erhöht, jedoch besteht zwischen den enddiastolischen Druckwerten im rechten und linken Ventrikel nur eine lockere Beziehung mit weiter Streuung

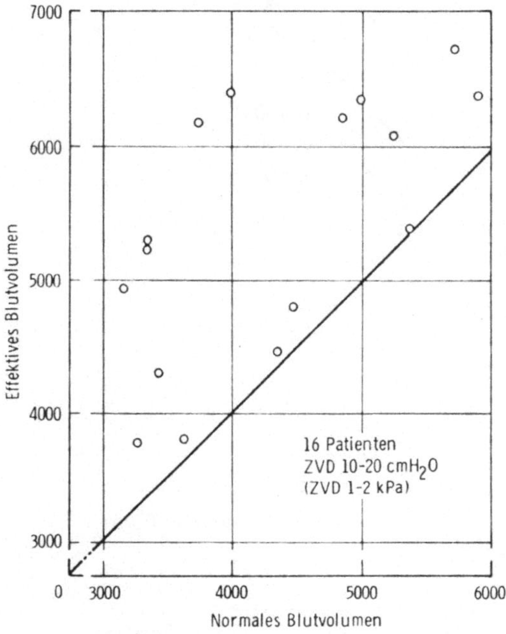

Abb. 3. Gegenüberstellung des zur Behebung des Schocks notwendigen effektiven Blutvolumens und des vorausgesagten Normalblutvolumens bei Patienten mit Kreislaufschock. (Aus MacLean et al. 1965)

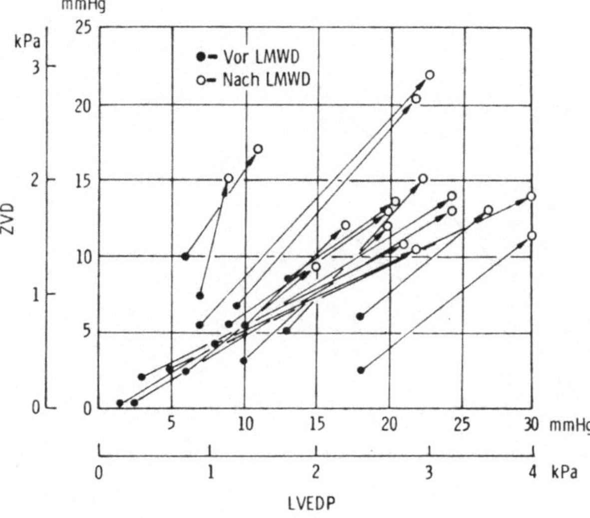

Abb. 4. Verhalten von zentralem Venendruck und linksventrikulärem Füllungsdruck unter Volumenexpansion (*LMWD* niedermolekulares Dextran) bei Patienten mit Kreislaufschock. (Aus Gunnar u. Loeb 1972)

der Meßwerte, und zwischen ZVD und linksventrikulärem Füllungsdruck läßt sich nur eine schlechte Korrelation herstellen (Forrester et al. 1971; Bleifeld et al. 1973; Hanrath et al. 1973). Unter Volumentherapie steigen beide Druckwerte gleichsinnig an, jedoch von Fall zu Fall mit unterschiedlicher Steilheit (Gunnar u. Loeb 1972) (Abb. 4). Demgegenüber lassen sich die linksventrikulären enddiastolischen Druckwerte in dieser Situation durch den enddiastolischen (PAEDP) sowie mittleren (MPAP) Pulmonalarteriendruck gut bestimmen (Merx et al. 1973) (Abb. 5). Der Effekt der Volumentherapie bei akutem Myo-

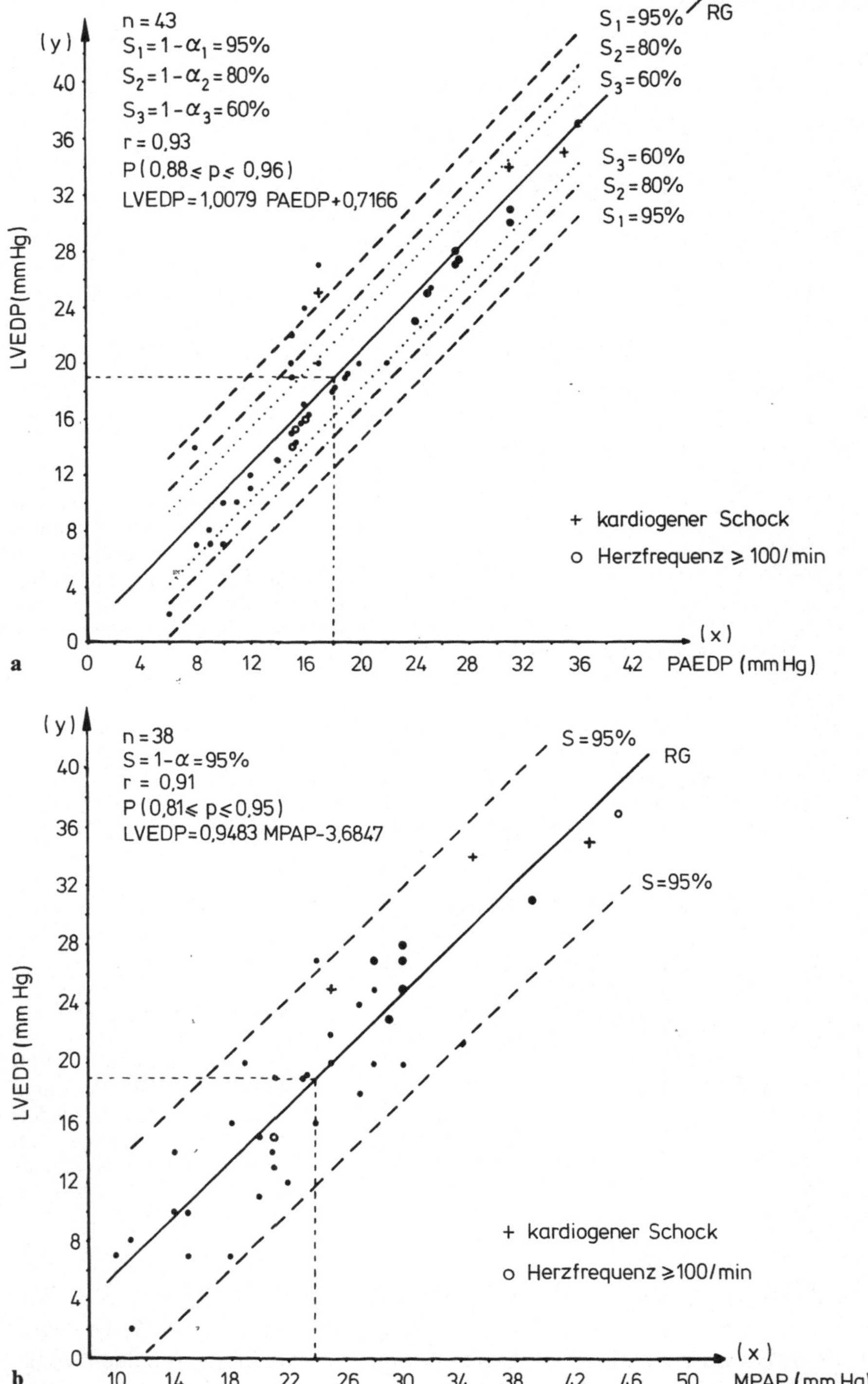

Abb. 5. a Korrelation zwischen linksventrikulärem enddiastolischem Druck (*LVEDP*) und pulmonalarteriellem enddiastolischem Druck (*PAEDP*) bei Patienten mit akutem Myokardinfarkt mit und ohne kardiogenen Schock. **b** Korrelation zwischen linksventrikulärem enddiastolischem Druck (*LVEDP*) und mittlerem pulmonalarteriellem Druck (*MPAP*) bei Patienten mit akutem Myokardinfarkt mit und ohne kardiogenen Schock. (Aus MERX et al. 1973)

kardinfarkt läßt sich durch Messung dieser Druckwerte sicher beurteilen (RUS-SELL et al. 1970). Auch in komplizierten septischen Schockfällen ist die Überwachung der Volumentherapie durch Messung des linksventrikulären Füllungsdrucks zu postulieren (KRAUSZ et al. 1977).

2. Differenzierte Pharmakotherapie

Katecholamine haben unterschiedliche Wirkungsspektren, was im Sinne einer Differentialtherapie des Schocks ausgenutzt werden sollte. Die hervorstechende Eigenschaft des Dobutamin ist eine Senkung der linksventrikulären Füllungsdrücke gleichzeitig mit der Steigerung des Herzminutenvolumens bei herzinsuffizienten Patienten (AKHTAR et al. 1975; GILLESPIE et al. 1977; LEIER et al. 1978; WIRTZFELD et al. 1978), die der kombinierten Anwendung von Dopamin plus Vasodilatator gleichkommt (KEUNG et al. 1981). Dobutamin ist folglich das Katecholamin der ersten Wahl bei kardiogenem Pumpversagen (LOEB et al. 1977). Reicht seine Wirkung zur Blutdruckstabilisierung nicht aus, so kann Dopamin in Kombination eingesetzt werden (SPANNBRUCKER et al. 1981). Zur weiteren Senkung des linksventrikulären Füllungsdrucks kann Dobutamin ebenso wie Dopamin mit einem Vasodilatator kombiniert werden (CARLET et al. 1980; GAGNON et al. 1980).

Die hervorstechende Eigenschaft von Dopamin ist seine spezifische Wirkung auf Nierendurchblutung und Nierenfunktion (ROSENBLUM et al. 1972; HOLZER et al. 1973; RAMDOHR et al. 1973; AUGUSTIN et al. 1979a, b) zusätzlich zur positiv-inotropen und blutdrucksteigernden Wirkung (MACCANNELL et al. 1966; LOEB et al. 1971; WINSLOW et al. 1973). Dopamin wird als Mittel der ersten Wahl bei septischem Schock (REGNIER et al. 1979) und Schock bei Vergiftungen (SCHÖNBORN et al. 1976) angesehen. Eine mögliche Steigerung des pulmonalen Shuntvolumens kann durch Beatmung mit endexspiratorischem Überdruck behoben werden (CARLET et al. 1980). Bei gleichzeitiger Linksherzinsuffizienz mit hohen oder ansteigenden linksventrikulären Füllungsdrücken können auch Dobutamin (JARDIN et al. 1981) oder die Kombination von Dopamin und Dobutamin (GAUTHIER-LAFAYE et al. 1980; RICHARD et al. 1983) angewendet werden.

Günstige Behandlungsergebnisse wurden auch für Prenalterol beschrieben, wobei die fehlende Frequenzsteigerung der bemerkenswerteste Befund war (REIZ u. FRIEDMAN 1980).

Digitalis wirkt bei Patienten mit akutem kardiogenem Pumpversagen unsicherer und weniger ausgeprägt als die Katecholamine (COHN et al. 1969; GOLD-STEIN et al. 1980). Eine nachteilige Beeinflussung der Ventrikelfunktion infolge des peripher pressorischen Effekts ist sogar möglich (COHN et al. 1969).

3. Differenzierte Stufenbehandlungspläne

Versucht man aufgrund der bisher dargestellten Befunde und Überlegungen die Standardbehandlungsmaßnahmen des Schocks zu reorganisieren, so kommt man zu den in Tabelle 2 wiedergegebenen Behandlungsrichtlinien.

Sauerstoffzufuhr und gezielte Azidosebehandlung sind stets indiziert.

Tabelle 2. Differenzierter Stufenplan der Schocktherapie

Schockform	Behandlungsmaßnahmen
Alle	Sauerstoff Azidoseausgleich
Kardiogen	Dobutamin Dopamin/Vasodilatator Volumen (PAP, PCP) Intraaortale Ballonpulsation
Hypovolämie	Volumen (CVP)
Sepsis	Volumen (CVP, PCP) Dopamin [Steroide] Antibiotika
Intoxikation	Volumen Dopamin/Noradrenalin/Orciprenalin
Anaphylaxie	Adrenalin Volumen Steroide Dopamin
Alle	Intubation/Beatmung

Beim kardiogenen Schock durch myokardiales Pumpversagen stellt Dobutamin das Katecholamin der ersten Wahl dar; es wird bei persistierender arterieller Hypotension mit Dopamin, bei schwerer linksventrikulärer Stauungsinsuffizienz mit Vasodilatatoren kombiniert. Die Frage der Volumentherapie entscheidet sich anhand der Pulmonalisdruckwerte.

Im hypovolämischen Schock ist die Volumensubstitution stets indiziert und kann nach dem zentralen Venendruck gesteuert werden. Während sich in der initialen Reanimation traumatisch-hämorrhagischer Schockfälle zwischen der Anwendung von kristalloiden und kolloidalen Volumenersatzlösungen kein signifikanter Unterschied erkennen ließ (Virgilio et al. 1979; Moss et al. 1981), sind für die Volumenexpansion in der Intensivmedizin Albuminlösungen wegen des günstigen Einflusses auf den Sauerstofftransport (Hauser et al. 1980) vorzuziehen. Frühere Befunde über eine Beeinträchtigung des pulmonalen Gasaustauschs infolge Infusion von Albumin (Weaver et al. 1978) ließen sich in neueren Untersuchungen an kritisch Kranken nicht bestätigen (Lowe et al. 1977; Appel u. Shoemaker 1981; Puri et al. 1981).

Eine Volumenexpansion sollte im septischen Schock der Katecholamintherapie stets vorangehen. Kortikosteroide wirken, wenn überhaupt, dann im septischen Schock (s. unten). Vorrangig ist die Bekänpfung des Sepsisherdes durch Antibiotika und chirurgische Eingriffe.

Der Schock infolge exogener Intoxikationen ist ein komplexes Geschehen. Hypovolämie spielt ebenso eine Rolle wie Störungen der zentralen Kreislaufregulation und der Vasomotorik sowie Beeinträchtigung der myokardialen Pump-

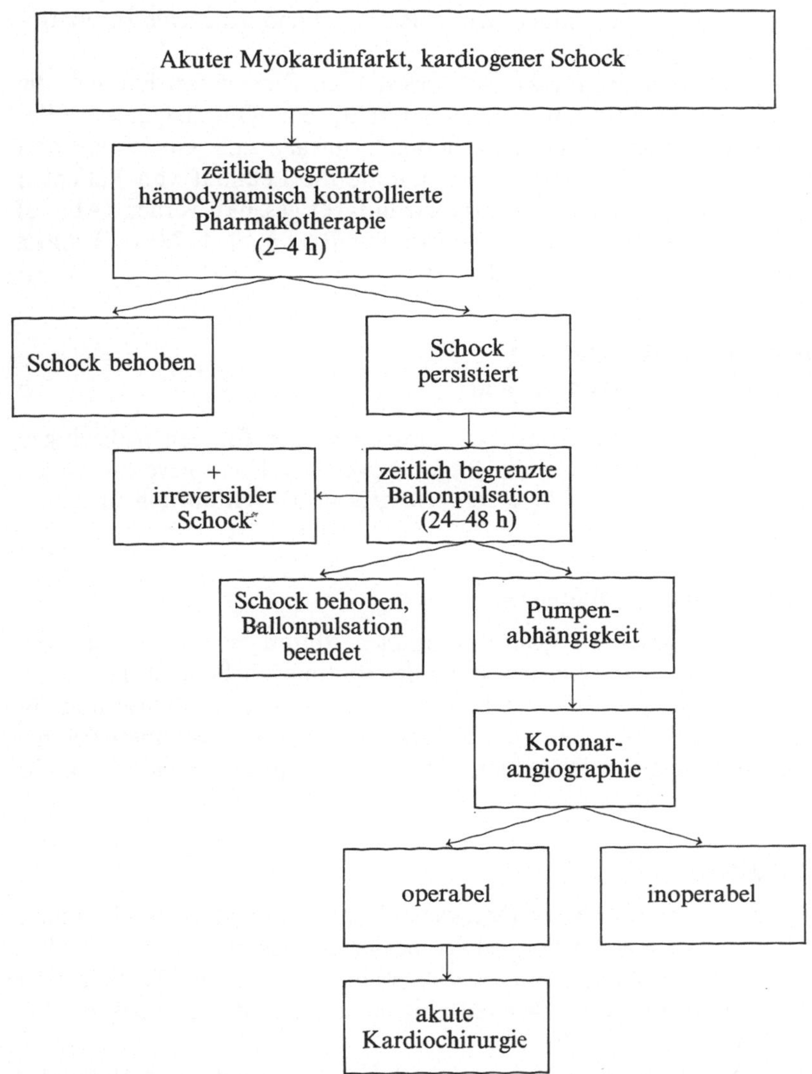

Abb. 6. Schema einer aggressiven Behandlungsführung bei Infarktschock. (Nach MÜLLER 1979)

leistung (SHUBIN u. WEIL 1965; SCHÖNBORN et al. 1976; SCHUSTER u. SCHÖNBORN 1977). Ähnlich komplex ist die Therapie. Volumenexpansion stellt die Basis dar. Dopamin, häufig in Kombination mit Noradrenalin, bei ausgeprägter Bradykardie initial auch Orciprenalin, sind indiziert.

Im anaphylaktischen Schock gilt die Reihenfolge Adrenalin vor Steroiden. Die Volumensubstitution sollte wegen der möglichen allergenen Wirkung künstlicher Kolloide mit Humanalbumin oder Elektrolytlösungen erfolgen. Zur Stabilisierung der Hämodynamik kann es erforderlich werden, im Anschluß an die initiale Reanimation längerfristig Dopamin zu infundieren.

Für alle protrahiert verlaufenden Schockfälle sind endotracheale Intubationen und Beatmung angezeigt.

Unter den Methoden der mechanisch assistierten Zirkulation hat sich die intraaortale Ballongegenpulsation am besten durchgesetzt. Durch aggressive Behandlungsschemata, welche Pharmakotherapie, intraaortale Gegenpulsation und operative Früheingriffe koordinieren, konnte die Letalität von Patienten mit kardiogenem Schock bei akutem Myokardinfarkt gesenkt werden (Abb. 6) (Bardet et al. 1977; Johnson et al. 1977; Bourda Rias et al. 1978; O'Rourke et al. 1978; Müller 1979; Levine et al. 1980).

III. Maßnahmen zur Behandlung des schockauslösenden Grundleidens

Die allgemeine Intensivmedizin hat die Voraussetzungen für den frühzeitigen Einsatz ätiologisch orientierter, in der Regel aggressiver Therapieverfahren geschaffen und die Bedingungen für deren erfolgreiche Durchführung optimiert (Tabelle 3).

1. Stillung gastrointestinaler Blutungen

Bei schweren und anhaltenden gastrointestinalen Blutungen mit hämorrhagischem Schock entscheidet die Beherrschung der Blutungsquelle über das definitive Behandlungsergebnis. Die Notendoskopie nach initialer Stabilisierung der Hämodynamik ermöglicht unter den Bedingungen der Intensivüberwachung eine aktive Blutstillung durch Frühsklerosierung, Unterspritzung endoskopische Koagulation oder Sofortoperation.

2. Perikardentlastung

Die Senkung des intraperikardialen Drucks bei Herztamponade durch Drainage des Perikards führt zu einer prompten Verbesserung der Hämodynamik. Die Drainage kann durch Einführen eines Katheters mittels Seldinger-Technik oder durch operatives Einlegen eines Thoraxdrains in Lokalanästhesie erfolgen (Alcan et al. 1982; Heierli et al. 1981).

Medikamentös konnten bei Patienten mit Herztamponade der Herzindex durch Dopamin und der arterielle Mitteldruck durch Noradrenalin gesteigert werden, jedoch war die Perikardpunktion der Katecholamintherapie überlegen (Martins et al. 1980).

3. Intrakoronare Thrombolyse

Durch intrakoronare Thrombolyse mittels selektiver intrakoronarer Streptaseinfusion bei akutem Myokardinfarkt kann eine frühe Reperfusion mit Begrenzung der Ischämie und Besserung der Ventrikelfunktion erreicht werden (Rentrop et al. 1981; Markis et al. 1981). Die Methode wurde erfolgreich auch bei Einzelfällen von kardiogenem Schock angewendet (Mathey et al. 1980). Zur Erreichung von Langzeiterfolgen muß offenbar frühzeitig die Bypass-Operation angeschlossen oder eine Koronardilatation durchgeführt werden.

Tabelle 3. Ätiologisch orientierte Schocktherapie

Schockform	Behandlungsziel	Methoden
Hypovolämisch	Stillung einer Blutung	Notendoskopie Koagulation Frühsklerosierung Sofortoperation
Kardiogen	Entlastung des Perikards	Perikarddrainage
	Reperfusion von ischämi-schem Myokard	Intrakoronare Thrombolyse Koronardilatation Bypass-Frühoperation
	Wiederöffnung der Lungenstrombahn	Medikamentöse Thrombolyse (Streptase, Urokinase) Transvenöse Absaugung von emboli-schem Material (Katheter-embolektomie nach Greenfield) Operative Embolektomie (Operation mit kardiopulmonalem Bypass)
Intoxikation	Extrakorporale Gift-elimination	Hämoperfusion Hämodialyse Hämofiltration
Septisch	Beseitigung des Sepsis-herdes	Chirurgische Eingriffe – Operative Entfernung – Drainage – Spülbehandlung

4. Extrakorporale Giftelimination

Ein progredient oder protrahiert verlaufender Schock bei exogenen Intoxikationen stellt als klinischer Parameter für eine schwere Vergiftung eine Indikation
zur extrakorporalen Giftelimination mittels Hämoperfusion, Hämodialyse oder
Hämofiltration dar.

5. Beseitigung des Sepsisherdes

Untersuchungen der letzten Jahre haben gezeigt, daß Patienten mit multiplem
Organversagen infolge einer Sepsis nach initialer Stabilisierung nur dann eine
Überlebenschance haben, wenn der Sepsisherd beherrscht werden kann
(SCHUSTER et al. 1980b). Hierzu sind neben einer gezielten antibiotischen Therapie vor allem chirurgische Maßnahmen, wie operative Beseitigung, Drainage
oder Spülbehandlung in der Lage. Der operative Eingriff wird zu einer Maßnahme der Intensivtherapie.

6. Pulmonal-arterielle Thrombolyse und Embolektomie

Die akute massive Lungenarterienembolie stellt eine Indikation zur Thromboly-
setherapie dar. Bestehen gleichzeitig die Zeichen des kardiogenen Schocks, so

ist die Indikation zur operativen Embolektomie prinzipiell gegeben und muß für den Einzelfall überprüft werden.

GREENFIELD et al. (1969) haben zur transvenösen Entfernung von Lungenarterienemboli einen speziellen Saugglockenkatheter entwickelt und 1979 über die Erfahrung in der Anwendung bei 15 Patienten mit akuter massiver Lungenarterienembolie berichtet (GREENFIELD u. ZOCCO 1979). 13 Patienten waren im Schock, 4 hatten einen akuten Kreislaufstillstand. Der Eingriff konnte in 14 Fällen abgeschlossen werden, in 13 Fällen gelang es, embolisches Material zu entfernen. Bei den 14 Patienten, die den Eingriff überlebt haben, fiel der mittlere Pulmonalarteriendruck von im Mittel 31 mmHg auf 23 mmHg und der pulmonal-vaskuläre Widerstand von 14 auf 5,9 Einheiten ab, das Herzminutenvolumen stieg von 2,59 auf 4,47 l/min, der systolische Blutdruck von 83 auf 118 mmHg und der arterielle Sauerstoffpartialdruck von 49 auf 101 mmHg im Mittel an. 11 der 15 Patienten waren Langzeitüberlebende.

Für das Vorgehen bei operativer Embolektomie mit kardiopulmonalem Bypass wurden 2 Verfahrensweisen propagiert. Manche Kliniken führen zunächst eine Lysetherapie in Operationsbereitschaft durch und operieren erst dann, wenn sich der Zustand des Patienten trotz Thrombolyse verschlechtert (MILLER et al. 1977). Andere sehen die Indikation zur Thrombolyse oder Operation alternativ (SATTER 1978). Die Operationsindikation ist vom hämodynamischen Standpunkt dann gegeben, wenn es sich um eine zentrale Embolisierung von Hauptstamm oder Hauptästen mit einem Perfusionsdefekt um mehr als 50% bei einem mittleren Pulmonalarteriendruck zwischen 30 und 50 mmHg handelt.

IV. Reevaluierung spezieller Behandlungsmaßnahmen

Eine Reihe von Behandlungsmaßnahmen des Schocks, die von einzelnen oder auch mehreren Arbeitsgruppen untersucht wurden und angewendet werden, jedoch keineswegs allgemein als wirksam akzeptiert sind, sollten vor dem Hintergrund der jüngsten Erkenntnisse über die Schockpathophysiologie neu überprüft werden (Tabelle 4). Dies gilt besonders für die vorwiegend metabolisch orientierte Pharmakotherapie mit Steroiden, Aprotinin, Glukose-Insulin, Betarezeptorenblockern, Naloxon und Trijodthyronin. Dabei ergeben sich vor allem für die Behandlung des septischen Schocks neue Perspektiven, die für eine Differentialtherapie Bedeutung erlangen könnten. Dies ist durch zwei Gründe erklärlich.

Tabelle 4. Metabolisch orientierte Behandlungsmaßnahmen des Schocks

Steroide
Aprotinin
Insulin-Glukose
Betarezeptorenblocker ⎫
Naloxon   ⎬ Sepsis
Trijodthyronin   ⎭

Störungen des Zellmetabolismus und Intermediärstoffwechsels als Faktoren der Schockpathogenese sind bei der Sepsis besonders hervorgetreten und die Sepsis stellt in quantitativer und prognostischer Hinsicht eines der Hauptprobleme der Intensivmedizin dar.

1. Steroide

Über Wirkungsweise und Nutzen der Steroide im Schock liegt eine umfangreiche, vor allem experimentelle Literatur vor, die dennoch zu keiner Lösung des Problems geführt hat. Günstige Effekte wurden hämodynamisch und metabolisch erklärt (DIETZMAN u. LILLEHEI 1968; LILLEHEI et al. 1972; WILSON u. FISHER 1968). Die hämodynamische Wirkung der Steroide soll auf Steigerung des Herzminutenvolumens und Senkung des peripheren Strömungswiderstands mit Verbesserung der peripheren Durchblutung beruhen, bewirkt über eine Verminderung der schockbedingten Vasokonstriktion oder eine Vasodilatation sowie positive Intotropie. Die günstigen hämodynamischen Wirkungen ließen sich jedoch weder im Tierexperiment (REPLOGLE et al. 1971; SPATH et al. 1973) noch am Menschen (PIEPENBROCK et al. 1977) konstant reproduzieren. Bei Patienten mit akutem Myokardinfarkt, der älter als einen Tag war, wurde sogar eine vasopressorische Wirkung der Steroide gefunden (GOULD et al. 1976).

Der metabolische Effekt wird durch membranstabilisierende Eigenschaften erklärt, welche die Freisetzung proteolytischer Enzyme aus Zell-Lysosomen verhindern sollen. Eine günstige Wirkung von Steroiden wäre pathophysiologisch insbesondere im septischen Schock plausibel (Literatur bei SHEAGREN 1981), da hier metabolische Veränderungen offenbar eine besondere Rolle spielen. Neuere Experimente aus der Arbeitsgruppe um HINSHAW mit einem gramnegativen Schockmodell an Primaten (Infusion von lebenden E.-coli-Bakterien) konnten für Steroide alleine keine Wirkung nachweisen (HINSHAW et al. 1978), ergaben jedoch einen ausgezeichneten Effekt bei der gleichzeitigen Gabe von Steroiden und Antibiotika (Methylprednisolon und Gentamycin), wobei die Überlebensrate um so höher war, je frühzeitiger Steroide verabreicht wurden (HINSHAW et al. 1980, 1981).

Klinische Studien fanden jedoch entweder keinen Effekt oder waren aus statistischen Gründen nicht aussagekräftig (WEITZMAN u. BERGER 1974). Dies gilt auch für eine große, z.T. prospektiv angelegte Untersuchung, die in ihrer Aussagekraft durch die fragliche Validität der Kontrollgruppe eingeschränkt wird (SCHUMER 1976).

Die Frage nach dem Nutzen der Steroide im klinischen Schock ist somit nach wie vor ungeklärt. Ein methodisches Problem liegt darin, daß Steroide in den entsprechenden Studien stets dann am besten wirkten, wenn sie frühzeitig gegeben wurden. Die bisher vorliegenden klinischen Untersuchungen gingen jedoch von Patienten mit voll manifestiertem Schock-Syndrom aus. Eine zukünftige randomisierte, prospektive Studie sollte bei Patienten mit früher Manifestation einer schweren Sepsis ansetzen, wobei es denkbar wäre, diese Frühphase nicht nur klinisch und hämodynamisch, sondern vor allem metabolisch zu definieren (SHEAGREN 1981).

2. Aprotinin

Die Wirkung von Aprotinin soll auf der Hemmung von proteolytischen Enzymen beruhen, die im Schock freigesetzt werden (Back et al. 1968). Der derzeitige Wissensstand ist ähnlich zu beurteilen, wie in Bezug auf die Steroide, wobei allerdings insgesamt weniger Untersuchungen vorliegen. Die theoretische Plausibilität der Anwendung von Aprotinin in der Schocktherapie konnte noch durch keine Studie in einen klinisch evidenten Nachweis seiner Wirkung umgesetzt werden. Untersuchungen der letzten Jahre weisen darauf hin, daß eine weitere Erprobung am ehesten bei traumatischen Schockfällen sinnvoll sein könnte (Schneider et al. 1976).

3. Betarezeptorenblocker

Berk et al. (1970) haben, gestützt auf experimentelle Befunde, Betablocker in die klinische Therapie des septischen Schocks eingeführt. Das Betablocker-Konzept beruht auf der Hypothese, daß die Gewebshypoxie in der hyperdynamen Phase des septischen Schocks auf der Öffnung multipler AV-Shunts im pulmonalen und Splanchnicus-Gefäßbett beruht, und daß die Eröffnung dieser AV-Shunts eine Folge der exzessiven Betastimulation im Schock ist. Durch Betablocker sollen die Shunts wieder geschlossen und die Kapillarperfusion verbessert werden („microcirculatory blockade"). Als Hauptproblem erwiesen sich die kardialen Nebenwirkungen, die den positiven Effekt im Bereich der Mikrozirkulation überwiegen können. Daher waren in einem Teil der Fälle zur Aufrechterhaltung des Herzminutenvolumens und der Herzfrequenz die gleichzeitige Anwendung von positiv-inotropen Pharmaka oder von frequenzsteigernden Maßnahmen erforderlich. Die Arbeitsgruppe berichtete 1972 über 11 Patienten mit septischem Schock, bei denen die Standardtherapie ineffektiv geblieben war und die deshalb Propranolol (5 mg über 2–3 h) erhielten (Berk et al. 1972). In allen Fällen kam es zu einem Anstieg des arteriellen Blutdrucks, des arteriellen Sauerstoffpartialdrucks, der Diurese und des peripheren Strömungswiderstands sowie zu einer Abnahme von Herzminutenvolumen und Herzfrequenz (Abb. 7). 8 Patienten überlebten, bei allen bestand vor Beginn der Propranolol-Behandlung ein normaler oder erhöhter Herzindex. Seither sind aus der Arbeitsgruppe weitere experimentelle Arbeiten über die Rolle der betaadrenergen Stimulation in der Pathogenese der akuten respiratorischen Insuffizienz erschienen, weitere klinische Daten zur Schocktherapie stehen noch aus.

Wenn sich auch die Annahme von anatomischen AV-Shunts als Ursache der Gewebshypoxie morphologisch nicht untermauern ließ, so liegt doch sicher bei der Sepsis ein funktioneller AV-Shunt auf der Ebene der Kapillarperfusion vor, und neuere Befunde bestätigen die Annahme, daß die pathologische Steigerung des physiologischen Gewebs-Shunts ebenso wie der septische Hyperkatabolismus mit Sauerstoffbedarfssteigerung durch betaadrenerge Stimulation vermittelt wird. Die Prämissen für das Betablocker-Konzept zur Schocktherapie sind daher nach wie vor gültig.

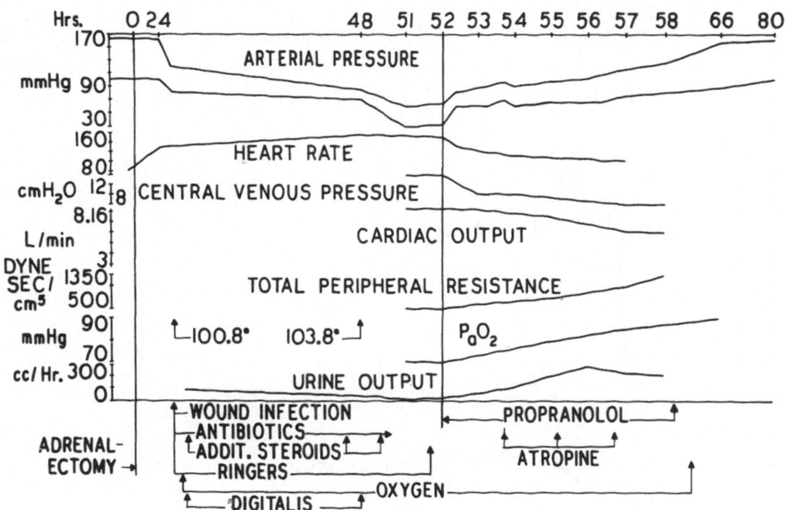

Abb. 7. Wirkung eines Betablockers (Propranolol) beim septischen Schock. Darstellung des Verlaufs eines Einzelfalls. (Aus BERK et al. 1972)

4. Naloxon

Der Einsatz von Naloxon in der Schocktherapie beruht auf der Beobachtung, daß im Schock wie in anderen Streßzuständen Endorphin freigesetzt wird und der hypotensive Effekt der endogenen Opiate durch Naloxon behoben oder verhütet werden kann (Literatur: LANCET 1981; DIRKSEN et al. 1981).

PETERS et al. (1981) berichteten über 13 Schock-Patienten, 11 mit Sepsis, bei denen zusätzlich zur Basistherapie einschließlich Dopamin Naloxon als i.v. Bolus-Injektion in einer Initialdosis von 0,4 mg und dann in wiederholten Dosen verabreicht wurde, bis der systolische Blutdruck bei 100 mmHg lag oder eine Gesamtdosis von 8 mg erreicht war. Von 9 Patienten, die keine Steroide erhielten und eine normale Nierenrindenfunktion hatten, reagierten 8 prompt mit eindrucksvollen Anstiegen des systolischen Blutdrucks von etwa 80 mmHg auf 110 mmHg im Mittel (Abb. 8). Die Füllungsdrücke des Herzens zeigten dabei keine gerichteten Veränderungen, so daß die Autoren die Wirkung von Naloxon durch eine direkte Antagonisierung der Endorphin-Wirkung auf die Blutdruckkontrolle erklärten.

In einer Einzelfallmitteilung wurde über den günstigen Effekt von Naloxon im Schock nach Schlafmittelvergiftung berichtet (LENZ et al. 1981).

5. Trijodthyronin

Positive Ergebnisse über die Anwendung von Trijodthyronin im septischen Schock wurden präliminär mitgeteilt (MEYER et al. 1979). Die Gesamtproblematik wird in dem Kapitel über das endokrine System im Schock dargestellt.

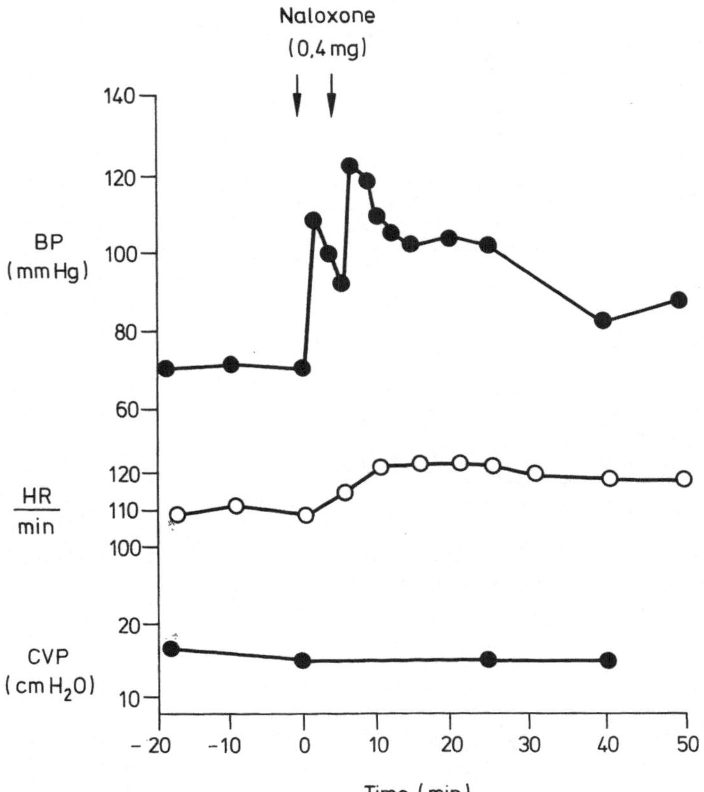

Abb. 8. Wirkung von Naloxon im septischen Schock. Darstellung des Verlaufs eines Einzelfalls. (Aus Peters et al. 1981)

6. Insulin

Metabolische Studien an Patienten mit Postaggressionsstoffwechsel haben gezeigt, daß hochdosierte exogene Insulinzufuhr die Stoffwechselstörung günstig zu beeinflussen vermag, insofern der Proteinkatabolismus gehemmt, die Glukoseverwertung gesteigert und der Elektrolytstoffwechsel normalisiert werden (Hinton et al. 1971, 1973; Haider 1975; Woolfson et al. 979). Unter der Vorstellung, daß die Verbesserung des Energiestoffwechsels sich auf das Herz als Organ mit hohem Energieumsatz im Sinne einer Verbesserung der Funktion von ischämischem Myokard (Vetter et al. 1974) und Steigerung der Inotropie (Majid et al. 1972; Lee u. Downing 1976) auswirken könnte, wurde die bereits auf Sodi-Pallares et al. (1962) und Allison et al. (1969) zurückgehende Therapie mit hohen Dosen Insulin und Glukose zur Behandlung von Schockzuständen in den letzten Jahren erneut untersucht.

Eine Durchsicht der Literatur zeigt, daß sich die Erfahrung in der klinischen Schocktherapie auf eine begrenzte Zahl kasuistischer Mitteilungen einzelner Arbeitsgruppen bezieht.

Clowes et al. (1974) verabreichten bei 10 Patienten mit septischem Schock Glukose-Insulin-Kalium (1 g/kg Glukose + 1,5 U/kg Insulin + 10 mmol KCl),

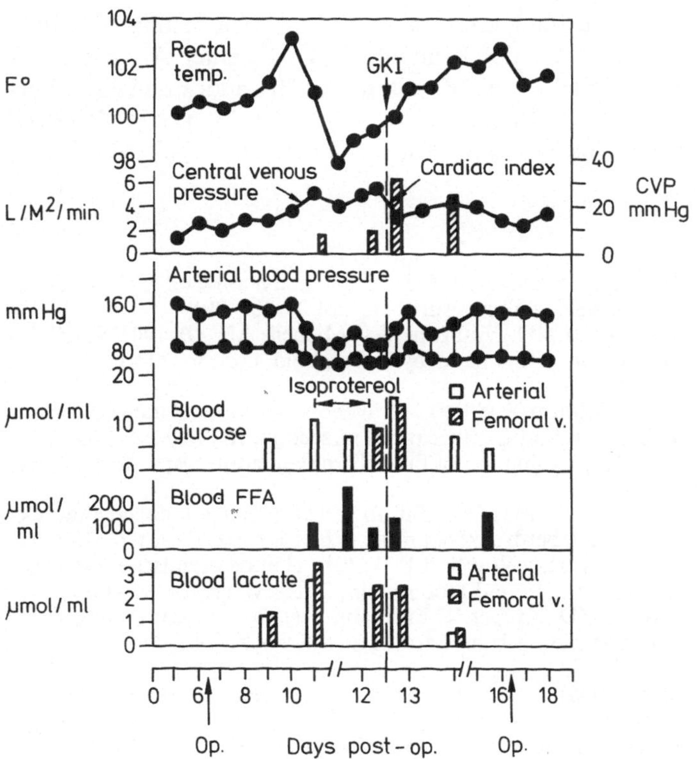

Abb. 9. Wirkung einer Glukose-Kalium-Insulin-Infusion beim septischen Schock. Darstellung eines Einzelfallverlaufs. (Aus CLOWES et al. 1974)

infundiert als 50%ige Glukoselösung innerhalb von 10 min. Bei allen Patienten war eine Steigerung des arteriellen Blutdrucks zu beobachten. Der arterielle Mitteldruck stieg im Durchschnitt von 58 ± 9 mmHg auf 78 ± 7 mmHg hochsignifikant an. Gleichzeitig nahm das Herzminutenvolumen von $3,1 \pm 0,6$ l/min auf $8,6 \pm 1,2$ l/min signifikant zu. Danach fielen der zentrale Venendruck und der Pulmonalkapillardruck ab (Abb. 9).

Von der gleichen Arbeitsgruppe wurden weitere Untersuchungen an Patienten mit hypodynamischem septischem Schock publiziert (WEISUL et al. 1975), aus denen erneut die Wirkung der Glukose-Insulin-Kalium-Infusion im Sinne einer Verbesserung der Ventrikelleistung hervorging.

Günstige Ergebnisse bei Patienten mit kardiogenem Schock wurden für Patienten mit koronaren und myokardialen Erkrankungen (BOLTE et al. 1973; AUTENRIETH et al. 1976) sowie nach Herzoperationen unter kardio-pulmonalem Bypass (MÜLLER et al. 1978; HAIDER et al. 1980) beschrieben.

Die Arbeitsgruppe um ROGERS hat in mehreren Untersuchungsserien die Wirkung von Glukose-Insulin-Kalium-Infusionen in der Akutphase des Myokardinfarkts untersucht (ROGERS et al. 1976, 1979; MANTLE et al. 1981). In einer prospektiven randomisierten Studie an Patienten mit akutem Myokardinfarkt konnte gezeigt werden, daß die frühzeitige Infusion von Glukose-Insulin-Kalium

(1,5 ml/kg/h einer Lösung von 300 g Glukose + 500 Einheiten Insulin + 80 mval KCl/l über 48 h) im Vergleich zu der Kontrollgruppe zu einer Abnahme des linksventrikulären Füllungsdrucks, einer Zunahme des Herzindex und einer Verbesserung der linksventrikulären Funktionskurve führte (Mantle et al. 1981). Dieser Effekt wurde durch eine Erhaltung von ischämischem Myokard erklärt.

Literatur

Akhtar N, Mikulic E, Cohn JN, Chaudhry MH (1975) Hemodynamic effect of Dobutamine in patients with severe heart failure. Am J Cardiol 36:202–205

Alcan KE, Zabetakis PM, Marino ND, Franzone AJ, Michelis MF, Bruno MS (1982) Management of acute cardiac tamponade by subxiphoid pericardiotomy. JAMA 247:1143–1148

Allison SP, Chamberlain MJ, Hinton P (1969) Intravenous glucose tolerance, Insulin, Glucose, and free fatty acid levels after myocardial infarction. Br Med J 4:776–778

Appel PL, Shoemaker WC (1981) Evaluation of fluid therapy in adult respiratory failure. Crit Care Med 9:862–869

Augustin HJ, Bischoff K, Engels T (1979a) Der Einfluß von Dopamin auf die Nierenfunktion während kontinuierlicher Überdruckbeatmung (PEEP). Anaesthesist 28:159–162

Augustin HJ, Melderis H, Pantlen H, v Wiechert P (1979b) Hämodynamische und renovaskuläre Wirkungen von Dopamin und Dobutamin. Intensivmed 16:195–199

Autenrieth G, vArnim T, Bolte HD, Krüger R, Erdmann E (1976) Steigerung des Harnzeitvolumens durch Glukose-Insulin beim kardiogenen Schock. Verh Dtsch Ges Inn Med 82:1973–1976

Back N, Wilkens H, Steger R (1968) Proteinases and proteinase inhibitors in experimental shock states. Ann NY Acad Sci 146:491–516

Bardet J, Masquet C, Kahn JC, Gourgon R, Bourdarias JP, Mathivat A, Bouvrain Y (1977) Clinical and hemodynamic results of intra-aortic balloon counterpulsation and surgery for cardiogenic shock. Am Heart J 93:280–288

Berk JL, Hagen JF, Dunn JM (1970) The role of beta adrenergic blockade in the treatment of septic shock. Surg Gynecol Obstet 130:1025–1034

Berk JL, Hagen JF, Maly G (1972) The treatment of shock with beta adrenergic blockade. Arch Surg 104:46–51

Bland R, Shoemaker WC, Shabot MM (1978) Physiologic monitoring goals for the critically ill patient. Surgery 147:833–841

Bleifeld W, Hanrath P, Mathey D, Heinrich KW (1973) Akuter Myokardinfarkt, II, Hämodynamik des rechten Ventrikels. Z Kardiol 62:701–718

Bolte HD, Buckesfeld R, Lankisch PG, Lüderitz B, Autenrieth G (1973) Messungen therapeutischer Wirkungen von Glukose-Insulin-Infusionen (GI) beim kardiogenen Schock. Verh Dtsch Ges Kreislaufforsch 39:276–281

Bourdarias JP, Gourgon R, Bardet J (1978) Mechanical circulatory assistance by intraaortic balloon pumping for the treatment of cardiogenic shock. Intensive Care Med 4:29–33

Carlet J, Francoual M, Lhoste F, Lemaire F (1980) Pharmacological treatment of pulmonary oedema. Intensive Care Med 6:113–122

Clowes GHA, O'Donnell TF, Ryan NT, Blackburn GL (1974) Energy metabolism in sepsis: Treatment based on different patterns in shock and high output stage. Ann Surg 179:684–696

Cohn JN, Tristani FE, Khatri IM (1969) Cardiac and peripheral vascular effects of digitalis in clinical cardiogenic shock. Am Heart J 78:318–330

Cournand A, Riley RL, Bradley SE, Breed ES, Noble RP, Lauson HD, Gregersen MI, Richards DW (1943) Studies of the circulation in clinical sock. Surgery 13:964–995

Crexells C, Chatterjee K, Forrester JS, Dikshit K, Swan HJC (1973) Optimal level of filling pressure in the left side of the heart in acute myocardial infarction. N Engl J Med 289:1263–1266

Cyran J, Bolte HD (1979) Kombinierte Infusion von Nitroprussid-Natrium und Dobutamin zur Behandlung der hochgradigen Linksherzinsuffizienz bei koronarer Herzkrankheit. Klin Wochenschr 57:883–891
Cyran J, Kühnl C, Zähringer J, Bolte HD, Lüderitz B (1978) Die Änderung der Hämodynamik des Herzens unter dem kombinierten Einfluß von Nitroglyzerin und Dopamin
  bei hochgradiger Linksherzinsuffizienz. Z Kardiol 67:759–765
Dawson JR, Poole-Wilson PA, Sutton GC (1980) Salbutamol in cardiogenic shock complicating acute myocardial infarction. Br Heart J 43:523–526
Dietzman RH, Lillehei RC (1968) The treatment of cardiogenic shock: The use of cortico-
  steroids in the treatment of cardiogenic shock. Am Heart J 75:274–277
Dietzman RH, Ersek RA, Bloch JM, Lillehei RC (1969) Highoutput, low-resistance
  gram-negative septic shock in man. Angiology 20:691–700
Dirksen R, Wood GJ, Nijhuis GMM (1981) Mechanism of Naloxone therapy in the
  treatment of shock: A hypothesis. Lancet I:607–608
Dissmann W, Buschmann HJ, Meyer V, Thimme W, Schröder R (1967) Hämodynamische
  Veränderungen nach akutem Myokardinfarkt. Klin Wochenschr 45:802–808
Duff JH, Scott HM, Peretz DI, Mulligan GW, MacLean LD (1966) The diagnosis and
  treatment of shock in man based on hemodynamic and metabolic measurements.
  J Trauma 6:145–156
Duff JH, Groves AC, McLean APH, Lapointe R, MacLean LD (1969) Defective oxygen
  consumption in septic shock. Surg Gynecol Obstet 128:1051–1060
Erbel R, Meyer J, Lambertz H, Schweizer P, Voelker W, Krebs W, Braun G, Effert
  S (1982) Hemodynamic effects of Prenalterol in patients with ischemic heart disease
  and congestive cardiomyopathy. Circulation 66:361–369
Fine J, Seligman AM, Frank HA (1943) An experimental study including evidence against
  the capillary leakage hypothesis. Ann Surg 118:238–255
Forrester JS, Diamond G, McHugh TJ, Swan HJC (1971) Filling pressures in the right
  and left sides of the heart in acute myocardial infarction. N Engl J Med 285:190–193
Fromm S, Wilson RG (1969) Phenoxybenzamine in human shock. Surg Gynecol Obstet
  129:789–793
Gagnon RM, Fortin L, Boucher R, Gilbert S, Morrisette M, Present S, Lemire J, David
  A (1980) Combined hemodynamic effects of Dobutamine and IV Nitroglycerin in
  congestive heart failure. Chest 78:694–698
Gauthier-Lafaye P, Pottecher T, Dupeyron JP, Rigolot JC, Soule JP, Rocha-Nobre A
  (1980) Hemodynamic improvement in patients with low state of septic shock using
  Dobutamine-Dopamine association. In: Bleifeld W, Gattiker R, Schaper W, Brade
  W (Hrsg) Internationales Dobutamin Symposion. Urban & Schwarzenberg, München
  Wien Baltimore, S 47–52
Gillespie TA, Ambos HD, Sobel BE, Roberts R (1977) Effects of Dobutamine in patients
  with acute myocardial infarction. Am J Cardiol 39:588–594
Goldstein RA, Passamani ER, Roberts R (1980) A comparison of Digoxin and Dobuta-
  mine in patients with acute infarction and cardiac failure. N Engl J Med 303:846–850
Gould L, Reddy CVR, Swamy CRN, Chua W, Dorismond JC (1976) Hemodynamic
  effects of steroids in cardiac disease. Am Heart J 92:133–138
Greenfield LJ, Zocco JJ (1979) Intraluminal management of acute massive pulmonary
  thromboembolism. J Thorac Cardiovasc Surg 77:402–410
Greenfield LJ, Kimmell GO, McCurdy WC (1969) Transvenous removal of pulmonary
  emboli by vacuum-cup catheter technique. J Surg Res 9:347–352
Gunnar RM, Loeb HS (1972) Use of drugs in cardiogenic shock due to acute myocardial
  infarction. Circulation 45:1111–1124
Haider W (1975) Prävention von Streßwirkungen durch metabolische Beeinflussung des
  Energiestoffwechsels am Modell der extrakorporalen Zirkulation. Wien Klin Wochenschr [Suppl 36] 87:1–27
Haider W, Benzer H, Coraim F, Wolner E (1980) Massive Insulinzufuhr als Therapie
  im cardiogenen Schock. Intensivmed 17:159–165
Hanrath P, Bleifeld W, Merx W, Heinrich KW, Brunner E (1973) Die Bedeutung des
  zentralvenösen Drucks für die Funktion des linken Ventrikels. Z Kardiol 62:718–728

Hardaway RM, James PM, Anderson RW, Bredenberg CE, West RL (1967) Intensive study and treatment of shock in man. JAMA 199:779–790

Harken AH, Lillo RS, Hufnagel HV (1975) Direct influence of Endotoxin on cellular respiration. Surg Gynecol Obstet 140:858–860

Hauser CJ, Shoemaker WC, Turpin I, Goldberg SJ (1980) Oxygen transport responses to colloids and crystalloids in critically ill surgical patients. Surgery 150:811–816

Heierli B, Anderes U, Follath F (1981) Diagnose und Therapie der Herztamponade. Schweiz Med Wochenschr 111:735–741

Henning RJ, Shubin H, Weil MH (1977) Afterload reduction with Phentolamine in patients with acute pulmonary edema. Am J Med 63:568–573

Hillen H, Witt E, Lehmann HU, Hochrein H (1981) Nitroglycerin, Dopamin und deren kombinierte Anwendung bei schwerer Myokardinsuffizienz. Intensivmed 18:11–16

Hinshaw LB, Coalson JJ, Benjamin BA, Archer LT, Beller BK, Kling OR, Hasser EM, Phillips RW (1978) Escherichia coli shock in the baboon and the response to Adreno-corticosteroid treatment. Surg Gynecol Obstet 147:545–557

Hinshaw LB, Archer LT, Beller-Todd BK, Coalson JJ Fluornoy DJ, Passey R, Benjamin B, White GL (1980) Survival of Primates in LD_{100} septic shock following steroid/antibiotic therapy. J Surg Res 28:151–170

Hinshaw LB, Beller-Todd BK, Archer LT, Benjamin B, Flournoy DJ, Passey R, Wilson MF (1981) Effectiveness of steroid/antibiotic treatment in primates administered LD_{100} Escherichia coli. Ann Surg 194:51–56

Hinton P, Allison SP, Littlejohn S, Lloyd J (1971) Insulin and Glucose to reduce catabolic response to injury in burned patients. Lancet I:767–769

Hinton P, Allison SP, Littlejohn S, Lloyd J (1973) Electrolyte changes after burn injury and effect of treatment. Lancet II:218–221

Holzer J, Karliner JS, O'Rourke RA, Pitt W, Ross J (1973) Effectiveness of Dopamine in patients with cardiogenic shock. Am J Cardiol 32:79–84

Jardin F, Sportiche M, Bazin M, Bourokba A, Margairaz A (1981) Dobutamine: a hemodynamic evaluation in human septic shock. Crit Care Med 9:329–332

Johnson SA, Scanlon PJ, Loeb HS, Moran JM, Pifarre R, Gunnar RM (1977) Treatment of cardiogenic shock in myocardial infarction by intraaortic balloon counterpulsation and surgery. Am J Med 62:687–692

Keung ECH, Siskind SJ, Sonneblick EH, Ribner HS, Schwartz WJ, LeJemtel TH (1981) Dobutamine therapy in acute myocardial infarction. JAMA 245:144–146

Krausz MM, Perel A, Eimerl D, Cotev S (1977) Cardiopulmonary effects of volume loading in patients in septic shock. Ann Surg 185:429–434

Lancet (1981) Naloxone for septic shock. Lancet I:538–539

Lee JC, Downing SE (1976) Effects of insulin on cardiac muscle contraction and responsiveness to norepinephrine. Am J Physiol 230:1360–1365

Leier CV, Heban PT, Huss P, Bush CA, Lewis RP (1978) Comparative systemic and regional hemodynamic effects of Dopamine and Dobutamine in patients with cardiomyopathic heart failure. Circulation 58:466–475

Lenz K, Druml W, Gassner A, Hruby K, Kleinberger G, Laggner A (1981) Naloxone in shock. Lancet I:834

Levine FH, Buckley MJ, Austen WG (1980) Clinical experience with the intra-aortic balloon pump. Intensivmed 17:236–240

Lillehei RC, Longerbeam JK, Bloch JH, Manax WG (1964) The nature of irreversible shock: Experimental and clinical observations. Ann Surg 160:682–710

Lillehei RC, Motsay GJ, Dietzman RH (1972) The use of corticosteroids in the treatment of shock. Int Z Klin Pharmakol Ther Toxikol 5:423–433

Loeb HS, Pietras RJ, Tobin JR, Gunnar RM (1969) Hypovolemia in shock due to acute myocardial infarction. Circulation 40:653–659

Loeb HS, Winslow EBJ, Rahimtoola SH, Rosen KM, Gunnar RM (1971) Acute hemodynamic effects of Dopamine in patients with shock. Circulation 44:163–173

Loeb HS, Bredakis J, Gunnar RM (1977) Superiority of Dobutamine over Dopamine for augmentation of cardiac output in patients with chronic low output cardiac failure. Circulation 55:375–381

Lowe RJ, Moss GS, Jilek G, Levine HD (1977) Crystalloid vs colloid in the etiology of pulmonary failure after trauma: A randomized trial in man. Surgery 81:676–683

MacCannell KL, McNay JL, Meyer MB, Goldberg LI (1966) Dopamine in the treatment of hypotension and shock. N Engl J Med 275:1389–1398

MacKenzie GJ, Taylor SH, Flenley DC, McDonald AH, Staunton HP, Donald KW (1964) Circulatory and respiratory studies in myocardial infarction and cardiogenic shock. Lancet II:825–832

MacLean LD, Duff JH, Scott HM, Peretz DI (1965) Treatment of shock in man based on hemodynamic diagnosis. Surg Gynecol Obstet 120:1–16

MacLean LD, Mulligan WG, McLean APH, Duff JH (1967) Patterns of septic shock in man – a detailed study of 56 patients. Ann Surg 166:543–558

Majid PA, Sharma B, Meeran MKM, Taylor SH (1972) Insulin and glucose in the treatment of heart-failure. Lancet II:937–941

Mantle JA, Rogers WJ, Smith LR, McDaniel HG, Papapietro SE, Russell RO, Rackley CE (1981) Clinical effects of glucose-insulin-potassium on left ventricular function in acute myocardial infarction: Results from a randomized clinical trial. Am Heart J 102:313–324

Markis JE, Malagold M, Parker JA, Silverman KJ, Barry WH, Als AV, Paulin S, Grossman W, Braunwald E (1981) Myocardial salvage after intracoronary thrombolysis with streptokinase in acute myocardial infarction. N Engl J Med 305:777–782

Martins JB, Manuel WJ, Marcus ML, Kerber RE (1980) Comparative effects of catecholamines in cardiac tamponade: Experimental and clinical studies. Am J Cardiol 46:59–66

Mathey D, Kuck KH, Remmecke J, Tilsner V, Bleifeld W (1980) Transluminal recanalization of coronary artery thrombosis: a preliminary report of its application in cardiogenic shock. Eur Heart J 1:207–212

Meretoja OA (1980) Influence of Sodium Nitroprusside and Dobutamine on the hemodynamic effects produced by each other. Acta Anaesthesiol Scand 24:195–198

Merx W, Bleifeld W, Hanrath P, Heinrich KW, Nowak H (1973) Beziehung zwischen linksventrikulärem Füllungsdruck und enddiastolischem Pulmonalarteriendruck. Z Kardiol 62:835–845

Meyer T, Hüsch M, van den Berg E, Ködding R, Höffken B, Hesch RD (1979) Behandlung des dopaminabhängigen Schocks mit Trijodthyronin. Dtsch Med Wochenschr 104:1711–1714

Miller GAH, Hall RJC, Paneth M (1977) Pulmonary embolectomy, heparin, and streptokinase: Their place in the treatment of acute massive pulmonary embolism. Am Heart J 93:568–574

Moss GS, Lowe RJ, Jilek J, Levine HD (1981) Colloid or crystalloid in the resuscitation of hemorrhagic shock: A controlled clinical trial. Surgery 89:434–438

Müller HS (1979) Myokardinfarkt – Kardiogener Schock. Intensivmed 16:115–121

Muller JE, Mochizuki S, Koster JK, Collins JJ, Cohn LH, Neely JR (1978) Insulin therapy for depressed myocardial contractility after prolonged ischemia. Am J Cardiol 41:1215–1221

O'Rourke MF, Sammel N, Chang VP (1978) Arterial counterpulsation in severe refractory heart failure complicating acute myocardial infarction. Br Heart J 41:308–316

Peters WP, Johnson MW, Friedman PA, Mitch ME (1981) Pressor effect of Naloxone in septic shock. Lancet I:529–532

Piepenbrock S, Hempelmann G, Westermann C (1977) Massive doses of Methylprednisolone (30 mg/kg) im man: Immediate haemodynamic effects in "low output state". Intensive Care Med 3:69–76

Puri VK, Paidipaty B, White L (1981) Hydroxyethyl starch for resuscitation of patients with hypovolemia and shock. Crit Care Med 9:833–837

Ramdohr B, Schüren KP, Biamino G, Schröder R (1973) Der Einfluß von Dopamin auf Hämodynamik und Nierenfunktion bei der schweren Herzinsuffizinez des Menschen. Klin Wochenschr 51:549–556

Regnier B, Safran D, Carlet J, Teisseire B (1979) Comparative haemodynamic effects of Dopamine and Dobutamine in septic shock. Intensive Care Med 5:115–120

Reiz S, Friedman A (1980) Hemodynamic and cardiometabolic effects of Prenalterol in patients with gram negative septic shock. Acta Anaesthesiol Scand 24:5–10

Rentrop P, Blanke H, Karsch KR, Kaiser H, Köstering H, Leitz K (1981) Selective intracoronary thrombolysis in acute myocardial infarction and unstable angina pectoris. Circulation 63:307–317

Replogle RL, Kundler H, Schottenfeld M, Spear S (1971) Hemodynamic effects of Dexamethasone in experimental hemorrhagic shock – negative results. Ann Surg 174:126–130

Richard C, Ricome JL, Rimailho A, Bottinean G, Anzepy P (1983) Combined hemodynamic effects of dopamine and dobutamine in cardiogenic shock. Circulation 67:620–626

Richards DW (1944) The circulation in traumatic shock in man. Bull NY Acad Med 20:361–393

Riecker G, Habermann E, Effert S, Lasch G, Veragut UP, Gruber UF (1971) Aktuelle Probleme der Pathogenese und Therapie verschiedener Schockformen in der Inneren Medizin (Symposion). Verh Dtsch Ges Inn Med 77:1249–1251

Rogers WJ, Stanley AW, Breinig JB, Prather JW, McDaniel HG, Moraski RE, Mantle JA, Russell RO, Rackley CE (1976) Reduction of hospital mortality rate of acute myocardial infarction with glucose-insulin-potassium infusion. Am Heart J 92:441–454

Rogers WJ, Segall PH, McDaniel HG, Mantle JA, Russell RO, Rackley CE (1979) Prospective randomized trial of glucose-insulin-potassium in acute myocardial infarction. Am J Cardiol 43:801–809

Rosenblum R, Tai AR, Lawson D (1972) Dopamine in man: Cardiorenal hemodynamics in normotensive patients with heart disease. J Pharmacol Exp Ther 183:256–263

Russell RO, Rackley CE, Pombo J, Hunt D, Potanin C, Dodge HT (1970) Effects of increasing left ventricular filling pressure in patients with acute myocardial infarction. J Clin Invest 49:1539–1550

Sabin G, Nebel W, Szurawitzki G, Schneider M (1981) Behandlung der schweren hämodynamischen Komplikationen des akuten Myokardinfarktes durch kombinierte Anwendung von Dopamin/Dobutamin und Nitroglycerin. Intensivmed 18:319–324

Satter P (1978) Die Embolektomie bei Lungenembolie. Verh Dtsch Ges Inn Med 84:356–366

Schneider B, Schnells G, Trentz O, Tscherne H (1976) Feldstudie über den therapeutischen Wert von Trasylol beim traumatischen Schock. Chirurg 47:185–188

Schönborn H, Prellwitz W, Schuster HP, Johannes KJ (1976) Untersuchungen zur Beeinflussung von Hämodynamik, Mikrozirkulation und Nierenfunktion durch Dopamin bei Schlafmittelvergiftungen. Klin Wochenschr 54:549–559

Schumer W (1976) Steroids in the treatment of clinical septic shock. Ann Surg 184:333–341

Schuster HP, Schönborn H (1977) Intensivtherapie bei Intoxikationen unter besonderer Berücksichtigung des Schocks bei Schlafmittelvergiftungen. Intensivmed 14:436–446

Schuster HP, Long MW, Blair J, Sedensky JA, Mammen EF (1980a) The influence of disseminated intravascular coagulation on renal function after experimental hemorrhagic shock. Resuscitation 8:3–28

Schuster HP, Neher M, Schönborn H, Kümmerle F (1980b) Akutes Nieren- und Lungenversagen bei diffuser Peritonitis und hämorrhagisch nekrotisierender Pankreatitis. Dtsch Med Wochenschr 105:82–87

Sheagren JN (1981) Septic shock and corticosteroids. N Engl J Med 305:456–458

Shoemaker WC (1971a) Cardiorespiratory patterns in complicated and uncomplicated septic shock: Physiologic alterations and their therapeutic implications. Ann Surg 174:119–125

Shoemaker WC (1971b) Sequential hemodynamic patterns in various causes of shock. Surg Gynecol Obstet 132:411–423

Shoemaker WC, Montgomery ES, Kaplan E, Elwyn DH (1973) Physiologic patterns in surviving and nonsurviving shock patients. Arch Surg 106:630–636

Shubin H, Weil MH (1965) The mechanism of shock following suicidal doses of barbiturates, narcotics and tranquilizer drugs, with observations on the effects of treatment. Am J Med 38:853–863

Siegel JH, Greenspan M, Del Guercio LRM (1967) Abnormal vascular tone, defective oxygen transport and myocardial failure in human septic shock. Ann Surg 165:504–516

Siegel JH, Goldwyn RM, Freidman HP (1971) Pattern and process in the evolution of human septic shock. Surgery 70:232–245

Sodi-Pallares D, Testelli MR, Fishleder BL, Bisteni A, Medrano GA, Friedland C, De Micheli A (1962) Effects of an intravenous infusion of a potassium-glucose-Insulin solution on the electrocardiographic signs of myocardial infarction. Am J Cardiol 9:166–181

Spannbrucker N, Vogel F, Kleinschmidt R, Klehr U (1981) Hämodynamische Auswirkungen einer Kombinationsbehandlung mit Dobutamin und Dopamin bei Patienten mit therapierefraktärer Herzinsuffizienz. Intensivmed 18:219–222

Spath JA, Gorczynski RJ, Lefer AM (1973) Possible mechanisms of the beneficial action of glucocorticoids in circulatory shock. Surg Gynecol Obstet 137:597–606

Swan HJC, Ganz W, Forrester J, Marcus H, Diamond G, Chonette D (1970) Catheterization of the heart in man with use of a flow-directed balloon-tipped catheter. N Engl J Med 283:447–451

Thal AP, Kinney JM (1967) On the definition and classification of shock. Prog Cardiovasc Dis 9:527–557

Vetter NJ, Strange RC, Adams W, Oliver MF (1974) Initial metabolic and hormonal response to acute myocardial infarction. Lancet I:284–289

Virgilio RW, Rice CL, Smith DE, James DR, Zarins CK, Hobelmann CF, Peters RM (1979) Crystalloid vs colloid resuscitation: Is one better? Surgery 85:129–139

Weaver DW, Ledgerwood AM, Lucas CE, Higgins R, Bouwman DL, Johnson SD (1978) Pulmonary effects of albumin resuscitation for severe hypovolemic shock. Arch Surg 113:387–392

Weil MH, Shubin H (1969) The "VIP" approach to the bedside management of shock. JAMA 207:337–340

Weisul JP, O'Donnell TF, Stone MA, Clowes GHA (1975) Myocardial performance in clinical septic shock: Effects of Isoproterenol and glucose potassium insulin. J Surg Res 18:357–363

Weitzman S, Berger S (1974) Clinical trial design in studies of corticosteroids for bacterial infections. Ann Intern Med 81:36–42

Wilson JN (1965) Rational approach to management of clinical shock. Arch Surg 91:92–120

Wilson RF, Fisher RR (1968) The hemodynamic effects of massive steroids in clinical shock. Surg Gynecol Obstet 127:769–776

Wilson RF, Tahl AP, Kindling PH, Grifka T, Ackerman E (1965) Hemodynamic measurements in septic shock. Arch Surg 91:121–127

Wilson RF, Sarver E, Birks R (1971) Central venous pressure and blood volume determinations in clinical shock. Surg Gynecol Obstet 134:631–636

Winslow EJ, Loeb HS, Rahimtoola SH, Kamath S, Gunnar RM (1973) Hemodynamic studies and results of therapy in 50 patients with bacteremic shock. Ann J Med 54:421–432

Wirtzfeld A, Klein G, Delius W, Himmler C, Volger E, Davidson J (1978) Dopamin and Dobutamin in der Behandlung der schweren Herzinsuffizienz. Dtsch Med Wochenschr 103:1915–1921

Woolfson AMJ, Heatley RV, Allison SP (1979) Insulin to inhibit protein catabolism after injury. N Engl J Med 300:14–17

Sachverzeichnis